U1076936

科学出版社“十三五”普通高等教育本科规划教材
高等院校医学实验教学系列教材

编审委员会主任委员　文格波
编写委员会总主编　姜志胜

# 机能实验学

## 第2版

主　　审　姜志胜
主　　编　易光辉　谭健苗
副 主 编　张　弛　韦　星　郭紫芬　周寿红
编　　委　（以姓氏笔画为序）
王　仁　王　双　王　佐　韦　星
冯大明　任　重　危当恒　刘录山
刘峰涛　刘慧婷　刘德平　孙　慧
孙少卫　苏　波　李　洁　李兰芳
杨丝丝　何平平　何剑琴　张　弛
张　燕　张恺芳　陈　凯　陈岳榕
欧阳新平　易光辉　周支香　周寿红
屈顺林　赵战芝　袁中华　顾洪丰
徐　杨　凌宏艳　郭　玉　郭紫芬
唐雅玲　曾勇智　谢志忠　雷建军
漆辉洲　谭健苗

科学出版社
北　京

## 内 容 简 介

本教材是为高等院校医学、护理学、药学和理学相关专业的机能学实验教学而编写的以机能实验学理论和实验方法为主要内容的教材。第二版教材包括以下章节内容：第一篇“机能实验学的基础知识”，所包含的章节有：绪论、实验动物的基础知识、机能学实验常用器械和仪器、机能实验常用生理溶液及药剂配制和换算、动物实验的基本方法与技术、实验动物器官功能的检测方法、医学科研设计的基本原理和方法；第二篇“验证性与综合性机能实验”，所包含的章节有：血液系统与电解质平衡实验、循环系统实验、呼吸系统实验、消化系统实验、泌尿系统实验、神经系统与运动系统实验、内分泌系统与代谢实验、临床前药物实验、机能学虚拟仿真实验；第三篇“多器官系统综合性、探索性与设计性实验”，所包含的章节有：多器官系统综合性实验、探索性实验、设计性实验、人类疾病动物模型。

本教材适用于临床医学、基础医学、护理学、药学、生物科学等专业的高校学生学习，也可用于机能实验学教师备课及相关科研人员参考。

**图书在版编目（CIP）数据**

机能实验学 / 易光辉，谭健苗主编. —2 版. —北京：科学出版社，2016.8

ISBN 978-7-03-049335-4

Ⅰ. ①机… Ⅱ. ①易… ②谭… Ⅲ. ①实验医学–高等学校–教材 Ⅳ. ①R-33

中国版本图书馆 CIP 数据核字（2016）第 150958 号

责任编辑：李 植 / 责任校对：郭瑞芝

责任印制：徐晓晨 / 封面设计：陈 敬

科学出版社 出版

北京东黄城根北街 16 号

邮政编码：100717

http://www.sciencep.com

涿州市般润文化传播有限公司 印刷

科学出版社发行 各地新华书店经销

*

2013 年 1 月第 一 版 开本：787×1092 1/16

2016 年 8 月第 二 版 印张：20 1/2

2022 年 7 月第十次印刷 字数：468 000

**定价：69.80 元**

（如有印装质量问题，我社负责调换）

# 高等院校医学实验教学系列教材
## 编审委员会


主任委员　文格波

副主任委员　姜志胜　吴移谋　廖端芳

委　　员　（以姓氏笔画排序）

王　韵　王宗保　牛亦农　龙双涟
田　英　刘贻尧　刘艳平　宇　丽
严　杰　李　和　肖建华　肖献忠
何庆南　余　平　宋　健　张新华
陈　熙　罗学港　周国民　贺修胜
秦晓群　龚永生　傅松滨　管又飞


## 编写委员会


总 主 编　姜志胜

副总主编　田　英　陈　熙　贺修胜

编　　委　（以姓氏笔画排序）

万　炜　王汉群　尹　凯　甘润良
龙石银　乔新惠　刘　俊　刘录山
向宇燕　李严兵　李国庆　李忠玉
李美香　杨秋林　张　艳　屈丽华
易　岚　易光辉　胡四海　赵飞骏
桂庆军　凌　晖　唐志晗　梁　瑜
彭翠英　谭健苗

秘　　书　梁　瑜　唐志晗

# 序　一

近年来，教育部、卫生部等多部委紧密部署实施本科教学工程、专业综合改革试点、实践育人和卓越医生教育培养计划，把强化实践教学环节作为重要内容和重点要求，进一步凸显了医学实践性很强的属性，对切实加强医学实验教学提出了更高要求，指引着我国医学实验教学进入全面深化改革阶段。

高校牢固树立以学生为本、目标导向和持续改进的教育理念，积极创新和完善更加有利于培养学生实践能力和创新能力的实验教学体系，建设高素质实验教学队伍和高水平实验教学平台，以促进和保证实验教学水平全面提高。为此，南华大学医学院协同国内多所高校对第一版《高等院校医学实验教学系列教材》进行了修订和拓展。第二版教材涵盖了解剖学、显微形态学、医学免疫学、病原生物学、机能学、临床技能学、生物化学、分子生物学、医学细胞生物学、医学遗传学的实验教学内容，全书贯彻了先进的教育理念和教学指导思想，把握了各学科的总体框架和发展趋势，坚持了理论与实验结合、基础与临床结合、经典与现代结合、教学与科研结合，注重对学生探索精神、科学思维、实践能力、创新能力的全面培养，不失为一套高质量的精品教材。

愿《高等院校医学实验教学系列教材》的出版为推动我国医学实验教学的深化改革和持续发展发挥重要作用。

教育部高等学校基础医学类专业教学指导委员会主任委员

中国高等教育学会基础医学教育分会理事长

2015年12月

# 序　二

随着本科教学工程、专业综合改革试点、实践育人和卓越医生教育培养计划的实施，高等医学院校迎来了进一步加强医学实验教学、提高医学实验教学质量的大好时机，必须积极更新医学实验教学理念，创新实验教学体系、教学模式和教学方法，整合实验教学内容，应用实验教学新技术新手段，促进医学人才知识、技能和素质全面协调发展。

高等院校医学实验教学系列教材编审委员会和编写委员会与时俱进，积极推进实验教学改革的深化，组织相关学科专业的专家教授，在第一版的基础上，吸收了南华大学等多个高校近年来在医学实验教学方面的改革新成果，强调对学生基本理论、基础知识、基本技能及创新能力的培养，打破现行课程框架，构建以综合能力培养为目标的新型医学实验教学体系，修订并拓展了这套实验教学系列教材。第二版教材共十四本，包括：《系统解剖学实验》《局部解剖学实验》《显微形态学实验（组织与胚胎学分册）》《显微形态学实验（病理学分册）》《病原生物学实验（医学微生物学分册）》《病原生物学实验（人体寄生虫学分册）》《医学免疫学实验》《机能实验学》《临床基本技能学（诊断技能分册）》《临床基本技能学（外科基本技能分册）》《生物化学实验与技术》《分子生物学实验》《医学细胞生物学实验》《医学遗传学实验》。

本套教材的编写，借鉴国内外同类实验教材的编写模式，内容上依据医学实验体系进行重组和有机融合，按照医学实验教学的逻辑和规律进行编写，并注重知识的更新，反映学科的前沿动态，体现教材的思想性、科学性、启发性、先进性和实用性。

本套教材适用对象以本科临床医学专业为主，兼顾麻醉学、口腔医学、医学影像、护理学、预防医学、医学检验、卫生检验、药学、药物制剂、生物科学、生物技术等专业实验教学需求，各层次各专业学生可按照其专业培养特点和要求，选用相应的实验项目进行教学与学习。

本套教材的编写出版，得到了科学出版社、南华大学及有关兄弟院校的大力支持，凝聚了各位主编和全体编写、编审人员的心血和智慧，在此，一并表示衷心感谢。

由于医学实验教学模式尚存差异，加上编者水平有限，本套教材难免存在缺点和不当之处，敬请读者批评指正。

总主编

2015 年 12 月

# 前　言

机能实验学是一门将生理学、病理生理学和药理学三门课程的实验教学内容融合在一起，用实验方法手段观察、探讨在正常状态下、疾病状态下、药物作用状态下的机体功能活动及变化规律的实验课程。机能实验学的目标是培养学生融会贯通理论知识的能力、实验动手和观察的能力、综合分析实验现象的能力、创新意识和科学思维的能力。

机能实验学的实验教学对实验室环境条件、实验教学仪器设备和专业技术师资力量要求较高，涉及的学科课程、实验内容和动物种类较多，对学生的理解能力、动手能力、观察能力和综合分析能力也有相应的要求。要提高机能实验学教学水平、达到机能实验学的培养目标，编写一本结构严谨、内容丰富、实用性强的机能学实验教材是必不可少的前提条件，也是编写本教材的主要目的。本教材第二版在第一版的基础上，作了较大幅度的增删修改。本教材的编写内容注重于：基础知识的夯实，生理学、病理生理学和药理学实验内容的融合，学生整体观、系统观与创新性思维的培养，现代教学方式、方法和网络平台的适度应用，由经典验证性向探索研究性的转换过渡。

本教材的编写得到了我校医学院领导的大力支持，谨此表示衷心的感谢。由于编者水平有限、教材内容涉及多个学科，本教材尽管经过多次研讨和审稿，其中的缺点和不足仍然不少。恳请各位同仁和读者不吝赐教、提出宝贵意见，以利于本教材在重印和再版时修订完善。

易光辉　谭健苗

2016年7月

# 目　　录

## 第一篇　机能实验学的基础知识

## 第二篇 验证性与综合性机能实验

# 第三篇 多器官系统综合性、探索性与设计性实验

# 第一篇　机能实验学的基础知识

## 第一章　绪　论

### 第一节　机能实验学的教学范畴

机能实验学课程是指由生理学、病理生理学、药理学三门课程（以下简称“三理课程”）的实验教学融合起来的一门实验课程。以“三理课程”的实验教学内容为主，以其他一些课程的教学内容为辅，是机能实验学课程的教学范畴。

在传统医学教学模式下，“三理课程”的实验教学各自为政，“三理课程”实验教学的累计课时安排得十分充裕，各实验项目与相应章节的理论教学一一对应、紧密结合。这种教学模式的有利因素是，有利于学生充分利用众多的操作机会来培养相关的操作技能，并巩固实验项目所对应章节的理论知识。目前，大多数医学院校仍然采用这种教学模式。

20世纪末以来，有的医学院校设置了用于实验教学的机能实验室，编写了用于实验教学的机能实验教材，将“三理课程”的实验教学融合起来，开设了以综合性实验教学内容为主，以其他教学内容为辅的机能实验课程（如机能实验学课程）。这种教学模式的有利因素是不难理解的，可弥补上述传统医学教学模式的不足：①融合理论知识、促进理论教学，“三理课程”是教育部认定的三个二级学科（隶属于基础医学一级学科），“三理课程”是医学生必须学习的三门基础医学课程，无论是从学科的角度来看，还是从课程的角度来看，“三理课程”的理论知识都是一脉相承、互相渗透的。如医学院校将“三理课程”的实验教学融合起来，有利于学生融会贯通并综合运用“三理课程”的理论知识。②减少人财物资源的消耗、提高实验教学的效率和效果，多数情况下，在实验材料、实验方法、实验报告的写作方法等方面，“三理课程”的实验教学具有较大程度的雷同特点。如医学院校将“三理课程”的实验教学融合起来，有利于在实验教学的过程中减少实验动物、药品、溶液、仪器、器械等实验材料的重复配置，有利于减少教师和学生在时间和精力方面的重复消耗，有利于帮助学生提高学习效率，达到举一反三和事半功倍的教学效果。

基于以上思路，编者编写了这本《机能实验学》教材（以下简称“该教材”）。该教材的内容以“三理课程”的实验教学内容为主，这些实验包括验证性实验（主要涉及单一课程的实验教学内容）、综合性实验（主要涉及两门或三门课程的实验教学内容）及其他一些实验；同时，该教材的内容还涉及其他一些课程的内容，包括实验动物学（如关于实验动物基础知识的介绍）、《毒理学》（如农药实验、香烟实验）、诊断学（如高钾血症实验中的心电图分析、神经系统实验中的感官检查）、内科学（如急性肾功能不全实验、失血性休克实验）、外科学（如急性气胸和胸腔积液实验）、科研设计（如关于科研设计的介绍、设计性实验）等课程。同学们在学习机能实验学课程的过程中，可参阅上述教材或相关的参考书。

该教材的内容分为三篇：第一篇为“机能实验学的基础知识”，主要内容有绪论、实验材料的介绍、操作技能的介绍、科研设计的介绍等；第二篇为“验证性与综合性机能实验”，主要内容有按系统分类的各实验项目、临床前药物实验项目、计算机模拟的各实验项目等；第三篇为“多器官系统综合性、探索性与设计性实验”，主要内容有多器官系统综合性实验项目、探索性实验项目、设计性实验项目、人类疾病动物模型的介绍等。

根据教学进度与教学内容，“机能实验学”课程的教学过程可人为地分为基础知识学习阶段、验证性与综合性实验阶段、深化学习阶段三个阶段：①基础知识学习阶段，教学内容为该教材的第一篇；课时总数以两次实验的课时较为合适；教学方法有教师的快速讲解和操作示教、学生的自主操作、师生之间的答疑互动、教学片的操作示教等；主要时间宜用在学生的自主操作上；重点内容为家兔的基本操作技能，包括常规操作（包括捉拿、称重、麻醉、固定、备皮、作切口、逐层切开、钝性分离、暴露器官）、气管插管、颈总动脉插管、颈外静脉插管、膀胱插管，要求学生学习和掌握这些操作技能，在后述阶段众多的家兔实验中能够娴熟地运用这些操作技能（否则实验将失败）。②验证性与综合性实验阶段，教学内容为该教材第二篇的部分内容；考虑到综合性实验的融合性特点，以综合性实验为主的机能实验学课程的课时总数应小于传统教学模式下“三理课程”实验教学的累计课时，不同专业的课时总数应因地制宜、区别对待；教学方法有教师的理论讲解和操作示教、学生的自主操作、师生之间的答疑互动等；主要时间宜用在学生的自主操作上，要求同学们以小组为单元、分工协作、按质按量按时完成实验操作；实验之后，要求同学们在三天之内独立完成实验报告，并交到教师指定的地点。③深化学习阶段，课时总数十分充裕的专业，可选择该教材第三篇的部分内容作为教学内容，同学们需按教师的要求完成实验操作和实验报告。

（谭健苗）

## 第二节 机能实验学的教学目的

《中华人民共和国高等教育法》规定：本科教育应当使学生比较系统地掌握本学科、专业必备的基础理论、基本知识，掌握本专业必要的基本技能、方法和相关知识，具有从事本专业实际工作和研究工作的初步能力。

根据上述规定，机能实验学课程的教学目的可概述为：促使学生巩固和掌握“三理课程”及其他课程的相关理论知识，掌握动物实验及其他实验的相关操作技能，培养初步的实验设计能力。

### 一、巩固和掌握“三理课程”及其他课程的相关理论知识

机能实验学课程中的每个实验项目，都涉及“三理课程”的理论知识，有的还涉及其他课程的理论知识，同学们上完该次实验课之后，需要巩固和掌握其中重要的理论知识，并运用这些理论知识来探讨实验结果所涉及的主要机制。例如，急性高钾血症实验：同学们通过预习、听讲记笔记、自主操作、咨询教师、写作实验报告等手段而上完这次实验课之后，需要巩固和掌握该实验所涉及的重要理论知识，包括钾离子的生理功能、高钾血症的概念、高钾血症的原因与机制、高钾血症对心肌电生理特性的影响及其机制、高钾血症

对心电图的影响、高钾血症的防治原则，并运用其中的理论知识来分析在实验中血钾浓度和心电图发生变化的机制。

## 二、掌握动物实验及其他实验的相关操作技能

通过学习机能实验学课程，掌握以下操作技能：①家兔实验的操作技能，捉拿，称重，麻醉，固定，备皮，作切口，逐层切开，钝性分离，暴露器官，气管插管，颈总动脉插管，颈外静脉插管，膀胱插管，灌胃，腹腔注射，瞳孔直接及间接对光反射的检查，处死等。②小鼠实验的操作技能，捉拿，称重，编号，灌胃，皮下注射，腹腔注射，腹痛的判定，惊厥的判定，处死等。③家犬实验的操作技能，捉拿，称重，麻醉，固定，备皮，作切口，逐层切开，钝性分离，暴露器官，气管插管，颈总动脉插管，颈外静脉插管，股动脉插管，尿道插管，处死等。④蛙类动物实验的操作技能，捉拿，处死，固定，蛙心标本的制备，蛙心灌流等。⑤其他操作技能：心电的肢体导联与头胸导联，生物信号采集处理系统的使用，恒温平滑肌槽的使用，离心机的使用，分光光度计的使用，小鼠自发活动仪的使用，微循环观察系统的使用等。

## 三、培养初步的实验设计能力

每个机能实验项目都涉及实验目的、实验原理、实验材料、步骤与方法、结果记录方法、讨论内容、重要结论等内容，同学们通过学习机能实验学课程，应培养初步的实验设计能力。特别是该课程课时总数较大的同学，在学习有关科研设计的理论知识之后，以及在开展自主设计、自主操作、自主探讨的设计性实验之后，应具备更强的实验设计能力。

（谭健苗）

# 第三节 开展机能实验的一般要求

每个实验室都有规章制度，机能实验室也不例外，要求同学们遵守这些规章制度。

新学一门课程、新进一个实验室，对于同学们来说，很多东西都陌生，容易出现一些差错。同学们在新学机能实验学课程、新进机能实验室时，在遵守机能实验室规章制度的同时，需要特别注意以下事项，避免出现相应的差错。

## 一、爱护公物，实验前后清点仪器和器械，如丢失或损坏请主动报告

实验室有实验室的规章制度，实验室的运作经费也有限，同学们在实验前、实验中、实验后，都需要爱护公物，避免丢失或损坏仪器、器械及其他公物。在实验之前及之后，都需要摆放好、清点好仪器和器械，如发现有丢失或损坏现象，请主动报告；如在实验之前报告有丢失或损坏现象，则管理人员应追查前次实验人员的责任，并按照规章制度加重处罚；如在实验之后报告有丢失或损坏现象，则请本次实验人员主动赔偿；如在实验之后有丢失或损坏现象，而实验人员未报告，则管理人员应追查本次实验人员的责任，并按照

规章制度加重处罚。

## 二、做好分组和卫生工作

原则上，根据本实验班的额定组数，按照学号顺序，将同学们分为若干个实验组，这样有利于同学们分发实验报告本、开展实验操作、做好卫生工作，有利于教师批改实验报告、记录各人成绩。

卫生工作包括各组卫生、公共卫生。

（1）各组卫生：每次实验之后，要求各组“自扫门前雪”，使台面上的卫生状况恢复到实验之前的清洁整齐状态。机能实验学课程的首次实验一般为家兔实验，以后的多数实验亦为家兔实验，家兔实验之后的各组卫生的步骤为：①处死家兔，按照教师的要求处死家兔。②取下所有器械，除了无法取下的结扎线之外，要求取下所有器械，包括容易忽视的小器械（如动脉夹、血管插管等）。③将家兔送回原处，实验动物饲养机构一般用大兔笼送来家兔，实验之后处死的家兔也请送回大兔笼，以利于实验动物饲养机构回收家兔。④洗净或擦净所有器械和操作台，便于搬动的器械和小操作台，请搬到洗涤池清洗干净，清洗时勿丢失小器械（如动脉夹、血管插管等）；不便于搬动的大操作台，请擦拭干净。⑤摆放好和清点好所有器械，小器械（包括动脉夹、血管插管、7 号针头、结扎线、玻璃分针、气管插管等）放在器械盘内的培养皿中，金属大器械（包括止血钳 4 支、手术剪 3 支、手术镊 1 支）依次平行放在器械盘内的一边，非金属大器械（包括烧杯、注射器、动脉插管、膀胱插管等）放在器械盘内的另一边，大纱布和固定用绳带摊开放在小操作台上，这样可以达到美观和便于清点的目的。⑥报告教师，点仪器和器械之后，不管有无丢失或损坏现象，都请报告教师。如有丢失或损坏现象，则按照前述原则作出处理。教师同意后，方可离开实验室。

（2）公共卫生：每次实验之后，请一组同学负责公共卫生，第一次实验之后请第一组负责，第二次实验之后请第二组负责，以此类推。公共卫生的职责，包括室内地面卫生，台面上仪器、器械、药品、溶液等共用物品的整洁，室外对应走廊的卫生，垃圾的倾倒等。

## 三、避免受伤，如受伤请做好伤后处理

如因操作不慎而被家兔抓伤、被小鼠咬伤，或者因其他原因而受伤，需要做好相应的医学处理：①最低要求，立即去实验预备室，报告值班的技术人员，索取棉签和络合碘，用棉签蘸上络合碘，消毒伤口及其周围。②防范万一，要去医疗机构，注射抗生素、破伤风抗毒素等药品。

## 四、选举负责人，请负责人做好系列工作

每次实验前、实验中、实验后，都有一些公益事务，所以需要选举一位负责人（或称实验班班长），请负责人牺牲自己的时间，为全体同学提供服务。负责人需要负责的公益事务有：①第一次实验之前，去实验预备室，领取用于实验的橡胶手套（每人一副，如有丢失或损坏请当事人购买）；②第一次写作实验报告之前，去实验预备室，领取“机能实

验报告本”（每人一本，如有丢失或损坏请当事人购买）；③每次实验中，按要求填写实验情况记录表；④实验后，在三天之内，收齐已完成实验报告的“机能实验报告本”，送到教师指定的地点，以便于教师及时批改实验报告、记录平时成绩。

（谭健苗）

## 第四节 写作机能实验报告的一般要求

按照规定，医学研究论文的栏目依次包括标题、完成人员、完成单位、摘要与关键词、引言（说明研究背景与研究目的）、实验材料、实验方法与实验设计、实验结果、讨论（即分析，末段常常为结论）、参考文献等。参考这些栏目，在机能实验报告中，要求同学们依次写作以下栏目的内容：

### 一、标 题

要求言简意赅，在形式上简明扼要，在内容上大致反映实验内容。

### 二、实验时间、实验地点、完成人员

作为原始资料，需要作一记录。

### 三、实验目的、实验原理、实验材料、步骤与方法

因版面有限，仅需作出“详见教材”的说明或类似的说明。但动物体重为原始资料，要求作一记录。

### 四、实 验 结 果

样本量较大的情况下，在医学研究论文的实验结果一栏，一般通过绘制统计图或统计表来说明结果。相对而言，统计图的绘制比统计表的绘制更复杂，两者都属于统计学课程的教学范畴。在机能实验报告的实验结果一栏，要求参考统计表的式样，绘制较为简单的三线表。在绘制三线表时，需要做到以下几点（参见为《不同给药途径对药物作用的影响》实验而绘制的表 1-1-1）：

**表 1-1-1 硫酸镁实验结果**

| 给药途径 | 肌张力 | | | 呼吸 | | |
|---|---|---|---|---|---|---|
| | 给药前 | 硫酸镁 | 氯化钙 | 给药前 | 硫酸镁 | 氯化钙 |
| 兔 1 | | | | | | |
| 兔 2 | | | | | | |

（1）标题居中：在形式上，栏目有标题（即【实验结果】，写在左侧），三线表也有标题。三线表在形式上，不能不写标题，也不能写在左侧，要求写在中间；在内容上，标题自拟，但必须反映三线表中的内容。

（2）主要线条为三条横线：在表格中，不能不绘线条，也不能绘很多线条，要求主要线条为三条横线。在表格中第一行的横向字段内，有时为了省略部分重复的文字，可以绘制次要的、较短的横线。

（3）注意横向和纵向字段的摆放：在三线表中，横向字段、纵向字段如何摆放，应以逐行阅读为准，而不是以逐列阅读为准。也就是说，阅读人在阅读表中内容时，应先从左到右阅读第一行，之后从左到右阅读第二行，以此类推。如果表格设计为从上到下阅读，那么，横向和纵向字段的摆放就错了。

## 五、讨论（综合分析）

在医学研究论文的讨论一栏，常常阐述实验结果所体现的新现象、新规律，并探讨产生这些新现象、新规律的机制，或者作其他方面的相关分析。参考医学研究论文的讨论内容，要求同学们在机能实验报告的讨论一栏，针对实验结果所体现的现象、规律，探讨产生这些现象、规律的机制（以达到巩固和运用理论知识的目的），并鼓励作其他方面的相关分析。分析几个问题时，应分作几段，每一段之前应加上序号及小标题，以利于阅读者阅读。

## 六、结　　论

在医学研究论文中，结论常常写在讨论一栏的最后一段，言简意赅、提纲挈领。在机能实验报告中，要求同学们单列结论一栏，与论文一样言简意赅、提纲挈领，以达到领会实验目的和巩固理论知识的目的。除了重要结论之外，细节问题不能写在结论一栏，但可以写在讨论一栏，可以作为一个问题提出来并作出分析。

（谭健苗）

# 第二章　实验动物的基础知识

本章介绍有关实验动物的基础知识，主要内容有：实验动物的选择原则，机能实验学常用实验动物的基础知识，实验动物健康状况、年龄与性别的判断，实验动物生理指标的正常参考值，动物实验中的动物保护原则等。

## 第一节　实验动物的选择原则

作为实验动物学的专业术语“实验动物”，不能仅仅顾名思义、简单地理解为用于实验的动物，它是指近交程度（即连续全同胞或亲子交配的程度）达到 20 代以上、近交系数达到 98.6%以上、群体基因达到高度纯合与稳定的动物群体或其中的个体，又被称为纯系动物、近交系动物。开展一项医学研究性实验时，应当遵循下述原则，选择一种合适的纯系动物。

原则一：选择机能、代谢、结构、疾病等生物性状接近人类的实验动物。

一般来说，实验动物的进化程度越高，其机能、代谢、结构、疾病等生物性状就越接近人类。狒狒、猩猩、猴等灵长类动物的机能、代谢、结构、疾病等生物性状非常接近人类，如果不考虑后述原则，那么，它们是较为理想的实验动物。

原则二：选择遗传背景明确、生物性状稳定的实验动物。

选择遗传背景明确、生物性状稳定的实验动物，可使实验结果更可靠、更具有重复性、更能说明问题；反之，如果动物的遗传背景不明确、生物性状不稳定，那么，其实验结果也常常是不可靠的、不具有重复性的、不能说明问题的。

原则三：选择对实验因素敏感的实验动物。

不同的实验动物，对于同一实验因素的敏感性不一样。选择对实验因素敏感的实验动物，有利于获得更为显著的实验结果，从而促进实验研究工作的开展。

原则四：选择可罹患人畜共患疾病的实验动物。

选择可罹患人畜共患疾病的实验动物，有利于制备人类疾病动物模型，并在人类疾病动物模型的基础上来研究人类疾病的特点。

原则五：选择便于饲养管理、廉价容易获得的实验动物。

在实验研究的过程中，容易受到人力、物力、财力的限制，故常常需要考虑实验动物便于饲养管理、廉价容易获得的因素。例如，狒狒、猩猩、猴等灵长类动物不具备这些因素，即使其生物性状非常接近人类但也无法广泛使用。选择便于饲养管理、廉价容易获得的实验动物，即可解决这些问题。

上述原则为开展一项医学研究性实验时，需要遵循的实验动物的选择原则。开展一项医学教学性实验时，实验动物的选择一般也需要遵循上述原则。

需要重点考虑的是，教学性实验与研究性实验比较，实验动物的用量较大，一般用于一次性急性实验，对于实验材料、实验方法、实验结果的要求低于研究性实验。因此，在开展一项医学教学性实验时，上述原则五（选择便于饲养管理、廉价容易获得的实验动物）常常被视为需要优先考虑的原则，其他原则退而居其次甚至有时淡化。在机能实验学课程中，一般选择新西兰家兔（New Zealand rabbits）、瑞士小鼠（Swiss mice）、韦斯特大鼠（Wistar rats）等纯系动物来开展教学性实验，但偶尔也选择中华田园犬（Chinese rural dogs）、蟾蜍（Toads）等非纯系动物来开展教学性实验。关于这些纯系动物或非纯系动物的常识，下一节内容将作一个详细的介绍。

（谭健苗）

## 第二节　机能实验学常用实验动物的基础知识

根据机能学实验动物的选择原则，常用的动物有：①犬、兔、小鼠、大鼠和豚鼠等哺乳动物；②蟾蜍、青蛙等两栖动物。

### 一、犬

犬属哺乳纲、食肉目、犬科、犬属。犬的循环系统、泌尿系统、消化系统和神经系统较发达，其食物的消化过程也与人基本相似。血管、输尿管、尿道、胆道等粗大坚韧，便于分离和插管，外周神经干粗壮易辨认。犬的这些解剖生理特点，使其适用于循环、泌尿、消化系统实验及神经系统的部分实验。犬还能用于复制多种病理模型，如水肿、炎症、电解质紊乱、酸碱平衡紊乱、缺氧、休克、弥散性血管内凝血、心律失常、肺动脉高压、肝淤血、实验性腹水和肾性高血压等。此外，由于犬易于驯养，经训练后能很好配合，可在清醒状态下进行实验，因而适用于慢性实验，如高血压、放射病和神经官能症等。犬对手术的耐受性较强，当其他小型实验动物不能耐受手术时，则优先考虑采用犬进行实验。例如，胃瘘、肠瘘、膀胱瘘、胆囊瘘和冠状动脉结扎等。目前，国际医学、生物学界公认较理想的实验用犬是毕格（Beagle）犬，又称为小猎兔犬。从 20 世纪 50 年代开始，毕格犬就被用作实验动物，其特点是体型小，成年体重为 7～10 kg，体长 30～40 cm，短毛，花斑色，尤其适合药理、循环生理、眼科、毒理学等研究。

### 二、兔

兔属哺乳纲、兔形目、兔科动物，草食性动物。兔性情温顺、胆小怕惊、繁殖能力强，但抗病能力稍差，对外界温度变化敏感，不耐冷热，常用于呼吸功能、泌尿功能、心血管功能研究，还可用于体温实验和致热原的研究与鉴定等。兔在生物医学实验中属小型实验动物，常用的品种有：①中国本兔，又称中国兔，毛色多为纯白，眼为红色，是我国长期培育的品种之一，成年兔体重 1.5～3.5 kg；②青紫兰兔，又称琴其拉兔、山羊青兔，被毛整体为灰蓝色，眼为蓝色，眼圈和尾端、尾底为白色，耳尖、尾背呈黑色，后额三角区与腹部为灰色，成年兔体重 2.5～3.5 kg；③大耳白兔，又称日本大耳白兔，毛色纯白，眼为红色，两耳长而大且血管清晰，便于静脉注射和采血，成年兔体重 4～6 kg。此外，我国在 20 世纪 80 年代引入了新西兰纯种白兔（简称新西兰白）用于科学实验，其毛色纯白，眼为红色，两耳短小直立，耳端较圆宽，成年兔体重 2.5～3.5 kg。

兔可用于复制多种病理模型，如水肿、炎症、电解质代谢紊乱、酸碱平衡紊乱、失血性休克、弥散性血管内凝血、肺癌、动脉粥样硬化、心律失常、慢性肺源性心脏病、慢性肺动脉高压、肺水肿、肝炎、胆管炎、阻塞性黄疸、肾性高血压、肾小球性肾炎、急性中毒性肾功能不全等。兔颈部迷走神经、交感神经和主动脉神经（又称减压神经）各自成束，这些解剖特点使其成为研究血压的神经体液性调节和观察减压神经放电波形特点最适宜的动物。另外，兔对致病性胆固醇膳食的敏感性高，外源性胆固醇吸收率高达75%～90%，且对血脂清除能力较低。一般3个月左右，即可建立高脂血症模型。

## 三、小　鼠

小鼠属哺乳纲、啮齿目、鼠科、小鼠属，喜夜间活动，对环境温度、湿度变化敏感，适应性差。小鼠作为哺乳动物中唯一的模式生物，可用于复制多种病理模型，如水肿、炎症、缺氧、肿瘤、白血病、多种传染病、慢性气管炎、心室颤动等。

小鼠性成熟早、多胎、便于大量繁殖，容易满足实验有关同种、纯种、同龄、同性别等要求。生活条件容易控制，所需饲养空间小，适合于需要大量动物的实验，如胰岛素、促肾上腺皮质激素的生物效价测定，毒物半数致死量的测定等。由于小鼠基因组计划已基本完成，基因组序列的大量信息为研究基因功能及其表达调控、胚胎发育和人类疾病的分子机制提供了基础。随着生物技术的发展，已培育出许多特殊的小鼠品种，如先天性胸腺缺失的裸鼠表现为胸腺依赖性免疫功能缺陷，其T细胞功能缺失，可广泛应用于细胞免疫、肿瘤、毒理、组织移植、微生物等诸多研究领域；脂联素基因缺陷鼠表现为胰岛素抵抗、高脂血症和高血压等特征；载脂蛋白E基因敲除鼠表现为高脂血症、易发动脉粥样硬化病变等特征。

医学机能学实验一般采用的是昆明小鼠，其全身白毛、嘴尖眼大尾长，产仔多、繁殖能力强，对环境的适应性和对疾病的抵抗力较强。目前广泛用于药理、毒理、病毒和细菌学的研究，以及生物制品、药品的检定。昆明小鼠是在Swiss小鼠的基础上进一步培育而成，并逐渐推广到全国各地。由于各地区长期饲养繁殖，遗传特性略有差异。

## 四、大　鼠

大鼠属哺乳纲、啮齿目、鼠科、大鼠属，尾上附有短毛和环状角质鳞片，具有昼伏夜动、胆小怕惊、喜独居、喜啃咬的习性特点，受惊时具有一定攻击性，是机能学实验常用的实验动物之一，也可用于复制多种病理模型，如水肿、炎症、缺氧、休克、弥散性血管内凝血、胆固醇肉芽肿、心肌梗死、肝炎、肾性高血压、肿瘤等，使用较多的是Wistar大鼠和SD（Sprague-Dawley）大鼠。

大鼠多胎且便于大量繁殖，容易满足实验有关同种、纯种、同龄、同性别等要求。生活条件容易控制，当实验需要用大量动物而小鼠又不能满足实验要求时，可首选大鼠，如不对称亚硝胺口服或胃肠道外给药，能诱发大鼠食管癌，而在小鼠则很少引起食管癌。大鼠较小鼠体积大，便于实验操作。如踝关节常用于观察药物的抗炎作用；肠系膜可用于研究休克、弥散性血管内凝血时微循环的变化；后肢可用作肢体血管灌流实验；心脏可用作离体心脏实验。大鼠有胆管无胆囊，胆管直通十二指肠，且胆总管较粗大，可采用胆总管插管收集胆汁进行消化功能的研究。大鼠的垂体-肾上腺系统功能很发达，常用作应激反应和肾上腺、垂体等内分泌功能实验。大鼠的高级神经活动发达，广泛用于神经系统疾病的研究。

## 五、豚　　鼠

豚鼠属哺乳纲、啮齿目、豚鼠科、豚鼠属，又名天竺鼠、荷兰猪、海猪等。体型介于家兔与大鼠之间，属小型实验动物。繁殖能力强，性情温顺、胆小、喜群居，嗅觉、听觉发达，生性喜欢活动，但不能适应温度的剧烈变化，可用于复制哮喘、水肿、高脂血症、感染、变应性鼻炎、钩体病等多种病理模型。

在常用实验动物中，用致敏物质使其发生过敏反应的概率，从高到低依次为：豚鼠、兔、犬、小鼠、猫、蛙。因此，豚鼠适合用于过敏反应或变态反应的研究。给豚鼠注射马血清后，很容易复制出过敏性休克模型。豚鼠听觉系统发达，耳蜗对声波变化敏感，有利于观察耳蜗微音器电位和听神经动作电位的特征及关系。切断豚鼠颈部两侧迷走神经可复制典型的急性肺水肿动物模型，症状比其他动物更明显。由于豚鼠抗缺氧能力强（比小鼠强 4 倍，比大鼠强 2 倍），不适于各类缺氧性实验。豚鼠皮肤厚，不易注射，血管、神经不易分离。

## 六、青蛙和蟾蜍

青蛙和蟾蜍属两栖纲、无尾目，青蛙属蛙科、蟾蜍属蟾蜍科。它们是脊椎动物由水生向陆生过渡的中间类型。青蛙或蟾蜍的心脏在离体情况下，能有节奏地搏动很长时间，因此常用于研究心脏生理功能和某些致病因素及药物对心脏功能的影响。青蛙或蟾蜍的腓肠肌和坐骨神经标本，可用来观察各种刺激对外周神经及神经肌肉接头的作用；肠系膜可用来了解微循环各组成部分的结构和血流特点；腹直肌可用于鉴定胆碱能药物的作用。

（张　弛）

# 第三节　实验动物健康状况、年龄与性别的判断

动物年龄、性别、健康情况及个体差异对实验结果往往有直接影响，不同实验对这些条件有具体的要求。一般来说，最好做到性别相同、年龄一致或接近、个体状态大致相同的健康活泼动物作为实验对象，随机分配到实验组和对照组。

## 一、哺乳类动物健康状况的一般判断方法

（1）一般状态：体格发育良好，喜活动、喜吃食，眼睛有神，反应灵活。
（2）毛发：皮毛柔软而有光泽，无脱毛或毛发蓬乱现象。
（3）腹部：不膨大、无腹泻（肛门周围无稀便或分泌物污染）。
（4）其他：瞳孔清晰、结膜不充血，鼻端湿而凉，皮肤无破伤、感染等。

## 二、动物年龄的判断

不同的实验对动物年龄有不同的要求，一般情况下，常采用发育成熟的青壮年动物。实验动物只有记录出生日期，才能准确计算其年龄。一般可根据动物的某些生理特征和体重来判定它们的大致年龄。

1. 犬（表 1-2-1）

**表 1-2-1　犬的年龄与牙齿特点的关系**

| 年龄 | 牙齿特点 | 年龄 | 牙齿特点 |
|---|---|---|---|
| 2～3 周 | 仅有乳齿 | 2 岁 | 下切齿尖锐端消失，牙白色 |
| 2～6 个月 | 有切齿及犬齿 | 3 岁 | 中切齿尖锐端消失，牙白色 |
| 5～8 个月 | 生白齿并换恒齿 | 4 岁 | 上切齿尖锐端消失 |
| 8 个月以后 | 全部恒齿长成 | 5 岁 | 上中齿发黄 |
| 1 岁 | 牙齿生齐，纯白光泽 | | |

2. 兔（表 1-2-2、表 1-2-3）

**表 1-2-2　青紫蓝兔年龄与体重的关系**

| 年龄（天） | 雄性体重（g） | 雌性体重（g） | 年龄（天） | 雄性体重（g） | 雌性体重（g） |
|---|---|---|---|---|---|
| 初生 | 46～50 | 43～48 | 120 | 2 100～2 300 | 1 700～2 000 |
| 20 | 170～200 | 153～180 | 150 | 2 855～3 000 | 2 100～2 500 |
| 45 | 620～700 | 570～650 | 180 | 3 150～3 500 | 2 900～3 100 |
| 50 | 820～950 | 790～900 | | | |

**表 1-2-3　大耳白兔年龄与体重的关系**

| 年龄（天） | 雄性体重（g） | 雌性体重（g） | 年龄（天） | 雄性体重（g） | 雌性体重（g） |
|---|---|---|---|---|---|
| 30 | 530 | 530 | 210 | 3 200 | 3 510 |
| 60 | 1 180 | 1 170 | 240 | 3 400 | 3 990 |
| 90 | 1 710 | 1 790 | 270 | 3 500 | 4 240 |
| 120 | 2 380 | 2 370 | 300 | 3 630 | 4 380 |
| 150 | 2 880 | 2 880 | 830 | 3 660 | 4 460 |
| 180 | 2 890 | 3 150 | 360 | 3 730 | 4 550 |

3. 大白鼠（表 1-2-4）

**表 1-2-4　大白鼠年龄与体重的关系**

| 年龄（天） | 体重（g） | 年龄（天） | 体重（g） |
|---|---|---|---|
| 20 | 18 | 140 | 216 |
| 40 | 40 | 160 | 228 |
| 60 | 80 | 180 | 240 |
| 80 | 130 | 200 | 250 |
| 100 | 165 | 320 | 260 |
| 120 | 195 | | |

4. 小白鼠（表 1-2-5）

表 1-2-5　小白鼠年龄与体重的关系

| 年龄（天） | 体重（g） | 年龄（天） | 体重（g） |
|---|---|---|---|
| 10 | 4 | 70 | 25 |
| 20 | 8 | 80 | 27 |
| 30 | 14 | 90 | 28 |
| 40 | 18 | 100 | 30 |
| 50 | 22 | 120 | 31 |
| 60 | 24 | | |

5. 豚鼠（表 1-2-6）

表 1-2-6　豚鼠体重与年龄的关系

| 年龄（天） | 体重（g） | 年龄（天） | 体重（g） |
|---|---|---|---|
| 初生 | 60～80 | 60 | 240～300 |
| 7 | 100～120 | 90 | 330～400 |
| 20 | 150～200 | 120 | 400～470 |
| 30 | 170～220 | 180 | 520～600 |

## 三、性别的判断

性别对一些实验的影响不大，可以雌雄搭配或各半，混合应用。但另一些实验，性别对于实验结果有影响，如骨折愈合受雌鼠动情期影响，因此，疾病模型宜选用雄鼠。

1. 哺乳类动物（表 1-2-7）

表 1-2-7　哺乳类动物性别的辨认方法

| 性别 | 雄性 | 雌性 |
|---|---|---|
| 体型 | 体大，躯干前部较发达 | 体小，躯干后部较发达 |
| 性征 | 拨开生殖孔有性器官突起，有时明显可见睾丸 | 乳头较明显 |
| 其他 | 肛门和外生殖器距离较远 | 肛门和外生殖器距离较近 |

2. 蟾蜍　用右手拇指及食指挟皮肤提起时，雄性通常会发出叫声，而雌性不会叫。另外，可观察动物前趾蹼上有无棕黑色的小突起（常分布在拇指和食指的蹼上），如有则为雄，没有则为雌。提起动物时，前肢做拥抱状则为雄，前肢呈伸直状则为雌。

（赵战芝）

# 第四节　实验动物生理指标的正常参考值

部分实验动物部分生理指标的正常参考值见表 1-2-8。

**表 1-2-8　部分实验动物部分生理指标的正常参考值**

| 动物种类 | 体温（℃） | 动脉血压（mmHg） | 心率（次/分） | 心搏出量（L/min） | 呼吸频率（次/分） | 红细胞数（百万） | 血红蛋白（g/100ml） | 红细胞直径（μm） |
|---|---|---|---|---|---|---|---|---|
| 犬 | 38.5 | 155 | 120 | 2.3 | 18 | 6.3 | 8～13.8 | 6.0 |
| | 37.5～39.0 | | 100～130 | | 11～37 | 6.0～9.5 | | |
| 兔 | 39.0 | 89.3 | 205 | 0.23 | 51 | 5.7 | 11.0～15.6 | 7.0 |
| | 38.5～39.5 | 59～119 | 123～304 | | 38～60 | 4.5～7.0 | | |
| 猫 | 39.0 | 140～170 | 116 | 0.33 | 25 | 6.3 | 8～13.8 | 6.0 |
| | 38.0～39.5 | | 110～140 | | 20～30 | 6.0～9.5 | | |
| 豚鼠 | 38.5 | 75～90 | 280 | | 90 | 5.6 | 11～15 | 7.0 |
| | 38.2～38.9 | | 260～400 | | 69～104 | 4.5～7.0 | | |
| 大白鼠 | 38.2 | 107 | 328 | 0.047 | 85 | 8.9 | 15.6 | 6.6 |
| | 37.8～38.7 | 92～118 | 216～600 | | 66～114 | 7.2～9.6 | | |
| 小白鼠 | 38.0 | 147 | 600 | | 163 | 9.3 | 12～16 | 5.5 |
| | 37.7～38.7 | 133～160 | 328～780 | | 80～230 | 9.2～11.8 | | |

（曾勇智）

# 第五节　动物实验中的动物保护原则

## 一、概　　述

在生物医药领域，许多实验研究都使用了动物，如何保护实验动物也引起了人们的重视。在动物实验过程中，将给动物造成巨大的痛苦和不安或剥夺其生存权利，这似乎与善待动物和保护动物的伦理观念相矛盾。人类如何对待动物的伦理学争论是从 18 世纪兴起的，由于不同国家和民族的文化背景、宗教信仰不同，人们对待动物的态度也千差万别，但基本的主流观点是：“动物因为有感觉和有趣地生活着而应当有正常的地位，人类应该尊重所有的生命”。从这一基本观点出发，形成了两种对待动物的伦理倾向，即极端的“动物保护主义”和温和的“3R”原则。

极端的“动物保护主义”认为，人类无权使用动物进行痛苦的或无痛的实验，无论实验本身对人类或动物有多大益处，一律不允许。据此理念，从 20 世纪 70 年代起，某些国家的激进动物保护主义组织打着人道主义的旗帜，频繁聚众围攻肉类食品公司、医学研究机构、高校实验室和教室，放走动物、捣毁设备、焚烧资料。这一系列的举动对肉类食品生产、生物医学研究和教学秩序造成的强烈冲击和破坏，使许多对人类或动物有益的工作陷于停顿，因此，极端的“动物保护主义”不利于人类社会的发展和进步。

比较理性的动物保护主义者从人类和动物的最高利益为出发点思考动物保护问题，主张进行对人类或动物有益的实验，同时，又要合理保护动物，以免无必要的痛苦、不安和死亡。1959 年，W.M.S.Russell 和 R.L.Burch 提出“3R”原则就是这种理性思考的结果。所谓“3R”，即 replacement（代替）、reduction（减少）和 refinement（优化），其基本思想是尽可能采用其他手段代替实验动物，减少实验动物使用量，设法改进动物实验方法以减轻动物疼痛和不安。如今，“3R”原则已被广泛接受并努力付诸实施。

## 二、保护实验动物的“3R”原则及其实施现状

### （一）代替

代替指在科学研究中，使用较少量的动物获取同样多的试验数据或使用一定数量的动物能获得更多实验数据的科学方法。

实验动物替代物的研究从 20 世纪 60 年代起步，至今已取得了多方面的进步，举例如下：

（1）用低等动物代替高等动物，如用果蝇作遗传学研究和应激反应研究，用两栖类动物代替哺乳动物研究心脏功能。

（2）用体外培养器官、组织和细胞代替实验动物，如用体外培养的血管内皮细胞和平滑肌细胞代替活体动物研究动脉粥样硬化；用鸡胚培养病毒。

（3）用免疫学方法代替动物，如用高效单克隆抗体搜寻抗原鉴定病毒的存在，以代替用小鼠接种的方法。

（4）计算机仿真、模拟动物实验。

替代物研究的最新范例是我国用仿真宇航员代替犬和大猩猩进行有风险的太空飞行实验。

### （二）减少

减少指使用其他方法而不用动物所进行的试验或其他研究课题，以达到某一试验目的；或是使用没有知觉的试验材料代替以往使用神志清醒的活的脊椎动物进行试验的一种科学方法。

为尽量减少实验动物的使用，主要采取如下措施：

（1）用低等动物代替高等动物，减少高等动物的使用量。

（2）使用高质量动物，以质量取代数量。如使用遗传质量高度均一的“近交系”动物。

（3）合用动物：鼓励不同学科的研究人员尽可能地合用同一批动物进行实验研究或分别取各自所需的组织与器官。

（4）改进实验设计与统计方法：如有人用同胎、同性别的牛犊研究饲料对乳脂量的影响，仅需两头牛，一头作对照，一头作实验，所获实验结果与用 110 头的结果相似。

### （三）优化

优化指在符合科学原则的基础上，通过改进条件，善待动物，提高动物福利，或完善实验程序和改进实验技术，避免或减轻给动物造成的与实验目的无关的疼痛和紧张不安的科学方法。

可通过以下改进动物实验方法和实验技术手段的方式减少动物的痛苦、不安和死亡。

（1）使用微创伤技术：可将临床上常用的微创手术方法移植到动物实验，如采用内镜或导管从动物体内取样检查组织病变情况，以避免解剖动物取样。在不造成动物严重创伤的情况下，可重复取样，既减少了动物使用量，又能保证研究的持续性和重复性。

（2）使用微量分析技术：微量分析技术需要的样品少，可对动物反复多次取样，而又

不使动物因过多丧失体液或血液产生痛苦或不安。

（3）改进麻醉方法：虽然实验前对动物进行了麻醉，但在较长时间的实验过程中还应及时合理地补充麻醉药或镇静药，以减轻动物的痛苦与不安。

（4）施行安乐死术：实验结束后，动物难以存活而必须处死时，应施行安乐死术，以尽人道主义责任。不可将动物弃之不管，任其痛苦地自然死亡或用粗鲁的手段宰杀。

## 三、在机能实验过程中学生应如何保护动物

国务院 1988 年批准由国家科委颁发的《实验动物管理条例》第六章第二十九条规定："对实验动物必须爱护，不得戏弄或虐待"。1998 年由卫生部颁发的《医学实验动物管理实施细则》第三章第十六条规定："进行各种动物实验时，应当按动物实验技术要求进行。要善待动物，手术时进行必要的无痛麻醉"。

本实验室根据上述国家法规的基本精神，制定如下动物保护守则：

（1）实验前不得以恶作剧的形式戏弄或虐待动物，如拔除须毛、提拉耳朵、倒提尾巴或后肢、以锐器伤害动物身体和皮毛。

（2）严格按要求对动物进行无痛麻醉，在没有达到麻醉效果前，不能进行实验。

（3）长时间实验过程中，如遇麻醉失效，应及时补充麻醉剂。

（4）实验手术操作要柔和、准确，避免粗鲁的动作或随意翻弄、牵扯动物内脏器官。

（5）实验结束后，对能够存活的动物要给予及时治疗和照顾，使之迅速恢复健康。

（6）对于难以存活而必须处死的动物，应以过量麻醉施行安乐死，不能弃之不管，任其痛苦死亡或以粗鲁的手段宰杀。

（李　洁）

# 第三章　机能学实验常用器械和仪器

## 第一节　常用器械与仪器概述

机能学实验常用器械有一部分与临床外科手术器械相同，如手术刀、手术剪、止血钳、手术镊等；另外一部分是专用实验器械，如蛙手术板、玻璃分针、蛙心夹、锌铜弓等。若根据实验对象的不同，又可大致分为哺乳类动物手术器械，如手术刀、手术剪、止血钳、手术镊、动脉夹等；两栖类动物手术器械，如蛙板、蛙心夹、金属探针等。

随着机能实验教学改革的不断深入，利用现代化的实验仪器改善传统的实验教学模式已成为必然趋势。性能稳定、操作简便的实验仪器可以提高实验效率，加深对基本理论知识的理解和掌握。常用的机能学实验仪器设备有生物信号采集与分析系统、医学图像分析系统、血气分析仪、电解质分析仪、尿沉渣分析仪等。

（张　弛）

## 第二节　常用手术器械

机能学实验常用手术器械主要有哺乳类动物实验常用手术器械、两栖类动物实验常用手术器械两大类。

### 一、哺乳类动物实验常用手术器械

#### （一）手术刀

手术刀用于切割各种软组织，也可用于切割软骨。手术刀由刀片和刀柄组成。根据不同的手术要求，可选用形状、大小不同的刀片，用血管钳夹持安装刀片，勿以手持安装伤及手指。常用执刀方法有4种（图1-3-1）。

（1）执弓式：手执刀柄的方式类似于执小提琴弓，动作范围大且灵活，适于作腹部、颈部和股部的皮肤切口。

（2）握持式：手执刀柄的方式类似于执西餐刀具，用于切割较长的皮肤切口、大块组织或截肢。

（3）执笔式：以执笔的方式手执刀柄，动作灵巧精细，适于小切口或切割细小的组织，如眼部手术、颈部手术。

（4）反挑式：以执笔的方式手执刀柄，但刀刃朝上，用开向上挑开组织，以免误伤深部组织。

#### （二）手术剪

手术剪可分为普通手术剪和眼科剪两大类，根据剪刀前端形状不同可分为圆头剪、尖剪和直剪、弯剪；此外，还有长短之分。

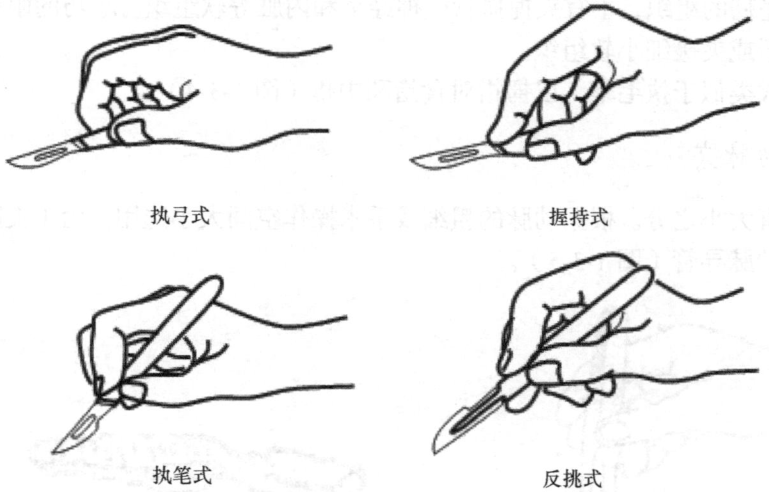


图 1-3-1　常用执刀方法

弯手术剪用于给动物剪毛，直手术用于剪皮肤、脂肪、肌肉、血管、神经等组织。眼科剪常用于血管、输尿管剪口以便插管或剪神经、脏器包膜，不能用于剪皮肤、肌肉和骨骼。

执剪的方法是以拇指和环指分别插入剪柄环，中指紧靠环指前的柄环外，食指轻压在剪柄和剪刀交界处（图 1-3-2）。

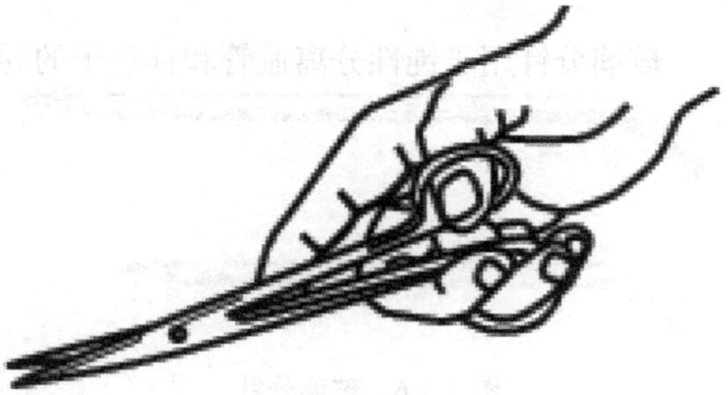

图 1-3-2　执剪法

（三）止血钳

止血钳可分为大小、弯直、无齿、有齿等类型。根据不同的止血部位和组织，选用不同类型的止血钳。

直止血钳和无齿止血钳主要用于浅表手术部位止血或组织分离。弯止血钳主要用于较深的手术部位或内脏止血，有齿止血钳不宜夹持血管、神经和脆弱组织，以免造成组织损伤。小巧的蚊式止血钳适用于小血管止血、分离小血管和神经干周围的结缔组织，不宜钳夹皮肤、大块或坚硬的组织。

止血钳的执钳方式与手术剪相同（图 1-3-3）。

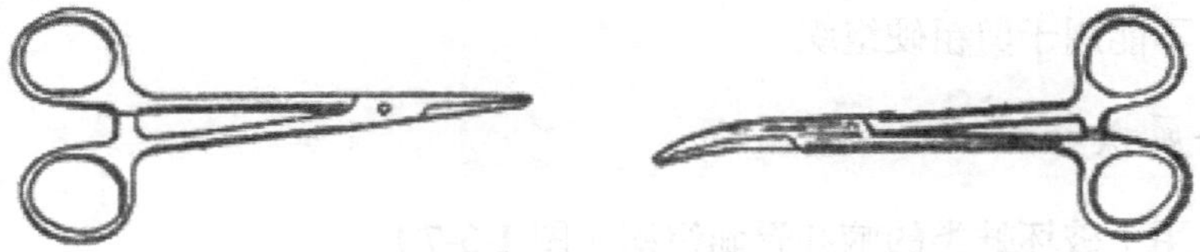

图 1-3-3　直、弯止血钳

（四）镊子

镊子有大小、弯直，以及无齿、有齿之分。根据手术需要选择不同类型。

无齿镊用于夹捏皮下组织、脂肪组织、黏膜组织和血管。有齿镊适用于夹捏皮肤、筋膜、肌腱等坚韧的组织，不宜夹捏血管、神经干和内脏等软组织。小巧的眼科镊适于分离血管、神经干或夹镊细小软组织。

执镊方式类似于执毛笔，以拇指对食指和中指（图 1-3-4）。

（五）动脉夹

动脉夹有大小之分。根据动脉的粗细或手术操作空间大小选用。用于夹闭动脉阻断血流，以便插动脉导管（图 1-3-5）。

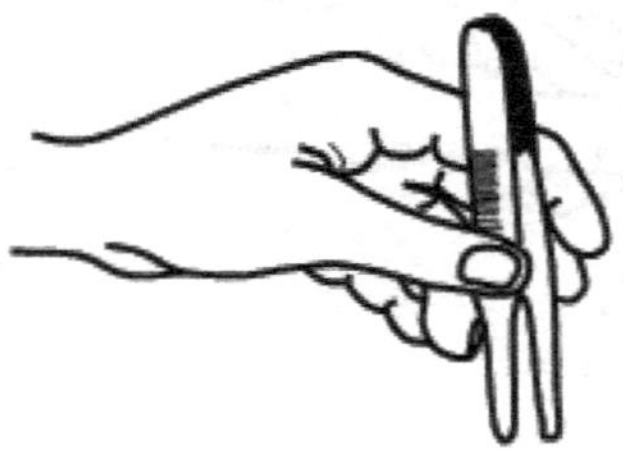

图 1-3-4　执镊法

图 1-3-5　动脉夹

（六）玻璃分针

玻璃分针用于钝性分离血管和神经干的周围组织，以暴露血管和神经干（图 1-3-6）。

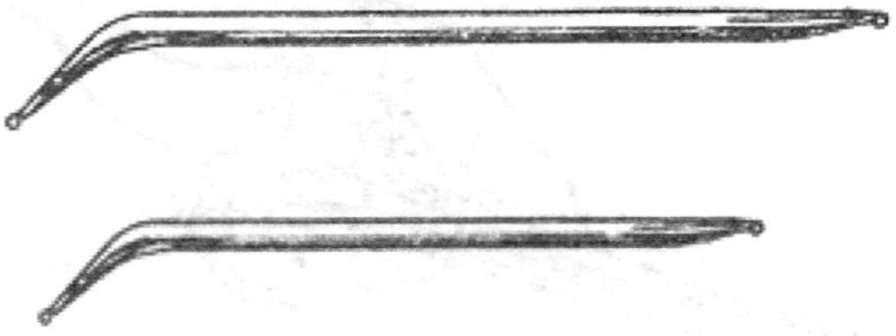

图 1-3-6　玻璃分针

（七）各种插管与导管

用玻璃管拉制成的“Y”和“ト”形气管插管有大小之分，可根据动物气管直径大小选用。急性动物实验时将气管插管插入气管，以保持实验动物呼吸通畅。用粗细不同的塑料管和玻璃管制成的导管，可作动脉、静脉、淋巴管、输尿管插管。

## 二、两栖类动物实验常用手术器械

（一）剪刀

普通大粗剪用于剪皮肤、肌肉和骨骼等粗硬组织。眼科剪用于剪血管、神经、心外膜等细软组织，不能用于剪粗硬组织。

（二）金属探针

金属探针用于破坏蛙类的脑和脊髓组织（图 1-3-7）。

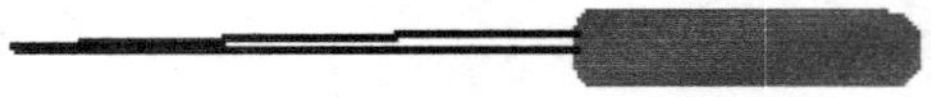

图 1-3-7　金属探针

（三）镊子

大的有齿镊用于剥脱蛙皮、夹捏肌肉和骨骼。眼科镊用于分离血管、神经或夹捏细小的软组织，不可直接夹捏或牵拉血管和神经。

（四）蛙手术板

蛙手术板以木框相嵌玻璃板制成，用于对蛙进行固定，以便解剖和实验。可用图钉或大头针将蛙肢体固定在蛙手术板的木框上。

（五）玻璃分针

玻璃分针用于钝性分离血管和神经干的周围组织，暴露血管和神经干。

（六）蛙心夹

蛙心夹用于夹住蛙心尖部位，夹尾孔穿线与张力换能器相连，以描记蛙心舒缩活动。

（七）锌铜弓

制备神经肌肉标本时用锌铜弓对标本施加刺激，以判断神经分支支配哪束肌肉或检查其兴奋性（图 1-3-8）。

图 1-3-8　锌铜弓

（雷建军）

# 第三节　换　能　器

## 一、概　述

换能器又称传感器，是将非电生理信号转换为电学量的实验装置。医学生物学常用的换能器是将一些非电信号（如机械、压力、光、温度、化学等的变化）转变为电信号，然后输入不同的仪器进行处理，以便对其所代表的生理变化作深入分析。因此，换能器在各种生理信号的测量中有重要的作用。换能器的种类很多，原理、性能各不相同，一般可分为：①根据输入物理量分为张力传感器、压力传感器、速度传感器、温度传感器、气敏传感器等；②根据工作原理分为电感式传感器、电容式传感器、电阻式传感器、电势式传感器等；③根据输出信号分为模拟式传感器和数字式传感器；④根据能量转换原理分为有源式传感器和无源式传感器。

在机能学实验中，最常用的换能器有张力（机械-电）换能器和压力换能器两类。在具体的实验操作中，常根据实验的目的和用途的不同，选用适合的换能器。

## 二、机能学实验中常用的换能器

（一）生物电的引导电极

引导电极用于减压神经、肾神经、膈神经等神经放电信号，它能将离子电流转换成电子电流。电极多采用银、不锈钢、铂等材料制成。机能学实验引导动物心电图时常采用注射器针头作为引导电极（图 1-3-9）。

## （二）压力换能器

压力换能器是机能学实验中最常用的一种换能器，主要用于测量实验动物的动脉和静脉血压（图 1-3-10）。

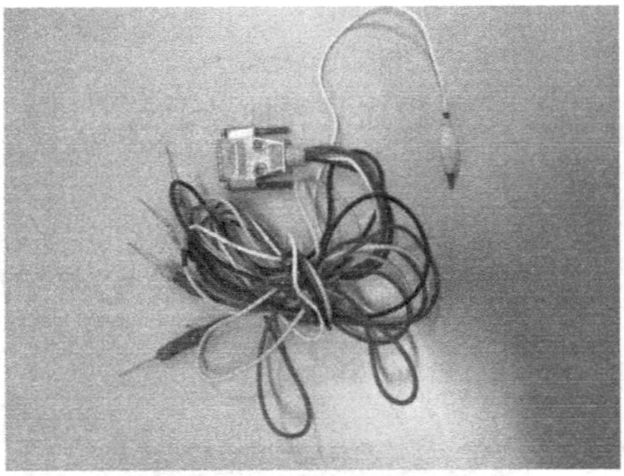

图 1-3-9　心电图引导电极

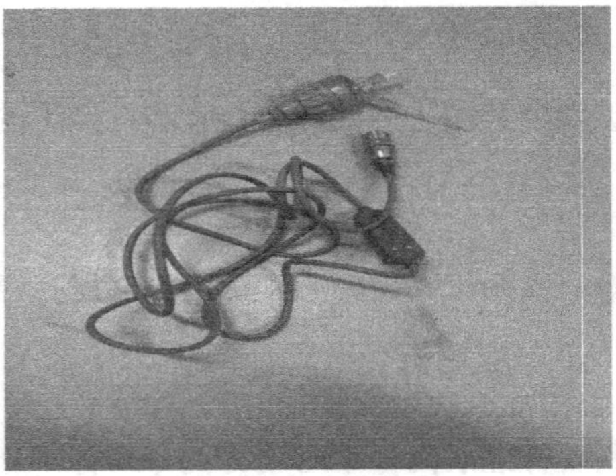

图 1-3-10　压力换能器

1. 使用方法

（1）将换能器与生物信号记录仪相连。

（2）将动脉插管与换能器相连，并用盛有肝素生理盐水的注射器通过三通将换能器腔内和动脉插管内的空气完全排出。

（3）调零，定标。实验前已由相关人员设定好。

2. 注意事项

（1）确保换能器腔内和动脉插管内没有气泡。

（2）当换能器不用的时候，确保换能器腔内与大气相通，保持干燥的环境。

（3）固定动脉插管时，结扎要适度，以免将动脉插管压瘪，影响实验结果。

（4）避免撞击换能器，以免损坏换能器。

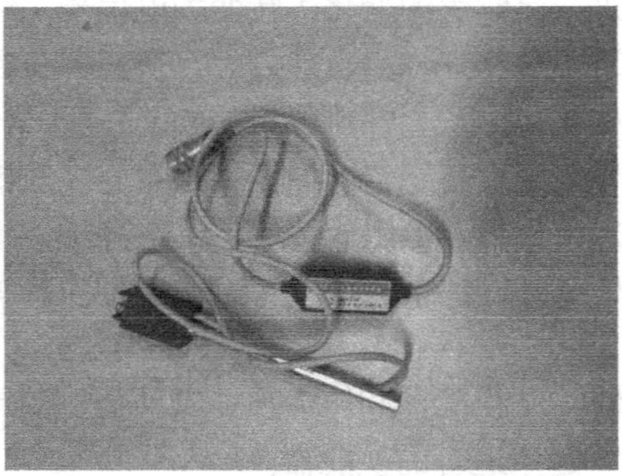

图 1-3-11　肌肉张力换能器

## （三）肌肉张力换能器

肌肉张力换能器也是一种机能学实验经常使用的换能器，主要用于测量肌肉张力、呼吸等生理信号。根据量程不同又分为 0～10g、0～30g、0～50g、0～100g 等几种型号（图 1-3-11）。

1. 使用方法

（1）将换能器与生物信号记录仪相连，并固定在铁支架台上。

（2）将换能器与被测对象相连，并使连接线保持适当的张力。

（3）调零，定标。实验前已由相关人员设定好。

2. 注意事项

（1）换能器与被测对象相连接时禁用暴力，前负荷要适度，以免损坏换能器。

（2）防止液体进入换能器内和避免碰撞。

（3）根据实验要求选用适当量程的换能器，以免过负荷而损坏换能器。

### （四）呼吸换能器

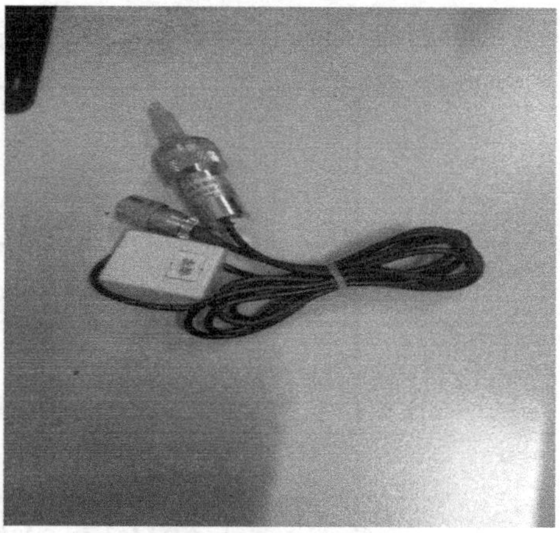
图 1-3-12　呼吸换能器

呼吸换能器主要用于记录实验动物的呼吸情况，如动物呼吸的频率、幅度及节律等生理指标。量程有0～±5kPa和0～±10kPa两种(图1-3-12)。

1. 使用方法

（1）将换能器与生物信号记录仪相连。

（2）将换能器与气管插管一端的软管相连。

（3）调零，定标。实验前已由相关人员设定好。

2. 注意事项

（1）换能器与气管插管一端的软管连接时一定要注意密封性，以免信号太弱或无信号。

（2）防止液体进入换能器内和避免碰撞。

（3）根据实验要求选用适当量程的换能器。

### （五）其他教学和科研实验中常用的换能器

如温度传感器、心音换能器、指脉传感器、胃肠运动传感器及握力传感器等各种生理指标换能器。

（雷建军）

# 第四节　生物信号采集处理系统

## 一、概　　述

生物信号采集处理系统是由计算机、前置放大器、数据采集卡组成的4通道生物信号放大、采集显示、记录与数据处理系统。通过该系统可以探测到实验动物机体和离体器官中的生物电信号，以及张力、压力、温度等非生物电信号的波形，从而对实验动物在不同的生理、病理或药理实验条件下的机能变化加以记录、处理与分析。国内常用生物信号采集处理系统有BL-420、PcLab、PowerLab等型号，现以BL-420型生物信号采集处理系统为例介绍其基本原理和使用操作方法。

1. 基本原理　生物信号（包括生物电信号或通过传感器引入的电信号）经放大滤波、模数转换后传输到计算机，由生物机能系统软件进行实时处理：一方面显示波形；另一方面实施存储（图1-3-13）。

2. 组成部分　BL-420生物机能实验系统主要由三部分组成：计算机、BL-420系统硬件、BL-生物信号显示与处理软件。

3. BL-420主界面（图1-3-14）　打开反演数据文件；保存文件；打印文件；打印预览；打开上一次实验设置；实时数据记录；启动实验；实验中途暂停；停止实验；通道背景颜色；背景标尺格线；添加标记；参数设置；

图形剪辑；图形剪辑；数据剪辑。

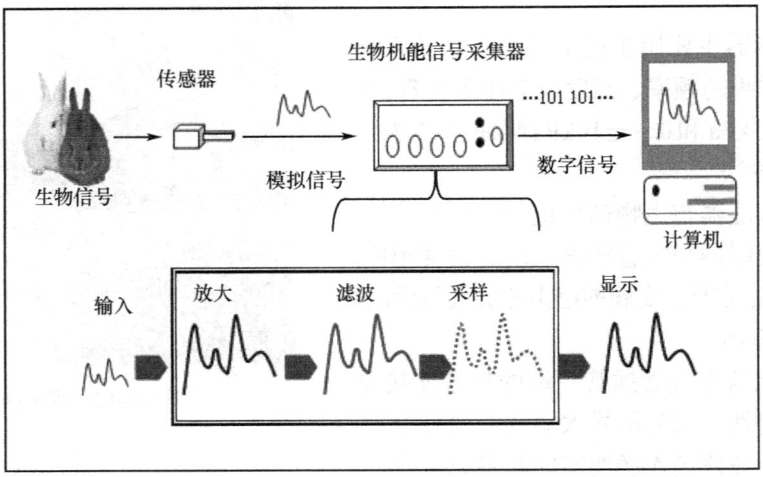


图 1-3-13 生物信号采集处理系统工作原理

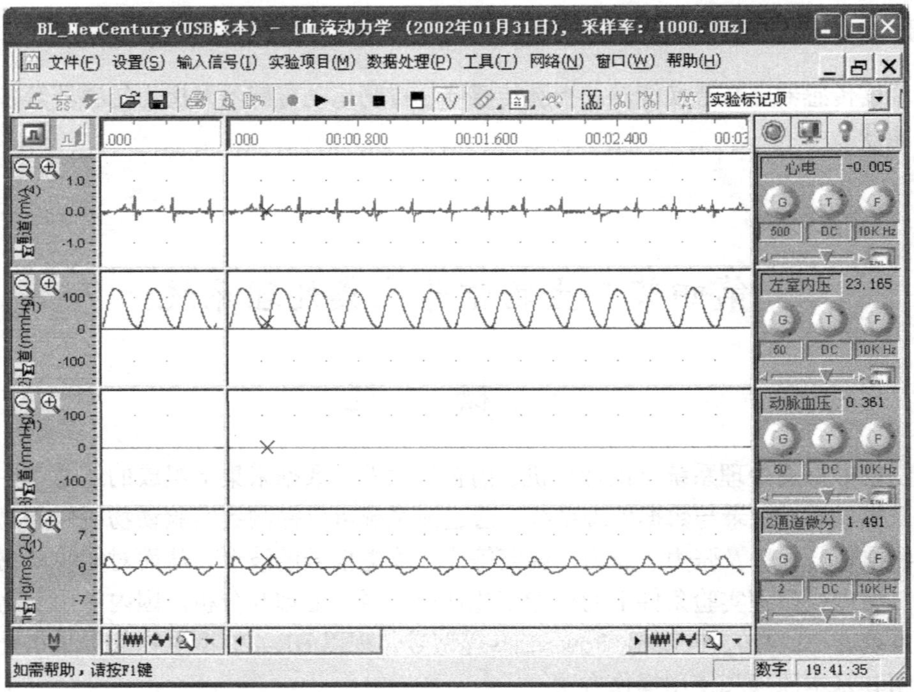


图 1-3-14 BL-420 主界面

4. 图形剪辑窗口（图 1-3-15）及常用按钮的功能

撤销上一条操作；刷新整个剪辑；框选功能；擦除功能；文字输入；退出图形剪辑窗返回主界面。

BL0-420 设有 4 个通道的波形显示窗口可分别同时记录显示 4 个不同的生物信号波形，在波形显示窗口分为左、右视，以便在实验过程中实时观察各时段的波形的变化与比较。

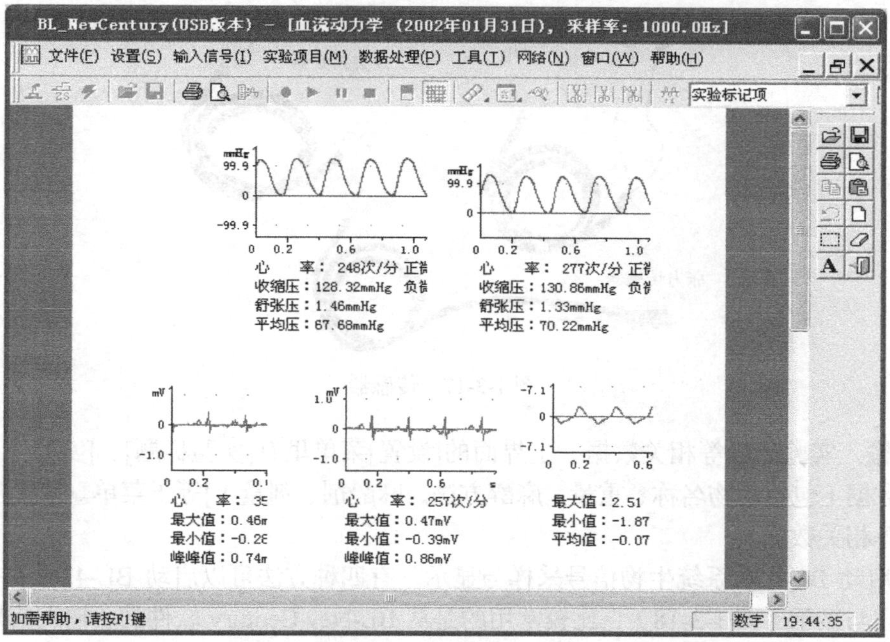


图 1-3-15　图形剪辑窗口

5. 生物信号引导方式　生物信号（生物电与非生物电）的引导方式有两种：一种是直接由引导电极引导生物电；一种是通过传感器（如压力或张力）引导（如图 1-3-16、图 1-3-17 所示）。

## 二、实验操作步骤

1. 打开 BL-420 主界面　先接通电源启动计算机，后开启放大器电源开关，双击 Windows 桌面上的“BL-420 生物机能实验系统”的图标，进入 BL-420 主界面。

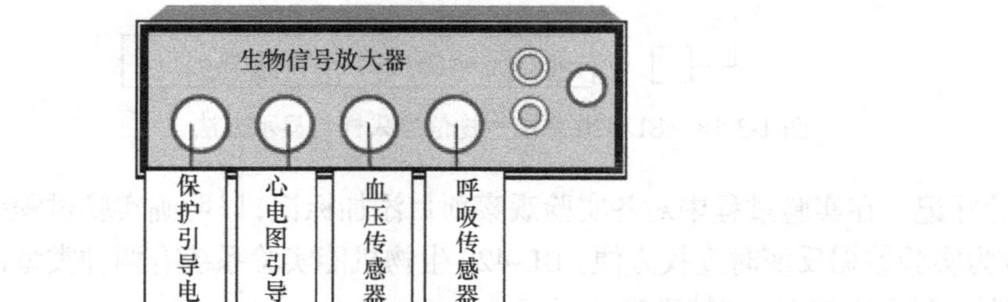


图 1-3-16　机能实验常见的连接方式

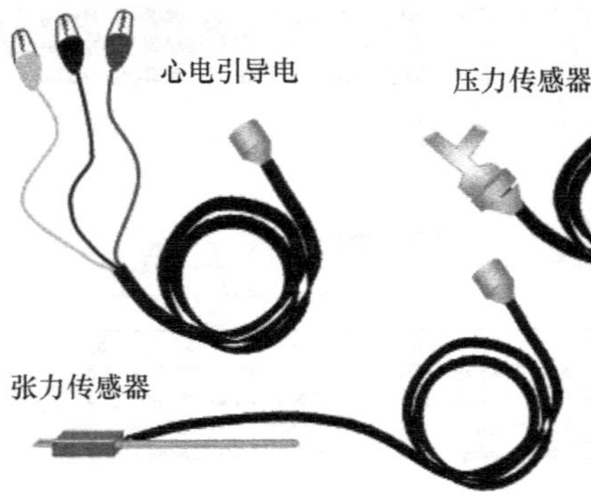


图 1-3-17　传感器

2. 输入实验标题等相关数据　主界面的[设置]菜单里有[实验标题]、[实验人员]、[实验相关数据（包括动物名称、重量、麻醉方法、麻醉剂、剂量）]等子菜单。按要求输入实验标题等相关数据。

3. 启动 BL-420 系统生物信号采样与显示　有四种方法可以启动 BL-420 系统的生物信号采样与显示（图 1-3-18），比较常用的是从 BL-NewCentury 软件的“输入信号”菜单中进入。其方法是在 BL-420 主界面菜单条的“输入信号”菜单中选择需要采样与显示的通道号及所进行实验的相应信号种类，然后在工具条中启动[▶]波形显示按钮即进入实验实时采样与显示状态。

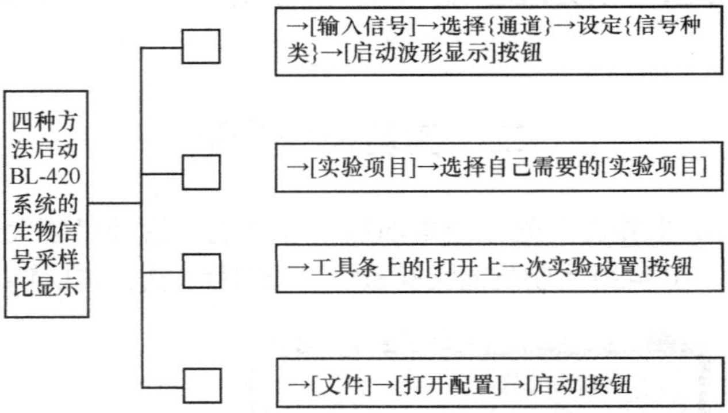


图 1-3-18　BL-420 系统生物信号采样与显示方法

4. 实验标记　在实验过程中对各实验观察项目添加标记，以明确实验过程中的变化时段，同时也为实验数据反演时查找方便。BL-420 生物机能实验系统有两种类型的实验标记方式，分别是通用实验标记和特殊实验标记。

通用实验标记对所有的实验效果相同，其形式为在通道显示窗口的顶部显示一向下箭头，箭头的前面有一个顺序标记的数字（如 1、2、5 等），箭头的后方则显示添加标记的绝对时间。添加通用实验标记的方法：按下工具条上的“通用实验标记”命令按钮即可。

特殊实验标记针对不同的实验，实际上是对特殊波形点的文字说明。BL-420 系统已针对每个常规的机能实验特性相应地设置了一组特殊实验标记项。特殊实验标记的方法：单击“打开特殊标记编辑对话框”[L]，根据实验要求选择一组特殊实验标记（如果在对话框中没有所需要的标记项时可以添加实验标记），按下“确定”按钮，再在“实验标记项”

列表框中选择一项特殊标记，然后在添加标记的波形指定位置旁边单击一下鼠标左键即可。添加一次特殊标记后需要在“实验标记项”列表框中再做一次选择才能进行下一项标记。另外，对于特殊实验标记，除了可以在实时实验的过程中进行添加以外，还可以在数据反演时进行添加、编辑或删除的操作。

5 停止实验 BL-420 系统的工具条上有一个“记录”[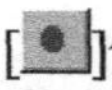]命令按钮，这是一个双态命令按钮，即每按下一次其所代表的状态就改变一次，在实验过程中可以通过按下“记录”命令按钮来保存数据，也可以弹起“记录”命令按钮不保存数据。

当完成实验时按下“停止”[]按钮即结束实验。同时弹出存盘对话框，其默认存盘文件名为 data 子目录的“temp”文件，如果在实验过程中由于不可预知原因造成系统死机时，其实验数据也存盘文件名为 data 子目录的“temp”文件，该文件也可以根据自己的需要随意改变最后的存盘方式。

6. 实验数据的编辑整理与打印 从工具条上选择“打开文件”命令，然后选择实验结束时存盘的文件名按“确定”按钮即可进行实验数据反演。对于反演的数据，①拖动显示窗口下面的滚动条来选择不同时间段的波形与数据；②通过窗口下方的滚动条和反演按钮窗口中的查找命令按钮查找所需要的数据；③选择工具条上的“开始”命令按钮，让存盘的实验数据象实时采样反演。

（1）数据导出：是指将选择的一段反演实验波形的原始采样数据以文本形式提取出来，并存入到相应的文本文件中。

数据导出的具体操作步骤如下：

1）在整个反演数据中查找需要导出的实验波形段。

2）将需要导出的实验波形段进行区域选择。

3）在选择的区域上单击鼠标右键弹出通道显示窗口快捷菜单，然后选择数据导出命令，就完成了选择段波形的数据导出。

（2）数据剪辑：是指将选择的一段或多段反演实验波形的原始采样数据按 BL-420 的数据格式提取出来，并存入到指定名字的 BL-420 格式文件中。

数据剪辑的具体操作步骤如下：

1）在整个反演数据中查找需要剪辑的实验波形。

2）将需要剪辑的实验波形段进行区域选择。

3）按下工具条上的数据剪辑命令按钮，或者在选择的区域上单击鼠标右键弹出快捷菜单并且选择数据剪辑功能，就完成了一段波形的数据剪辑。

4）重复以上三步对不同波形段进行数据剪辑。

5）在停止反演时，一个以“cut.tme”命名的数据剪辑文件将自动生成，也可以为这个数据剪辑文件更改文件名。

（3）图形剪辑：是指将通道显示窗口中选择的一段波形连同从这段波形中测出的数据一起以图形的方式发送到 Windows 操作系统的一个公共数据区内，以后可以将这块图形粘贴到 BL-NewCentury 软件的剪辑窗口中或任何可以显示图形的 Office 应用软件如 Word、Excel 或画图中，方法是选择这些软件“编辑”菜单中的“粘贴”命令即可。图形剪辑的目的：一是为了实现不同软件之间的数据共享；二是将多幅波形图剪辑在一起，形成一张拼接图形以便打印。

数据导出的具体操作步骤如下：

1）在实时实验过程或数据反演中，按下“暂停”按钮使实验处于暂停状态，此时，工具条上的图形剪辑按钮处于激活状态，按下该按钮将使系统处于图形剪辑状态。

2）对有意义的一段波形进行区域选择（可以只选择一个通道的图形也可同时选择）多个通道的图形）。

3）所选择的图形将自动粘贴到图形剪辑窗口中，在此进行编辑整理。

4）选择图形剪辑窗口右边工具条上的退出按钮返回反演窗。

5）重复步骤1）、2）、3）、4）剪辑其他波形段的图形，然后拼接成一幅整体图形，此时可以打印或存盘，也可把这张整体图形复制到其他应用程序。

## 三、生物信号采集操作流程举例

（1）用1通道观察记录兔动脉血压变化（图1-3-15）

1）1通道的输入接口上安装血压压力传感器，压力传感器连接兔动脉插管。

2）打开计算机和前置放大器电源，点击显示器桌面BL-420图标。

3）进入主界面后，选择“输入信号”栏目中的“1通道”，弹出“1通道”子目录。

4）在“1通道”子目录中选择“压力”信号。

5）鼠标单击工具条上的“开始”命令按钮。

6）根据信号窗口中显示的动脉血压波形，再适当调节动脉插管的位置或实验参数以获取最佳的实验效果。

以上的步骤3）、4）、5）可由下面的2步来代替：①选择“实验项目”中的“循环实验”项，弹出“循环实验”子目录；②在“循环实验”子目录中选择“兔动脉血压调节”实验模块。

（2）用1通道观察减压神经放电，2通道做减压神经放电的积分图，3通道做减压神经放电的频率直方图（图1-3-15）。

1）在1通道的输入接口上连接好神经放电引导电极，并且用引导电极的神经钩钩住减压神经。

2）选择“输入信号”栏目中的“1通道”，弹出“1通道”子目录。

3）在“1通道”子目录中选择“神经放电”项。

4）鼠标单击工具条上的“开始”命令按钮开始实验。

5）根据监听器发出的声音和信号窗口中显示的波形，再适当调节减压神经的引导位置或实验参数以获取最佳的实验效果。

6）选择“数据处理”栏目中的“积分”命令，弹出“积分参数设置”对话框；将“积分参数设置”对话框中的显示通道设置为2通道，再适当调节对话框中的其他参数，确定后按“确定”按钮。

7）选择“数据处理”栏目中的“频率直方图”命令，弹出“频率直方图参数设置”对话框。将“频率直方图参数设置”对话框中的显示通道设置为3通道，再适当调节对话框中的其他参数，确定后按“确定”按钮。

8）此时，在1通道上将出现两根水平线，您可以使用鼠标来移动这两根水平线，方法是：在某一根水平线的附近按下鼠标左键，在按住鼠标左键不放的情况下移动鼠标即可上下移动您选择的水平线。这两根水平线用来过滤信号幅度绝对值低于下线或高于上线的波形，即这两根过滤线之外的信号波形在频率记数时将不予统计，这样可以有效地消除信号噪声的影响。

图 1-3-19 为 BL-420 生物信号采集处理系统操作流程示意图。

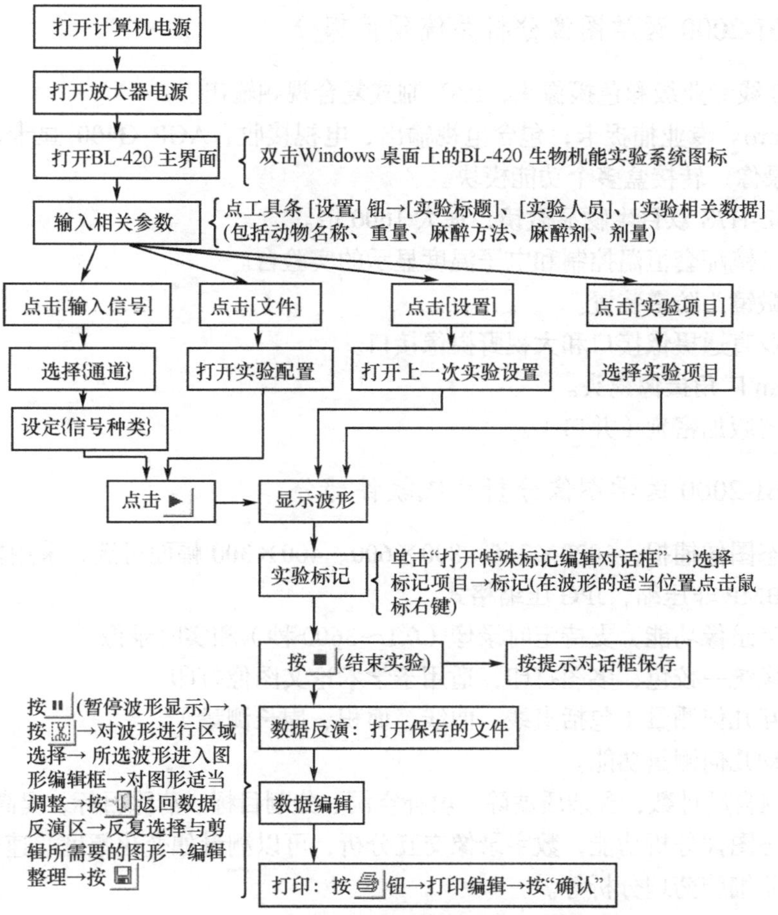


图 1-3-19　BL-420 生物信号采集处理系统操作流程示意图

（雷建军）

# 第五节　医学图像分析系统

## 一、概　述

医学图像分析系统具有微循环图像和生理参数集成观测、数字录像、动态图像测量分析、静态图像处理分析等功能。在机能学实验教学中常用于循环系统实验，如休克实验观测实验动物肠系膜的微循环变化及生理参数的测量。现以 BI-2000 型医学图像分析系统介绍其基本原理和使用方法。

## 二、BI-2000 医学图像分析系统的组成

BI-2000 医学图像分析系统由硬件和软件两大部分组成。

### （一）BI-2000 医学图像分析系统硬件部分

（1）480 线专业级彩色摄像头，PAL 制式复合视频输出。

（2）Matrox 专业捕捉卡，包含电视输出、电视接收、AGP G400 显卡、图像捕捉、MJPG 数字录像、转接盒多个功能模块。

（3）XSZ-H7S 双目生物显微镜，最大 1600 倍。

（4）显微镜配套恒温控制和电子温度显示的实验台。

（5）显微镜头防雾装置。

（6）专业直通摄像接口和大视野摄像接口。

（7）6mm 广角摄像镜头。

（8）防盗版加密狗（并口）。

### （二）BI-2000 医学图像分析系统软件部分

（1）静态图像捕捉，1020×765、800×600、400×300 幅面可选，采用标准 Windows 图像格式：BMP 非压缩，JPG 压缩格式。

（2）数字录像功能，支持定时录像（0.1～3600 秒）和实时录像。

（3）图像统一校色，多图打印，适用于学术论文图像打印。

（4）交互几何测量（包括直线、曲线、面积、周长测量）。

（5）自动几何测量功能。

（6）细胞自动计数，含杂质滤除、填补空洞、分割目标、清除目标，提高计数准确度。

（7）动态图像分析功能，数字录像交互分析，可以测量如变化幅度、速率、频率等参数，适合心肌细胞药理分析等。

（8）免疫组化分析，自动测量阳性分布面积、平均灰度和平均光密度、积分光密度（IOD）等参数，支持灰度分割、色度分割和手工分割三种方式。

（9）序列图像体积测算，用于序列切片图像目标体积计算。

（10）微循环图像实验，包括图像和心电、血压和呼吸等生理参数综合观测，血管直径、血流速度、血流量测算，15 种实验参数交互测量和记录，图像和生理波形同步记录和回放，实验图文报告打印。

（11）离子通道图像分析，可以分析离子通道输出波形，测量通道开、关闭时间。

（12）水迷宫跟踪分析软件，可以自动辨识目标，跟踪目标轨迹，按象限和环两种方式统计时间、路程和 6 个时段有效率。

（13）电子病例图像数据库管理软件，支持保存患者信息、诊断信息，每个病例最多 4 幅图像，可以模糊查询、修改、删除和打印。

（14）多媒体教学管理功能，包括数字录像教学、教学切片图像数据库、支持教学切片说明和图像对比放大功能。

（15）电视输出教学功能，支持 Word、PowerPoint 等课件图文声音输出到一个或多个教室电视播放（图 1-3-20）。

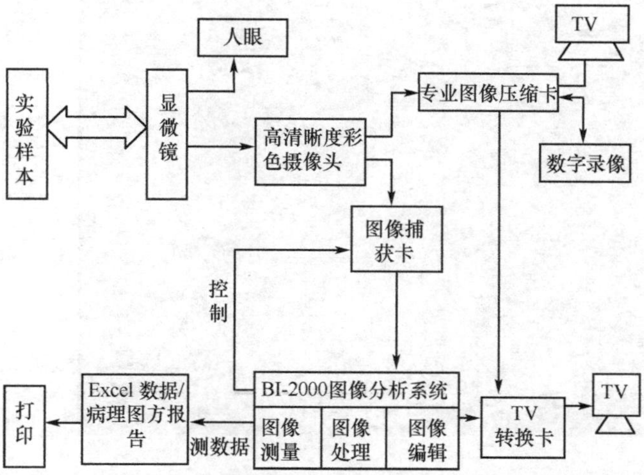

图 1-3-20 BI-2000 图像分析系统的功能结构图

## 三、微循环观察测量分析操作

### （一）开启实验程序

启动电脑→打开 BL-420 生物机能试验系统→点击桌面[微循环 420]→观察微循环及各种生理参数。

### （二）界面说明

微循环观察测量窗口界面如下（图 1-3-21）所示：

从图 1-3-21 中可以看出，微循环观察、测量和分析均在单个界面中完成，实验者不必在多个窗口来回切换。

整个界面分成视频控制、实验参数设置、数据处理、系统时间和微循环各个步骤测量记录五大部分。

在窗口的左上部是供动态观察的视频图像，由于采用了视频直通（Overlay 覆盖）技术，可以满屏达到 768×576 实时 25 帧/秒的速度，没有任何滞后。可以实时观察显微镜下捕获的图像，请调整视频范围和焦距，使其达到最佳状态。

视频控制部分可以直观地控制视频图像的亮度、色度、对比度和饱和度参数，视频来源切换（如来自摄像头的视频复合信号和录像机/数码相机的 S 端子信号），捕获图像大小选择等参数设定；同时用户可以鼠标点击视频区实现满屏（1024×768 和 800×600 分辨率）切换，屏幕切换可以让用户更好地观察目标；数字录像功能可以实现即时录像，视频数据采用 MJPEG 格式动态实时压缩，视频冻结实现冻结画面，便于教学和细微观察，电子照相快门实现不停顿后台捕获图像，用户退出后可以用于保存和分析。

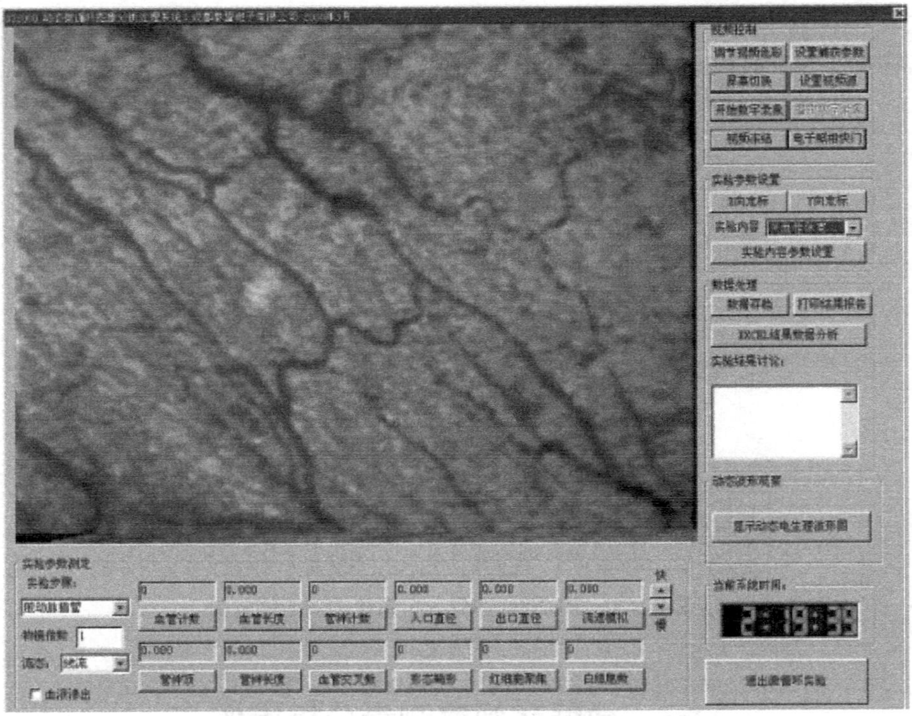

图 1-3-21　微循环观察测量窗口

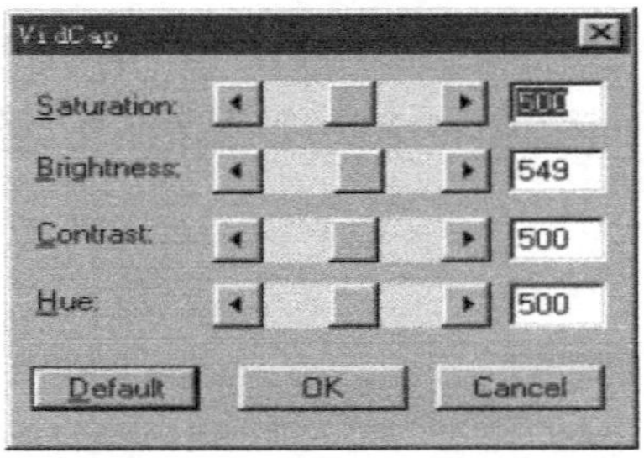


图 1-3-22　调节视频色彩窗口

数字电子时钟显示系统当前时钟，可以方便准确地控制实验进度，如失血/用药时间等。

1. 调节视频色彩　如果对图像的色彩不满意，选择“调节视频色彩”，系统弹出下列对话框（图 1-3-22）：

色彩调节包括以下参数，可以同时调节这四个参数，以达到想要的图像显示效果：

（1）色彩饱和度（Saturation）：使当前视频图像色彩饱和度改变，向右拖动滑条加大色彩饱和，图像彩色效果变强，向左拖动滑条，饱和度减低，图像色彩变暗。

（2）亮度（Brightness）：使当前视频图像亮度改变，向右拖动滑条，亮度加大，图像变白，向左拖动滑条，亮度减低，图像变暗。

（3）对比度（Contrast）：使当前视频图像对比度改变，向右拖动滑条，对比度加大；向左拖动滑条，对比度减低。

（4）色度（Hue）：使当前视频图像色度改变，向右拖动滑条加大色度；向左拖动滑条，色度减低。任意调节这几个参数，满意后按“OK”，保存退出，Default 恢复默认值。

2. 设置捕获参数　选择“设置捕获参数”，系统改变捕获的图像大小（图 1-3-23）：请选择 MJPEG 视频格式，图像大小为 704×576 24 位真彩色模式。

3. 设置视频源　如果要改变输入视频的来源，如从 S-端子输入，可以选择“设置视频源”按钮（图 1-3-24）：

视频通道栏可以选择“S 端子”（S-video）、“复合视频”（Composite video）、“电视信号”（TV Tuner）三者之一输入；摄像头的默认输入应该是“复合视频”。

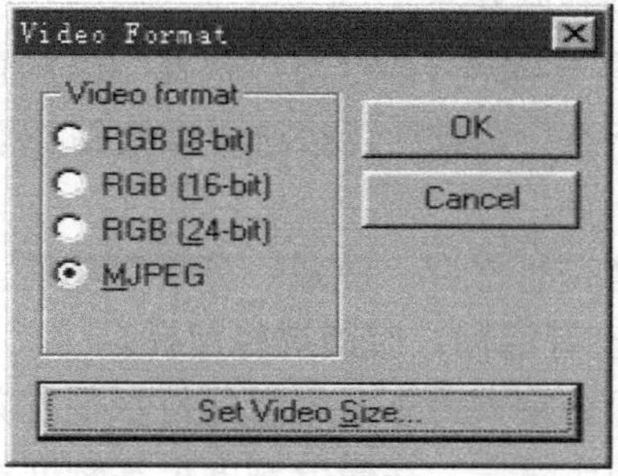


图 1-3-23　设置捕获参数窗口

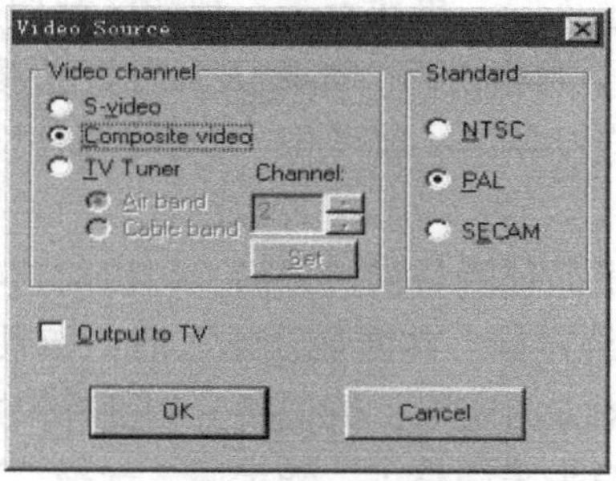


图 1-3-24　设置视频源窗口

视频制式一般情况下请选择“PAL”，这是我国及欧洲地区的电视标准制式。如果要选择其他制式，必须要与该设备标准一致，否则会捕捉到错乱的图像。

选择“Output to TV”选项，可以使输入信号进入捕获卡的同时直接进入输出到电视，这样可以在计算机屏幕上观察的同时，在电视上同样可以看到视频图像。

完成修改，请按“OK”保存设置，“Cancel”取消设置。

注意：“设置视频源”和“设置捕获参数”的参数都要在下次启动视频捕捉后才有效，所以需要退出本窗口重新进入。

4. 全屏幕切换　以鼠标点击视频区实现满屏（1024×768 和 800×600 分辨率）切换，屏幕切换后可以更好地观察目标。

建议采用更简便的屏幕切换方式，即在视频区域内直接双击鼠标左键，实现 1024×768 到 800×600 屏幕分辨率的切换。

5. 数字录像和拍取图像　开始录像：如认为某一段视频需要记录时，可以选择“开始数字录像”功能，这时系统自动按照以前的视频设置模式进行记录，由于数字压缩需要计算机更多资源，如实时压缩计算和存盘等工作，所以系统开始数字录像后处于满负荷工作状态，鼠标光标由箭头转化为沙漏形状，因此，除了停止录像外，不能同时进行其他测量操作，但可以继续观察。开始录像后，按钮文字自动变成“保存数字录像”。

停止录像：在视频区域内点击鼠标右键，鼠标光标由沙漏形状变成箭头，同时磁盘灯停止闪烁。

保存数字录像：由于数字录像暂时以日期–时间的形式保存，所以停止数字录像后，必须选择“保存数字录像”按钮确认保存。选择该按钮后，屏幕弹出下列对话框(图 1-3-25)：

系统提示已经按月–日–时–分方式为该录像取名，如果需要重新命名，按“是”，在接下来的对话框内输入想要的名字，点击“确定”即可；不想改名请按“否”。

系统自动将数字录像文件保存到程序运行目录的 database\video\子目录下面，以便于用户管理。

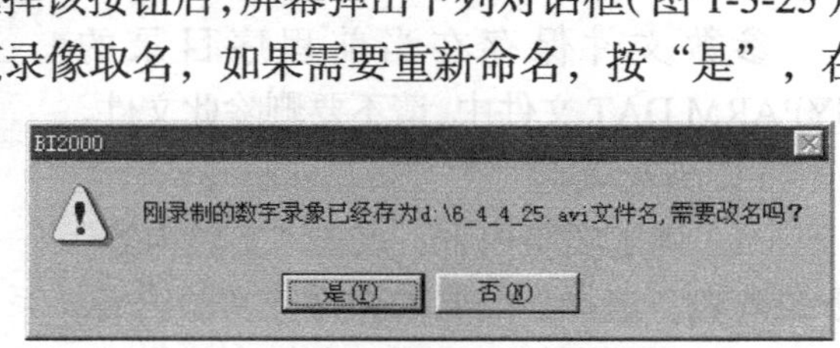


图 1-3-25　保存数字录像窗口

6. 播放/停止播放数字录像　对刚才录制的数字录像，可以选择“播放数字录像”按钮直接播放，这时视频区自动切换到播放状态，按钮文字变成“停止播放数字录像”，再次点击，视频区域切换回到观察状态。

7. 视频冻结　选择“视频冻结”按钮，这时视频区动态图像成凝固状态，按钮文字变成“视频解冻”，再次点击，视频区域切换回到观察状态。

8. 电子照相快门　如果认为当前视频图像需要捕获下来，可以选择“电子照相快门”，这时系统自动拍取一幅图像，但并不退出观察状态，因此，可以选择该按钮拍取任意多幅图像。

退出微循环测量窗口以后，可以对这些图像进行保存、测量、分析等功能。

9. 系统定标　在测量开始以前，如果以前没有定标，应该选择定标。

（1）X 方向定标：请把微分刻度标尺放到显微镜视野下，尽量保持水平方向（可以轻微旋转摄像头来调整），确定后，选择“X 方向定标”，在微分刻度尺某刻度的起点按下鼠标左键不放，移动到刻度终点，松开鼠标，系统弹出对话框（图 1-3-26）：

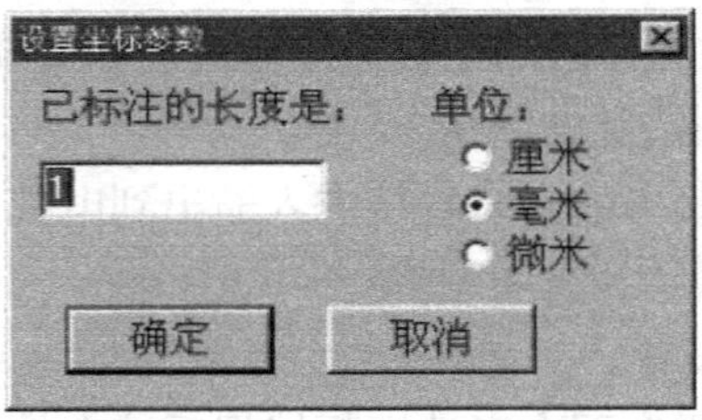


图 1-3-26　X 方向定标窗口

在“已标注的长度”栏中输入标尺的实际长度，选择“单位”，按“确定”，完成 X 方向定标。

系统自动保存定标信息，供以后打开图像测量使用。

注意：由于大多数图像 X 和 Y 方向像素比例不同，所以需要同时对 X 和 Y 两个方向定标，并且摄进的标尺越水平越精确。

（2）Y 方向定标：请把微分刻度标尺放到显微镜视野下，尽量保持垂直方向（可以轻微旋转摄像头来调整），确定后，选择“Y 方向定标”，其他步骤同“X 方向定标”。

一旦定标完成，定标数据已经记录在系统注册表中，下次可以不再定标。但是如果选择上述定标功能并“确定”会再次写入定标信息，请注意不要误操作。

10. 实验内容和步骤设置　点击“实验内容参数设置”按钮，弹出下列对话框，可以编辑新的实验内容和相应的实验步骤（图 1-3-27）。

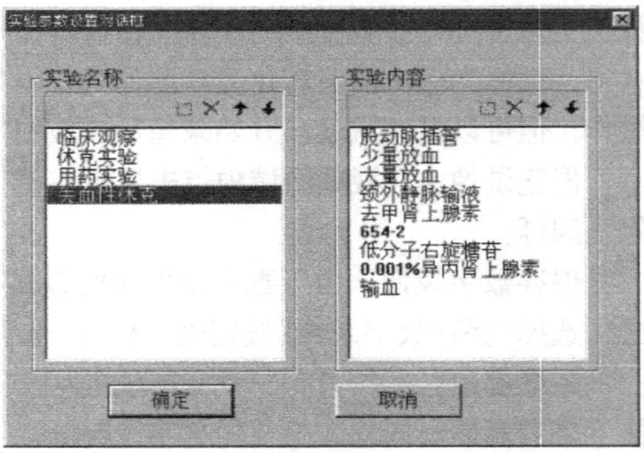


图 1-3-27　实验内容参数设置窗口

在实验名称和实验内容栏内点击鼠标，可以输入或修改相应的名称，如果需要删除、移动排列次序，请点击上部的按钮，鼠标移动到每个按钮上面都会给出相应的操作提示。

按“确定”按钮，系统保存已做的任何修改并退出；按“取消”，不保存修改退出。

参数文件保存在当前程序目录的 SYPARM.DAT 文件中，请不要删除此文件。

11. 开始实验

（1）确定实验内容：点击“实验内容”下拉列表，选择您需要的微循环实验内容，系统自动设置实验步骤名称。

（2）观察视频图像：在微循环显微镜下放入实验活体，调节好焦距，如果图像色彩不满意，按“调节视频色彩”调节亮度、对比度等参数。

如果想全屏幕观察视频，请在视频区域内双击鼠标左键，系统切换到全屏幕观察，这时无法测量，再双击鼠标左键，回到原来测量状态。

（3）开始测量数据：在测量每个参数前，请读出当前的物镜倍数，如果物镜倍数与定标时物镜倍数相同，“物镜倍数”栏填“1”，对固定物镜来说，该栏一直为“1”，但如果是可调物镜倍率，该栏中填入当前物镜倍数/定标物镜倍数的比值。建议对可调物镜，定标在1倍物镜下进行，以后该栏内可以输入当前物镜的实际倍数。

计数类测量，如“血管计数”、“血管交叉数”，点击相应功能按钮后，鼠标指针自动限制在视频区域范围内，只需要点击相应的计数位置，系统自动显示计数值，点击计数完毕，请点击鼠标右键退出计数。

状态选择类功能有“实验步骤”下拉列表、“流态”下拉列表和“渗出”选项，下拉列表选择时在该类选项上点击鼠标左键，系统自动弹出选项供选择。“渗出”选项为开关选择，打钩表示选中，有渗出。系统自动记录测量数据。

直线类测量：点击相应功能按钮后，在测量的起始点按下鼠标左键不放，拖动到终点放开鼠标左键，测得的长度信息自动记录到相应的栏内。

流速模拟测量：点击相应功能按钮后，选取一段有代表性的相对较直的血管，顺着血液流速方向拉出直线（类似直线测量方式），调节流速请按“快”/“慢”按钮，直到接近为止。

这种流速测定方式提供了最大的操作简便性，但由于人为的观察判断导致一定的误差，如果需要精确测定流速，可以数字录像，然后在“多媒体教学”的“录像播放”中提取相邻的两幅图像，确定目标的两个位置后，精确测出流速数据，但是这种方式定位目标难度较大。

观察系统时钟，是否该进入下一步，点击“实验步骤”选项，选择下一步骤的名称，系统自动提示是否所有参数已经测量完毕。重复以上步骤。

在进行参数测定时，系统自动对每一步提示数据测定的完整性备用户自查。测定完成后，各个步骤数据选择数据处理部分的按钮可以完成存档、打印等功能。

12. 数据存档和分析　数据处理部分包括所有步骤的测量结果保存为Excel数据文件、马上调出Excel程序进行分析、实验结果讨论区可以输入多行讨论内容，最后打印本次微循环实验报告。

（1）Excel数据存档：选择该功能可以将测量完成的微循环各个阶段数据保存成Excel数据格式。选择该按钮后，在文件保存提示框内输入文件名称，按“确定”即可。

（2）Excel结果数据分析：选择该功能，系统自动调入Excel程序进行分析刚才保存的实验结果数据。

注意：要实现该功能，用户事先应该安装有Office97以上版本的软件。

（3）图形整理：在完整记录实验过程的各种生理指标图形曲线时，选取经处理因素后各个具有典型变化的图形曲线段，用软件工具剪切、粘贴整合成完整的实验报告图形曲线。

（4）实验结果讨论区：在结果讨论区内点击鼠标左键，出现直线光标后可以输入结果讨论内容，按回车可以输入多行文本，本内容主要用于直接打印到微循环实验报告中。

13. 打印微循环实验报告　当测量完成所有数据后，如果需要输入实验结果，请在实验结果讨论区内输入，然后选择打印，这时弹出对话框：

系统自动输入有关打印实验报告的有关内容和参数，实验者也可以在该对话框中修改。

准备好打印机后，选择“开始打印”，系统自动打印微循环实验报告；“取消打印”，则退出打印请求，回到微循环观测窗口。

（刘德平）

# 第六节 天 平

## 一、概 述

分析天平是实验室定量分析操作中最主要、最常用的仪器。常规的分子操作都使用天平，天平的称量误差直接影响分析结果。因此，必须了解常见天平的结构，学会正确的称量方法。

## 二、分类及构造原理

常见天平有三类：普通的托盘天平、半自动电光天平、电子天平。

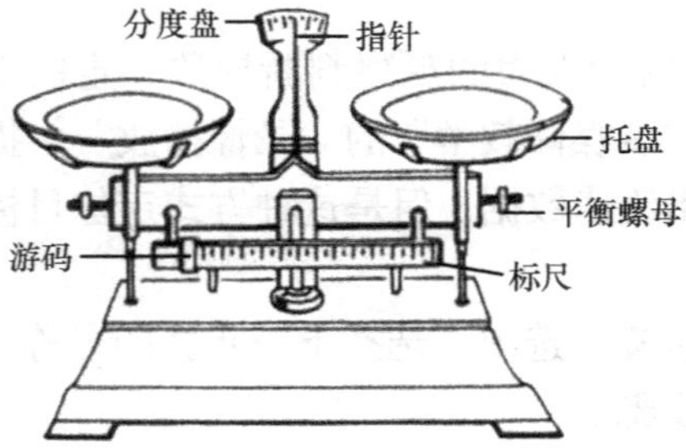

图 1-3-28 托盘天平

### （一）普通的托盘天平

托盘天平（如图 1-3-28），一种实验室常用的称量用具，由托盘、横梁、平衡螺母、刻度尺、指针、底座、标尺、游码、砝码等组成，依据杠杆原理制成，在杠杆的两端各有一小盘，一端放砝码，另一端放要称的物体，杠杆中央装有指针，两端平衡时，两端的质量（重量）相等，是一种常用衡器。精确度一般为 0.1g 或 0.2g，调节 1g 以上的物品要用砝码，1g 以下的用游标，称量误差较大，一般用于质量精确度高的场合。

### （二）半自动电光天平

半自动电光天平（如图 1-3-29），是一种较精密的分析天平，由天平梁，吊耳和秤盘、升降枢、机械加码装置、光学读数装置、天平箱等组成。称量时可以准至 0.0001g。调节 1g 以上质量用砝码，990～10mg 用圈码，尾数从光标处读出。

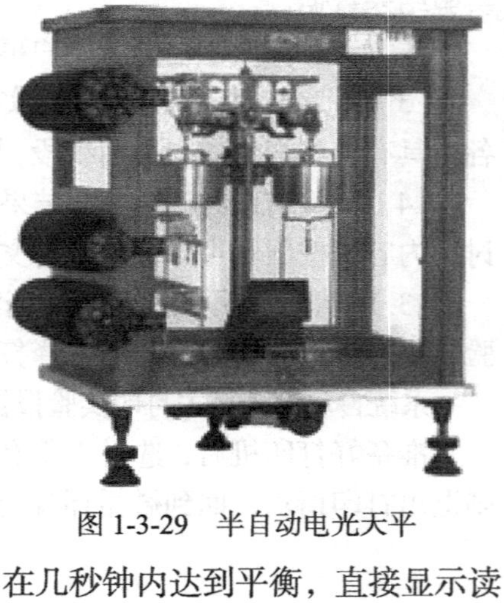
图 1-3-29 半自动电光天平

### （三）电子天平

应用现代电子控制技术进行称量的天平称为电子天平（如图 1-3-30）。各种电子天平的控制方式和电路结钩不相同，但其称量的依据都是电磁力平衡原理。当通电导线放在磁场中时，导线将产生电磁力，力的方向可以用左手定则来判定，当磁场强度不变时，力的大小与流过线圈的电流强度成正比；如果使重物的重力方向向下，电磁力的方向向上，与之相平衡，则通过导线的电流与被称物体的质量成正比。

电子天平是最新一代的天平，它根据电磁力平衡原理直接称量，全量程不需要砝码，放上被测物质后，在几秒钟内达到平衡，直接显示读数，具有称量速度快、精度高的特点。它的支撑点采取弹簧片代替机械天平的玛瑙刀口，用差动变压器取代升降枢装置，用数字显示代替指针刻度。因此，电子天平具有体积小、使用寿命长、性能稳定、操作简便和灵敏度高的特点，越来越广泛地应用于各个领域，并逐步取代机械天平。

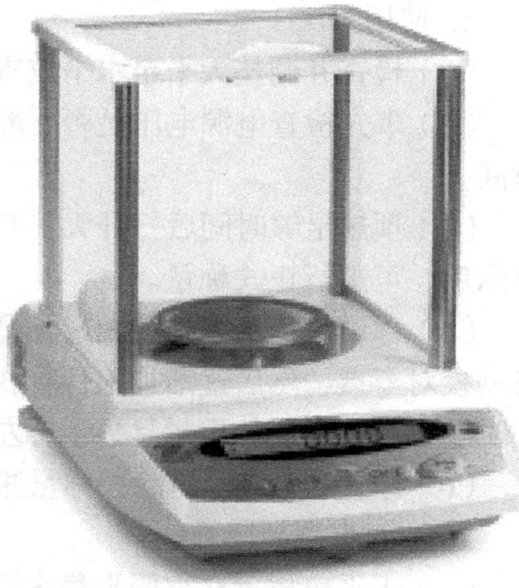

图 1-3-30 电子天平

## 三、使用方法及注意事项

### （一）普通的托盘天平

1. 使用方法

（1）要放置在水平的地方，游码要指向红色 0 刻度线。

调节平衡螺母（天平两端的螺母），调节零点直至指针对准中央刻度线（游码必须归“0”，平衡螺母向相反方向调，使用口诀：左端高，向左调）。

（2）左托盘放称量物，右托盘放砝码。根据称量物的性状应放在玻璃器皿或洁净的纸上，事先应在同一天平上称得玻璃器皿或纸片的质量，然后称量待称物质。

（3）砝码不能用手拿要用镊子夹取，千万不能把砝码弄湿、弄脏（这样会让砝码生锈，砝码质量变大，测量结果不准确；游码也要用镊子拨动。

（4）添加砝码从估计称量物的最大值加起，逐步减小。托盘天平只能称准到 0.1g。加减砝码并移动标尺上的游码，直至指针再次对准中央刻度线。

（5）过冷过热的物体不可放在天平上称量。应先在干燥器内放置至室温后再称。

（6）物体的质量=砝码的总质量+游码在标尺上所对的刻度值。

（7）取用砝码必须用镊子，取下的砝码应放在砝码盒中，称量完毕，应把游码移回零点。

（8）称量干燥的固体药品时，应在两个托盘上各放一张相同质量的纸，然后把药品放在纸上称量。

（9）易潮解的药品，必须放在玻璃器皿（如小烧杯、表面皿）里称量。

（10）砝码若生锈，测量结果偏小；砝码若磨损，测量结果偏大。

2. 注意事项

（1）轻拿轻放仪器，事先把游码移至 0 刻度线，并调节平衡螺母，使天平左右平衡，右放砝码，左放物体。

（2）砝码不能用手拿，要用镊子夹取，使用时要轻放轻拿。在使用天平时游码也不能用手移动。

（3）过冷过热的物体不可放在天平上称量。应先在干燥器内放置至室温后再称。

（4）加砝码应该从大到小，可以节省时间。

（5）在称量过程中，不可再碰平衡螺母。

（6）若砝码与要称重物体放反了又使用了游码，则所称物体的质量比实际的小，应用砝码质量减去游码质量；若没使用游码，则称的质量与实际相等。

（7）使用完毕，将实验仪器放回到固定位置。

### （二）半自动电光天平

1. 使用方法

（1）检查并调整天平至水平位置。

（2）事先检查电源电压是否匹配（必要时配置稳压器），按仪器要求通电预热至所需时间。

（3）预热足够时间后打开天平开关，天平则自动进行灵敏度及零点调节。待稳定标志显示后，可进行正式称量。

（4）称量时将洁净称量瓶或称量纸置于秤盘上，关上侧门，轻按一下去皮键，天平将自动校对零点，然后逐渐加入待称物质，直到所需重量为止。

（5）被称物质的重量是显示屏左下角出现“→”标志时，显示屏所显示的实际数值。

（6）称量结束应及时除去称量瓶（纸），关上侧门，切断电源，并做好使用情况登记。

2. 注意事项

（1）天平应放置在牢固平稳水泥台或木台上，室内要求清洁、干燥及较恒定的温度，同时应避免光线直接照射到天平上。

（2）称量时应从侧门取放物质，读数时应关闭箱门以免空气流动引起天平摆动。前门仅在检修或清除残留物质时使用。

（3）电子分析天平若长时间不使用，则应定时通电预热，每周一次，每次预热 2 小时，以确保仪器始终处于良好使用状态。

（4）天平箱内应放置吸潮剂（如硅胶），当吸潮剂吸水变色时，应立即高温烘烤更换，以确保吸湿性能。

（5）挥发性、腐蚀性、强酸强碱类物质应盛于带盖称量瓶内称量，防止腐蚀天平。

### （三）电子天平

1. 使用方法

（1）调水平：天平开机前，应观察天平后部水平仪内的水泡是否位于圆环的中央，否则通过天平的地脚螺栓调节，左旋升高，右旋下降。

（2）预热：天平在初次接通电源或长时间断电后开机时，至少需要 30min 的预热时间。因此，实验室电子天平在通常情况下，不要经常切断电源。

（3）称量：按下“ON/OFF”键，接通显示器；等待仪器自检。当显示器显示零时，自检过程结束，天平可进行称量；放置称量纸，按显示屏两侧的“Tare”键去皮，待显示器显示零时，在称量纸加所要称量的试剂称量。称量完毕，按“ON/OFF”键，关断显示器。

2. 注意事项

（1）为正确使用天平，需熟悉天平的几种状态：显示器右上角显示 O，表示显示器处于关断状态；显示器左下角显示 O，表示仪器处于待机状态，可进行称量；显示器左上角出现菱形标志，表示仪器的微处理器正在执行某个功能，此时不接受其他任务。

（2）天平在安装时已经过严格校准，故不可轻易移动天平，否则校准工作需重新进行。

（3）严禁不使用称量纸直接称量！每次称量后，清洁天平，避免对天平造成污染而影响称量精度，以及影响他人的工作。

（周支香）

# 第七节　723 型分光光度计

## 一、概　述

723 型分光光度计是采用单片微机控制的普及型智能化仪器。仪器能在近紫外、可见光谱区域（330～800nm）对样品物质作比色定量分析，仪器波长精度高，读数稳定，具有自动调整“100%”、调“0”，广泛用于工矿企业、医院、学校和科研单位的化验室、实验室。

## 二、仪器的主要技术指标及规格

（1）光学系统：单光束，衍射光栅；光源：12V 30W 钨卤灯。

（2）波长范围：330～800nm；正确度：±1nm；重复性：0.5nm；带宽：6nm。

（3）接收元件：GD-31 光电管。

（4）显示方式：四位 LED 数码管分别显示数据和波长。

（5）打印输出方式：四色绘图打印机，可打印输出图文合一的绘图记录。

（6）供电电源：220V±10%，50±1Hz。

## 三、工 作 原 理

由光源发出的连续辐射光线，经滤光片和球面反射镜至单色器的入射狭缝聚集，光束通过入射狭缝经平面反射镜至准直镜，产生平行光射至光栅，在光栅上色散后，又经准直镜聚焦在出射狭缝上成一连续光谱，由出射狭缝射出一定波长的单色光，通过待测溶液再射到光电管上产生微电流。经单片微机调控、微电流放大器将微弱的电流放大，由 LED 数码管显示数字同时可打印出结果（图 1-3-31）。

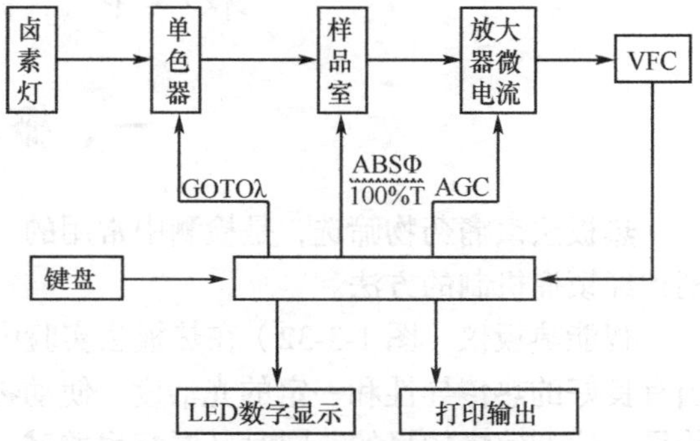

图 1-3-31　工作原理示意图

## 四、操 作 方 法

1. 开机预热　开启电源开关，电源指示灯亮，仪器自动进入自检程序，在波长显示窗上显示 723C 字样，而后自动寻找“0”级光。当“0”级光找到后，进入 100% 线校正及相应自动控制能量增益，在波长显示窗上显示 320.0，表示从 320nm 开始校正仪器 100%线，每隔 1nm 递增进行校正，直到 820.0nm，然后仪器波长自动返回 500.0nm，表示仪器顺利通过自检。

2. 测定方式设定（[T/A]键） 仪器显示窗有 T（透光度）、A（光密度）、C（浓度）三种方式，用相应①、②、③数字设定，仪器开机后，初始状态为光密度 ABS。

3. 波长设定（［λGOTO］键） 仪器在 330.0～800.0nm 范围内任意设定仪器波长，最小设定变化为 0.1nm，同时仪器还允许在 320～820nm 波长范围内设定使用，波长显示窗显示仪器当前波长值。设定过程：按［λGOTO］键→波长显示窗熄灭，输入所需波长值→按［ENTER］键确认→待数据显示窗显示数据稳定后，波长设定完成。

4. 调零及调满度（[ABS.0 100%T]键） 仪器作定量测试时，先把全部装有参比溶液（一般指试剂空白对照溶液）的比色皿插入样品架，然后使样品架置于参比[R]位置，按[ABS.0 100%T]键，仪器自动进行调零/调满度工作，用拉杆改变样品架位置，分别使 S1～S3 各比色皿置于测量光路，按[ABS.0 100%T]键，这样就消除各比色皿的配对误差，这项工作在实验前已做完成。

5. 样品测定 把参比溶液、被测溶液分别倒入比色皿中，插入样品架，使参比溶液比色皿置于[R]位置，按[ABS.0 100%T]键，仪器自动进行调零/调满度，此时读数窗显示为零。用拉杆改变被测样品位置，分别使 S1～S3 各比色皿置于测量光路，待读数窗所显数据稳定后做好记录。

## 五、注 意 事 项

（1）开机预热，仪器在自检时不能按动任何按键，以避免误操作。

（2）测前装样和测后取样都要先将样品架拿出来避开接触主机。

（3）比色皿只能拿毛玻面，装液量要大于比色皿容量的 1/2，小于 3/4，比色皿外壁若有残液，必须用擦镜纸擦净，透明面置于光路。

（4）比色皿用后倒去溶液，冲洗干净倒扣于滤纸上。

（5）不要开通仪器暂停使用的部分功能。

（6）仪器不能正常工作、出现故障应立即找有关技术人员检修。

（刘德平）

# 第八节 智能热板仪

## 一、概 述

热板法镇痛药物筛选，是检测中常用的一种方法，也是一种能确定区分中枢神经和末梢神经镇痛机制的方法。

智能热板仪（图 1-3-32）在热板法实验中有三个关键地方：一是热板的表面，表面应当有良好的热传导性和一定的光洁度，使动物的足底与热板有充分的接触面积，便于热量传导，达到致痛的目的，同时又要有耐酸碱、抗腐蚀和较强硬度的物理要求。二是温度控制，温度控制是热板仪的核心问题，温度控制不准，波动过大，必然造成动物痛反应潜伏时间的巨大误差，YLS-6B 智能热板仪热板表面温度控制在±0.2℃之内，符合药理实验要求。三是计时，计时准确是确切描述出药物影响动物痛阈的关键。YLS-6B 智能热板仪精确至 0.01s，如果只能精确至秒，往往使药物作用的微小差异被掩盖，如 5.01s 和 5.91s 相差近 1s，如使用灵敏度低的仪器显示的都是 5s，这个差在药理学实验方面就显得很有意义了。

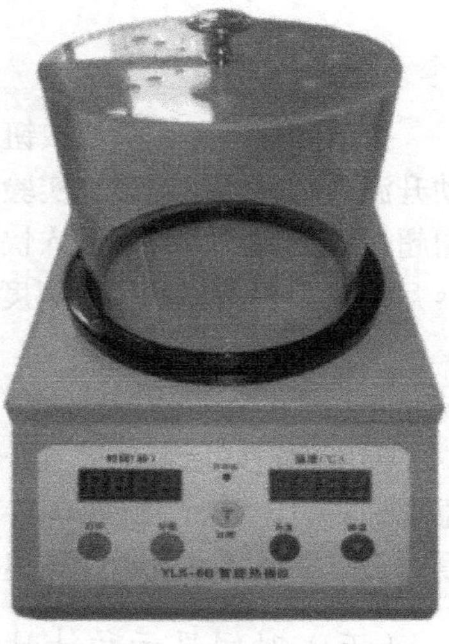

图 1-3-32　YLS-6B 智能热板仪

## 二、主要技术指标

（1）温度显示方式：数码显示。
（2）温度设定方式：按键。
（3）温度设定范围：+20～+80℃。
（4）温度控制误差：＜±0.2℃。
（5）时间控制方式：面板按键、脚踏开关、手揿按钮。
（6）时间显示范围：0.01～999.9s。
（7）时间显示误差：＜0.02%。
（8）升温时间：＜10min（环境 20℃时升至 55℃时）。
（9）存置环境温度：+10～+50℃。
（10）使用环境温度：（25±10）℃。
（11）使用环境湿度：0～75%。
（12）内电式时钟连续运行 10 年。
（13）时间误差：0.083s/h。
（14）打印方式：即时打印和存储打印。
（15）最大内存数据：10 组。
（16）带微机联机接口和应用程序。
（17）电源要求：220V，50Hz。

## 三、使 用 方 法

### （一）开机

用电源线将仪器与规定的电源连接，打开后面板上的电源开关，时间显示屏显示“0.00”，温度显示屏显示当前环境温度并开始向原始设定温度升温，仪器进入正常的工作准备状态。

### （二）时钟设定

按住计时 T 键不松手 5s 以后，进入时间设定程序，时间显示屏显示年份（闪动），按升温、降温键可调整，再按 T 键，时间屏显示月、日，温度屏显示时、分，按动 T 键切换位置，闪动项可调整，分设定完成后再按 T 键结束设定，时钟为内电式时钟可自动运行 10 年，每小时误差小于 0.083s。

### （三）温度设定

按动一下升温或降温按钮，温度显示屏内的数字闪动进入温度设定程序，这时可再按动升温或降温按钮调整到实验要求的温度。每按一下，调整 0.1℃，当按住升温或降温按钮超过 2s，温度调整将进入快速调整，松开手后自动停止。设定完成后显示窗内数字闪动 5s 后自动转换成显示当前温度（注：该仪器在时间计时时温度不能调整）。

### （四）升温

温度设定好后自动进入升温阶段，在室温 20℃的环境下升至 55℃时大约需要 10min，温度到达设定值时，无需等待稳定时间即可进入实验阶段。在升温过程中如需查看设定温度时只需按动一下升温或降温按钮，就可查看。

### （五）时间显示和计时控制

时间显示的最小值为 0.01s，最大值为 999.9s，其显示方式为自动归零起始式，即每按动一次计时开关，时间从零开始计时直到再按动一次计时开关时才停止，并锁定数据，再次按动开关又从零开始计时。周而复始。

该仪器的计时控制分三种形式：①面板按钮，即黄色带 T 字母的按键，只要按动就可计时。②脚踏开关，将配件脚踏开关的插头牢固地连接到后面的插座上，用脚踏动开关即可完成控制。这主要于用两手测试大鼠或豚鼠时使用。③手揿开关，其插座与脚踏开关是同一个插座，插好就可实现计时控制，这主要是为了让操作人员能更集中精力地观察动物的疼痛反应，提高操作速度，减少操作上的误差，使实验更加准确。

### （六）打印和打印设置

该仪器配备了外置平台式打印机，可将实验的计时数据打印出来，使其得到永久的原始资料。

1. 打印机连接　打印机与仪器之间有两根连线，一根是 25 芯信号线，一根是 5V 电源线，按其合适的插口插上即可。打印机电源线插好后，打印机面板上的 P 指示灯（红）应亮；否则检查线路是否连好。P 指示灯亮后按动打印机上的 SEL 按钮，使 SEL 灯（绿）亮，这时仪器面板上的打印机联机灯（红）也亮，说明仪器和打印系统连接良好。随时可打印。

2. 打印设置和方式

（1）随测（即时）打印：打印机处于联机状态，按住打印键 P，使打印机指示灯闪动。实验准备好后，按一下分组键 G，时间显示屏上显示 OK（OH），3s 后消失，随后每测一只动物，打印机就按序号打印出一个测试数据，直到一组测试完成，下一组测试之前再按一次分组键打印机又将打印另一组数据。

（2）存储打印：该仪器有存储打印功能，如果不想每测一次打印一下，可进行存储设置。

方法 1：按动打印机上的 SEL 键，SEL 灯灭，仪器上的打印机指示灯也熄灭，这时可同随测打印方法一样测试，测完一组，可按动 SEL 键，联上打印机，再按动仪器面板上的打印键 P，时间显示屏上显示闪动 1，这时再按动打印键 P 就可打印出这一组数据。另外也可连续测试几组后，再打印。即测试完几组后按打印键 P 时间屏显示 1，这时再按升温或降温键，将显示 1，2，3，…根据需要选定每组，再按打印键 P，将数据打印出来。1 为本次测试组（即最后一次测试组），2 为上次组，3 为大上次组……这样可以有选择或全部打印出来。

方法 2：按住打印键 P 3s 以上，面板上的打印机指示灯由闪动变为常亮，这时可进行测试，测试完一组后按分组键，可测第二组，再按分组键测第三组，仪器可连续存储测试数据 10 组。测试完需要打印时，按打印键 P，时间屏显示 P1，按升温或降温键，可选择第 1 至最后 1 组的测试结果，并打印出来，1 为最后一次的测试组，依此向前推，可打印出测试过的任何一组或全部数据（注：仪器内存有限，只能存储 10 组数据，如超过 10 组，后进的将把前面的数据挤掉）。

（3）安装纸卷与更换色带：本仪器配置的平台式打印分两种供纸方式，一种是纸卷放在机壳内部，一种是从机壳外部供纸。①纸卷放在机壳内的安装方法：按机壳上箭头指示方向，用双手水平向前推开活动上盖，并取下，然后从纸卷架上有开口的一端轻轻取下纸卷轴，将新纸卷套在轴上装回原处，拉出纸头剪成前三角形或斜三角形，插入色带盒下端的长孔中，按 SEL 键关闭绿灯，再按一下打印机上的 LF 走纸键，纸会自动送出，走出到合适的长度时按一下 SEL 键走纸停止并联机。将走出的纸头从上盖的长孔中穿出，盖好上盖，就完成了装纸过程。②纸卷放在机壳外的安装方法：该方法与机壳内的安装方法基本相同，只是纸卷放在机壳外，并在机壳上装上挑纸钢丝架将纸卷挂在钢丝架上。③更换色带：更换色带前先将打印纸退出，打开上盖先抬起色带盒的右端后抬起左端即取下色带盒，安装时顺序相反，如遇左端放不下时，请按色带轴的指示方向微微转动试着放下时为止。色带如果在槽外请按一下 LE 走纸键，色带将自动被拉回槽内，色带盒装好后，应平整坚固，否则安装可能不到位，应重新检查。

### （七）微机联机与程序的安装与使用

（1）用配带的数据连接线（9 芯插头线），连插在仪器背面和计算机背面的 9 芯插座上即可。

（2）YLS 数据通讯服务程序的安装与使用：将配带的光盘插入计算机光驱内打开光盘（注：仪器必须与计算机正确地连接并开机方可使用），出现 YLS 数据通讯服务程序界面，界面中显示（仪器内保存组数和共有数据数）有数据删除键、数据接收键和退出键，点击数据删除键可删除保存在仪器内的所有测量的数据，点击数据接收键出现读取数据屏，可选定输入组号或读取全部数据，设定后点确定，显示“数据接收完成，所接收数据已拷贝到剪贴板上”，点确定，数据将存在剪贴板上，随后可将这些数据粘贴在记事本、写字板或 Excel 上，建议使用 Microsoft 的 Excel，这个软件平台可以很方便进行表格和图形的处理。

## 四、保养与注意事项

（1）该仪器由微电脑控制，操作简便、可靠，如果由于操作程序不当而造成程序混乱时，只需关闭电源重新启动便可恢复正常（出现这种情况的概率很低）。

（2）为了保证该仪器的使用精度，请不要将仪器移做他用。

（3）该仪器的热板表面虽经过处理有一定的硬度，但也不可用过硬的物品刮擦，避免损坏。

（4）清理鼠粪尿时不要大量用水冲洗，避免渗漏到仪器内部造成损坏。

（5）仪器温度升到较高温度时，使用中应注意避免烫伤。

（6）仪器使用完后应及时关闭电源，清理干净后放到通风干燥处，避免砸碰等硬性损坏。

（漆辉洲）

# 第九节　足趾容量测量仪

## 一、概　　述

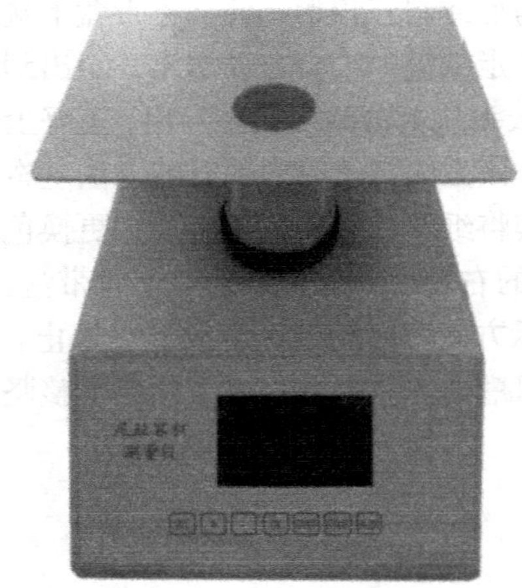

图 1-3-33　足趾容积测量仪

足趾容积测量仪（图 1-3-33）是一种通过测量大鼠足趾致炎肿胀后的消肿过程来评价药物的效价，了解药物作用时间和药效规律的仪器。由于仪器理论依据是“阿基米德定律”的浮力原理，所以能开发其更广泛的用途，如对小动物脏器的体积测量、动物瘤体体积的测量、不规则小物品的体积测量等，使仪器最大限度地发挥作用。

## 二、主要技术指标

（1）测量容积范围：0～15ml。

（2）测量误差：≤±10μl。

（3）分辨率：1μl。

（4）校零误差：≤±5μl。

（5）石英测量杯内径：Φ=40mm（可拆卸清理）。

（6）测量杯最大盛水量：70ml。

（7）内电池式时钟，连续使用 5 年。

（8）时钟误差：＜0.083s/h。

（9）系统内存 25 组 512 个历史数据。

（10）带有 USB 接口，可将数据存入 PC 机中进行处理。

（11）输入电压：交流 190～250V，50Hz。

（12）功率＜20W。

（13）体积：355×240×230mm。

（14）重量：约 7.5kg。

## 三、使用方法

### （一）开机

首先应将仪器摆放在平整的台面上，避免震动，连接电源线、水面联动装置线和脚踏开关控制线，如需用计算机收集数据时应当用USB接口连接线将主机与计算机连接。

### （二）称量校正

在主菜单中选中称量校正后，按输入键。

1. 校正环境的选择　校正环境应是使用环境，要求仪器摆放在平整无振动的实验工作台上（平整和振动对校准有很大影响），同时应避免高速流动的气流直吹（如风扇、空调和自然风等），如果有条件可在防震台上进行校正（离心机、电冰箱和空调等有震动性仪器设备都会影响仪器的校正准确性）。

2. 校正砝码选择　校正砝码的选择范围为1～50g。仪器配带有10g的标准砝码（推荐使用），如果用其他砝码校正时，请选择精度较高的标准砝码。

3. 校正方法　选好砝码后，将显示屏右上角砝码值用“+”或者“-”键改动为使用的砝码值，随后将砝码加放到测量杯架上，踏动脚踏开关即完成校正操作，这时校量值应在标准砝码值±标准砝码值×0.5%之间变化，如果超出，可重复校准。直到进入允许误差值。

### （三）加水运行和测量过程中补水

抬起托手板拿下测量杯，用烧杯或其他容器盛约70ml水，倒入测量杯中，并确定适宜的测量水位（本仪器可使用任何水质的饮用水，最好用蒸馏水，以减少水的表面张力，提高测量稳定性。如果使用探针联动装置测量，请不要使用超纯水，避免因其不能导电而影响测试）。然后将测量杯放回测量杯架上，盖上托手板，按动运行键。在测试过程中仪器无需每次补水，只有水位低到不方便操作时，可用移液器、吸管或注射器补水至合适位置，按校零键校零后进行测试。

### （四）测量

测试前可将被测大鼠盛装到配带的大鼠固定筒架的固定筒内，进行足趾致炎剂的注射和测量标线的描画（划在鼠足踝关节处），随后可进行测量，如用手捏持时可左手握住大鼠的前肢下，右手捏住大鼠后膝关节处使其后脚伸直，利用托手架做依托，缓慢放入测量杯内，当水平面与鼠足上的测量标线重叠时，踏动脚踏开关。听到一声长鸣声后，提出鼠足后再踏动脚踏开关或按动面板上的校零键进行校零，可进行下一只动物测试。建议使用脚踏开关校零，因按动面板校零键时，仪器容易产生振动，使校零不准，影响测量结果。

### （五）探针联动装置的使用

探针联动装置是该仪器的一大优点，使用联动探针后，对大鼠足趾进行测量时，变得方便、简单、准确。该装置使用方法是将仪器配带的联动装置线，一端插在机箱后的插孔内，另一端连接带大鼠踝关节夹，并将其夹在大鼠的踝关节处（位置要准确）。测量时鼠足下行，关节夹上的探针触及水面时将自动记录大鼠足趾入水的体积。当仪器未校零时探针触及水面该装置不工作，只有完成校零后装置才有效。装置使用时应注意以下几点：

（1）使用时应避免人体接触探针，人体接触探针时会引起仪器误计。

（2）鼠足下行时速度要放慢，听到提示音时慢慢提出。

（3）关节夹夹关节时每次的位置要一致，如连续测试时可不取下夹子，但大鼠必须是在固定筒架中固定。

（4）关节夹应避免浸湿，否则影响使用。

## 四、注意事项

（1）仪器应保持清洁，长时间不用时应倒掉水，放在通风干燥处。

（2）仪器使用完后应及时擦拭干净，可用湿布沾清洗剂擦拭，决不可用有机溶剂，否则将破坏仪器面板。

（3）仪器的测量杯底座虽经过钝化技术处理，但也应避免接触强酸强碱，如有污物，请用软布沾清洗剂擦拭并用清水冲洗干净。测量杯拿下擦拭时，要格外小心避免摔坏。

（4）该仪器属精密仪器，应在震动环境小的地方放置使用，震动过大将引起水面的波动，影响测量精度和校零精度。

（漆辉洲）

# 第十节　恒温平滑肌槽

## 一、概　　述

Hw-400s 恒温平滑肌槽（图 1-3-34）主要用于平滑肌离体肠管等生理实验中，调节实验环境温度，使标本处于恒温、供氧的药液环境中，从而保证离体标本的生理活性，使相关实验顺利进行。该设备操作简单，可用于观察药物对平滑肌或肠管等实验标本收缩的影响，为获取准确的实验数据提供了有力保障。

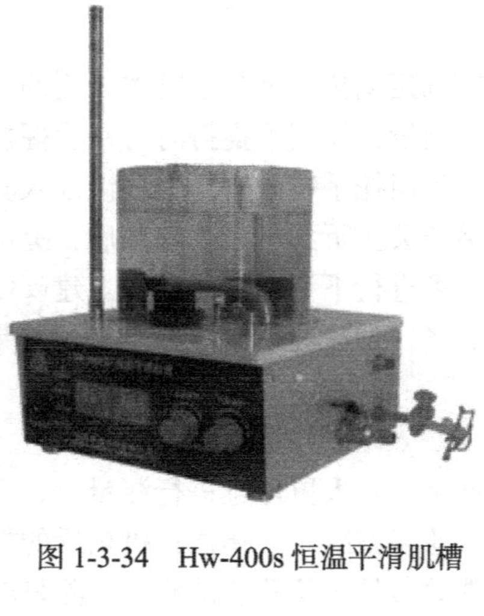

图 1-3-34　Hw-400s 恒温平滑肌槽

## 二、操作方法

（1）连接电源与地线：Hw-400s 恒温平滑肌槽的供电电源为交流 220V、50Hz，使用时应按标准接地。

（2）往水域里加水到建议水位线。

（3）往预热桶里加入营养液。

（4）打开电源，按下旋钮启动加热。

（5）将“设定温度”设定为 37℃。

（6）按下加液开关将营养液泵入实验药筒，

实际温度显示窗口将实时显示实验药筒温度。

（7）将上进气片插入实验药筒，然后调节前面板上的气量粗调旋钮，将药筒气量调小，然后通过右侧气量细旋钮将气量调节到需要的大小。

（8）10min 后，实际温度将达到 37℃，并在一定范围内波动。

（9）将平滑肌的一端固定在实验勾上，将实验勾插入实验药筒固定，将平滑肌的另一端固定在张力传感器上，张力传感器通过 BL-420 接到电脑。

（10）平滑肌的蠕动大小的变化将在电脑上通过波形曲线显示出来，往实验药筒里加入不同的药液，将在电脑上观察到相应的曲线变化。

## 三、注意事项

（1）采用标准接地的交流 220V、50Hz 电源。

（2）加热过程中一定要保证实验药筒有液和有气，否则可能会造成控温精度差。

（3）结束实验后应及时断开电源。

（刘德平　陈　凯）

# 第四章　机能实验常用生理溶液及药剂配制和换算

## 第一节　常用生理溶液的成分与配制

机能实验常用的生理溶液主要分为两栖类生理溶液和哺乳类（包括鸟类）生理溶液两大类，其成分含量根据用途不同差别较大，配制时应特别注意。常用的生理溶液有“生理盐水（Normal Saline）”、“林格液（Ringer）”、“洛氏液（Ringer-Locke）”、“台氏液（Tyrode）”、“拜氏液（Baylis）”、“克-亨液（Krebs-Henseit）”、“克氏液（Kreb）”、“豚鼠支气管液（Thoroton）”、“德耶隆液（De Jalon）”、“大鼠子宫液”各生理溶液的配方见表 1-4-1。

**表 1-4-1　常用生理溶液的成分、含量及用途**

| 成分 | 生理盐水 | 拜氏液 | 洛氏液 | 林格液 | 克氏液 | 台氏液 | 克-亨液 | 豚鼠支气管液 | 大鼠子宫液 |
|---|---|---|---|---|---|---|---|---|---|
| NaCl（g） | 9.00 | 6.50 | 9.20 | 6.50 | 6.60 | 8.00 | 6.92 | 5.59 | 9.00 |
| KCl（g） | | 0.14 | 0.42 | 0.14 | 0.35 | 0.20 | 0.35 | 0.46 | 0.42 |
| $CaCl_2$（g） | | 0.12 | 0.12 | 0.12 | 0.28 | 0.20 | 0.28 | 0.075 | 0.03 |
| $NaHCO_3$（g） | | 0.20 | 0.15 | 0.20 | 2.10 | 1.00 | 2.10 | 0.52 | 0.50 |
| $NaH_2PO_4$（g） | | 0.01 | | 0.01 | | 0.05 | | 0.10 | |
| $MgCl_2$（g） | | | | | | 0.10 | | 0.023 | |
| $KH_2PO_4$（g） | | | | | 0.162 | | 0.16 | | |
| $MgSO_4 7H_2O$（g）* | | | | | 0.294 | | 0.29 | | |
| 葡萄糖（g） | | 2.0 | 1.0 | | 2.00 | 1.00 | 2.00 | | 0.50 |
| 蒸馏水（ml） | 加至 1000 | 加至 1000 | 加至 1000 | 加至 1000 | 加至 1000 | 加至 1000 | 加至 1000 | 加至 1000 | 加至 1000 |
| 通气 | | | $O_2$ | 空气 | $O_2$+ 5%$CO_2$ | $O_2$或空气 | | $O_2$+ 5%$CO_2$ | $O_2$+ 5%$CO_2$ |
| pH | | | 7.5 | | | 8.0 | | | |
| 用途 | 哺乳类 | 蛙心 | 哺乳类心脏 | 两栖类器官组织 | 哺乳类各组织 | 哺乳类肠肌 | 豚鼠气管，大鼠肝脏 | 豚鼠支气管 | 大白鼠子宫 |

注：*生理溶液的成分各家主数稍有差异，也有用氯化镁（$MgCl_2$）提供 $Mg^{+2}$。

为了延长生理溶液的保存时间和配制方便，常常将各成分配制成母液分别储存，临用时用母液配成应用液（表 1-4-2）。

**表 1-4-2　最常见的几种生理溶液的应用液配制**

| 母液成分 | 林格液 | 任洛液 | 台氏液 |
|---|---|---|---|
| 20%NaCl（ml） | 32.5 | 45.0 | 40.0 |
| 10%KCl（ml） | 1.4 | 4.2 | 2.0 |
| 10%$CaCl_2$（ml）* | 1.2 | 2.4 | 2.0 |
| 5%$NaHCO_3$（ml） | 4.0 | 2.0 | 20.0 |
| 1%$NaH_2PO_4$（ml） | 1.0 | | 5.0 |

续表

| 母液成分 | 林格液 | 任洛液 | 台氏液 |
| --- | --- | --- | --- |
| 5%$MgCl_2$（ml） | | | 2.0 |
| 葡萄糖（g）** | 2（可不加） | 1～2.5 | 1.0 |
| 蒸馏水加至（ml） | 1000 | 1000 | 1000 |

注：*生理溶液中有些成分（如 $CaCl_2$）容易产生沉淀，必须待其他成分完全溶解后缓慢加入。**生理溶液中有些成分（如葡萄糖）容易发酵产酸改变溶液的 pH，必须在临用前加入。

（周支香）

## 第二节　机能实验常用溶液浓度的单位与稀释法

机能实验常用溶液浓度的单位与稀释法详见下述。

### 一、溶液浓度表示法

#### （一）百分比浓度（%）

（1）重量/体积（w/V）法（g/ml）%：指在 100ml 溶液中含溶质的克数（g）。

（2）重量/重量（w/w）法（g/g）%：指在 100g 溶液中含溶质的克数（g）。如 1%碘甘油。

（3）体积/体积（V/V）法（ml/ml）%：指在 100ml 溶液中含溶质的毫升数（ml）。

（4）体积/重量（w/V）法（ml/g）%：指在 100g 溶液中含溶质的毫升数（ml）。

#### （二）比例浓度

比例浓度指一个单位（包括 1g、1ml、1 效价等）的溶质溶于 X 毫升的溶剂（无特殊说明时用蒸馏水）中的溶液，一般用 1∶X（＞100ml）表示。如 1∶1 000 肾上腺素。

#### （三）摩尔浓度（mol/L 或 $mol\cdot L^{-1}$）

1 升（L）溶液中含溶质的摩尔数（克分子数）称为该溶液的摩尔浓度（或称克分子浓度）。如 0.1mol/L NaCl 表示 1000ml 溶液中含 NaCl 5.84g（NaCl 的分子质量为 58.44Da）。

溶液中溶质的物质的量为：$n=c\cdot V$。

溶质的质量为：$m=n\cdot M=c\cdot V\cdot M$

例 1：已知浓硫酸的密度为 $1.84g\cdot ml^{-1}$，其中 $H_2SO_4$ 含量约为 95%，求每升浓硫酸中所含有的 $n$（$H_2SO_4$）及 $H_2SO_4$ 溶液的浓度。

解：根据物质的量与质量的关系式可得：

$n(H_2SO_4) = m(H_2SO_4)/M(H_2SO_4)$

$= 1.84g\cdot ml^{-1}\times 0.95\times 1000\ ml/98.08g\cdot mol^{-1}$

$= 17.9\ (mol)$

$c(H_2SO_4) = n(H_2SO_4)/V(H_2SO_4) = 17.9\ (mol\cdot L^{-1})$

例 2：欲配制 0.020 00 mol · $L^{-1}$ $K_2Cr_2O_7$ 标准溶液 250ml，应称取 $K_2Cr_2O_7$ 多少克？

解：$K_2Cr_2O_7$ 的摩尔质量为 294.2g · $mol^{-1}$。

$$m\text{（}K_2Cr_2O_7\text{）}=c\text{（}K_2Cr_2O_7\text{）}\cdot V\cdot M\text{（}K_2Cr_2O_7\text{）}$$
$$=0.020\ 00\times250\times10^{-3}\times294.2$$
$$=1.471\text{（g）}$$

## 二、溶液浓度稀释法

1. 反比法

浓溶液的质量×浓溶液的质量分数=稀溶液的质量×稀溶液的质量分数

即 $C_1\cdot V_1=C_2\cdot V_2$

$V_1=(C_2\cdot V_2)/C_1$

式中，$C_1$ 为浓溶液浓度；$V_1$ 为需要浓溶液的量；$C_2$ 为稀溶液浓度；$V_2$ 为欲配稀溶液的量。

2. 交叉法（图 1-4-1）

$$x=v\cdot(k-b)/(a-b);$$
$$y=v\cdot(a-k)/(a-b)。$$

式中，$a$ 为浓溶液浓度；$k$ 为欲配溶液浓度；$b$ 为稀溶液浓度；$v$ 为欲配溶液量；$x$ 为浓溶液需要量；$y$ 为稀溶液需要量。

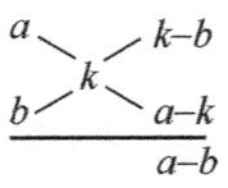


图 1-4-1　交叉法示意图

例 1：用 95%和 50%的乙醇配制 75%的乙醇 450 毫升，各需多少毫升（图 1-4-2）？

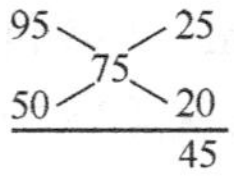


图 1-4-2　交叉法举例示意图

解：

$x=450\times(75-50)/(95-50)=250$（ml）

$y=450\times(95-75)/(95-50)=200$（ml）

如 $v$ 未知，x 和 $y$ 中有一个已知时改用下面的公式计算：

$x=y\cdot(k-b)/(a-k)$　$y=x\cdot(a-b)/(k-b)$

例 2：把 500ml95%的乙醇稀释成 75%的乙醇，需加水多少毫升？

解：

$y=500\times(95-75)/(75-0)=133.3$（ml）

（刘峰涛）

# 第三节　实验动物用药剂量的计算方法

在需要给动物用药时，经常会遇到两个问题：①给多少剂量；②配成何种浓度的药液。下面介绍有关方法。

## 一、给药剂量的确定

药物对于某种动物的适当剂量来自实践经验，不能凭空推算。为了某一目的准备给某种动物用药时，首先应该查阅该药的有关文献，了解前人的经验。如能查到为了同一目的，给相同种类动物用药的记录，那就可以直接照试。如查不到治疗剂量，但能找到致死量（$LD_{50}$），也可先参考 $LD_{50}$ 来设计剂量并进行实验。如果查不到待试动物的合适剂量，但知道其他动物的剂量或人用剂量，则需要加以换算。关于不同种类动物间用药剂量的换算，一般认为不宜简单地按体重比例增减，而须按单位体重所占体表面积的比值来进行换算。下面将分述按体重换算和按体表面积换算的方法。

1. 按体重换算方案　已知 A 种动物每千克体重用药剂量，欲估算 B 种动物每千克体重用药的剂量，可先查表 1-4-3，找出折算系数（W），再按下式计算：

B 种动物的剂量（mg/kg）=W×A 种动物的剂量（mg/kg）

表 1-4-3　动物与人体量的每千克体重等效剂量折算系数

| B\A | 小鼠（0.02kg） | 大鼠（0.2kg） | 豚鼠（0.4kg） | 家兔（1.5kg） | 猫（2.0kg） | 犬（12kg） | 成人（60kg） |
|---|---|---|---|---|---|---|---|
| 小鼠（0.02kg） | 1.0 | 1.4 | 1.6 | 2.7 | 3.2 | 4.8 | 9.01 |
| 大鼠（0.2kg） | 0.7 | 1.0 | 1.14 | 1.88 | 2.3 | 3.6 | 6.25 |
| 豚鼠（0.4kg） | 0.61 | 0.87 | 1.0 | 0.65 | 2.05 | 3.0 | 5.55 |
| 家兔（1.5kg） | 0.37 | 0.52 | 0.6 | 1.0 | 1.23 | 1.76 | 3.30 |
| 猫（2.0kg） | 0.30 | 0.42 | 0.48 | 0.81 | 1.0 | 1.44 | 2.70 |
| 犬（12kg） | 0.21 | 0.28 | 0.34 | 0.56 | 0.68 | 1.0 | 1.88 |
| 成人（60kg） | 0.11 | 0.16 | 0.18 | 0.304 | 0.371 | 0.531 | 1.0 |

例：已知某药对小鼠的最大耐受量为 20 mg/kg（20 g 小鼠用 0.4mg），需折算为家兔用量。查 A 种动物为小鼠，B 种动物为家兔，交叉点为折算系数 W=0.37，故家兔用药量为 0.37×20mg/kg=7.4mg/kg。

2. 按体表面积折算剂量　不同种属动物体内的血浓度和作用与动物体表面积成平行关系，故按体表面积折算剂量较按体重更为精确（表 1-4-4）。

例 1：由动物用量推算人的用量。已知一定浓度的某药注射剂给家兔静脉注射的最大耐受量为 4mg/kg，推算人的最大耐受量为多少?

查表 1-4-4，先横后竖，家兔与人体表面积比值为 12.2，1.5kg 家兔最大耐受量为 4×1.5=6mg，那么人的最大耐受量为 6×12.2=73.2mg；取其 1/3～1/10 作为初试用剂量。

例 2：由人用量推算动物用量。已知某中药成人每次口服 10 g 有效，拟用犬研究其作用机制，应用多少量?

查表 1-4-4，人与犬的体表面积比值为 0.37，那么犬用量为 10×0.37=3.7（g），取其中 1/3～1/10 作为初试用剂量。

**表 1-4-4 常用动物与人体表面积比值**

| | 小鼠（20g） | 大鼠（200g） | 豚鼠（400g） | 家兔（1.5kg） | 猫（2kg） | 犬（12kg） | 人（50kg） |
|---|---|---|---|---|---|---|---|
| 小鼠（20g） | 1.0 | 7.0 | 12.25 | 27.8 | 29.7 | 124.2 | 332.4 |
| 大鼠（200g） | 0.14 | 1.0 | 1.74 | 3.9 | 4.2 | 17.3 | 48.0 |
| 豚鼠（400g） | 0.08 | 0.57 | 1.0 | 2.25 | 2.4 | 10.2 | 27.0 |
| 家兔（1.5k） | 0.04 | 0.25 | 0.44 | 1.0 | 1.08 | 4.5 | 12.2 |
| 猫（2kg） | 0.03 | 0.23 | 0.41 | 0.92 | 1.0 | 4.1 | 11.1 |
| 犬（12kg） | 0.008 | 0.06 | 0.10 | 0.22 | 0.24 | 1.0 | 2.7 |
| 人（50kg） | 0.003 | 0.021 | 0.036 | 0.08 | 0.09 | 0.37 | 1.0 |

## 二、药物浓度的确定及给药量的换算

1. 药物浓度表示法　药物浓度是指一定量液体或固体制剂中所含主药的分量。常用的表示法有三种。

（1）百分浓度：是按照每 100 份溶液或固体物质中所含药物的份数来表示的浓度，简写为%。由于药物或溶液的量可以用体积或重量表示，因而有以下不同的表示%浓度的方法。

1）重量/体积（*W*/*V*）法：即每 100 ml 溶液中含药物的克数，如 5%葡萄糖即每 100m1 含葡萄糖 5g。此法最常用，不加特别注明的药物%浓度即指此法。

2）重量/重量（*W*/*W*）法：即 100g 制剂中含药物的克数，适用于固体药物，如 10%氧化锌软膏即每 100g 中含氧化锌 10g。

3）体积/体积（*V*/*V*）法：即 100ml 溶液中含药物的毫升数。适用于液体药物，如消毒用 75%乙醇即 100m1 溶液中含无水乙醇 75ml，相当于 *W*/*W* 法 70%乙醇。

（2）比例浓度：常用于表示稀溶液的浓度，例如 1∶5 000 高锰酸钾溶液是指 5000 ml 溶液中含高锰酸钾 1g；1∶1000 肾上腺素即 0.1%肾上腺素。

（3）摩尔浓度（mol/L）：1L 溶液中含溶质的摩尔数称为该溶液的摩尔浓度。如 0.1mol/L NaCl 溶液表示 1000 m1 中含 NaCl 5.84g（NaCl 分子质量为 58.44Da）。

2. 给药量的换算

（1）动物实验所用药物的剂量，一般按 mg/kg（或 g/kg）体重计算，应用时须从已知药物浓度换算出相当于每千克体重应注射药液量（ml），以便于给药。

例 1：小鼠体重 18g，腹腔注射盐酸吗啡 10mg/kg，药物浓度为 0.1%，应注射多少 m1?

解：0.1%的溶液每毫升含药物 1mg，剂量为 10 mg/kg 相当的容积为 10 ml/kg，小鼠体重为 18g 换算成千克为 0.018kg，故 10×0.018=0.18ml。小鼠常以 mg/10g 计算，换算成容积时也以 m1/10g 计算，较为方便，上例 18g 重小鼠注射，相当于 0.1ml/10g，再计算给其他小鼠药量时很方便。如 20g 体重小鼠，给 0.2ml，以此类推。

例 2：盐酸苯海拉明给犬肌内注射时的适当剂量为 2.5mg/kg。现有 1.5%的药液，8.5 kg 体重的犬应注射此种药液几毫升?

解：犬 1kg 体重需给盐酸苯海拉明 2.5mg，8.5kg 的犬当需盐酸苯海拉明 2.5×8.5=21.2mg。1.5%的药液每 100 ml 含药 1.5g，即 1500 mg 每 1ml 含药 1500/100=15mg。

21.2/15=1.4m1，此即 8.5kg 的犬应肌内注射 1.5%盐酸苯海拉明溶液的容量。

例 3：盐酸吗啡给小鼠腹腔注射的剂量为 l5mg/kg。现有药液的浓度为 0.1%。体重 l7g 的小鼠应注射药液几毫升?

解：按 15mg/kg 的剂量计算，17g 体重的小鼠应给药 15×0.017=0.255mg。

0.1%的药液每 100 ml 含药 0.1g，即每 1ml 含药 1.0 mg，0.255/1=0.255。所以 17g 体重的小鼠应注射 0.1%的盐酸吗啡溶液 0.26ml。

（2）在动物实验中，有时须根据药物的剂量及某种动物给药途径的药液容量来配制相当的浓度，以便于给药。

例 4：给家兔静脉注射苯巴比妥钠 80 mg/kg，注射量为 1m1/kg，应配制苯巴比妥钠的浓度是多少?

解：80 mg/kg 相当于 1ml/kg，因此 1ml 药液应含药物 80 mg，现换算成百分浓度，1∶80=100∶X，X=8000mg=8g，即 100ml 含 8g，故应配成 8%的苯巴比妥钠。

（3）溶液稀释的换算可按公式 $C_1V_1=C_2V_2$ 换算，即

稀溶液浓度（$C_1$）×稀溶液体积（$V_1$）=浓溶液浓度（$C_2$）×浓溶液体积（$V_2$）。

例 5：患者需要 5%葡萄糖 500ml，如果用 50%葡萄糖溶液配制，需要多少毫升?

解：$5\times500=50\times V$　　$V=5\times500/50=50$ml

（4）用混合法将两种已知百分浓度溶液配制百分浓度溶液。此法是把需要配制溶液的百分浓度放在两条直线的交叉点上，把已知溶液的浓度放在两条直线的左侧两端，较大的百分浓度放在上面，较小的放在下面，然后每一条直线上把两个数字进行减法计算，将其差写在同一直线的右端，所得到的数字分别写在右边的上面和下面，便表示出需要配制浓度的溶液毫升数。

例 1：有 95%和 15%乙醇溶液，需要配制成 75%乙醇溶液，要取 95%乙醇溶液 60 份和 15%乙醇溶液 20 份，两者混合即成 75%乙醇溶液。

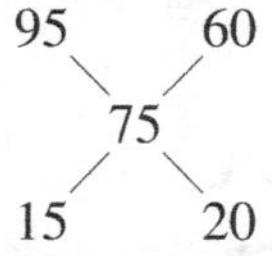


同样，用蒸馏水作溶剂来稀释已知百分溶液，配制成所需百分溶液。配制方法和上述一样，只是在左下角不是较小的浓度，而是零，所得的数字仍写在右边的上面和下面，便表示出要取多少份溶液和溶剂。

例 2：由 95%乙醇溶液稀释成 75%的乙醇溶液，需要取 95%乙醇 75 份加入 20 份蒸馏水，即配成 75%乙醇溶液。

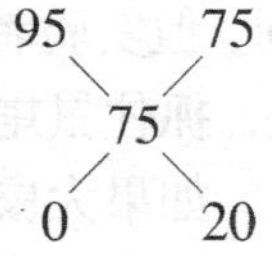


（陈　凯）

# 第五章　动物实验的基本方法与技术

动物实验的基本操作技术的内容十分广泛，是实验人员组织实施一项实验学研究的基本功。针对教学实验的基本要求，我们列举了如下最为基本的操作技术。这些操作技术，对完成综合性实验及其他科学实验研究均有重要作用。

## 第一节　实验动物的捉拿、固定和编号方法

在基础医学实验中，正确捉拿与固定动物，是实验工作的基础，也是实验顺利进行的保证。掌握正确捉拿、固定动物的目的就是防止实验者被动物咬伤、抓伤，同时也是为了维持动物的正常生理活动，从而不影响实验观察结果。

### 一、实验动物的捉拿与固定方法

在基础医学实验中，最常用的动物有小鼠、大鼠、豚鼠、蛙、蟾蜍、家兔和犬，现分别就其捉拿与固定方法依次予以介绍。

1. 小鼠　捉拿时先用右手将鼠尾抓住提起，放在较粗糙的台面或鼠笼上，在其向前爬行时，右手向后拉尾（图 1-5-1），用左手拇指和食指抓住小鼠的两耳和头颈部皮肤，将其置于左手心中，拉直四肢并用左手环指压紧尾和后肢，右手即可作注射或其他实验操作。取尾血及尾静脉注射时，可将小鼠固定在金属或木制的固定器上。

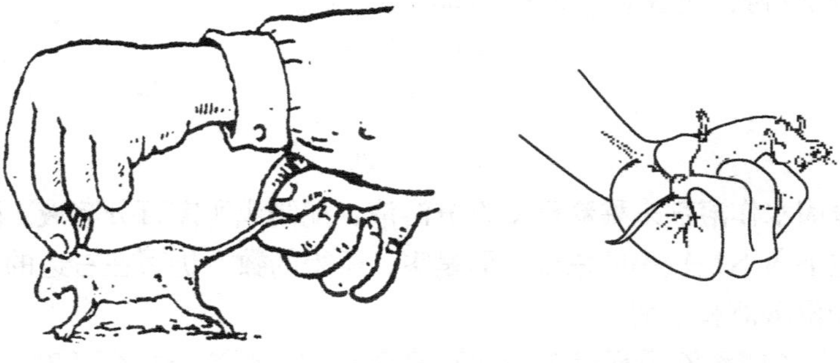

图 1-5-1　捉拿小鼠的方法

2. 大鼠　方法基本与捉拿小鼠相同，但实验者事先应戴帆布防护手套。用右手将鼠尾抓住提起，放在较粗糙的台面或鼠笼上，抓住鼠尾向后轻拉，左手拇指和食指抓紧两耳和头颈部皮肤，余下三指紧捏鼠背部皮肤，如果大鼠后肢挣扎厉害，可将鼠尾放在小指和环指之间夹住，将整个鼠固定在左手中，右手进行操作。若进行手术或解剖，则应事先麻醉或处死，然后用棉线活结缚四肢，用棉线固定门齿，背卧位固定在大鼠固定板上。需取尾血及尾静脉注射时，可将其固定在大鼠固定盒里，将鼠尾留在外面供实验操作。

3. 豚鼠　豚鼠具有胆小易惊的特性，因此抓取时要求快、稳、准。一般方法是：先用右手掌迅速、轻轻地扣住豚鼠背部，抓住其肩中上方，以拇指和食指环握颈部，对于体型较大或怀孕的豚鼠，可用另一只手托住其臀部（图 1-5-2）。

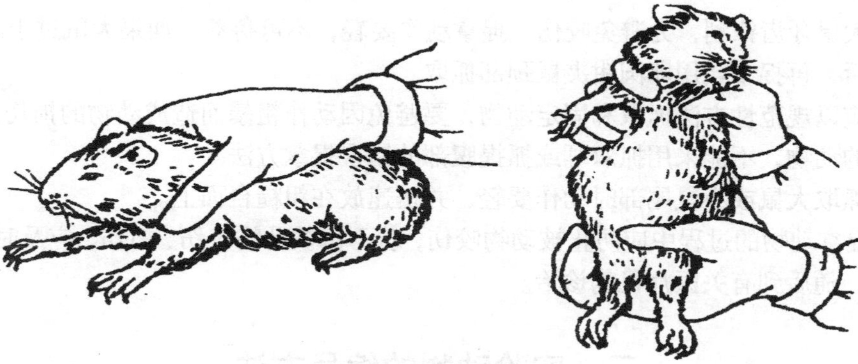

图 1-5-2　捉拿豚鼠的方法

4. 蛙和蟾蜍　用左手将动物贴紧在手掌中，并以左手中指、环指、小指压住其左腹侧和后肢，拇指和食指分别压住左、右前肢，右手进行操作。根据实验需要，可用图钉，采取俯卧位或仰卧位固定在蛙板上。抓取蟾蜍时，禁忌挤压两侧耳部毒腺，以免毒液射入眼中。

5. 家兔　用右手把两耳轻轻地压于手心内，同时抓住颈部的被毛与皮肤。用左手托住其臀部，使其躯干的重量大部分集中在左手上（图 1-5-3），然后按实验要求固定。做家兔耳血管注射或取血时，可用家兔盒固定。做各种手术时，可将家兔麻醉后固定在手术台上。固定方式分仰卧位和俯卧位，仰卧位固定时，四肢用粗棉线固定，头用家兔头固定夹固定或用棉线钩住家兔门齿后再固定在家兔台头端柱子上（图 1-5-3）。进行头颅部手术时，多采用仰卧位固定配合马蹄形固定器进行。

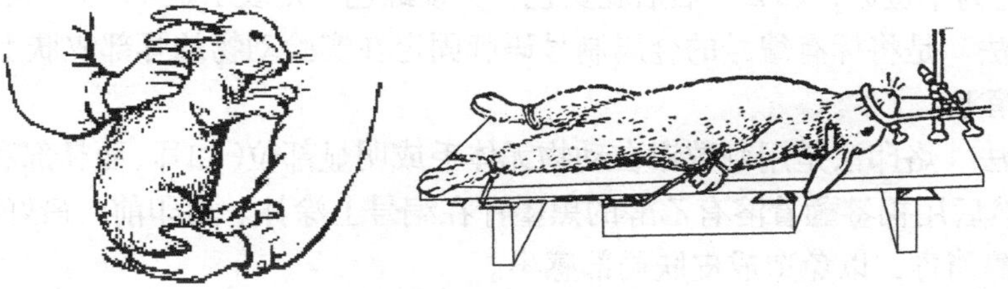

图 1-5-3　捉拿和固定家兔的方法

6. 犬　抓取犬时，需要用特制的长柄钳夹夹住其颈部，套上犬链，然后根据不同的实验要求将其固定。犬嘴的捆绑方法：取一圆形铁柱管（直径约 1cm，长 25cm，可用万能支架上的铁柱管代替）横贯置于犬齿后部的上下颌之间，用较宽的纱布从下颌绕到上颌打第 1 个结扣后，纱布的两端在铁柱管的两端靠犬的头部绕两圈固定。待固定牢靠后，纱布再绕向下颌打第 2 个结扣，在铁柱管的两端靠犬的头部绕 2 圈固定，最后再绕到头颈后打第 3 个结扣。固定好后，可用手试着拉动或移动铁柱管，如铁柱管牢固，则证明犬嘴捆绑正确，否则需重新捆绑。如实验需要静脉注射时，可先使动物麻醉后再取下长柄夹，解绑，把动物放在实验台上，按实验要求固定。

## 二、注 意 事 项

（1）捉拿固定某一动物之前，要对该动物的习性有一定的了解。

（2）捉拿固定动物时须小心谨慎，大胆果断，但切不可粗暴。

（3）大鼠牙齿锋利，为避免咬伤，捉拿动作要轻，不可鲁莽，如果大鼠过于凶猛，可待其安静后，再捉拿或用卵圆钳夹鼠颈部抓取。

（4）应以规范性方法抓取和固定动物，要避免因动作粗暴而造成动物的损伤。例如，家兔这样的动物，不能采用抓双耳或抓提腹部的错误捉拿方法。

（5）抓取大鼠或小鼠尾部时动作要轻，并迅速放在粗糙台面上。

（6）捉拿动物的过程中应防止被动物咬伤，若不慎被动物咬伤、抓伤，应及时用碘酒、乙醇消毒，随后到有关医疗机构诊治。

## 三、实验动物的编号方法

动物实验中，常用的编号标记有染色法、挂牌法、烙印法三种方法。

1. 染色法　是用有色化学试剂在动物身体明显处如被毛、四肢等不同部位进行涂染或用不同颜色来区别各组动物，是实验中最常用、最容易掌握的方法。

使用的编号标记液有如下几种：3%～5%苦味酸溶液（涂染黄色）、2%硝酸银溶液（涂染咖啡色）、0.5%中性红或品红溶液（涂染红色）。编号原则是先左后右，从前到后。一般把涂在左前腿上的记为 1 号，左侧腹部记的为 2 号，左后腿的记为 3 号，头顶部的记为 4 号，腰背部的记为 5 号，尾基部的记为 6 号，右前腿上的记为 7 号，右侧腰部的记为 8 号，右后腿的记为 9 号。若动物编号超过 10 或更大，可使用上述两种不同颜色的溶液，即把一种颜色作为个位数，另一种颜色作为十位数，这种交互使用可编到 99 号。例如，把红色记为十位数，黄色记为个位数，那么，右后腿黄色，头顶红色，则表示是 49 号，其余类推。

2. 挂牌法　是将标有编号的金属制号码牌固定在实验动物的耳部皮肤上，大动物可挂在颈上或笼箱上。

3. 烙印法　烙印法是用刺数钳在动物无体毛或明显部位（如耳、面鼻部和四肢等部位）刺上编号，然后用棉签蘸着溶有乙醇的黑墨汁在编号上涂抹。烙印前，最好对烙印部位预先用 75%乙醇消毒，以免造成皮肤局部感染。

（陈　凯）

# 第二节　实验动物的给药方法

实验动物是医学实验研究工作的基本要素之一，如新药开发、对疾病和生命现象的研究等均需要动物进行实验研究。根据实验目的、所选用实验动物种类、药物剂型的不同，对实验动物实施不同的给药方法是十分重要的。本节主要介绍在基础医学实验学教学中常用的一些给药方法。

较常见的给药方法有：摄入法给药、注射法给药、涂布法给药和吸入法给药，其中前两种方法较为常用。

## 一、摄入法给药

摄入法是经消化道给药，有自动口服给药、强制灌胃给药和经直肠给药三种方式。

1. 自动口服给药　将药物放入饲料或溶于饮水中，由动物自动摄入体内。其优点是：操作简便，不会因操作失误而致动物死亡。不足的是：由于动物状态和饮食嗜好的不同，饮水和摄取食量的不同，不能保证用药后的药效分析的准确性。同时，放入饲料或溶于饮水中的药物容易分解，难以做到平均添加。因此，这种给药方法适用于动物疾病的防治、药物毒性观测、某些与食物有关的人类疾病动物模型的复制等。

2. 强制灌胃给药　能准确掌握给药量、给药时间、发现和记录症状出现时间及经过。但每天强制性操作和定时给药会对动物造成一定程度的机械损伤和心理影响。为减少不良影响，必须充分掌握灌胃技术。方法如下：操作前，将胃管接在注射器上，大致测试一下从口腔至胃（最后一根肋骨后缘）的长度，以估计胃管插入深度。成年动物插管深度一般是：小鼠 3cm，大鼠 5cm，家兔 15cm，犬 20cm。操作时，动物取直立或平卧体位，固定动物头部，强迫张口，胃管压在舌根部顺上腭缓缓插入至所需深度。插管时注意动物的反应，若动物反应剧烈，应拔出胃管，检查食管是否有损伤，并重新操作。插管完成后应注意检查胃管是否准确插入食管内，以防将药物注入气管（图 1-5-4）。给家兔、犬等中型动物灌胃时，应配合使用开口器，以免动物咬坏胃导管（图 1-5-5）。

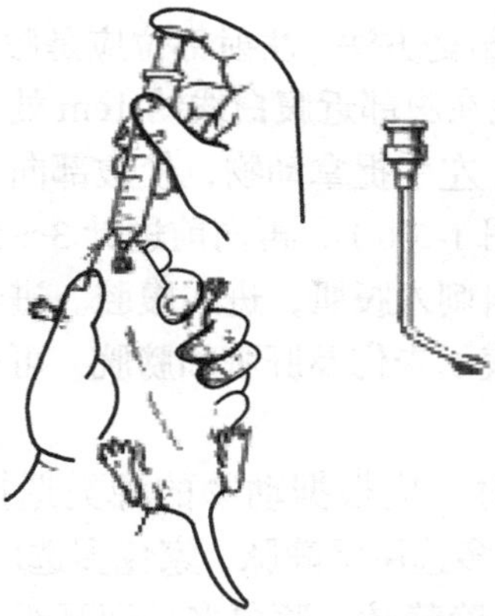

图 1-5-4　用胃管强制灌胃给药

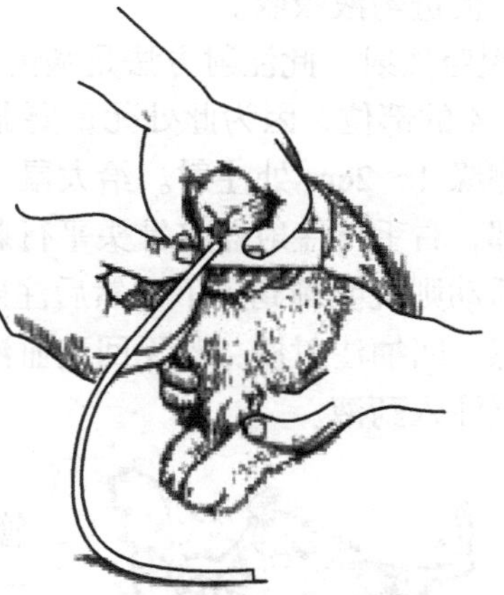

图 1-5-5　配合开口器强制灌胃给药

除使用胃管灌药外，有时还可以让动物在人工辅助下自行吞咽药物，如实验者把药物放在豚鼠舌根部，让其闭口咽下。

3. 经直肠给药　根据动物大小选择不同的导尿管，在导尿管的头部涂上凡士林，使动物取蹲位，助手以左臂及左腋轻轻按住动物的头部及前肢，以左手拉住动物尾巴露出肛门，右手轻握后肢。实验者将导尿管缓慢送入肛门。切记不能粗暴用力，插管深度以 7～9cm 为宜。药物灌入后，应抽取生理盐水将导尿管内的药物全部冲入直肠内，然后将导尿管在肛门内保留一会再拔出。

## 二、注射法给药

1. 皮下注射　对大多数实验动物来说，皮下注射最适宜的部位是颈背、腋下、侧腹或后腿肢体、臀部等。小鼠、大鼠、沙鼠和豚鼠一般用手固定，家兔、犬则固定于实验台上。不同实验动物的注射部位有所不同，犬、猫多在大腿外侧，豚鼠在后大腿内侧或小腹部，大鼠可在左侧下腹部。其操作方法是：用左手轻轻抓起皮肤，右手把注射器针头插入皮肤皱褶的基底部，沿身体纵向将注射器推进 5～10mm，并将针头轻轻左右摆动，易于摆动表明已刺入皮下。再轻轻抽吸，若无回流液体或血液时即可缓慢注入药液。注射完毕拔出针头，用手指轻压注射部位，以防药液外漏。

2. 皮内注射　是将药液注入皮肤的表层与真皮之间。可用于观察皮肤血管通透性变化或皮内反应，多用于接种、过敏实验等。操作时，先剪去注射部位的被毛，消毒局部，然后用左手将皮肤捏成皱襞，右手持针头，将针头与皮肤呈 30°角，沿表层刺入皮内，慢慢注入一定量的药液。此时会感到有很大的阻力，并且注射部位皮肤表面马上呈小丘疹状隆起，皮肤表面上的毛孔极明显。如无以上表现，则药液可能注入皮下，应更换部位重新注射。注射后 5min 再拔针，以免药液从针孔漏出。

3. 肌内注射　主要用于注射不溶于水而悬于油或其他剂型中的药物。肌内注射应选择肌肉发达、血管丰富的部位，如大鼠、小鼠和豚鼠的大腿外侧缘；家兔、猫、犬、猴的臀部或股部。注射时固定动物，剪去注射部被毛，与肌肉层组织接触面呈 60°角刺入注射器针头，回抽针栓无回血后注入药液（小动物可免回抽针栓）。注射完毕后用手轻轻按摩注射部位，促进药液吸收。

4. 腹腔注射　此注射方法是啮齿类动物常用的给药方法。注射部位应是腹部的左、右下侧外 1/4 的部位，因为此处无重要器官。其中家兔在腹部近腹白线约 1cm 处，犬在脐后腹白线侧缘 1～2cm 处注射。给大鼠、小鼠注射时，左手捉拿动物，使腹部向上，头部略低于尾部，右手持注射器将针头平行刺入达皮下（图 1-5-6），再向前进针 3～5mm，针头能自由活动则说明刺到皮下，然后注射器以 45°角斜刺入腹肌，进入腹腔。进入腹腔时可有落空感，回抽注射器，若无回流血液或尿液时即表示未伤及肝脏和膀胱，可以按一定的速度慢慢注入药液。

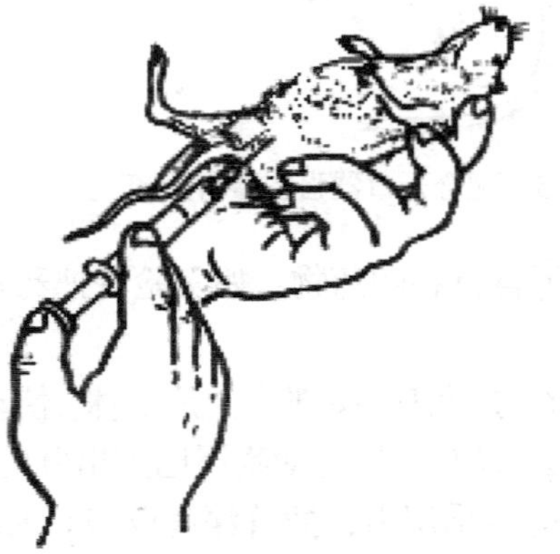
图 1-5-6　腹腔注射给药

5. 静脉注射　应根据动物的种类选择注射的血管。大鼠和小鼠多选用尾静脉，家兔多选用耳缘静脉，犬多选用后肢小隐静脉，豚鼠多选用耳缘静脉或后肢小隐静脉注射。因为静脉注射是通过血管给药，所以只限于液体药物。如果是混悬液，可能会因悬浮粒子较大而引起血管栓塞。

（1）耳缘静脉注射：将动物固定于实验台上，去除耳缘部位的被毛，用乙醇轻轻擦拭，耳缘静脉即清晰可见。用左手食指和中指夹住静脉近心端，拇指和小指夹住耳缘部分，以左手环指和小指放在耳下作垫，待静脉充盈后，右手持注。使针头尽量由静脉末端刺入，与血管方向平行，向心端刺入约 1cm。回抽注射器针栓，有血液回流，即可将药液缓慢注入（图 1-5-7）。注射完毕抽出针头，用棉球压迫注射部位数分钟，以免出血。此方法适用于体型较大的动物，如猿、犬和家兔。

（2）尾静脉注射：主要用于大鼠和小鼠。鼠尾静脉有 3 根，两侧及背侧各 1 根，左、右两侧尾静脉较易固定，应优先选择。注射时，先将鼠固定在鼠筒内或扣在烧杯中，露出尾部组织，用 45～50℃温水浸泡鼠尾 1～2min 或用 75%乙醇溶液反复擦拭，以达到消毒、扩张血管和软化表皮角质的目的。选择尾静脉下 1/3 处，用细针头沿血管方向平行、向心端进针（图 1-5-8）。注意药液推入静脉时是否通畅，若阻力较大，注射部位皮下发白，表示针头未刺入静脉内，应换部位重新注射；若推入药液顺利无阻，则表明已刺入静脉内，应把针头和鼠尾固定好，不要晃动，缓缓将药液推入，注射完毕，用棉球在注射部位轻轻揉压，使血液及药液不致回流而漏出。

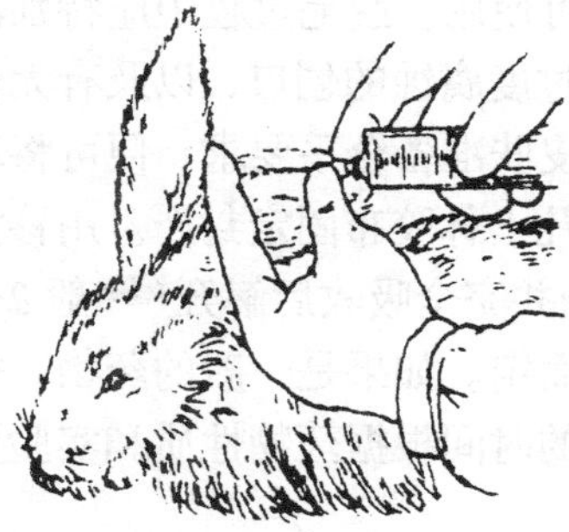

图 1-5-7　耳缘静脉注射给药

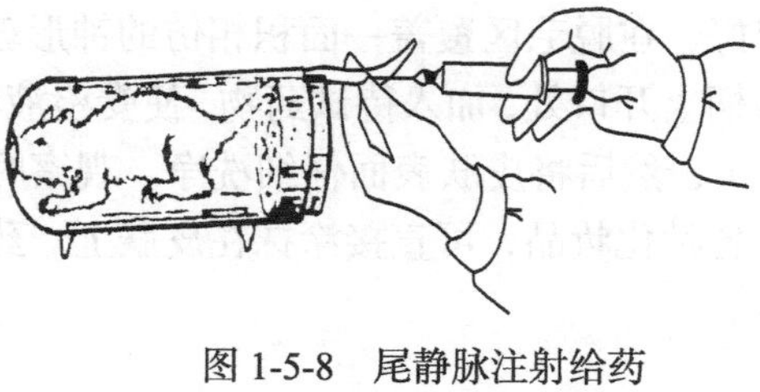

图 1-5-8　尾静脉注射给药

（3）前肢内侧头静脉或后肢小隐静脉注射：注射时应先剪去注射部位的被毛，用碘酒和乙醇消毒皮肤，在静脉近心端用橡皮胶带绑紧或用手捏紧，使血管充盈，针头自远心端向心刺入血管，待回抽有血后，放松静脉近心端，尽量缓缓地注入药液（图 1-5-9）。

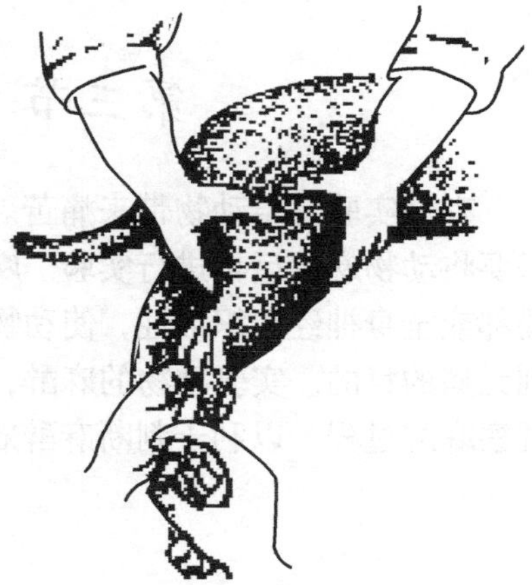

图 1-5-9　后肢小隐静脉注射给药

（4）腹静脉注射：主要用于蛙和蟾蜍。将蛙或蟾蜍脑脊髓破坏后，仰卧固定于蛙板上，沿腹部正中线稍左剪开腹肌并翻转，可见腹静脉沿腹壁肌肉下行，注射时用左手拇指和食指捏住腹壁肌肉，稍向外拉，中指在下顶起腹壁肌肉，右手持注射器，针头沿血管平行方向刺入。

（5）浅背侧足中静脉注射：很少用，可用于大鼠、小鼠和豚鼠等。

（6）股静脉或颈外静脉注射：有时用于大鼠和犬，但必须在麻醉状态下进行。方法是：切开皮肤，使用注射器、血管插管等技术，直接对动物实施股静脉或颈静脉的注射给药。

此外，还有脑内注射、椎管内注射、椎动脉注射和关节腔内注射等其他较特殊的药物注射方法。

## 三、涂布法给药

涂布皮肤方法给药主要用于鉴定药物经皮肤的吸收作用、局部作用或致敏作用等。药液与皮肤接触的时间可根据药物性质和实验要求而定。

大鼠、小鼠可采用浸尾方式经尾部组织给药，主要目的是定性判断药物经皮肤的吸收作用。先将动物放入特制的固定盒内，露出尾部组织，再将尾部组织通过小试管软木塞小孔，插入装有药液或受检液体的试管内，浸泡 2～6 小时，并观察其中毒症状。

如果是毒物，实验时要特别注意，避免人员因吸入受检液所形成的有毒蒸汽而中毒。

为此，要将试管的软木塞塞紧，必要时可将受检液表面加上一层液体石蜡。为了完全排除吸入的可能性，可在通风橱的壁上钻一小洞，将受检液置于通风橱内，动物尾部组织通过小孔进行浸尾实验，而身体部分仍留在通风橱以外。

家兔及豚鼠经皮肤给药的部位常选用脊柱两侧的背侧部皮肤。选定部位后，用脱毛剂脱去被毛，洗净脱毛剂后，放回笼内，至少待 24 小时后才可使用。脱毛过程中应特别注意不要损伤皮肤。次日仔细检查处理过的皮肤是否有刀伤或过度腐蚀的创口，以及有无炎症、过敏等现象。如有，应暂缓使用，待动物完全恢复。若皮肤准备合乎要求，便可将动物固定好，在脱毛区覆盖一面积相仿的钟形玻璃罩，罩底用凡士林胶布固定封严。用移液管沿罩柄上开口处，加入待试药物，使受检液与皮肤充分接触并完全吸收后解开（一般 2～6 小时），然后将皮肤表面仔细洗净。观察时间视实验需要而定。如果是一般的药物，如软膏和各种化妆品，可直接涂抹在皮肤上。药物与皮肤接触的时间根据药物性质和实验要求而定。

（陈　凯）

## 第三节　实验动物的麻醉方法

有创实验常给动物带来痛苦。为了减轻动物的痛苦及避免动物挣扎而影响实验过程，需要将动物麻醉后再进行实验。麻醉（anesthesia）是指用药物或其他方法可逆性抑制动物局部或全身神经组织活性，使动物一部分机体或整个机体暂时痛觉迟钝或痛觉消失，以达到无痛的目的。实验动物的麻醉，关键在于正确选择麻醉方法和麻醉药；同时，要仔细地观察麻醉过程，以利于判断麻醉效果。

### 一、麻醉方法

实验动物的麻醉方法按照不同的标准，可以分为不同的类型。按照麻醉的部位来划分，麻醉方法可分为全身麻醉（general anesthesia）和局部麻醉（local anesthesia）两种。按照用药的种类和方法来划分，麻醉方法可分为单一麻醉和复合麻醉。

#### （一）全身麻醉

全身麻醉（简称全麻），是指麻醉药经呼吸道吸入或经静脉、肌肉等注射，产生中枢神经系统暂时抑制，致实验动物意识消失、全身痛觉消失、遗忘、反射抑制和骨骼肌松弛。全身麻醉对中枢神经系统抑制的程度与血液内药物浓度有关，并且可以控制和调节。这种抑制是完全可逆的，当药物被代谢或从体内排出后，动物的神志及各种反射逐渐恢复。全身麻醉主要包括吸入麻醉和注射麻醉两类。

1. 吸入麻醉（inhalation anesthesia）　是将挥发性麻醉药（如乙醚）或麻醉气体经呼吸道吸入体内，从而发生麻醉作用。吸入麻醉是最早的麻醉方法，具有发挥作用快、麻醉效果好、麻醉深度易掌握、麻醉及复苏迅速平稳等优点，在全身麻醉中，占据重要的地位，一般而言，适用于非危险性动物的各种大型手术、疑难手术及危重病例的手术中。

用吸入麻醉法麻醉犬，多采用开放式。先按照狗的大小选择合适的口鼻罩套住狗嘴，内垫数层纱布。若无合适的麻醉口罩，也可用数层长宽各 40cm 的纱布蒙住犬嘴。将犬按倒，一人固定犬的四肢，另一人滴加乙醚于口罩或纱布上，让犬吸入。开始量可稍多些，后逐渐减少。犬吸入乙醚后有兴奋现象，如挣扎、呼吸不规则或加深、肌张力增强等。出现这些现象时给药应暂停 1～2min，待呼吸恢复正常后再继续给药，直到满意的麻醉深度。由于乙醚吸入麻醉会出现兴奋期，因此，可在麻醉前给予适当的镇静性药物和阿托品，前者可降低中枢神经系统的兴奋性，减轻兴奋反应；后者可对抗乙醚刺激口腔和呼吸道黏膜的分泌作用，防止呼吸道阻塞，以免发生麻醉意外。

给猫、兔等动物做吸入麻醉时，也可采用口鼻罩法。此外，猫，兔，豚鼠和大、小白鼠等体型较小的动物可置入一个特制的麻醉箱内，或者放在钟罩或大烧杯内，然后将浸有乙醚的药棉或纱布放入其内，让动物呼吸乙醚空气。待动物卧倒后，将其取出，用开放性点滴法维持，直到合适的麻醉深度。

吸入麻醉法麻醉动物，有时为了保持呼吸道通畅，改善通气功能，常在局部麻醉药作用下给动物一个气管切口，将一根合适的导管经气管切口插入，呼吸气体和吸入麻醉药都经导管进入体内。这种利用气管内插管的方法进行的吸入麻醉，称气管内吸入麻醉。

在进行吸入麻醉法麻醉动物时，由于麻醉药有挥发性，故操作者应做好自身的防护工作。

2. 注射麻醉　是将药液抽吸入注射器内，通过注射针头注入体内的某个部位，以达到麻醉目的的一类麻醉方法。根据给药部位的不同，注射麻醉可分为静脉注射、腹腔注射、肌内注射和淋巴囊注射四种。

（1）静脉注射麻醉（mainline anesthesia）：静脉注射是麻醉药经静脉通过血液循环作用于中枢神经系统，产生中枢神经系统抑制的方法，是常用的全身麻醉方法。这种方法对装注射器针头的要求是，针头号与注射器刻度线在同一个方向上。这样，当针头刺入静脉血管时，其缺口与注射器刻度线都朝上，就不必担心血管壁妨碍注射药液，也便于观察注射剂量与速度。静脉注射部位因动物种类而异。①犬的静脉注射部位通常有两个：一是后肢外侧面的小隐静脉，该静脉在胫腓骨远端自前向后行走；一是前肢内侧的头静脉，其口径比小隐静脉粗。这两支静脉都位于皮下。注射时，先用狗头夹固定头部，以防咬人。然后在注射部位剪毛，用胶皮带捆绑近心端，使静脉充盈，将注射针头刺入血管，回抽有血时，松带，即可注入麻醉药。②家兔常取耳缘静脉为注射部位。耳缘静脉沿耳背内侧行走。注射时先用兔笼固定兔头，或由助手搔抓前肢腋下使动物安静。剪毛并用水湿润，使血管显现。然后左手中指和食指夹住兔耳根部，拇指和环指捏住耳尖，右手持注射器，从耳尖部进针。兔耳皮肤薄，耳缘静脉表浅，因此进针不能太深，以免刺破血管。③大白鼠和小白鼠可取尾静脉注射。鼠尾背腹及两侧共有四根血管，腹侧一根为动脉，其余三根为静脉。注射时，宜先用鼠固定器固定鼠体，让鼠尾露出。宜选用 4 号针头或 5 号针头，选择最粗的一根血管刺入。

静脉注射麻醉作用发生快，没有明显的兴奋期，几乎立即生效。这样，容易控制麻醉深度，掌握用药剂量。但也要注意：①注射器内抽取药液后应排干净空气；以免将空气注入血管引起血管栓塞。②注入药物的速度一般要慢，尤其是使用 20%氨基甲酸乙酯（乌拉坦）溶液给家兔做耳缘静脉注射麻醉时，速度过快，往往引起动物死亡。③为避免发生麻醉意外（呼吸暂停、心脏停搏，甚至死亡），可先缓慢注入药物总剂量的 4 /5，剩下的 1/5 根据麻醉深度决定是否应该继续注入。

（2）腹腔注射麻醉（intraperitoneal anesthesia）：与静脉注射相比较，腹腔注射操作简便易行。犬、兔等较大动物的腹腔内注射麻醉药时，可由助手固定动物，使其腹部朝上，然后在后腹部外侧约 1/3 处进针，回抽，判定针头确在腹腔内，即可注入药物。对于大、小白鼠和豚鼠的腹腔内注射麻醉，一人操作即可。操作者事先用注射器抽取麻醉药。左手拇指与食指捏住鼠耳及头部皮肤，环指与小指夹住鼠尾，腹部朝上固定于手掌间，右手持注射器从后腹部朝头的方向刺入，回抽、判定针头确在腹腔内，即可注射药液。

腹腔注射麻醉药物由肠系膜吸收入血，经门静脉入肝再进入心脏，然后才能到达中枢神经系统。因此，麻醉作用发生慢，有一定程度的兴奋期，麻醉深度不易控制，只有静脉注射麻醉失败后才进行。注射时应注意：①进针角度因动物大小而有不同，较大的动物针头可与腹壁垂直；鼠类宜使针头与腹壁成 30°夹角。②一定要回抽，若回抽到血液、粪便、尿液等，表示针头已刺入脏器，必须拔出重刺。③所用针头不宜太大，以免注射后药液自针孔流出。

（3）肌内注射麻醉（intramuscular anesthesia）：是指小量药液注入肌肉组织的方法。相对于静脉麻醉来说，肌内注射麻醉吸收慢，因此麻醉时间稍长。肌内注射麻醉法常用于鸟类。选取胸肌或腓肠肌等肌肉较发达的部位。用左手固定动物，右手持注射器，呈 90°角迅速刺入肌肉。注射完毕后，用手轻轻按摩注射部位，促使药物扩散以利吸收。对猴、犬、猫、兔则多用两侧臀部或股部进行肌内注射。

（4）淋巴囊注射麻醉（lymph sac anesthesia）：两栖动物（如蛙、蟾蜍）全身有数个淋巴囊，注射麻醉药液易吸收，发生麻醉作用较快。在所有淋巴囊中，以腹部和头背部最常用。注射时一手持蛙，另一手持注射器刺入尾骨两侧皮下淋巴囊，缓慢注入药物。也可将针头刺入口腔黏膜，通过下颌肌层进入胸部淋巴囊注射。

### （二）局部麻醉

局部麻醉（local anesthesia）也称部位麻醉，是将局麻药应用于身体局部，暂时阻断某些周围神经的冲动传导，使这些神经支配的相应区域产生麻醉作用。局部麻醉的优点在于简便易行、安全、动物清醒、并发症少和对动物生理功能影响小。局部麻醉方法有表面麻醉、局部浸润麻醉、区域阻滞和神经阻滞。

实验动物常采用局部浸润麻醉，即将局部浸润麻醉药品注入手术区的组织内，阻滞神经末梢而达到麻醉作用。常以 1%盐酸普鲁卡因溶液，在手术部位作皮下浸润麻醉。于术前，用 2ml 注射器套上 6 号针头，将 1%盐酸普鲁卡因溶液注入手术部位的皮下，并轻加压，使药液扩散，与神经末梢广泛接触，待 4～5min 后，局麻药作用完善即可进行手术。不能随即切开组织，致使药液外溢而影响效果。

### （三）单一麻醉

单一麻醉（single anesthesia）是指采用一种麻醉药物或单纯一种麻醉方法实施的临床麻醉技术。单纯麻醉技术主要用于一些简单手术或浅表麻醉等手术。单一麻醉操作简便，技术要求低，早期多用。现在，随着麻醉技术的发展和临床手术的复杂性，单一麻醉逐渐被复合麻醉代替。

### （四）复合麻醉

复合麻醉（compound anesthesia）是指同时或先后应用两种或两种以上的麻醉药物及

麻醉方法的临床麻醉技术，以达到满意的术中及术后镇痛效果，为外科手术创造良好的条件，确保动物的安全和术后顺利康复。复合麻醉具有以下优点：①减低麻醉用药剂量；②减少药物不良反应；③满足手术操作要求；④将麻醉对机体的不良反应减至最低程度；⑤提供完善的术后镇痛，有利于机体术后恢复健康。近年来，复合麻醉的研究和应用已逐渐成为动物医学麻醉领域发展的主流。

随着麻醉技术的发展，其分类也在不断地变化和发展，在实际应用中，往往是多种麻醉技术或方法结合在一起，或交叉应用。今后，会有新的麻醉技术不断出现。

### （五）麻醉注意事项

（1）做好麻醉前准备：犬、猫或灵长类动物，手术前应禁食8～12小时，以避免麻醉或手术过程中发生呕吐。家兔或啮齿类动物无呕吐反射，术前无需禁食。麻醉前要充分了解每一种麻醉药的特性，并掌握好联合用药，视动物个体状况定剂量，由此来最大限度地克服不良反应的出现，取得最优的麻醉效果。

（2）麻醉药可致动物体温缓慢下降。因此在寒冷季节，应设法保温，不使肛温降至37℃以下。

（3）吸入性麻醉药多是挥发性很强的液体，易燃易爆，使用时应远离火源。平时应装在棕色玻璃瓶中，储存于阴凉干燥处，不宜放在冰箱内，以免遇到电火花时引起爆炸。

（4）实验过程中要仔细地观察、判断麻醉程度，如麻醉过浅，可于一定时间后（如戊巴比妥须在第一次注射后5min）补充注射一定量的麻醉药（不超过总量的1/5），并密切观察麻醉效果。如麻醉过深，及时采取相应的有效措施，尽量防止麻醉意外的发生。

## 二、麻　醉　药

根据麻醉药的使用方法可将其分为全身麻醉药和局部麻醉药两大类。全身麻醉药又分为吸入性麻醉药和注射性麻醉药。

### （一）全身麻醉药

1. 吸入性麻醉药　常用的吸入性麻醉药有挥发性液态与气态两类，挥发性吸入麻醉剂分为烃基醚、卤代烃基醚和卤烃三类。烃基醚类如双乙醚（即乙醚）、双乙烯醚、乙基乙烯醚等；卤代烃基醚类如甲氧氟烷（二氟二氯乙基甲醚）、安氟醚、异氟醚、七氟醚及地氟醚等；卤烃类包括氟烷、三氯乙烯、氯仿等。气体吸入麻醉药包括氧化亚氮、乙烯、环丙烷等。吸入麻醉药的作用时间短，麻醉深度易掌握，动物麻醉后苏醒快。在麻醉过程中，需要随时注意动物的反应，防止麻醉过量或过早苏醒。

（1）乙醚：19世纪末美国的一位外科医生Grawford W Long最先使用乙醚麻醉，成功地切除了患者颈背部的粉瘤。我国在20世纪以前也主要使用乙醚作为吸入麻醉剂。由于乙醚对黏膜具有刺激作用，且具有一定的毒性，目前临床上不多用了。

（2）氟烷（fluothane，halothane）：无色透明有特异香味的液体，对呼吸道无刺激，诱导和苏醒迅速，适用于各种手术的吸入诱导，尤其适合于出血较多需行控制性降压者。

但麻醉镇痛作用弱，肌松作用不充分，可致呼吸、循环抑制及严重肝损害。

（3）甲氧氟烷（methoxyflurane，penthrane）：无色透明液体，不燃烧不爆炸，麻醉效力强，为氟烷的 2～4 倍，术后镇痛效果也较好，对呼吸系统的抑制作用较氟烷弱。但诱导和恢复较慢；其代谢产物可使肾脏血管收缩，肾血流量减少，肾功能障碍。

（4）安氟醚（enflurane，ethrane）：化学性质稳定，无燃烧爆炸危险。其优点在于诱导及苏醒快、肌肉松弛好、不刺激气道、不增加分泌物，较少引起恶心呕吐；可并用肾上腺素。缺点是它对大脑和心肌有强劲的抑制作用，无论吸入高或低浓度 $PaCO_2$ 时均可诱发惊厥。

（5）异氟醚（isoflurane，forane）：是安氟醚的同分异构体，无色稍有刺激性的挥发气体，无燃烧爆炸危险；麻醉诱导及苏醒快，肌松效果良好，可扩张冠状动脉，对颅内压无明显升高作用，也无呕吐等副作用。异氟醚的麻醉效应优于安氟醚。

（6）地氟醚（deflurane，地氟烷）：麻醉诱导快，对循环功能影响小，体内不产生代谢产物；由于它的低溶解特性，动物麻醉后能迅速恢复，较其他氟醚类均快。但有刺激气味，且药效低、价格昂贵。

（7）七氟醚（sevoflurane，七氟烷）：为无色透明无刺激有香味的液体，麻醉诱导迅速，麻醉深度易掌握，对呼吸道刺激极小，但随着麻醉加深可抑制呼吸。2013 年，国外学者给一位视网膜发育不全的婴儿进行手术，术中采用七氟醚进行吸入性麻醉，不仅麻醉效果非常好，而且未对婴幼儿带来潜在危害。

2. 注射性麻醉药　常用的注射性麻醉药为非挥发性麻醉药，大致分为非巴比妥类麻醉剂和巴比妥类麻醉剂。非巴比妥类麻醉剂有乌拉坦、氯胺酮（ketamine）、水合氯醛（chloralhydrate）等；巴比妥类麻醉剂有硫喷妥钠、戊巴比妥钠、苯巴比妥钠、异戊巴比妥钠等。注射性麻醉药的优点是使用方便、作用时间较长；缺点是不易掌握麻醉深度，且动物苏醒慢。

乌拉坦（urethane）又名氨基甲酸乙酯，分子式是 $NH_2COOCH_2CH_3$，为无色结晶体或白色粉末，是一种具有悠久历史的动物麻醉剂，由于麻醉速度快、过程平稳，对动物的呼吸循环无明显影响而被广泛应用于急性动物实验，尤其适用于家兔、大鼠等小动物。麻醉药物的作用机制主要影响细胞膜功能，如使膜膨胀，膜脂质分子排列紊乱，流动度增加，干扰膜传导冲动；还可通过改变多种受体[乙酰胆碱受体、N-甲基 D-天冬氨酸（NMDA）和谷氨酸受体]和通道（如钠通道）功能，阻碍兴奋性突触传递或促使抑制性突触传递。近年来一项针对爪蟾卵母细胞的配体门控通道的研究发现，乌拉坦不仅呈剂量依赖性增加抑制性受体如 γ-氨基丁酸（GABA）受体和甘氨酸受体的电流，增强乙酰胆碱（Ach）受体功能，而且抑制兴奋性受体 NMDA 和 a-氨基羟甲基恶唑丙酸（AMPA）的功能。提示乌拉坦是一种对多通道产生作用的麻醉剂。对海马 CA1 区神经元电压门控通道的研究发现，乌拉坦在 10mmol/L 浓度下，能提高神经元的阈电位，降低兴奋性，延长钠通道失活后恢复时间，并降低动作电位幅度。表明乌拉坦对钠电流和动作电位有明显抑制作用。乌拉坦的毒副作用包括溶血、降低血压和致癌。研究发现，给兔少量静脉注射乌拉坦即产生溶血，而腹腔注射的兔无此现象。溶血的原因可能是乌拉坦中含有的某种毒性成分对红细胞膜具有损伤作用，经腹腔注射的动物，这种毒性物质可能未被吸收入血，因而不发生溶血现象。其次，乌拉坦可一过性降低血压，其降压效应与其剂量、给药途径和种属有关，如腹腔注射乌拉坦后，大鼠血压不变，而肌内注射等量的乌拉坦后血压降低。研究发现，乌拉坦口服或注射的鼠可患肺腺癌和肝血管瘤等癌瘤。除了上述不利的方面，乌拉坦在动物麻醉后对机体也具有一定的保护作用：如升高内毒素休克大鼠的血压，改善骨骼肌微循环，减低大鼠死亡率；维持脑温在28～30℃，保护大脑神经元等。

氯胺酮是一种分离麻醉剂，能选择性地抑制大脑的联络路径和丘脑-新皮质系统，而非整个大脑皮层，使疼痛与意识分离。进入体内后吸收快，分布广泛，麻醉诱导迅速，镇痛作用较强，麻醉时间随剂量的增加而延长，麻醉程度随剂量的加大而加深。适用于一般犬的外伤处理、脓肿切开排脓等手术及猫小手术。可按8～12mg/kg体重剂量肌内注射，注射后，10min左右出现作用，然后渐渐入睡产生麻醉，维持麻醉效果40min左右，单独使用此药会有骨骼肌紧张等缺点，故单用此药对四肢骨骼整复、关节脱臼复位等手术效果不理想。使用氯胺酮麻醉应重视其副作用：一是惊厥；二是呼吸停止或心搏骤停，尤其是呼吸骤停，用药物抢救无效，只能用人工呼吸。临床上氯胺酮很少单独使用，多数用于基础麻醉或与其他麻醉药物合用进行复合麻醉。

水合氯醛（chloralhydrate）是较为古老的一种全身麻醉剂，为无色透明晶体，有特殊臭味，易溶于水、醇、氯仿及乙醚，多用于静脉注射。该药首先抑制大脑皮质的运动区，使运动失调，但对感觉区影响迟缓，故镇痛效果较差。

硫喷妥钠为超短效巴比妥类全麻药，淡色粉末，味苦，有洋葱样气味，其水溶液不稳定且呈强碱性，易潮解，且其粉剂吸潮后毒性增加。一次静脉注射25mg/kg体重仅能维持40～50min的有效麻醉，其诱导迅速，便于追加剂量，故可分次注射以满足较长时间手术的需要，常用其2.5%溶液进行静脉注射，由于其麻醉深度也与注射速度相关，所以在用药时，必须特别注意注射速度并严格准确地计算其用药量。但由于此药对呼吸与循环系统都有抑制，且肌松不佳，故一般只用于全麻诱导或与其他药物复合使用。

戊巴比妥钠为短效巴比妥类全麻药。临床上通常配成3%水溶液进行静脉注射，剂量为30～40mg/kg体重，腹腔注射剂量增加20%。给药后迅速进入麻醉状态，可产生60～80min的麻醉效果，适用于腹部、四肢等大手术。此药对呼吸有明显抑制作用，同时影响循环系统减少心排量，尤其当注射速度快时极易产生，故注射速度应缓慢，并边注射边观察动物的呼吸状态，一出现症状，应立即停注。其次是苏醒时间过长，完全苏醒需6～8小时，如果苏醒期间护理不当，极易发生事故。用该药麻醉的动物处于苏醒阶段时不能静脉注射葡萄糖溶液，否则会使动物重新进入麻醉状态甚至休克死亡。一旦发现用药过量或久未苏醒时，可用中枢兴奋剂，如尼可刹米、樟脑磺酸钠等解药，且须及时，否则无效。鉴于它的镇痛效果差、苏醒不易、安全系数不高等弊端，近来使用已日趋减少。

苯巴比妥钠为长效巴比妥类药。常用5%溶液静脉注射，犬剂量多为90mg/kg体重，兔与鼠类剂量为100～120mg/kg体重，腹腔注射剂量增加10%～15%。但此药因苏醒期太长，术后监护麻烦，故通常用于不要求存活的急性试验手术。

异戊巴比妥钠（amobarbitalum natrium）为白色结晶粉末，味苦，无异臭，易溶于水。主要用作镇静和基础麻醉，静脉注射给药与戊巴比妥类似，苏醒期也有兴奋现象，临床上使用较少，也可用作鱼的麻醉剂。

环己丙烯硫巴比妥钠（thiobarbitalum natrium）为淡黄色粉末，易溶于水，其水溶液较稳定且呈碱性。其临床作用及持续时间与硫赍妥纳相似，也是短时作用型巴比妥类药物，有催眠和麻醉作用，对呼吸的抑制较轻。使用本品时，麻前需给予阿托品，以减少唾液腺体的分泌。犬、猫、羊等动物均可使用，毒性小较安全。

硫戊巴比妥钠（thiamytalum natricum）为淡黄色结晶，易溶于水，呈黄色透明液体，有硫或大蒜样气味，是硫代巴比妥类的同系物，作用与硫喷妥钠相似，使用剂量稍低于后者。快速静脉注射可显著抑制呼吸，对心脏的影响较轻。一般在用于小动物时，常使用4%溶液静脉麻醉。用于大动物，多作为吸入麻醉的诱导用药，是比较安全的一类静脉麻醉药。

3. 复合麻醉剂　846合剂又名速眠新，是一种新的动物复合麻醉剂，由静松灵、氟哌啶醇、双氢埃托啡复合而成，不仅具有镇静、高效镇痛和肌肉松弛的良好作用，还有使用剂量小、肌内注射、无兴奋期、诱导快而顺利、麻醉平衡、可根据需要追加用量来延长麻醉期等优点。另外，846合剂安全系数大，过量也不会出现大问题，虽然苏醒时间稍长，但有颉颃药配备，用了颉颃药后能很快清醒。因此，所有大小手术及四肢骨科、关节手术都适用，而且多为单独用药，除了针对它可引起的心动过缓需加注阿托品外，无需再加其他药物。猫的使用剂量较少，一般个体的成年猫只用0.1ml即可，个体大的不超过0.2ml，小猫适当减半；10kg以下的犬剂量为0.3ml，10～20kg的犬用0.4～0.5ml，就能延长麻醉时间达2小时以上。

其他：临床上常用隆朋（2，6-二甲苯胺噻嗪）与芬太尼，隆朋与氯胺酮，隆朋与咪达唑仑、安定、戊巴比妥和Telazol，以及氯胺酮与美托咪啶、静松灵等合用对动物进行复合麻醉。隆朋具有镇静、催眠和镇痛作用。用隆朋和巴比妥进行犬的复合肌内注射较为安全实用。芬太尼是麻醉性镇痛药，与其他麻醉药品复合应用可增强麻醉效果，减少毒副作用。氯胺酮和美托咪啶复合麻醉，小剂量即可诱导深度麻醉，且无主要不良反应。telazol是替他来明（tiletamine）与唑拉西泮（zolazepam）按质量等比组合成的一种可注射麻醉剂。替他来明麻醉诱导迅速，镇痛效果好，单独使用时，肌松效果不良，与唑拉西泮复合后，肌松效果得到改善。

### （二）局部麻醉药

常用的局部麻醉药有盐酸普鲁卡因注射液和盐酸可卡因溶液。

盐酸普鲁卡因常用于皮下浸润麻醉，具有良好的局部麻醉作用。其麻醉机制是：作用于外周神经，以弥散方式呈浓度依赖性穿透神经细胞膜，而后阻断钠离子通道，使神经细胞兴奋性和传导性消失，从而产生传导阻滞作用。

较之普鲁卡因，盐酸辛可卡因的局麻效能大，麻醉作用持续时间长，但毒性也更大（为普鲁卡因的15～20倍）。盐酸辛可卡因易通过黏膜，可用于表面麻醉，但因其毒性过大，较少用于浸润麻醉。

为了满足临床应用的需要，近年不断合成一些新的麻醉药，目的是增强麻醉效果，减少蓄积、成瘾性及呼吸抑制等副作用。下面列出几种常用麻醉药的使用方法及作用特点（表1-5-1）。

### （三）麻醉药选用原则

麻醉药的选择，须具备以下三个条件：①麻醉效果好，麻醉时间能满足实验要求；②对动物的副作用及所要观察的指标影响最小；③使用方便。

**表 1-5-1　实验动物常用麻醉药的使用方法及作用特点比较**

| 药物 | 适用动物 | 给药途径 | 剂量（mg/kg） | 作用时间 | 特点 |
|---|---|---|---|---|---|
| 乙醚 | 各种动物 | 吸入 | | 短，麻醉过程中须持续吸入 | 常使动物出现明显的兴奋现象。易燃、易爆、易挥发，可强烈刺激吸入者的上呼吸道黏膜 |
| 乌拉坦别名氨基甲酸乙酯（20%） | 犬、兔、猫<br>大鼠、小鼠<br><br>蛙 | 静脉、腹腔<br>皮下、肌肉<br>腹腔<br>皮下、淋巴囊 | 750～1000<br>1350<br>1000～1500<br>2000～2500 | 2～4 小时 | 对呼吸无明显影响，较安全，主要适用于小动物的麻醉。尤其对对兔子的麻醉作用较强，是家兔急性实验最常采用的麻醉药 |
| 氯醛糖（1%）-乌拉坦（20%）混合麻醉药 | 犬、兔、猫、大鼠 | 静脉、腹腔 | 500+50 | 5～6 小时 | 氯醛糖安全度大，能导致持久的浅麻醉，对植物性神经中枢的机能无明显抑制作用，常与乌拉坦合用 |
| 硫喷妥钠（1%～2%） | 犬、兔、猫<br>大鼠 | 静脉、腹腔<br>静脉、腹腔 | 25～50<br>50～100 | 短（15～30min），适合短时程的实验 | 麻醉力强，抑制呼吸和心血管活动。可先注射 1/2 或 1/3 的预计剂量，待动物倒下后，再缓慢注入余量 |
| 戊巴比妥钠（1%～5%） | 犬、兔、猫<br>豚鼠<br>大鼠、小鼠 | 静脉、腹腔<br>腹腔<br>腹腔 | 30～50<br>40～50<br>40～50 | 长（2～4 小时），中途加 1/5 量可维持 1 小时以上 | 麻醉力强，有严重的呼吸、心血管抑制作用 |
| 普鲁卡因（1%～2%） | 各种动物 | 局部注射用于浸润麻醉 | 视情况而定 | 30～45min，加用肾上腺素可延长 20%的作用时间 | 毒性小，短效，对黏膜的穿透力弱。可引起过敏反应，过量时引起中枢神经系统和心血管反应 |

## 三、麻醉效果的观察

1. 呼吸　动物呼吸加快或不规则，说明麻醉过浅，可再追加一些麻醉药；若呼吸由不规则转变为规则且平稳，说明已达到麻醉深度；若动物呼吸变慢，且以腹式呼吸为主，说明麻醉过深，动物有生命危险。

2. 反射活动　主要观察角膜反射或睫毛反射，若动物的角膜反射灵敏，说明麻醉过浅；若角膜反射迟钝，说明麻醉程度合适；角膜反射消失，伴瞳孔散大，说明麻醉过深。

3. 肌张力　动物肌张力亢进，一般说明麻醉过浅；全身肌肉松弛，说明麻醉合适。

4. 皮肤夹捏反应　麻醉过程中可随时用止血钳或有齿镊夹捏动物皮肤，若反应灵敏，说明麻醉过浅；若反应消失，说明麻醉程度合适。

## 四、麻醉意外及其处理

（1）肌颤与抽搐：可能由于在麻醉期体温下降或由于麻醉药的毒性反应引起。遇有这种情况，应针对诱发原因分别处理。乌拉坦麻醉可使动物体温下降，应注意保温。若系药物的毒性反应，尤其是由非麻醉药所引起，可对症处理。

（2）心跳呼吸骤停：多半由于麻醉过深，抑制了延髓心血管运动中枢和呼吸中枢。对此应立即进行人工呼吸，同时做胸外心脏按压。并可从心室内注射肾上腺素（0.1%，1ml），以及从静脉注射中枢兴奋药（如 1%山埂茶碱 0.5ml 或 25%尼可刹米 1ml）。

（赵战芝）

## 第四节　实验室常用血液抗凝剂

在实验室检验中，有许多检测项目的血液标本是需要抗凝才可以检测的。而抗凝剂种类较多，实际应用中要根据不同的需要进行选择，才能获得理想的效果。实验室中常用的抗凝剂有肝素、乙二胺四乙酸盐（EDTA 盐）、柠檬酸盐、草酸盐四种，现将它们的特点及应用分别叙述如下：

### 一、肝　　素

肝素是用于血液化学成分检测的首选抗凝剂。肝素是一种含有硫酸基团的黏多糖，是分散相物质，平均分子质量为 15 000Da。其抗凝原理主要是通过与抗凝血酶Ⅲ结合引起抗凝血酶Ⅲ构型发生变化，加速凝血酶-凝血酶复合体形成而产生抗凝作用。此外，肝素还能借助血浆辅助因子（肝素辅助因子Ⅱ）来抑制凝血酶。常用肝素抗凝剂是肝素的钠、钾、锂、铵盐，其中以肝素锂最好，但其价格较贵，钠、钾盐会增加血液中的钠、钾含量，铵盐会增加尿素氮的含量。通常用肝素抗凝的剂量为 10.0～12.5U/ml 血液。

肝素对血液成分干扰较少，不影响红细胞体积，不引起溶血，适用于做红细胞渗透性试验、血气、血浆渗透量、红细胞压积及普通生化测定。但肝素具有抗凝血酶作用，不适合做血凝试验。另外，肝素过量可引起白细胞聚集和血小板减少，所以不适合做白细胞分类和血小板计数，更不能用于止血检验。此外，肝素抗凝血不能用于制作血涂片，因为 Wright 染色后出现深蓝色背景，影响显微镜减产。肝素抗凝血应于短时间内使用，否则放置过久血液又可凝固。

### 二、乙二胺四乙酸盐（EDTA 盐）

EDTA 能与血液中 $Ca^{2+}$结合成螯合物，凝血过程被阻断，血液不能发生凝固。EDTA 盐有钾、钠、锂盐，国际血液学标准化委员会推荐使用的是 EDTA-$K_2$，其溶解度最高，抗凝速度最快。EDTA 盐通常配成质量分数是 15%的水溶液，每毫升血液加 1.2mgEDTA，即每 5ml 血液加 0.04ml 15%EDTA 溶液。EDTA 盐可在 100℃下干燥，抗凝作用不变。

此抗凝剂不影响白细胞计数及大小，对红细胞形态影响最小，并且可以抑制血小板的聚集，适用于一般血液学检测。但如果抗凝剂浓度过高，渗透压上升，会造成细胞皱缩。EDTA 溶液 pH 与盐类关系较大，低 pH 可使细胞膨胀。EDTA-$K_2$可使红细胞体积轻度膨胀，采血后短时间内平均血小板体积非常不稳定，半小时后趋于稳定。EDTA-$K_2$使 $Ca^{2+}$、$Mg^{2+}$下降，同时使肌酸激酶、碱性磷酸酶降低，EDTA-$K_2$的最佳浓度为 1.5mg/ml 血液，如果血少，中性粒细胞会肿胀分叶消失，血小板会肿胀、崩解，产生正常血小板的碎片，使分析结果产生错误。EDTA 由于能抑制或干涉纤维蛋白凝块形成时纤维蛋白单体的聚合，不适于血凝和血小板功能检测，也不适用于钙、钾、钠及含氮物质的测定。此外，EDTA

能影响某些酶的活性和抑制红斑狼疮因子，故不适合制作组化染色和检查红斑狼疮细胞的血涂片。

## 三、枸橼酸盐

柠檬酸盐主要是柠檬酸钠，其抗凝原理是能与血液中的$Ca^{2+}$结合形成螯合物，使$Ca^{2+}$失去凝血功能，凝血过程被阻断，从而阻止血液凝固。柠檬酸钠有 $Na_3C_6H_5O_7 \cdot 2H_2O$ 和 $2Na_3C_6H_5O_7 \cdot 11H_2O$ 两种晶体，通常用前者配成 3.8%或 3.2%的水溶液，与血液按照 1∶9 体积混合。

大部分凝血试验都可用柠檬酸钠抗凝，它有助于Ⅴ因子和Ⅷ因子的稳定，并且对平均血小板体积及其他凝血因子影响较小，可用于血小板功能分析。柠檬酸钠细胞毒性较小，也是输血中血液保养液的成分之一。但是，柠檬酸钠 6mg 才能抗凝 1ml 血液，碱性强，不适用于血液化验和生化测验。

## 四、草　酸　盐

草酸盐也是常用的抗凝剂，优点是溶解度大，作用原理是溶解后解离的草酸根与标本中的$Ca^{2+}$形成草酸钙沉淀，使$Ca^{2+}$失去凝血功能，凝血过程被阻断。常用的草酸盐抗凝剂种类有草酸钠、草酸钾和草酸铵，草酸钠的常用浓度为 0.1mol/L，与血液按 1∶9 比例使用。但是，高浓度$k^+$或$Na^+$易使血细胞脱水皱缩，而草酸铵则可使血细胞膨胀，故测定血细胞比容时用草酸铵与草酸钾或草酸钠两者适当比例混合的抗凝剂，恰好不影响红细胞的形态和体积。常用于血液生化测定，但不适用于$K^+$、$Ca^{2+}$的测定。由于生成草酸钙沉淀，红细胞会出现锯齿状，白细胞出现空泡，淋巴细胞及单核细胞会变形，不宜做血片检查。草酸盐可使血小板聚集，并影响白细胞形态，不能用于白细胞和血小板分类计数。

（刘峰涛）

# 第五节　实验动物的取血方法

（一）大鼠、小鼠

1. 尾部取血　可采用针刺尾静脉和剪尾尖两种方法。

（1）针刺尾静脉：先固定动物，用酒精棉球消毒尾部，然后对准尾尖部向上数厘米处的静脉用注射针刺入后立即拔出。采血后用局部压迫、烧烙等方法进行止血。

（2）剪尾尖：将动物固定或麻醉后，露出鼠尾，将尾巴置于 45～50℃热水中浸泡数分钟，使血管扩张。擦干鼠尾后，将尾尖剪去 1～2mm（小鼠）或 5mm（大鼠）。从尾根部向尾尖部按摩，血即从断端流出。

2. 眼部取血　可采用眼球后静脉丛取血法。用 7 号针头连接 1ml 的注射器或 10ml 长玻璃管（一端烧制拉成直径 1～1.5mm 的毛细管）。取血时左手抓住鼠两耳之间的皮肤使头固定，轻轻压迫颈部两侧，阻碍头部静脉回流，使眼球充分外突，球后静脉丛充血。右手持注射器或玻管，将其插入内眦部，向眼底方向旋转插入。插入深度：小鼠为 2～3mm，大鼠为 4～5mm。因血压关系，血液自行流入管内，拔出针头或玻管，放松左手。为防止穿刺孔出血，可用纱布压迫眼球，达到止血目的。数分钟后可在同一穿刺孔重复取血。小鼠一次可采得血 0.2ml，大鼠 0.5ml。

3. 大血管取血　可采用颈动（静）脉、股动（静）脉、腹主动脉等方法取血。在这些部位取血均须麻醉后固定动物，然后做动（静）脉分离手术，使其充分暴露，用注射器沿大血管平行方向刺入，抽取所需血量。或直接用剪刀剪断大血管吸取，但切断动脉时，要防止血液喷溅。

4. 心脏取血　先将动物仰卧固定，左手食指在左侧第 3～4 肋间触到心尖搏动最强处，右手用连有针头的注射器在此穿刺。由于心脏跳动血液进入注射器。小鼠 0.5～0.6ml，大鼠 0.8～1.2ml。

5. 断头取血　这需要两人配合操作，采血者用左手将大（小）鼠的头颈部握紧，右手抓住躯干和后肢，将颈部暴露。助手用剪刀将鼠颈剪断（用力要大），采血者应迅速将大（小）鼠倒置，让血滴入容器。此方法用于实验结束后血液采集量大时。

### （二）豚鼠

1. 耳缘剪口采血　将耳消毒后，用锐器割破耳缘，在切口边缘涂抹 20%柠檬酸钠溶液，阻止血凝，则血可自切口自动流出，进入盛器。操作时，使耳充血效果较好。此法能采血 0.5ml 左右。

2. 心脏采血　取血前应探明心脏搏动最强部位，通常在胸骨左缘的正中，选心跳最明显的部位做穿刺。针头宜稍细长些，以免发生手术后穿刺孔出血。因豚鼠身体较小，一般可不必将动物固定在解剖台上，而可由助手握住前后肢进行采血。成年豚鼠采血应不超过 10ml 为宜。

3. 股动脉采血　将动物仰位固定在手术台上，减去腹股沟区的毛，麻醉后局部用碘酒消毒。切开长 2～3cm 的皮肤，使股动脉暴露及分离，然后用镊子提起股动脉，远端结扎，近端用止血钳夹住，在动脉中央剪一小孔，用无菌玻璃小导管或聚乙烯、聚四氟乙烯管插入，放开止血钳，血液即由导管流出。一次可采血 10～20ml。

4. 背中足静脉取血　固定动物，将其右或左后关节伸直，将动物脚背面用乙醇消毒，找出背中足静脉后，一手拉住豚鼠的趾端，一手用注射器刺入静脉。拔针后立即出血，呈半球状隆起。采取后应压迫止血。

### （三）家兔

1. 耳部取血　可采用耳缘静脉或耳中央动脉取血。首先拔去血管表面皮肤的毛，轻揉兔耳或用乙醇涂抹皮肤使血管扩张。用注射器可从耳中央动脉抽取数毫升血。也可用针头刺破耳缘静脉末梢取血。

2. 大血管取血　可采用颈静脉、股静脉和后肢小隐静脉取血。

（1）颈静脉和股静脉取血：首先麻醉做血管分离术。然后用注射器沿血管方向刺入抽取血液。

（2）后肢小隐静脉取血：首先使动物仰卧然后固定，在小腿上端扎橡皮管，小腿外侧皮下可见充盈的静脉，经皮穿刺可以取血。

3. 心脏取血　在第 3 肋间胸骨左缘 3mm 心脏搏动最强处，将针头垂直刺入心脏，血即进入注射器。一次可取血 20～25ml。

（四）狗和猫

1. 耳缘静脉取血　采血量较少时可用此法。用针头刺破静脉采血或直接用空针抽取。

2. 前、后肢静脉取血　前肢选用内侧皮下头静脉，位于前肢前部，在下 1/3 处向内侧走行；后肢选用外侧的隐静脉，位于跗关节外侧，距跗关节上方 5～10cm 处的皮下，由前斜向后上方走行。采血时，先将犬固定，用止血带扎住穿刺部位的上方，使静脉充盈。操作者手持注射器采血。

3. 颈静脉取血　此方法可取较多的血。先将犬麻醉固定，固定时将颈部尽量后仰，助手用手压住颈静脉入胸部的皮肤，使静脉怒张。操作者用左手绷紧进针部位的皮肤，右手拿注射器沿血管向心端刺入。采血后应注意止血。

还可从犬的心脏或股动、静脉采血。但技术要求较高，不容易成功，除非有特殊要求，否则可选用以上三种方法。

猫的取血方法与犬基本相似，可采用前肢皮下头静脉、后肢股静脉、耳缘静脉取血。采血量较大时，可从颈静脉抽取。

（李　洁）

## 第六节　哺乳类动物实验常用手术方法

机能学实验以急性动物实验为主。常以血压、呼吸等为指标，以静脉注射、放血等为实验方法。需要暴露气管、颈总动脉、颈外静脉、股动脉、股静脉，并做相应的插管，以及分离迷走神经，减压神经及股神经等。因此手术主要在颈部及股部进行，现分述如下：

### 一、兔、犬颈部手术

颈部手术的目的在于暴露气管、颈部血管并做相应的插管及分离神经等。颈部手术成败的关键在于熟悉动物颈部及手术要领，防止损伤血管和神经。现以家兔为例，说明如下：

（1）家兔背位固定于兔台上，颈部剪毛备皮。

（2）动物麻醉：一般做局部浸润麻醉，在颈部正中线皮下注入 1%普鲁卡因；亦可选用 20%乌拉坦做全身麻醉（方法和剂量请参看动物麻醉章节）。

（3）气管及颈部血管神经分离术

1）气管暴露术：用手术刀沿颈部正中线从甲状软骨处向下至靠近胸骨上缘做一切口（兔长 4～6cm，狗长约 10cm）；因兔颈部皮肤较松弛亦可用手术剪沿正中线剪开。切开皮肤后，以气管为标志从正中线用止血钳钝性分离颈部正中的肌群和筋膜即可暴露气管，分离食管与气管，在气管下穿过一条粗线备用。

2）颈总动脉分离术：正中切开皮肤及皮下筋膜，暴露肌肉。将肌肉层与皮下组织分开。此时清楚可见在颈正中部位有两层肌肉。一层与气管平行，覆于气管上，为胸骨舌骨肌。其上又有一层肌肉呈 V 字形走行向左右两侧分开。此层为胸锁乳突肌。用镊子轻轻夹住一侧的胸锁乳突肌，用止血钳在两层肌肉的交接处（即V形沟内）将它分开（注意，切勿在肌肉中分，以防出血）。在沟底部即可见到有搏动的颈总动脉鞘。用眼科镊子（或纹式止血钳）细心剥开鞘膜，避开鞘膜内神经，分离出长3～4cm的颈总动脉，在其下穿两根线备用。

颈动脉窦分离术：在剥离两侧颈总动脉的基础上，继续小心地沿两侧上方深处剥离，直至颈总动脉分叉处膨大部分，即为颈动脉窦。剥离时勿损伤附近的血管神经。

3）颈部迷走、交感、减压神经分离术：于家兔颈部，在找到颈动脉鞘后，将颈总动脉附近的结缔组织薄膜镊住，并轻拉向外侧使薄膜张开，即可见薄膜上数条神经。根据各条神经的形态、位置和走向等特点来辨认，迷走神经最粗，外观最白，位于颈总动脉外侧，易于识别。交感神经比迷走神经细，位于颈总动脉的内侧，呈浅灰色；减压神经细如头发，位于迷走神经和交感受神经之间，在家兔为一独立的神经，沿交感神经外侧后行走。但在人、犬此神经并不单独行走，而是行走于迷走、交感干或迷走神经中。将神经细心分离2～3cm长即可，然后各穿细线备用。

4）颈外静脉暴露术：颈外静脉浅，位于颈部皮下，其分支为外腭静脉和内腭静脉，颈部正中切口后，用手指从皮肤外将一侧部组织顶起，在胸锁乳突肌外缘，即可见很粗而明显的颈外静脉。仔细分离长3～4cm的颈外静脉，穿两线备用。

（4）气管及颈部血管插管术：在前述分离术的基础上，按需要选做下列插管术。

1）气管插管术：暴露气管后在气管中段，于两软骨环之间，剪开气管口径之半，在向头端做一小纵切口呈倒“T”形。用镊子夹住T形切口的一角，将适当口径的气管套管由切口向心端插入气管腔内，用粗线扎紧后，再将结扎线固定于“Y”形气管插管分叉处，以防气管套管脱出。

2）颈总动脉插管术：颈总动脉主要用于测量颈动脉压。为此，在插管前需使动物肝素化，并将口径适宜的充满抗凝液体（也可用生理盐水）的动脉套管（也可用塑料管）准备好，将颈总动脉离心端处结扎（结扎点昼向离心端），近心端动脉夹夹住，另一线打一活扣置于动脉夹与离心端结扎线之间。插管时以左手拇指及中指拉住离心端的结扎线头，食指从血管背后轻扶血管；右手持锐利的眼科剪，使与血管呈45°角，在紧靠离心端结扎线处向心一剪，剪开动脉壁的周径1/3左右（若重复数剪易造成切缘不齐，当插管时易造成动脉内膜内卷或插入层间而失败）。然后持动脉套管，以其尖端斜面与动脉平均地向心方向插入动脉内，用细线扎紧并在套管分叉处结扎固定。最后将动脉套管做适当固定，以保证测压时血液进出套管通畅。

3）颈外静脉插管术：颈外静脉可用于注射、输液和中心静脉压的测量。血管套管插入方法与股静脉类似。现将用于中心静脉压测量的插管作一简介：

在插管前先将家兔肝素化，并将连接静脉压检压计的细塑料管导管充盈含肝素的生理盐水。在导管上做一长5～8cm的记号。导管准备好后，先将静脉远心端结扎，靠近结扎点的向心端做一剪口，将导管插入剪口，然后一边拉结扎线头使颈外静脉与颈矢状面、冠状面各呈45°角，一边轻柔地向心端缓慢插入，遇有阻抗即退回改变角度重插，切不可硬插（易插破静脉进入胸腔），一般达导管上记号为止，此时可达右心房入口处。若导管插管成功，则可见静脉压检压计水面或浮漂于中心静脉压数值附近随呼吸而上下波动。

## 二、兔、犬腹部手术

腹部手术分上腹部和下腹部手术。上腹部手术的目的在于暴露肝、胆、胆总管、胃、十二指肠。下腹部手术的目的在于暴露输尿管、膀胱等脏器。

1. 上腹部手术　按常规进行麻醉、固定、剪毛。从剑突下正中切口，沿腹白线打开腹腔。根据不同的实验动物，切口长 3～5cm。根据不同的实验目的，分别按各实验步骤进行。

2. 下腹部手术　从耻骨联合向上沿中线做 3～5cm 长的切口，沿腹白线打开腹腔。

（1）输尿管插管法：将膀胱轻拉到腹壁外，暴露膀胱三角，仔细辨认输尿管，分离其周围组织，分别用线在两侧输尿管近膀胱处做结扎。在结扎上方剪一斜口，向肾脏方向分别插入充满生理盐水（最好是含肝素的生理盐水，以防发生凝血）的细塑料管，用线结扎固定，此时可见到有尿液从插管内慢慢地滴出，手术完毕后用 38℃左右的温热生理盐水纱布盖住腹部切口处，将两插管借三通并在一起连到记滴装置上（也可只插一侧输尿管，但尿液较少）。

2）膀胱插管法：做切口方法同上，但只需切 2～3cm 长。将膀胱移至体外，在膀胱顶部做一荷包缝合，在缝线中心做一小切口，插入膀胱插管（也可用一弯头滴管代替），收缩缝线以关闭膀胱。如膀胱壁松弛而膀胱容积仍较大时，可用粗线将膀胱结扎掉一部分，使膀胱内的贮尿量减至最少。膀胱插管的另一端通过橡皮管与记滴器相连。

## 三、兔、犬股部手术

股部手术的目的在于分离股神经、股动、静脉及进行股动、静脉插管，以备放血、输血输液、注射药物等用。

狗、兔等动物的手术方法基本相同。以兔为例其基本步骤如下：

（1）动物背位固定于兔台上，腹股沟部剪毛。

（2）用手指触摸股动脉搏动，辨明动脉走向，在该处做局麻并做方向一致的长 4～5cm 的切口。用止血钳小心分离肌肉及深部筋膜，便清楚地暴露出股三角区。股三角区上界为鼠蹊韧带，内界为缝匠肌，外界为内收长肌。股动脉及神经即由此三角区通过。股神经位于外侧，股静脉位于内侧，股动静位于中间偏后。

（3）用止血钳细心将股神经首先分出，然后分离股动、静脉间的结缔组织，清楚地暴露股静脉，如做插管可分离出一段静脉（长 2～2.5cm），穿两根细线备用。再仔细分离股动脉，将股动脉与其背部的组织分离开，长 2～2.5cm，切勿伤及股动脉分支。动脉下方穿两根细线备用。

（4）股动、静脉插管，犬血管粗大，插管较易，家兔血管细，插管较难，因此要细致耐心和掌握要领（图 1-5-10）。

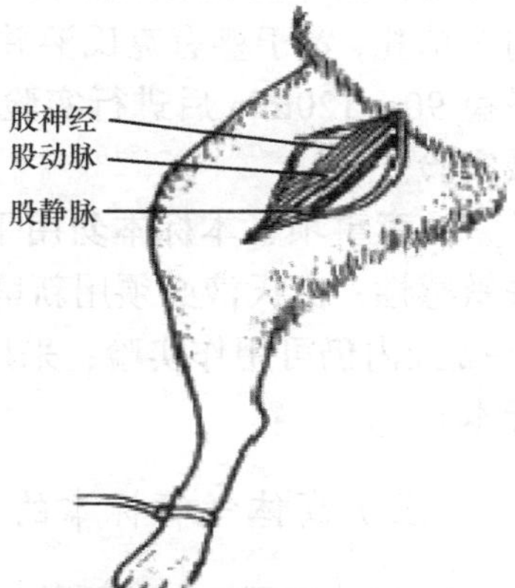

图 1-5-10　股三角部位的股神经、股动脉、股静脉

1）股动脉插管术：将股动脉近心端用动脉夹夹住，

远心端用细线结扎，牵引此线在贴近远心端结扎处剪开血管，向心插入动脉套针或塑料管，结扎固定后备放血或注射用。

2）股静脉插管术：除不需用动脉夹外，基本与股动脉插管相同。但因静脉于远心端结扎后静脉塌陷呈细线状，较难插管，因此可试用静脉充盈插管法，即在股静脉近心端用血管夹夹住（也可用线提起），活动肢体使股静脉充盈，股静脉远心端结扎线打一活扣，待手术者剪口插入套针后，再由助手迅速结扎紧。

（赵战芝）

# 第七节　动物离体标本的制备方法

## 一、哺乳类动物离体标本的制备方法

### （一）离体小肠标本的制备

取家兔一只，木棒猛击头部，致其昏迷（注：可用耳缘静脉注射空气致死的方法来替代前述方法，但替代方法将影响小肠的活性）。家兔固定于手术台，上腹部备皮，做上腹正中切口，逐层切开，打开腹腔，找出十二指肠的起始部位，从该处开始，游离一段小肠。在十二指肠的起始部位，在相距约 0.5cm 的两处分别结扎，两结扎线的末端分别保留约 5cm 的长度，以便于后述步骤的打结固定。在小肠的两结扎处之间，将小肠剪断。将标本安装于灌流装置中，在新鲜 38℃台氏液中稳定 5～10min，有收缩活动时即可开始实验。

### （二）离体主动脉条标本的制备

取兔或大鼠一只，猛击其头致死，立即剖开胸腔，分离胸主动脉，尽可能于近心脏处把其切断，迅速置于盛有克氏液并通以 95%氧气及 5%二氧化碳的培养皿中，剔除血管外结缔组织及脂肪，洗去凝血块，轻轻套在较主动脉稍小的玻璃棒上。然后用眼科剪把主动脉做螺旋形剪开，制成宽约 3mm、长 1.5～2cm 的主动脉条，两端分别用线结扎，置于盛有克氏液并通以 95%氧气及 5%二氧化碳的恒温 37℃的麦氏浴管内，平稳 90～120min 后进行实验。也可把胸主动脉剪成多个宽 2mm 的动脉环代替血管条做实验。

注意事项：本标本勿用手拿，应以镊子夹取，且不可在空气中暴露过久，以免失去敏感性；克氏液必须用新鲜蒸馏水配制；余下的动脉条连同克氏液置于 4℃冰箱中，1～2 天内仍可用作实验；采用大白鼠主动脉条时，可制成宽 2～2.5mm、长 2～3cm 的标本。

### （三）离体气管标本的制备

1. 气管连环标本　豚鼠 1 只，体重 500g，用木槌击毙，立即从腹面正中切开皮肤和皮下组织，细心分离出气管，自甲状软骨下剪下整段气管，置于盛有 Kerbs 营养溶液的平皿中，剪除气管周围组织。从软骨环之间由前向后和由后向前进行交叉横切，均不完全切断而保留一小段。从上到下横切 10～15 处。然后两端缝上线，一端固定，另一端拉开，即成气管连环。

2. 气管螺旋条标本　将气管由一端向另一端螺旋形剪成条状，每 2～3 个软骨环剪一个螺旋。亦可用一根直径 2～3mm 的玻璃棒或竹棒，将气管套在其上，用剪刀剪成或用手术刀切成螺旋状。整个螺旋长条可做一只实验标本，也可用半段螺旋条做一标本。注意事项：分离气管及制作气管螺旋条标本时，动作要敏捷而轻柔，切勿用镊子夹伤气管平滑肌。

## 二、两栖类动物的处死方法及离体标本的制备方法

### （一）蟾蜍双毁髓术

1. 枕骨大孔的定位

（1）左手握住躯干及肢体，右手拇指与食指握住蟾蜍的唇尖部前后摇动，在其头部背面可见一明显的凹陷点即为枕骨大孔处（图 1-5-11A）。

（2）左手握住蟾蜍躯干及肢体，用食指下压头部前端，拇指按压背部使头前俯。右手持探针由前端沿正中线向尾端触划，触到凹陷处即枕骨大孔（图 1-5-11B）。

2. 蟾蜍双毁髓术　将探针由此处垂直刺入，到达椎管，将探针折向头方刺入颅腔，左右搅动数次，彻底捣毁脑组织；再将探针退出至刺入点皮下，针尖倒向尾侧，刺入脊髓椎管内，捣毁脊髓。此时蟾蜍下颌呼吸运动消失，四肢肌肉张力消失，则表示脑和脊髓已完全破坏（图 1-5-11C）。

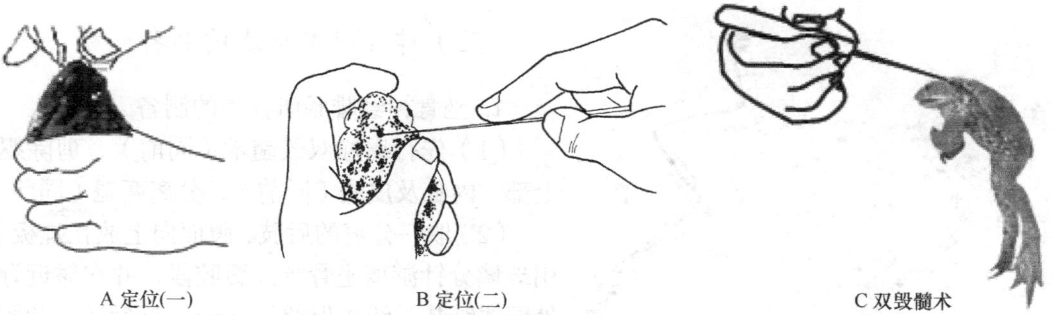

A 定位(一)　　B 定位(二)　　C 双毁髓术

图 1-5-11　枕骨大孔的定位及双毁髓术

### （二）坐骨神经干标本的制备

操作步骤如下：

1. 蟾蜍双毁髓术　见蟾蜍双毁髓术。

2. 剪除躯干上部、内脏及皮肤　在荐尾关节（荐骨与尾骨连接）水平以上（前）1cm 处用粗剪刀剪断脊柱，将前半躯干、内脏和皮肤一并拉剥弃之（图 1-5-12），仅保留一段腰背部脊柱及两后肢，并将其放入盛有林格液的器皿中备用。

3. 分离两腿　用镊子取出标本放在蛙板上，用直手术剪沿脊柱正中线至耻骨联合中央将标本剪分为两半，浸放于盛有林格液的器皿中备用。

4. 游离坐骨神经干　取一分离的后肢，腹面向上放在蛙板上，用玻璃分针游离坐骨神经腹腔段，并在靠近脊柱处穿线结扎，线头保留约 1cm。然后换至背侧向上，固定标本两端，用玻璃分针沿坐骨神经沟（股二头肌与半膜肌肌间沟）小心分离出坐骨神经的大腿段，用眼科剪剪去神经干上各细小分支（切忌撕扯），继续向下分离至膝关节处可见有两条分支，内侧为胫神经，外侧为腓神经，沿任一分支（腓神经较浅易分离）走向继续向下分离至踝部，用线结扎，保留一小段线头（约 1cm），在结扎线的外周端剪断神经，神经干标本全长约大于 8cm，将制备的坐骨神经干标本浸泡在盛有林格液的器皿中备用（图 1-5-13）。

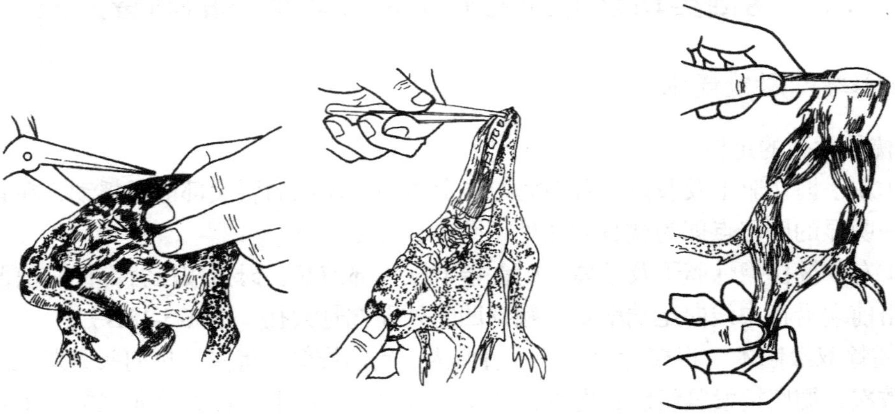


图 1-5-12　剪除躯干上部、内脏及皮肤

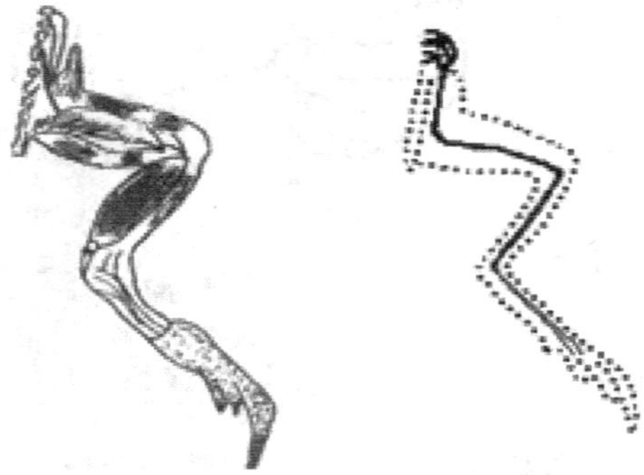

图 1-5-13　分离坐骨神经干

（三）神经肌肉标本的制备

1. 坐骨神经腓肠肌标本的制备

（1）先行蟾蜍双毁髓术（同前），剪除躯干上部、内脏及皮肤（同前），分离两腿（同前）。

（2）取一分离的后肢，腹面向上放在蛙板上，用玻璃分针游离坐骨神经腹腔段，并在靠近脊柱处穿线结扎，线头保留约 1cm。然后换至背侧向上，固定标本两端，用玻璃分针沿坐骨神经沟（股二头肌与半膜肌肌间沟）小心分离出坐骨神经的大腿段，用眼科剪剪去神经干上各细小分支（切忌撕扯），用手术剪将坐骨神经中枢连带一小块椎骨剪下，游离坐骨神经至膝关节处。

（3）剪去大腿和膝关节周围的肌肉，用剪刀刮净股骨上的肌肉，保留膝关节端股骨长约 1cm，剪去其余部分。

（4）用缝合线结扎小腿背侧的腓肠肌肌腱并在结扎处的后端剪断，游离腓肠肌至膝关节处，将膝关节以下部分全部剪去，至此所保留的即为坐骨神经腓肠肌标本（图 1-5-14）。将标本放入林格液中 5～10min，待其兴奋性稳定后再进行实验。

2. 坐骨神经缝匠肌标本的制备

（1）取一分离的后肢，背位固定在蛙板上，找到起自耻骨外侧止于胫骨上端内侧的缝匠肌。

（2）用玻璃分针沿缝匠肌内侧边缘（切勿过深）小心划开肌外膜。将肌耻骨端连带一小块骨片切下，夹住骨片轻轻提起，向前向后分离缝匠肌，当分离到后 1/3 段时注意寻找支配缝匠肌的坐骨神经分支，然后由外周向中枢方向追踪分离坐骨神经至脊髓，连带一小块椎骨剪下。最后将缝匠肌胫骨端结扎、剪断，游离（图 1-5-15）。

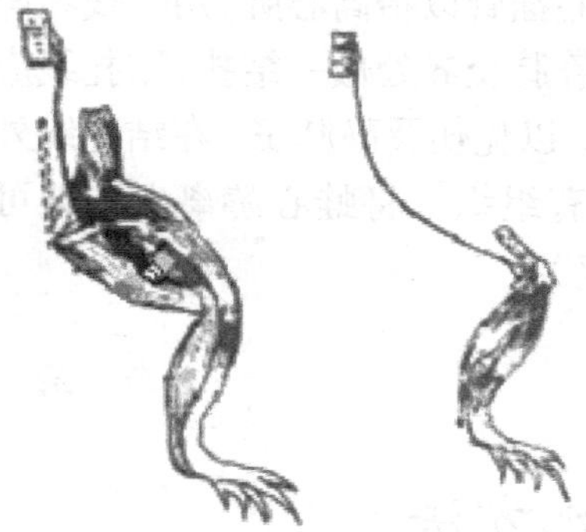

图 1-5-14　坐骨神经腓肠肌标本

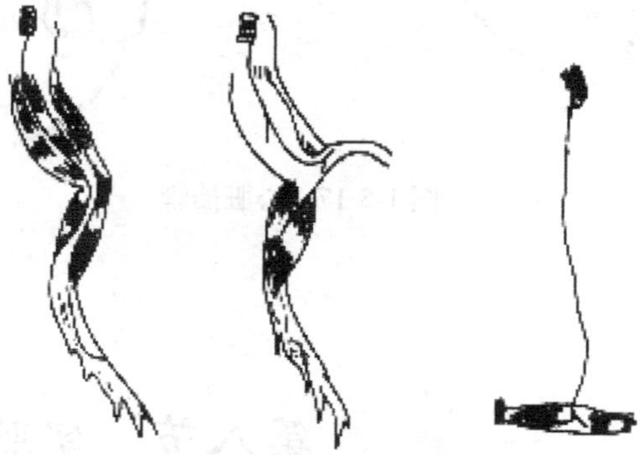

图 1-5-15　坐骨神经缝匠肌的制备

（四）蛙心标本的制备

1. 蟾蜍双毁髓术（同前）

2. 暴露蛙心　将双毁髓的蟾蜍仰卧固定在蛙板上，夹起胸骨后端的腹部皮肤剪一小口，再将手术剪由切口处伸入皮下向左右两侧锁骨外侧方向剪开皮肤，并向头端掀开。用镊子提起胸骨后端的腹肌并剪一小口，将手术剪由切口处伸入腹腔内，紧贴胸壁（以免损坏心脏和血管）沿皮肤切口剪开肌肉，剪断左右乌骨和锁骨，使创口呈倒三角形。用眼科镊提起心包膜并用眼科剪剪开即可暴露心脏（图 1-5-16）。

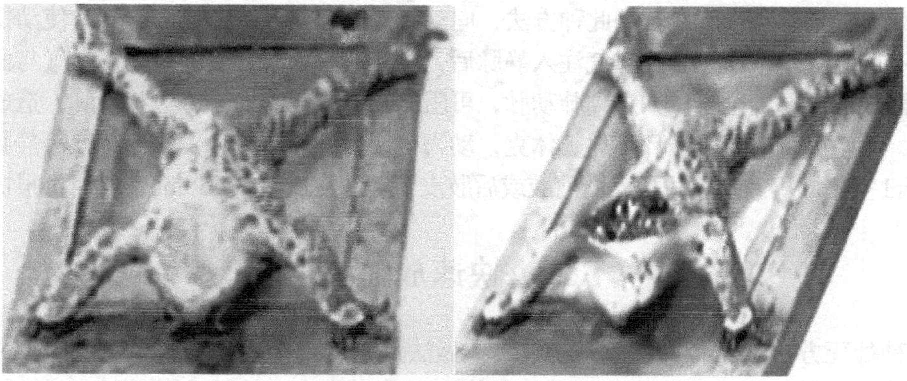

图 1-5-16　暴露蟾蜍心脏

3. 蟾蜍心脏的插管　在暴露心脏的主动脉干下方引两根线，一条在主动脉上端结扎做插管时牵引用，另一根则在动脉圆锥上方，系一松结用于结扎固定蛙心插管。左手持左主动脉远心端的结扎线，用眼科剪在松结上方左主动脉根部剪一小斜口，右手将盛有少许林格液，大小适宜的蛙心插管由此剪口处插入动脉圆锥，当插管头到达动脉圆锥时，再将插管稍向后退，并转向心室中央方向，在心室收缩期插入心室，判断蛙心插管是否

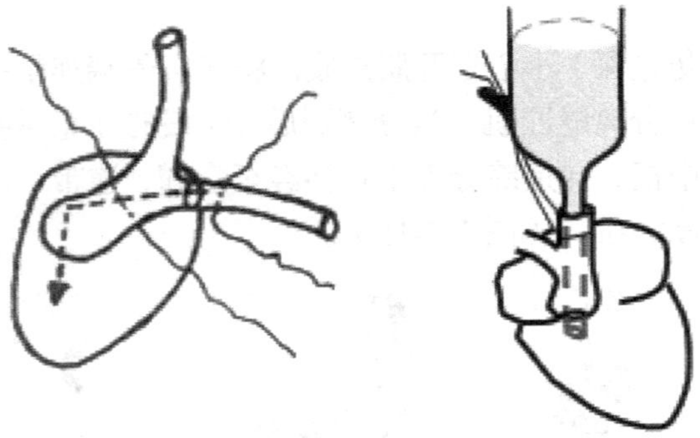
图 1-5-17　心脏插管

进入心室可根据插管内的林格液液面能否随心室的舒缩而上下波动。如蛙心插管已进入心室，则将预先准备好的松结扎紧，并固定在蛙心插管的侧钩上以免蛙心插管滑出心室。剪断主动脉左右分支。轻轻提起蛙心插管以抬高心脏，用一线在静脉窦与腔静脉交界处做一结扎，结扎线应尽量下压，以免伤及静脉窦，在结扎线外侧剪断所有组织，将蛙心游离出来即可（图 1-5-17）。

（李　洁）

# 第八节　实验动物的处死方法

实验动物的处死方法很多，应根据动物实验目的、实验动物品种（品系）及需要采集标本的部位等因素，选择不同的处死方法。无论采用哪一种方法，都应遵循安乐死的原则。安乐死是指在不影响动物实验结果的前提下，使实验动物短时间无痛苦地死亡。处死实验动物时应注意，首先要保证实验人员的安全；其次要确认实验动物已经死亡，通过对呼吸、心跳、瞳孔、神经反射等指征的观察，对死亡作出综合判断；最后要注意环保，避免污染环境，还要妥善处理好尸体。

## 一、空气栓塞法

处死犬、猫、兔、豚鼠常用此种方法，向动物静脉内注入一定量的空气，使动物发生肺或冠状动脉空气栓塞而死。当空气注入静脉后，可在右心随着心脏的跳动使空气与血液成泡沫状，随血液循环到全身。如进到肺动脉，可阻塞其分支，进入心脏冠状动脉，造成冠状动脉阻塞，发生严重的血液循环障碍、休克，动物很快致死。一般兔、猫、豚鼠等静脉内注入 20～50ml 空气即可致死。每条犬由前肢或后肢皮下静脉注入 80～150ml 空气，可很快致死。

## 二、快速放血法

此种处死方法适合各种实验动物。具体做法是先使动物轻度麻醉，用粗针头一次采取大量心脏血液，可使动物致死。豚鼠与猴等皆可采用此法。鼠可采用眼眶动、静脉大量放血致死。犬和兔等在麻醉状态下，分离实验动物的颈动脉，在两端用止血钳夹住，插入套管，然后放松近心端的钳子，轻轻压迫胸部，尽可能大量放血致死。狗也可采用股动脉放血法处死。硫喷妥钠 20～30mg/kg 静脉注射，犬则很快入睡，然后暴露股三角区，用利刀在股三角区做一个约 10cm 的横切口，将股动、静脉全部切断，立即喷出血液，用一块湿纱布不断擦去股动脉切口处的血液和凝块，同时不断用自来水冲洗流血，使股动脉切口保持通畅，动物 3～5min 内可致死。采用此种方法，动物十分安静，无痛苦，对活杀采集病理切片标本是一种较好的方法。

## 三、颈椎脱臼处死法

此法是将实验动物的颈椎脱臼，断离脊髓致死，为大、小鼠最常用的处死方法。操作时实验人员用右手抓住鼠尾根部并将其提起，放在鼠笼盖或其他粗糙面上，用左手拇指、食指用力向下按压鼠头及颈部，右手抓住鼠尾根部用力拉向后上方，造成颈椎脱臼，脊髓与脑干断离，实验动物立即死亡。

## 四、断头处死法

此法适用于鼠类等较小的实验动物。操作时，实验人员用左手按住实验动物的背部，拇指夹住实验动物右腋窝，食指和中指夹住左前肢，右手用剪刀在鼠颈部垂直将鼠头剪断，使实验动物因脑脊髓断离且大量出血死亡。

## 五、击　打　法

此法主要用于豚鼠和兔的处死。操作时抓住实验动物尾部并提起，用木锤等硬物猛烈打击实验动物头部，使大脑中枢遭到破坏，实验动物痉挛并死亡。也可用于鼠类处死，右手抓住鼠尾，提起，用力摔击其头部，鼠痉挛后立即死去。

## 六、双 毁 髓 术

此种处死方法适合于蛙类，常用金属探针插入蛙类枕骨大孔，破坏脑脊髓的方法处死。具体做法是将蛙用湿布包住，露出头部，左手执蛙，并用食指按压其头部前端，拇指按压背部，使头前俯；右手持探针由凹陷处垂直刺入，刺破皮肤即入枕骨大孔。这时将探针尖端转向头方，向前深入颅腔，然后向各方搅动，以捣毁脑组织。再把探针由枕骨大孔刺入并转向尾方，刺入椎管，以破坏脊髓。脑和脊髓是否完全破坏，可检查动物四肢肌肉的紧张性是否完全消失。拔出探针后，用一小干棉球将针孔堵住，以防止出血。操作过程中要防止毒腺分泌物射入实验者眼内。如被射入时，则需立即用生理盐水冲洗眼睛。

## 七、开放性气胸法

将动物开胸，造成开放性气胸。这时胸膜腔与大气压相等，肺脏因受大气压缩发生肺萎缩，纵隔摆动，动物窒息死亡。

## 八、药物致死法

（1）戊巴比妥钠注射：豚鼠可用其麻醉剂量 3 倍以上剂量腹腔注射。猫可采用本药麻醉量的 2～3 倍药量静脉注射或腹腔内注射。兔可用本药 80～100ml/kg 的剂量急速注入耳缘静脉内。犬可用本药 100mg/kg 静脉注射。

（2）皮下注射士的宁：小鼠为 0.76～2.0mg/kg 体重，大鼠为 3.0～3.5ml/kg 体重，豚鼠为 3.0～4.4mg/kg 体重，兔为 0.5～0.5mg/kg 体重，犬为 0.3～0.42mg/kg 体重，猫为 1.0～2.0mg/kg 体重。

（3）氯化钾处死大鼠剂量：25%溶液 0.6ml/只静脉注入。静脉内注入一定量的氯化钾溶液，使动物心肌失去收缩能力，心脏急性扩张，致心脏迟缓性停跳而死亡。每条成年兔由兔耳缘静脉注入 10%氯化钾溶液 5～10ml；每条成年犬由犬前肢或后肢下静脉注入 20～30ml。即可致死。

（4）静脉内注入甲醛：使血液内蛋白凝固，动物由于全身血液循环严重障碍和缺氧而死。每条成年犬静脉注入 10%甲醛溶液 20ml 即可致死。也可将甲醛与乙醇按一定比例配成动物致死液应用。

（5）经口或注年 DDT 致死（LD50）：豚鼠经口 0.4g/kg 体重，皮下 0.9g/kg 体重。兔经口 0.3g/kg 体重，皮下 0.25g/kg 体重，静脉 0.043g/kg 体重。犬：静脉 0.067g/kg 体重。

## 九、其他方法

其他方法包括吸入二氧化碳，此法安全、人道、迅速，被认为是处理啮齿类的理想方法，国外现多采用此法。可将多只动物同时置入一个大箱或塑料袋内，然后充入 $CO_2$，动物在充满 $CO_2$ 的容器内 1～3min 内死去。

（周支香）

# 第六章　实验动物及人体器官功能的检测方法

## 第一节　实验动物器官功能的检测方法概述

实验动物各器官功能测量的方法与技术是机能实验教学所要求的基本技能之一。

评价肺功能的指标有呼气阻力（Ri）、吸气阻力（Re）、肺顺应性（c1）、最大通气量（MW）、每秒钟呼出容积占用力肺活量之比（$FEV_{0.3}$/FVC%，此项指标来表示大鼠气流阻塞情况，此项指标与人的 $FEV_{0.1}$/FVC% 意义相同。因大鼠呼吸频率快，所以用 $FEV_{0.3}$/FVC%来代表一秒率）。

心脏和循环功能的测定指标有：外周动脉血压、中心静脉压（central venous pressure，CVP）、心脏左心室内压（left ventricular pressure，LVP）及左室内压变化速率（±dp/dtmax），肺动脉压（pulmonary artery pressure，PAP）和心电图。

血压的测定，分直接法和间接法。直接法又分为导管法和换能器埋入腹腔遥测法，前者采用颈总动脉插管或股动脉插管，通过换能器与记录系统连接，测量血压；后者插入动脉的导管、换能器与记录系统无任何连接，测量时动物可自由活动。间接法一般是无创的，如为鼠类，常用的有鼠尾容积测压法和大鼠尾动脉脉搏测压法等。中心静脉压是用来反映右心房内压力变化的一个指标，可评价体循环有效循环血容量的情况，或者是右心室压力变化的情况。心脏左心室内压及左室内压变化速率，是反映和评价左心室收缩功能与舒张功能的重要指标，经颈总动脉插管或者经左心室心尖部插管到达左心室的方法，可以获得如下指标：左心室收缩压（left ventricular systolic pressure，LVSP）、左心室舒张压（left ventricular diastolic pressure，LVDP）、左心室舒张末压（left ventricular end-diastolic pressure，LVEDP）、左心室内压最大上升速率（+dp/dtmax）、左心室内压最大下降速率（-dp/dtmax）、心率（heart rate，HR）。还可以获得动脉血压（BP）的指标，包括动脉收缩压（systolic blood pressure，SBP）、动脉舒张压（diastolic blood pressure，DBP）和平均动脉压（mean blood pressure，MBP）。在这些指标中，左心室收缩压、左心室内压最大上升速率，主要反映左心室的收缩功能；左心室舒张压、左心室舒张末压和左心室内压最大下降速率，主要反映左心室的舒张功能。肺动脉压（pulmonary artery pressure，PAP）的变化，主要反映肺循环及肺功能的变化，是评价肺功能的一个重要指标。其次由于肺循环与左心房密切相关，临床上经常采用通过测量肺动脉楔状压的变化，监测左心房压力的变化，间接地反映左心功能的情况，因此也是评价左心功能的一个重要指标。

心电图是反映心脏电活动变化的图形，经常用到的是体表心电图（electrocardiogram，ECG）。体表心电图是通过导联线与四肢电极、胸电极连接采集的心电信号。有两种记录方式：全导联心电图记录和标准Ⅱ导联心电图记录。全导联心电图记录包括标准肢体导联、加压肢体导联、胸导联共 12 个记录，多用于临床检测、评价心脏疾病的情况。而标准Ⅱ导联心电图记录经常用于实验过程中对心律变化进行监测或者复制心肌缺血模型时的监测。一般情况下，动物实验心电图只连接四肢电极，分别是：右上肢红色，左上肢黄色，左下肢绿色，右下肢黑色，记录标准肢体导联Ⅰ、Ⅱ、Ⅲ和加压肢体导联 aVL、aVR、aVF

六个心电图形。标准Ⅱ导联心电图只记录导联Ⅱ的图形。

胃运动是胃的重要生理功能之一。胃运动功能的评估方法有多种，包括胃排空检查、胃压力测定、胃张力测定、胃电记录。其中胃排空检查方法简单易行，是骨运动功能的一线诊断方法。目前检测胃排空功能状态的实验研究方法主要有标记法（酚红、甲基橙及蓝色葡聚糖-2000）、树脂球法、称重法、放射性核素法、X线钡餐法。

肠道功能多种多样，随着对危重病医学的研究不断深入，人们逐步认识到肠道不仅仅是一个消化器官，同时也是一个免疫器官，在危重病患者病情发展过程中起着重要作用。小肠功能包括消化吸收、动力和屏障。小肠吸收障碍的临床诊断主要根据腹泻、营养不良等症状和体征。小肠运动出现异常增强或者减弱，临床表现为腹泻、腹胀、积气、张力减弱、肠鸣音（bowel sounds）异常及肛门停止排便排气等。以肠鸣音减弱或者消失比较敏感和特异。肠鸣音作为人体一种重要的生理信号，是肠运动状态的客观反映，是临床检测胃肠蠕动的重要生理信号之一，是检测肠道疾病的一个重要指标，依靠听诊可容易获取，操作简便、无创，是腹部检查评估的重要内容。

肝是重要的储存库之一，也是重要的解毒脏器。肝解毒功能的测定：马尿酸测定法；肝排泄功能的测定：酚四溴酞钠测定法。

肾功能检查方法中，通常测定血液及尿中非蛋白氮。测定血液中非蛋白质含量，可反映肾小球滤过功能。肾功能发生障碍时，血液中的非蛋白氮排出受阻，在血液中堆积。可根据此原理采用比色法测定血液中非蛋白氮含量。

（赵战芝）

## 第二节　哺乳动物血压、心率的测定方法

### 一、血压的测定及记录方法

血压是指血管内的血液施于单位面积血管壁的侧压力，国际标准计量单位为千帕（kPa），但常用毫米汞柱（mmHg）作为单位，换算方法为1 mmHg = 0.133 kPa。血压根据血管的不同可分动脉血压、静脉血压和毛细血管血压，但通常所说的血压是指动脉血压，故本章介绍实验动物的动脉血压测定法。血压测定法一般可分为血管外间接测压法和血管内直接测压法两种。根据科学研究的需要，应选择恰当的测压方法。

1. 直接测压法　将导管一端插入动脉中，另一端与各种检压计相连接以测定血压的方法称为直接测压法。过去多采用U形水银检压计进行测量，两U形管水银面高度的差即为血压值。目前各种类型压力换能器的使用，能较精确地测定心动周期中各瞬间的血压值。压力换能器的基本功能是将压力信号转变为电信号，通过生物信号采集处理系统记录在生理记录仪或计算机上。直接测压法根据实验动物在血压测定是否处于麻醉状态可分为麻醉动物直接测压法和清醒动物直接测压法。本节仅介绍在机能实验课中使用较多的麻醉动物直接测压法。

麻醉动物直接测压法最常用的麻醉剂为戊巴比妥钠，犬和猫一般用30 mg/kg静脉注射或腹腔注射麻醉，大鼠用45 mg/kg腹腔注射麻醉。当麻醉效果不满意时，犬的麻醉剂量可增至35～40 mg/kg，最好采用静脉注射，便于掌握剂量。在实验过程中，为维持一定的麻

醉深度可加用一定的维持量。戊巴比妥钠麻醉维持时间为2～4h，若手术或实验时间短，可选用2.5%的硫喷妥钠25 mg/kg静脉注射。硫喷妥钠诱导平稳迅速，便于追加剂量，但有效麻醉时间仅能维持45min左右。大鼠和家兔还可用氨基甲酸乙酯1000 mg/kg静脉注射或腹腔注射麻醉，麻醉深而平稳，24h还不能完全恢复。本节以家兔为例，介绍麻醉直接测压法的具体操作步骤。①麻醉：可选用20%氨基甲酸乙酯1000 mg/kg耳缘静脉注射麻醉，也可用其他麻醉剂，如3%戊巴比妥钠30 mg/kg腹腔注射麻醉。②固定动物：将动物仰卧位固定在手术台上，注意四肢束缚不可过紧以免影响血液循环，用线绳通过门齿将颈部拉直以便手术操作。③手术区剪毛，肥皂水洗净，用碘酒和75%乙醇溶液消毒。④气管插管：颈部正中纵行切开皮肤5～6 cm，用止血钳纵向分离软组织和颈部肌肉，暴露气管及与气管平行的血管神经鞘。分离出一小段气管，行倒“T”字形切口，插入大小合适的气管套管并用线固定。⑤动脉插管：沿胸锁乳突肌内缘将筋膜分开，可见颈总动脉迷走神经混合干，分离颈总动脉4～5cm。在颈总动脉下置两根线，结扎其远心端，并在近心端用动脉夹夹闭血管以阻断血流。在结扎下方的动脉上用眼科剪剪一“V”形切口，将连于压力换能器的已充满肝素生理盐水的动脉插管向心方向插入颈动脉内，用线扎紧固定。⑥血压测定：轻轻取下向心端动脉夹，可见动脉血与插管内液体混合，监视器上呈现血压波形。目前，机能实验课应用较多的测压系统为BL-420生物机能实验系统，可由计算机实时记录收缩压、舒张压，结果较为准确。

2. 间接测压法　由于间接测压法在机能实验课中应用较少，本节只做简单介绍。间接测压法采用充气加压压迫动脉，使血流中断，脉搏消失，然后减压，通过检测局部组织容积改变、动脉脉搏改变或动脉血流改变来间接测定血压。检测容积的方法有水容积法、光电容积法等，检测脉搏的方法有脉搏描记法、听诊法和触诊法，检测血流的方法有多普勒超声血流计法、显微镜观察法等。这些方法有些只能测收缩压，有些既能测收缩压，又能测舒张压。各种方法的应用广度和精度也有差别，目前以大鼠尾动脉脉搏描记法和犬颈动脉脉搏听诊法较为常用，能较精确地测定血压，与直接测压有良好的相关性。

（1）容积测压法：基本原理是当大鼠尾根部加压超过收缩压时，血流中断，当压力逐渐降低到等于或稍低于收缩压时，血液流入尾部，此时的压力大于静脉压，血液回流受阻，结果尾部容积加大，测定该容积突然增加时的瞬间压力，即为收缩压。此法所需设备相对简单，成本低廉，任何实验室均可自行装配，且有一定可靠性，但此法也有许多不足之处：①所测血压波动较大，即重复性较差；②由于容积系统的惰性，又无放大系统，故敏感性较差；③受呼吸和尾动等的影响；④容积系统漏水或有气泡，使测压不准；⑤只有在动物安静和温度适当时，才有可能测出血压；⑥测压速度慢，缺乏客观记录。

（2）脉搏测压法：基本原理是当大鼠尾根部加压超过收缩压时，脉搏消失，压力减至收缩压时，脉搏出现，继续减压至舒张压时，脉搏恢复加压前水平，检测这种脉搏变化时的瞬间压力，即得血压值。根据检测尾根部脉搏方法的不同，又可分脉搏描记法和听诊法。脉搏描记法测压装置的关键部分是脉搏换能器，目前主要有光电换能器和压电换能器两大类，它们能良好地感受脉搏信号，使之转变为电信号，经放大后记录，能够较精确地测定收缩压和舒张压。

## 二、心率的测量及记录方法

心脏每min的跳动次数称为心率。在大脑皮质的调控下，心率由在功能上相互对立而又相互协调的交感和副交感两个神经系统共同调节。心率是机体的重要生理参数和反映血液循环功能的重要指标，也是评估自主神经系统功能的重要内容。机能学实验中，在检测动物血压的同时，一般也能够通过生物机能实验系统实时检测和采集动物的心率数据。

（张　弛）

## 第三节　哺乳动物呼吸功能的测定方法

机体与外界环境之间的气体交换过程称为呼吸。呼吸是维持机体新陈代谢和其他功能活动所必需的基本生理过程之一。在高等动物和人体，呼吸过程由相互衔接并且同时进行的三个环节来完成：外呼吸或肺呼吸，包括肺通气（肺与外界空气之间的气体交换过程）和肺换气（肺泡与肺毛细血管血液之间的气体交换过程）；气体在血液中的运输；内呼吸或组织呼吸，即组织换气（血液与组织、细胞之间的气体交换过程），有时也将细胞内的氧化过程包括在内。在机能实验课中，呼吸的检测一般指的是肺通气的检测。将动物麻醉后，仰卧位固定于手术台上。颈部备皮后，沿颈部正中作 4～6cm 长皮肤切口，用止血钳分离分离皮下组织，分开胸舌骨肌，暴露气管，在环状软骨下 0.5～1cm 处作一倒“T”形切口，然后插入“┫”形气管插管，气管插管一端通气口连接呼吸换能器，呼吸波通过生物信号采集处理系统显示与监视器上。

（李　洁）

## 第四节　哺乳动物泌尿功能的测定方法

肾脏是一个多功能器官，其主要功能之一是泌尿功能。肾脏通过调节肾血流、肾小球滤过率、肾小管排泌与重吸收及排泄体内代谢物质以维持机体内环境的稳定。当肾血流量减少，肾小球滤过率下降或肾小管排泌重吸收功能障碍时，肾的泌尿功能受到影响，从而导致肾功能不全。检查肾功能的各项指标，可诊断有无肾脏疾病、疾病的程度及评估治疗效果和预后，并要以此决定下一步治疗时使用药物的剂量及选择透析、手术等治疗方案。肾功能评价指标：①尿蛋白定性检查；②血清尿素氮；③测定血肌酐、尿肌酐，计算内生肌酐清除率；④测定酚红排泄率；⑤观察肾脏形态学改变。

下面简单介绍最常用的几项肾功能检查项目。

### 一、尿蛋白的定性检查

血液中常会有定量的对人类生命活动不可或缺的蛋白存在。一部分的蛋白会在肾脏的丝球体中过滤进入尿液中，但又会在肾小管被吸收而回到血液中。 因此，若肾脏的机能正常，在尿液中出现的蛋白量只有一点点，但是当肾脏与尿管出现障碍时就会漏出多量的蛋白变成蛋白尿。正常人尿中有微量蛋白，正常范围内定性为阴性，记为（－）。尿中蛋白质含量多达 0.15g/24h 以上时，称为蛋白尿，尿常规定性可出现阳性。说明人体排出的尿蛋白量明显增多，属于异常尿蛋白。尿蛋白持续阳性，往往代表肾脏发生了病变，故可依据尿蛋白阳性的多少来判定肾病损伤的程度及肾病治疗的效果。

尿蛋白定性检查方法：取正常及中毒兔尿液各 3ml 分别放入试管中，以试管夹夹住试管，在酒精灯上加热至沸腾（试管口不要对着人，小心加热，切勿让试管内尿液溢出）。若有混浊，加入5%乙酸3～5滴，再煮沸，若尿液变清，是尿液内无机盐所致，若混浊加重，则表示尿中含有蛋白，根据混浊程度可按下面标准判定结果："–"表示尿液清晰不显混浊；"+"表示尿液出现轻度白色混浊（含蛋白质0.01g%～0.05g%）；"++"表示尿液稀薄乳样混浊（含蛋白质 0.05g%～0.2g%）；"+++"表示尿液乳浊或有少量絮片存在（含蛋白质0.2g%～0.5g%）；"++++"表示尿液出现絮状混浊（含蛋白质＞0.5g%）。

## 二、血清尿素氮的测定

尿素几乎全部由蛋白质分解代谢而形成，主要经肾脏排泄。肾脏病变如急慢性肾炎、肾动脉硬化、肾结核、肾肿瘤、严重肾盂肾炎等均可引起血清尿素氮增高。

血清尿素氮测定方法。

（1）原理：尿素在强酸条件下与二乙酰脲（Diacotylmonoxim）和氨硫脲　（Thio-Semi-carbazixe）一起煮沸，生成红色复合物，其颜色深浅与尿素氮含量成正比关系。

（2）从正常及中毒家兔颈总动脉取血5ml，离心5min（2000r/min）。分离血清，用滴管将血清吸出，分别移入干燥小试管中备用。

（3）血清尿素氮测定加样，详见表1-6-1。

**表1-6-1　血清尿素氮测定加样**

| 试剂（ml） | 测定管A | 测定管B | 标准管 | 空白管 |
|---|---|---|---|---|
| 血清 | 0.02 | 0.02 | – | – |
| 水 | 0.5 | 0.5 | 0.12 | 0.52 |
| 标准应用液 | – | – | 0.4 | – |
| DMA-TSC液 | 0.5 | 0.5 | 0.5 | 0.5 |
| 混合液 | 4.0 | 4.0 | 4.0 | 4.0 |

注：测定管A为正常家兔血清，测定管B为中毒家兔血清。

（4）样本处理与测定。准确加样、混匀后，置沸水中水浴10min（注：加入试剂Ⅱ之后，不超过1～2min，应放入沸水中水浴），置流水中冷却3min后比色，用520nm波长绿色滤光板比色，以空白管调零（注：煮沸及冷却时间应准确，否则颜色反应消退）。

（5）血清尿素氮浓度的计算。

血清尿素氮mg%=测定管光密度Du/标准管光密度Ds×0.002×100/0.02=Du/Ds×10

## 三、肌酐的测定

血清肌酐主要由肌肉代谢产生，极小部分来自食物。血清肌酐浓度实际上取决于肾排泄功能的好坏。由于肾的代偿能力很大，在肾疾病的初期，血肌酐浓度一般不升高，只有当肾小球滤过能力下降一半或更多时，血肌酐浓度才见增高，所以其灵敏性较差。一旦出现肌酐增高，常提示预后严重。

清除率是指两肾在单位时间内能将多少毫升血浆中的某物质完全清除出去，这个被完全清除的某物质的血浆毫升数，称为该物质的清除率。具体计算清除率时需要测定三个数值：尿中某物质的浓度（$U$ mg/100ml），每min尿量（$V$ ml/min）和血浆中某物质的浓度（$P$

mg/100ml）。因为尿中该物质均来自血浆，所以，$U\times V=P\times C$，亦即 $C=U\times V/P$。测定清除率不但可以了解肾的功能，还可以测定肾小球滤过率、肾血流量和推测肾小管转运功能。如果某物质可以自由滤过，既不被重吸收，也不被分泌，那么 $C=F=U\times V/P$；而肌酐就与这类物质接近，因此，实际工作中我们常用内生肌酐清除率来反映肾小球及肾的功能状态。

1. 血清肌酐的测定——苦味酸沉淀蛋白法

（1）血液离心：2000～3000 r/min，5min。取血清，按表 1-6-2 步骤操作，然后混匀，37℃条件下静置 30min。

**表 1-6-2　离心后加样程序一览表**

| 单位（ml） | 空白管 | 标准管 | 测定管 |
|---|---|---|---|
| 肌酐标准液 0.05mg/ml | | 0.2 | |
| 血清 | | | 0.2 |
| 蒸馏水 | 0.2 | | |
| 碱性苦味酸 | 2.0 | 2.0 | 2.0 |

（2）510nm 波长比色，空白管调零，标准管读取 OD 值，测定管读取 OD 值。记录 OD 值（苦味酸＋血肌酐－苦味酸肌酐=OD）。

（3）各管液体倒回试管，加 50%乙酸两滴，放置 6min，510nm 波长比色，空白管调零，标准管读取 OD`值，测定管读取 OD`值。记录 OD`值（苦味酸肌酐＋50%乙酸－非肌酐物=OD′）。

（4）血清肌酐值的计算。

血清肌酐值 Cr（mg%）=（OD 测–OD′测）/（OD 标–OD′标）×0.01/0.2×100

2. 尿肌酐的测定——苦味酸沉淀蛋白法

（1）按表 1-6-3 步骤操作，然后混匀，放 10min，各管加蒸馏水 6.0 ml，摇匀。

**表 1-6-3　加样程序一览表**

| 单位（ml） | 空白管 | 标准管 | 测定管 |
|---|---|---|---|
| 尿液（原尿或 1∶50 稀释） | | | 0.1 |
| 肌酐标准应用液 | | 0.1 | |
| 蒸馏水 | 0.1 | | |
| 碱性苦味酸 | 2.0 | 2.0 | 2.0 |
| 12.5%氢氧化钠溶液 | 0.5 | 0.5 | 0.5 |

（2）530nm 波长比色，空白管调零，读取 OD 值。

（3）尿肌酐值的计算。

尿肌酐值 Cr（mg%）=OD 测/OD 标×0.05mg×100ml/0.1ml

3. 内生肌酐清除率的计算　内生肌酐清除率（ml/min）=尿中肌酐含量/血中肌酐含量×尿量（ml/min）

## 四、酚红排泄率的测定

酚红是一种对人体无害又易通过肾脏排出的指示剂，它经静脉注射到人体后，绝大部分会经肾小管分泌，排出体外。当肾小管出现病变时，酚红指示剂的排出量会减少。

酚红排泄率测定步骤如下。

（1）0.6%酚红溶液 1ml/kg 体重，耳缘静脉头皮针注射，总共注射 2.16ml。计时——开始收集尿液。

（2）然后 20%葡萄糖溶液 30 ml/kg 体重，耳缘静脉缓慢推注。

（3）从注射酚红溶液起收集 15min（对照组）、30min（模型组）尿液。

（4）收集注射酚红后的全部尿液→250 ml 量筒内-→然后加入 10% NaOH 5 ml→再加自来水至 250 ml 混匀-→取适量混合液→小试管中与标准比色管进行比较即为 15min、30min 酚红排泄率。标准比色管的浓度：5%，10%，15%，20%，25%，30%，35%，40%，45%，50%。

## 五、肾脏形态学的观察

处死家兔，取出肾脏。

肾脏形态学比较：肾外形、包膜；最大径纵向剖开肾脏，观察肾实质色泽、皮髓质结构改变。正常肾脏颜色为红褐色，切面色泽鲜艳，皮髓质分界清晰；急性肾衰竭家兔肾脏重量增加，表面颜色苍白，体积增大，切面为苍白色，皮髓质分界不清，偶有淤血（图 1-6-1）。

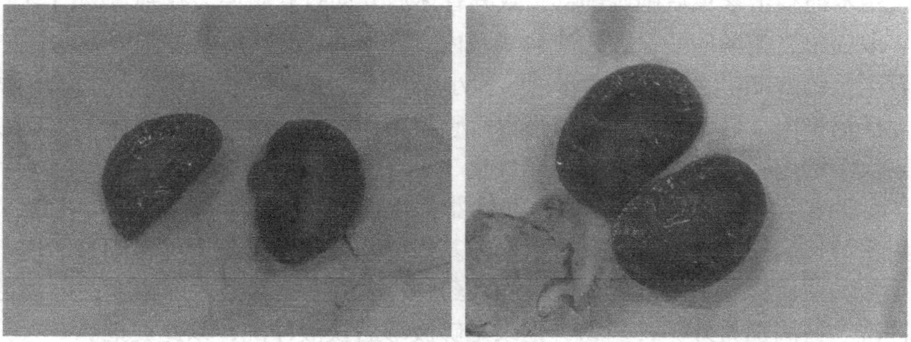

图 1-6-1　肾脏形态

（曾勇智）

# 第五节　哺乳动物胃肠功能的检测方法

消化系统的主要生理功能是对食物进行消化和吸收，为机体的新陈代谢提供必不可少的营养物质和能量。而在食物的物理和化学性消化过程中，消化管的运动及消化液的分泌发挥了非常重要的作用。因此，了解常用胃肠功能的测量方法，为更深刻地了解胃肠功能具有重要的意义。现简述如下。

## 一、在体胃肠运动观察

小肠具有蠕动功能，能促进肠蠕动和抑制肠蠕动的药物都能使小肠的蠕动功能发生改变，通过观察肠内墨汁的运行距离，可以了解药物对小肠蠕动功能的影响。

（1）取家兔一只，称重，仰卧位固定于兔手术台上。

（2）腹部剪毛，自剑突下沿腹壁正中线皮下注射普鲁卡因（每只 8ml）浸润麻醉。并做约 10cm 切口。打开腹腔，暴露胃和小肠。用两对皮钳夹住腹壁，把切口的两缘向外上方提起，形成一皮兜。观察并记录正常胃肠运动形式：注意胃肠的蠕动（次/分）、紧张度、小肠的分节运动。

## 二、小肠推进运动实验

首先将墨汁混入生理盐水和试药药液中备用。捉拿小白鼠，称重、标记、分组。将混有墨汁生理盐水和试药药液用灌胃的方法灌到小鼠体内。20 min 后小鼠颈椎脱臼处死，剖开腹部，取出整个胃肠道，置于盛有少量生理盐水的培养皿中，用眼科剪剪去附着在肠管上的肠系膜，将肠管不加牵拉地轻轻平铺在玻璃板上（在玻璃板上滴上少许生理盐水，以防肠管黏在玻璃板上）。以胃的幽门为起点，回盲部为终点，测量小肠全长（cm），并测量自幽门开始，墨汁在肠管内移行的距离（cm），计算每只小鼠炭末移动距离占小肠全长的百分率为胃肠推进率。

## 三、离体肠管平滑肌实验

（1）安装好实验装置，将恒温浴槽调至 37.5℃。

（2）用木槌猛击家兔后脑延髓部，致其昏迷后立即打开腹腔，找到胃幽门与十二指肠交界处，取出十二指肠回肠，放入冷台式液内。先用 20 ml 注射器冲洗内容物，冲洗干净后剪成若干长约 2 cm 的小肠段（每一实验小组一段）在其两端结扎，一端做一短环固定在通气麦氏浴槽内，另一端结扎线与张力传感器相连。将肠段完全浸浴在 37.5℃的加有台式液的麦氏浴槽内，并调整好台式液充气量（小气泡连接不断）。

（3）实验准备：调节结扎线与张力换能器，开启张力换能器，启动计算机 BL420 生物信号采集系统，启用一通道，调节参数，使基线归零，使图形位于屏幕中央，便于观察。

（4）实验项目：分别向麦氏浴槽中滴入药物，观察并记录其收缩幅度，记录足够波形后换液冲洗。再滴加另外一种药物，记录足够波形后换液冲洗，以此类推。

（刘峰涛）

# 第六节　哺乳动物心脏功能的检测方法

心脏是推动血液流动的器官，其蛀牙功能是泵血。心脏的泵血依靠心脏的收缩和舒张完成的。心脏收缩时将血液射入动脉，推动血液向器官、组织提供充足的血流量，以供应氧和各种营养物质，并带走代谢的终产物（如二氧化碳、尿素和尿酸等），以维持细胞正常的代谢和功能。在临床医学实践和科学研究工作中，常常需要对心脏的泵血功能进行判断，或对心脏的功能状态进行评价，对心脏功能的评定，通常用单位时间内心脏的射血量和心脏的做功量作为评判指标，故本章介绍哺乳动物的心脏功能测量方法——哺乳动物离体心脏灌流技术。

离体心脏灌流是在排除神经—体液因素对心脏的影响，左心室在确定的前、后负荷下做功的条件下，研究心脏各种固有特性（如收缩性、电生理特性、代谢活动等）的一种可靠方法，广泛应用于生理学、病理生理学、药理学的研究工作。大鼠离体心脏灌流模型是迄今使用最多，基本特征也是比较明了的一个模型，该模型容易操作，且可建立许多复杂的模型，如 Working heart 与血液灌流模型。使用离体心脏灌流，具有的明显优势有：①可大量重复，成本低廉；②可进行生化、生理、药理与形态等多方面的观测；③不受神经—体液因素、肺与体循环因素及其他器官的影响。还可在体外模拟这些因素，进行精确的定量调控研究；④可建立全心或局部缺血/再灌注模型，可以调节供氧的程度；⑤可记录电生理信号，并建立心律失常模型。在较大动物心脏，还能描绘心传导系统的走向图；⑥在模拟疾病后，仍能继续观测，以便探索这些疾病的后期影响。如缺血引起心功能降低，心律失常或心脏停搏，这些在活体中发生后，实验即告终止，然而在离体心脏还可继续进行实验观测。

该实验的具体操作步骤如下。

（1）摘取心脏：取心脏前 20min，大鼠腹腔注射肝素液抗凝（3125μ/kg）。取心脏时腹腔麻醉（20%氨基甲酸乙酯，3ml/kg）后，固定仰置于手术台上。迅速沿胸前壁正中剪开皮肤，打开胸腔，轻轻提起心脏，小心剪断腔静脉、主动脉及心脏周围组织，迅速将心脏连同一段主动脉取出。手术过程中注意不要损伤心脏，主动脉根部要留 0.5～1cm 长度以备插管用。心脏取出后立刻置于预先备好的充氧的冷克氏液（4℃左右）中，用手指轻压心室以利于其中剩余的血排出，防止凝血块形成。心脏停搏后，迅速剪开心包膜并剪去心脏周围的组织（包括肺组织、气管及附着于心脏上的其他组织），认清主动脉、腔静脉及肺动脉的解剖位置，在主动脉根部穿一棉线备用。

（2）灌流心脏：将主动脉套进心脏插管口内，用棉线将主动脉和心脏插管结扎在一起并固定。插管进入主动脉不宜过深，以免损伤主动脉瓣及堵住冠状动脉开口，影响冠状血管的灌流。心脏经充氧的温修正洛氏液灌流后，在 1min 内即可开始恢复跳动，但起初心率较慢，并常有心律不齐，以后逐渐变快而且心律也逐步恢复正常和稳定（大鼠心脏的心率为 200～300 次/分），可维持数小时。

（3）用蛙心夹在心室舒张期夹住心尖，并将连接蛙心夹的丝线通过滑轮连至张力换能器，调节与张力换能器相连丝线的松紧度，使心肌前负荷约 5g，通过生物信号采集处理系统记录心脏活动。

（周支香）

## 第七节 大、小鼠学习记忆的测量方法

行为是基因与环境相互作用的结果。基因的变化（如转基因、基因敲除或下调等）最终表现为与基因相关的行为变化；环境的变化（如声、光、电的刺激和药物的处理）不仅其本身可直接影响动物的行为，而且可通过对相关基因的影响而改变动物的行为。学习和记忆更是这种相关基因与环境相互作用的行为表现的一种形式。

学习记忆研究是当今生物医学界最为热门的领域之一。新的或经改良的研究方法和手段层出不穷。本节选择一些有代表性的常用方法加以介绍。此外，所用仪器设备也不只局限于本章所介绍的内容，但实验结果应该一致。

### 一、Morris 水迷宫

本实验由美国科学家 Richard GM Morris 于 1981 年建立。最初用于研究脑内结构对学

习和记忆的调节作用，后来逐步发展成为目前最为常用的评价动物学习与记忆的模型。这一实验的基础是，啮齿类动物在水中有强烈的逃避水环境的动机，并以最快、最直接的途径逃离水环境。学会逃避水环境的过程体现动物的学习能力；根据周围环境进行空间定位，有目的地游往水中安全的地方（平台），体现动物的空间记忆能力。

### （一）实验设备

大/小鼠水迷宫实验设备，包括一个灰色或黑色圆形水池（大鼠：直径 160cm，高 55cm；小鼠规格尺寸减半）、一个平台（直径 10cm）、一台跟踪摄像机及摄像机相连的计算机。池内盛水，深 50cm，水温为 22～24℃。平台置于水面下 2cm（小鼠为 1cm）。在水中加入奶粉或牛奶将水搅浑以免让动物看清水下平台。摄像机位于水池中央上方 200cm，可记录动物的位置、游泳距离和时间（从而可计算出游泳速度）及游泳路径等。房间周围墙壁上贴上色彩鲜明、形状不同的图画用为迷宫外暗示。

### （二）实验方法

实验用大鼠或小鼠进行。分获得性训练、探查和对位训练 3 个过程。

1. 获得性训练　理论上将水池分为 4 个象限，平台置于其中一个象限区的中央。

（1）将动物（大鼠或小鼠）头朝池壁放入水中，放入位置随机取东、西、南、北四个起始位置之一。记录动物找到水下平台的时间（s）。在前几次训练中，如果这个时间超过 60s，则引导动物到平台。让动物在平台上停留 10s.

（2）将动物移开、擦干。必要时将动物（尤其是大鼠）放在 150W 的白炽灯下烤 5min，放回笼内。每只动物每日训练 4 次，两次训练之间间隔 15～20min，连续训练 5 日。

2. 探查训练　最后一次获得性训练结束后的第 2 天，将平台撤除，开始 60s 的探查训练。将动物由原先平台象限的对侧放入水中。记录动物在目标象限（原先放置平台的象限）所花的时间和进入该象限的次数，以此作为空间记忆的检测指标。

3. 对位训练　测定动物的工作记忆。探查训练结束后的第 2 天，开始维持 4 天的对位训练。将平台放在原先平台所在象限的对侧象限，方法与获得性训练相同。每日训练 4 次。每次记录找到平台的时间和游泳距离及游泳速度。

4. 对位探查训练　最后一次对位训练的第 2 天进行。方法与上述探查训练类似。记录动物 60s 内动物在目标象限（平台第二次所在区）所花时间和进入该区的次数。

### （三）注意事项

（1）对比食物驱动的模型（如放射臂迷宫），水迷宫实验的最大优点在于，动物具有更大、逃离水环境的动机。而且不必禁食，特别适合老年动物的测试。加上它对衰老引起的记忆减弱尤其敏感，因此，水迷宫最常用于老年动物记忆的研究。

（2）如用小鼠，除游泳池尺寸约为大鼠的 50%以外，平台直径也较少（7.5cm）。实验方法与大鼠类似，但训练周期较短。一般获得性训练 3 天共训练 16 次（第 1 天 4 次，后两天每日 6 次；两次训练之间的间隔 5～10min，第 4 天为探查训练，第 5、6 天为对位训练，每日训练 6 次，第 7 天为第二次探查训练。

（3）如用肉眼观察，在所有试验过程中试验者始终坐在同一位置，距离泳池最近的边缘约 60cm。

（4）每日在固定时间测试。操作轻柔，避免不必要的应激刺激。

（5）当与其他同类实验相比较时，要注意到动物的性别、品系、泳池的尺寸和水温等多种因素对实验结果的影响。此外，当以游泳速度作为观察指标时，要考虑到动物的体重、年龄及骨骼肌发育状况等对游泳速度可能造成影响。

（6）用老年动物进行实验时，应确认动物的游泳能力和视力不因年龄增大而影响行为操作。其方法如下：将平台露出水面以使动物能够看见平台。动物放入泳池后如毫无困难地直接游向平台，说明动物的游泳能力和视力均正常，可以开始实验。

（7）游泳对动物是一个较大的应激刺激，可引起神经内分泌的变化。这些变化可能对实验结果造成干扰。对老年动物，严重时可诱发心血管疾病而导致卒中甚至死亡。因此，必要时可将动物多次放入泳池或适当延长其游泳时间以增加动物对游泳的适应能力。

（8）当用牛奶或奶粉搅浑泳池的水时，要定期换水以免水腐败变质；如用白漆达到同样目的时，必须确保白漆对动物没有毒性。

## 二、放射臂迷宫

放射臂迷宫（8 臂迷宫）实验也是最为常用的评价动物学习记忆能力的模型之一，由 Olton 等于 20 世纪 70 年代中期建立。其基本依据是，控制进食的动物受食物的驱使对迷宫各臂进行探究；经过一定时间的训练，动物可记住食物在迷宫中的空间位置。该方法可同时测定动物的工作记忆和参考记忆。所用动物包括大鼠、小鼠和鸽子。这一模型对脑区毁损和多种药物均很敏感。后者包括乙醇、东莨菪碱（抗胆碱能药）和 MK-801（NMDA 受体拮抗剂）等。

### （一）实验设备

实验多数采用 8 臂放射迷宫，也有采用 12 臂或者 24 臂迷宫。这里介绍上海欣软信息科技有限公司生产的 8 臂迷宫。每个臂长 41.9cm，宽 11.4cm，高 10.1cm；其上有一透明盖，两侧各有两个相对的光电管。迷宫中央八角形区的直径为 27.4cm；上有一透明顶盖。中央区通往各臂的入口处有一活动门，用来对动物的出入臂进行控制。迷宫与计算机相联。也可用摄像跟踪系统取代光电管来记录动物在迷宫内的活动行为。放置迷宫的房间内有一些外部暗示。动物在迷宫内可以看见这些暗示，并借此进行空间定位。实验用大鼠或小鼠进行。

### （二）实验方法

（1）动物适应实验环境 1 周后，称重，禁食 24h。此后每日训练结束后限制性地给予正常食料（据体重不同，大鼠 16～20g，小鼠 2～3g），以使体重保持在正常进食大鼠的 80%～85%。

（2）第 2 天，迷宫各臂及中央区分撒着食物颗粒（每只 4～5 粒，直径为 3～4mm）。然后，同时将 4 只动物置于迷宫中央（通往各臂的门打开）。让其自由摄食、探究 10min。

（3）第 3 天，重复第 2 天的训练。这一过程让动物在没有很强的应激条件下熟悉迷宫环境。

（4）第 4 天起，动物单个进行训练：在每个臂靠近外端食盒处各放一颗食物颗粒，让动物自由摄食。食物颗粒吃完或 10min 后将动物取出。

（5）第 5 天，将食物放在食盒内，重复前 1 天的训练，1 天 2 次。

（6）第 6 天以后，随机选 4 个臂，每个臂放一颗食粒；各臂门关闭，将动物放在迷宫中央；30s 后，臂门打开，让动物在迷宫中自由活动并摄取食粒，直到动物吃完所有 4 个臂的食物颗粒。如经 10min 食物颗粒仍未吃完，则实验终止。每日训练两次，其间间隔 1h 以上。

（7）记录以下 4 个指标：①工作记忆错误，即在同一次训练中动物再次进入已经吃过食物颗粒的臂；②参考记忆错误，即动物进入不曾放过食物颗粒的臂；③总的入臂次数；④测试时间，即动物吃完所有食物颗粒所花的时间。此外，计算机还可记录动物在放射臂内及中央区的活动情况，包括运动距离和运动时间等。连续 5 次训练的工作记忆错误为零、参考记忆错误不超过 1 次时，可以开始药物测试或脑内核团结构毁损实验。一般先给溶剂（如生理盐水），再给削弱记忆的药物（如东莨菪碱、MK-801 等），然后加用增强记忆的药物，剂量由低到高。

（8）计算与数据分析用两个指标评价动物的记忆，即工作记忆错误频率和参考记忆错误频率，分别等于工作记忆错误或参考记忆错误与总的入臂次数的比率。用这两个指标分别评价工作记忆与参考记忆。同时，计算平均探究时间，即测试时间与总的入臂次数之比，为评价一般运动活性的指标。根据毁损的脑区结构或所给削弱记忆的药物的不同，工作记忆错误频率和（或）参考记忆错误频率显著增高，记忆增强药物或治疗可使这种错误频率降低。

## （三）注意事项

（1）小鼠放射迷宫设备和实验程序与大鼠类似，但迷宫规格应比大鼠迷宫小 1/4～1/2，以免增加小鼠行为操作难度。

（2）本实验也可只用来测定工作记忆。方法中唯一不同的是，在所有放射臂均放置食物颗粒，而不是只选 4 个臂放置食物颗粒。

（3）慢性应激对动物的迷宫操作可产生影响，且存在性别差异。经过慢性应激以后，雄性大鼠记忆力减弱，表现为记忆错误频率增加；雄性大鼠的空间记忆反而增强，表现为错误频率减少。

（4）即使在限制进食条件下，也应让大鼠体重每周增加 5g，以免动物因营养不良而患病。剔除身体状态不良的动物。

（5）迷宫周围的任何一件物品均可被动物用来作为空间定位的标志。去除或移动这些标志可能使动物操作困难并降低迷宫臂选择的准确性。

（6）根据实验目的的不同迷宫放射臂的数目可不同，包括 8、16、24、32、40 和 48 臂迷宫。迷宫臂越少要求动物记住探究过的臂也越小，动物的行为操作就越简单。增加臂的数目一方面增加了对动物空间记忆的要求，另一方面也引入了更多、有必要考虑的干扰因素（如过去的迷宫学习对目前所测记忆的影响）。所以，通常使用 8 臂放射迷宫，既可减少不必要、过多臂的干扰，又可缩短训练和测试所花的时间。

（7）所用食物通常为小块、带巧克力味（动物最喜欢的味道之一）或甜味的早餐圈（每块 10mg）；也可用液体食物（如巧克力奶或水）。后者对于测试某些影响动物对固体食物吞咽的药物（如东莨菪碱）尤为实用。

（8）影响动物迷宫操作主要有两大因素：对迷宫或观察者的恐惧与动物探究习性和已知放在迷宫臂内食物的驱使。恐惧因素过强会阻止动物的迷宫操作，使动物始终停留在迷宫的某一个地方而不去探究。缺乏对食物的渴求也会产生类似结果，增加对动物的抚摸，必要时加高迷宫臂的侧墙，有助于减少动物的恐惧。如食物的驱使作用不足，可减少食物量，但必须同时监测体重和一般身体状况。通常大鼠体重不应低于禁食前的 80%；对多数大鼠，体重降低 15%即可。

（9）与水迷宫不同，放射臂迷宫适合反复测试或长期记忆的测试。一般认为，工作记忆代表短期记忆，参考记忆代表长期记忆。

## 三、T-形迷宫

近半个世纪前，Kivy 和 Dember 等证明大鼠能辨别 T-形迷宫（T-maze）两臂颜色的变化。他们发现，将雄性大鼠置于 T-形迷宫的主干臂 15～30min，让其能看见、但不能进入黑白两臂。然后，改变其中一个臂的颜色，使两臂同为黑色或白色。让大鼠自由选择 T-形臂。结果显示，大鼠总是选择改变了颜色的那个臂（新异臂）。这一过程要依靠动物的记忆来完成。由此发展而成的 T-形迷宫实验成为目前用于评价空间记忆的最常用的动物模型之一。当然，现在的 T-形迷宫使用的是食物而不是臂的颜色作为动物探究的动力。通常用这一模型来研究动物的空间工作记忆（spatial working memory），即测定动物只在当前操作期间有用的信息。经改进后的 T-形迷宫也可用来评价参考记忆（reference memory），即记录在这一实验中任何一天、任何一次的测试都有用的信息。

### （一）实验设备

迷宫由两个长 46cm、宽 10cm、高 10cm 的目标臂（goal arms）和一个与之垂直的长 71cm、同样宽度和高度的主干臂（stem）或起始臂（approach alley）组成。主干臂内置一个 16cm×16cm 的起始箱，并有一闸门与主干臂的另一部分相连。实验用雄性成年大鼠。饮水不限，但进食控制在每日 16～20g，以使体重保持在非进食大鼠体重的 85%。在整个训练和测试期间，大鼠体重每周增加不超过 5g。

### （二）实验方法

这里介绍传统 T-形迷宫实验和 T-形迷宫自主交替实验。

1. 传统 T-形迷宫实验

（1）适应在 T-形迷宫臂内分撒 6 粒食丸（45g），让大鼠适应迷宫 5min，每日一次，连续 5 天。

（2）强迫选择训练将大鼠放入主干臂的起始箱，打开闸门，让大鼠进入迷宫的主干臂。随机、交替选择左右两臂之一放入 4 粒食丸，同时关闭另一臂，使动物被迫选择食物强化臂并完成摄食；每日 6 次，连续 4 天。

（3）延迟位置匹配训练

1）将动物放入闸门关闭的起始箱，打开闸门，让动物进入主干臂。

2）关闭一侧目标臂，强迫动物进入另一侧开放臂以获得 2 粒食丸奖赏。

3）立即（最短延迟，少于 5s）将动物放回主干臂，开始匹配训练中的第二次训练；此时两个目标臂均开放。动物将两前肢和至少两后肢的一部分置于一个目标臂时完成“一次选择”。动物返回到强迫选择训练时进入过的臂则获得食物奖赏（4 粒食丸），记录一次正确选择；若动物进入另一臂，则没有食物奖赏，并且将其限制在该臂内 10s，记录一次错误选择。

4）一次匹配训练结束后将动物放回笼内 5～10min（与此同时训练其他动物），再重复下一次匹配训练。每日 8 次。动物连续两天的正确选择次数达到 15/16，则认为达到标准，可以开始实验。如动物经过 30 天训练仍然达不到标准，则予以淘汰。

5）动物训练达标后一天，给予一次匹配训练。所不同的是，强迫选择训练后，将 T-形迷宫旋转 180°，再进行上述开放臂的训练。这样做的目的是评价动物是否为定位性操作（有赖于迷宫外信号）或反应性操作（不依赖迷宫外信号）。

6）接着两天，每日给予 10 次匹配训练，每次训练间隔为 60s，用以评价动物的工作记忆操作。记录进入食物强化臂的次数和再次进入非强化臂的次数。后者被认为是工作记忆错误。正常健康年轻的大鼠几乎每次均能准确操作。当操作稳定且选择准确率高（工作记忆错误少于 10%）时，可进行药物测试或脑区毁损后的操作实验。

2. T-形迷宫自主交替实验　1925 年，Tolman 首次报道了一个有趣的发现：在迷宫实验中，大鼠极少重复进入迷宫的同一臂。大鼠以这种重复交替的方式探究周围环境。因而，即使没有食物奖赏，大鼠仍然保留对所探究区域有一定的新奇感。正常的交替操作与完整的工作记忆能力相一致。用药理或解剖毁损的方法可改变这种交替操作行为。实验方法如下。

（1）充分抚摸大鼠每日 1～2min，连续 5～7 天。由于大鼠没有被剥夺进食，唯一对大鼠有驱动作用的是其探究迷宫的欲望。因此，动物必须对实验者和实验环境完全适应，没有恐惧感。充分触摸大鼠就显得尤为重要。

（2）将大鼠放入 T-形迷宫的主干臂；打开闸门，让大鼠离开主干进入一个目标臂（四肢进入臂内）。

（3）将大鼠放回主干臂，限其在臂内一段时间（零倒数 min，但开始时设定 5s 比较合适）。

（4）将第二步和第三步的操作重复 9 次，记录进入每一臂的次数。对照大鼠在每一实验间期（共 10 次训练）内应交替选择两目标臂。实验结果表述为同一实验间期内交替次数除以总的选择次数。当使用药物或相关脑区毁损等方法减弱记忆力时，这个比率下降。

### （三）注意事项

（1）大鼠和小鼠具有良好的空间辨别功能，能很快学会并准确操作迷宫。因此，T-形迷宫和放射臂迷宫均被广泛用于测试动物的空间记忆能力。T-形迷宫用于研究不同脑区对空间记忆的影响。它对某些脑结构，尤其是海马的毁损作用敏感。此外，许多药物或毒素都可增强或削弱动物在 T-形迷宫的空间记忆。实验所用的动物除大鼠和小鼠外，还包括猪、羊、乌龟和鸽子等。

（2）动物选择的准确性与两次选择之间的间隔及每一训练间期内的选择训练次数等有关。正常动物经短时间的间隔（如 5s），其选择准确性非常高。而经过极长时间的间隔（如超过 1h），其选择接近随机性操作。强迫选择训练后。如只给一次目标臂选择，准确性通常很高。但是，如给予多次选择，则选择次数越多，准确性越差。

（3）啮齿类动物有单向偏爱的特性。这种单向偏爱与动物种属和品系有关。例如，C57BL/6J 小鼠、ICR 小鼠和 Purdue-Wistar 大鼠更偏爱左侧，而 Spague-Dawley 大鼠和 Wistar 大鼠更偏爱右侧。研究表明，超过 2/3 的雄性 Spague-Dawley 大鼠偏爱右侧，而偏爱左侧的不到 1/5。这种单向偏爱可影响对动物学习记忆的评价。

（4）主干臂的闸门是 T-形迷宫的重要特征。它既可用于在两次选择之间将动物限制在起始箱内一定的时间，也可防止动物在两次选择训练之间探究迷宫。因此，两次选择训练之间应将动物迅速放回主干臂内的起始箱。这一点很重要，它可确保动物不会去探究对侧目标臂。

（5）当动物对迷宫或实验者的应激恐惧超过其对探究和觅食的渴望程度时，动物对迷宫的探究减少，甚至待在迷宫某处不动而不去探究迷宫。这种恐惧表现为动物在迷宫内排便和排尿；当抓它时，动物还会发出尖叫声。因此，足够的应激适应是必要的。否则，如果动物在迷宫内不进行臂的选择，就无从得知它的记忆力是正常还是减弱。

## 四、巴恩斯迷宫

巴恩斯迷宫（Barnes maze）是美国学者 Carol A Barnes1979 年发明的用于检测动物空间记忆的模型。与水迷宫和放射臂迷宫类似，巴恩斯迷宫利用啮齿类动物避光喜暗且爱探究的特性而建立的。动物获得的强化是从一个光亮、敞开的平台上面逃往位于平台下面的一个黑暗、狭小的箱里。该箱称为目标箱。经过训练，动物学习并记忆目标箱的位置。该模型对动物的应激性刺激较小，既不像放射臂迷宫那样需要禁食，也不像水迷宫那样应激性强。因此，在记忆研究中较为常用。尤其适用于与应激相关的记忆研究及基因敲除小鼠的行为表型研究。

### （一）实验设备

不同厂家生产的巴恩斯迷宫大体相同。这里介绍上海欣软信息科技有限公司的巴恩斯迷宫。它是由特级有机板制成的一个圆形平台，可旋转，直径 122cm。平台周边有 18 个或 40 个等距离圆洞，分别用于大鼠和小鼠；洞的直径分别为 10cm 和 5cm。其中一个洞（称为目标洞）与一暗箱（即目标箱）相连。其他圆洞则为空洞，不与任何物体相连。暗箱设置成抽屉式，便于从中取出动物。从平台表面看不见目标箱。迷宫抬高 140cm。动物通过目标洞可逃至目标箱内。对于小鼠巴恩斯迷宫的设置，也有不同的考虑。例如，有的将迷宫直径缩短（如 88cm），洞的数目也减少（如 12 个），洞的直径则与上述相当。据认为，这样的设置有利于增加小鼠获得比率。但不管用哪种设置，实验操作都类似。通过训练，动物获得对目标洞的空间定位。

### （二）实验方法

（1）实验开始前一天，将动物单个从目标洞置于目标箱内适应 4min。

（2）将动物置于迷宫中央的塑料圆桶（直径 20cm，高 27cm）内限制活动 5s。

（3）移开圆桶，启动计时器，实验者在挡帘后进行观察。动物四肢均进入目标箱，则计为一次逃避（escape），并让动物在箱内停留 30s。每一动物一次最多观察 4min。在此期间如果动物仍然找不到目标箱，则将动物从迷宫移开，放入目标箱内并停留 30s。利用这一间隙清洁迷宫。动物每日训练两次，连续 5～6 天。

（4）从第二次训练开始，每次训练之前将迷宫随机转动一至数个洞的位置，但目标箱始终固定在同一方位。这样做的目的是防止动物依靠气味、而非凭借记忆来确定目标洞的位置。

（5）实验记录以下参数：探究任何一个洞的潜伏期、到达目标箱的潜伏期和每只动物的错误次数（一次错误定义为动物把头伸向或探究任何一个非目标洞，包括专注于探究同一个非目标洞）。

### （三）注意事项

（1）动物记忆力减弱，主要表现为动物成功获得一次逃避之前的错误次数比对照组增多，其次到达目标箱的潜伏期延长；探究任意洞的潜伏期可以延长，也可没有明显变化。记忆力增强则表现相反，即错误次数减少，到达目标箱的潜伏期缩短。

（2）动物在迷宫遗留的气味对下一只动物的迷宫操作影响很大。因此，除在两次训练之间旋转迷宫外，还要用 70%乙醇溶液清洁迷宫，以消除残留气味对下一只动物的导向作用。

（3）巴恩斯迷宫平台类似一个大敞箱（open field），任何影响敞箱行为（自发活动）的因素（如药物处理或基因改变）均可影响实验结果。

（4）品系差异小鼠的爱探究特性使其成为巴恩斯迷宫研究的理想动物，但不同品系的小鼠在该实验中的行为表现差别很大。例如，129S6 小鼠在巴恩斯迷宫中很少有探究行为，因而很难找到目标洞。而 C57BL/6J 小鼠则有相当多的探究行为，适合于巴恩斯迷宫实验。这一点在基因改变小鼠的记忆研究中尤其要注意。

## 五、暗示与关联条件恐惧

暗示与关联条件恐惧（cued and contextual fear conditioning）是基于巴普洛夫条件反射而建立的。它测定动物学习、记忆不悦经历（aversive experience）和环境暗示之间关联的能力。常用声音或光暗示作为条件刺激（conditioning stimulus，CS），以厌恶性刺激（如足电击）作为非条件刺激（unconditioned stimulus，US），两者配对出现。经过这种 CS-US 训练，动物不仅学会声音和电击之间存在联系，而且知道电击和周围环境之间也存在某种联系（context）。前者为听觉暗示条件恐惧（auditory cue fear conditioning）或暗示条件恐惧（cued fear conditioning），后者为关联条件恐惧（contextual fear conditioning）。恐惧是非灵长类动物少有的几种情感反应之一。

动物经历条件恐惧后，当再次接触条件刺激时，会产生一系列的生理反应，包括自主神经紧张、应激激素分泌增加及防御行为增多等。凝滞（freezing）即是动物防御行为的一种，是指动物除呼吸之外没有任何其他活动，犹如在黑夜处于迎面而来的汽车强灯照射之下的惊鹿，一动不动。它被认为是评价啮齿类动物恐惧的可靠指标。

参与条件关联学习过程的脑部结构主要为杏仁核和海马。前者调节恐惧，后者调节与恐惧性事物相关联的学习认知。所以，这一模型主要用于杏仁核和海马依赖的记忆。动物不需要禁水或禁食，且实验设备较为简单，训练时间相对较短。因此，该模型广泛用于转基因小鼠敲除小鼠的行为表型研究。

### （一）实验设备

实验设备包括条件恐惧箱、隔音箱和关联条件箱，由上海欣软信息科技有限公司生产。条件恐惧箱包括与箱底格栅地板相联的电击发生器（可产生 0.1～1.0mA 的各种强度的电击）、声音发生器（可产生宽频的咔嗒声或低频音），并与计算机相连。隔音箱装有一灯、一小风扇（用于通风和产生背景音）及一个与声音发生器相连的扩音器。隔音箱门上有一猫眼，用于观察操作箱内的动物。一个隔音箱内可放置两个操作箱，这样可同时观测两只动物，但两动物彼此不能互相看见。关联箱由透明有机玻璃制成，有可移动的格栅式地板和纱窗式顶部。为防止动物滑至格栅下面，格栅条之间距离应足够短。对小鼠和年幼大鼠，关联条件箱通常为 26cm×21cm×10cm；格栅地板由不锈钢条（直径 1.5mm，中央间距小鼠为 0.5cm、年幼大鼠为 1.2cm）组成。对成年大鼠，关联箱通常为 29cm×23.5cm×19.5cm，格栅地板包括 16 根不锈钢条（直径 2.5cm、中央间距为 1.25cm）。此外，还有电压计和声强计，用来检测刺激强度。

## （二）实验方法

实验方法分为训练和测试两阶段，具体内容如下。

1. 训练阶段（第 1 天）

（1）调试仪器，以确保格栅地板有电流刺激，扩音器有声音刺激，并分别记录电流强度和声音强度（分贝）。

（2）将大鼠放入条件恐惧箱 2min（A 相），记录这最初 2min 内动物的凝滞（freezing）时间作基线。

（3）接着加入咔嗒声，80Db，30s（B 相）。

（4）紧接着再给予电击，0.35mA，2s（C 相），完成一轮训练。如需要多轮训练，则重复 A、B、C 三相训练即可。

（5）记录整个训练阶段动物凝滞时间（s），用以测量动物的非条件恐惧（unconditioned fear）。

（6）将大鼠移开操作箱。用 70%的乙醇溶液或 4%乙酸溶液彻底清洁操作箱，以备进行下一批动物的训练。

2. 测试阶段　在训练后的第 2 天进行，包括关联测试、变更关联（altered context）或条件刺激前（pre-conditioning-stimulus，pre-CS）测试及条件刺激（conditioning stimulus，CS）测试。测试阶段没有电击刺激。关联测试和变更关联测试中也没有听觉条件刺激，但每只动物所用的操作箱应与训练阶段的相同。

（1）关联测试将动物放入箱内，计算机自动记录动物的凝滞行为。若用人工观察，则观察者（应不知道动物的处理或基因型）用静声秒表通过箱门上的猫眼（小窗口）观察动物的行为并计分：凝滞为 1 分，活动（moving）为 0 分（也有只记录凝滞时间）。每 10s 观察一次，共 5min，这样可记录到 30 次（bout）可能的凝滞（即最大凝滞得分为 30 分）。用在这一阶段记录到的、动物在同一操作箱内的凝滞时间测量动物的关联条件恐惧。此为关联测试。观察结束后将动物放回笼内，清洁操作箱，进行下一只动物的观察。

（2）变更关联测试和听觉条件刺激测试关联测试 1h 后进行。操作如下。

1）将计算机调至所需程序。

2）操作箱进行如下改造：①用平滑塑料板取代关联条件箱内的格栅地板；②在箱的对角线加一块有色塑料板，这样将长方体的操作箱变成三角体；③改变嗅觉暗示（olfactory cues）。例如，可在箱的一角放一个装有一滴橘子汁或柠檬汁的杯子，或直接将一滴果汁涂于墙上。然后开始变更关联和听觉条件刺激实验。

3）将动物放入经改造后的关联箱（从关联实验中的第一只动物开始）。

4）启动预置的实验程序，每隔 10s 记录动物的凝滞和非凝滞得分（分别为 1 分和 0 分），共记录 3min，即 18 次可能的凝滞记录（凝滞得分为 18 分）。

5）加入听觉条件刺激 30s。重复上述记录 3min。

6）将动物放回笼子，清洁操作箱，进行下一只动物的测试。

（3）结果计算与分析：因为不同类型的学习凝滞时间不同，所以最常使用百分计。

关联=（关联测试中的凝滞得分/30）×100%

变更关联（条件刺激前）=（变更关联中的凝滞得分/18）×100%

听觉暗示（条件刺激）=（听觉条件刺激中凝滞得分/18）×100%

对每一不同的凝滞测试计分进行重复测量单因素方差分析（ANOVA），从此比较关联和变更关联或听觉暗示之间的条件恐惧程度，并确定组间差异。一般而言，动物在听觉暗示中的凝滞行为要比关联测试的多。在变更关联测试中，由于关联条件箱已被改造得“面目全非”，训练时动物获得的对周围环境的关联几乎不存在，因此，凝滞行为应该最少。关联与变更关联差别很大，凝滞计分差别越大。

如果动物在第 2 天的关联测试和听觉暗示测试中出现凝滞，而在变更关联测试中不表现凝滞行为，则可认定：动物的感觉和运动功能均正常；能记住前一天与厌恶刺激配对出现的暗示信号；能分辨前一天不与厌恶刺激配对出现的暗示信号，说明动物具有正常的记忆。这些测试中的任何一项增强或减弱，提示调节记忆情感部分的神经解剖、神经递质和基因可能发生变化。

### （三）注意事项

（1）动物对电击的反应部分地取决于非条件刺激的电击强度和痛阈。当动物（尤其是基因改变的动物，如转基因或基因敲除小鼠）不能学会关联条件反射时，可能是电击强度不够或痛阈偏高所致。对条件反应程度与电击强度进行比较分析，可排除对电击强度因素的疑虑；对刺激电流强度（0.1～0.7mA）与反应作一“量-效曲线”，可评价动物的痛阈或对电击的敏感性。此外，格栅地板若沾有动物的排泄物也可改变电刺激强度。因此，应保持格栅地板的清洁与干燥。

（2）由于老年动物听力减弱甚至丧失，对听觉暗示可能反应迟钝或无反应。此外，有些品系的小鼠，即使在成年早期，对高频音刺激的反应尤其减弱。因此，用这一模型测定老年动物或某些品系的小鼠时应特别谨慎，并避免用高频音刺激。

（3）要使动物在关联测试中表现凝滞行为，必须让其在操作箱内有适当的时间。应避免将动物放入箱内便立即给予电刺激，因为这样动物没有时间在电击与箱内环境（关联）之间形成联系。

（4）观察者必须快速、准确地判定动物是否表现凝滞行为，而不应在整个 10s 观察期间死盯着动物，以免动物在这 10s 间隙活动而导致计分不准。不同观察者应用同一种方法计分，两名观察者计分之间的相关系数应在 0.98 以上。同样的是，当采用自动计分系统进行计分时，应对系统进行调节，使之与人工方法计分相比，两者的相关系数在 0.98～1。

（5）在本实验中，先测试关联学习，再测试暗示条件反应。在关联测试中没有听觉暗示刺激，因此，动物在暗示条件测试时对听觉刺激的反应有可能发生消退（extinction）。理论上，这种听觉暗示反应可能减弱。为消除这种实验偏差，将其中一半动物先测试听觉暗示反应，1h 后再检查关联条件反应。

（6）实验分两天进行。训练和测试应在每日的同一时间进行。测试（凝滞计分）所花的时间比训练要长得多，因此，同一批训练的动物不宜过多。

（7）暗示和关联两种条件恐惧可表现出发育差异和基因差异。例如，年龄在 18 天的大鼠有听觉条件恐惧，但极少有关联条件恐惧；而到 23 天时，关联和听觉暗示条件恐惧都有。有些品系的小鼠（如 DBA/2 小鼠）只有很弱的关联条件恐惧，但听觉条件恐惧却很好。

（8）对有些基因型动物，如果预先让其短暂适应关联条件，关联学习会得到改善。一般认为这与海马功能增强有关。这种适应通常在训练前一天进行，而且时间很短（30～60s）。

（9）暗示条件恐惧由侧杏仁核调节，而关联条件恐惧由杏仁核和海马共同介导。毁损这些脑区可削弱或阻断暗示与关联恐惧条件反射。

## 六、主动回避与被动回避

回避实验是利用动物的好暗避光（明暗穿梭）、对厌恶刺激（如足电击）的恐惧和记忆而建立起来的。所以对实验者（而不是对动物）而言，回避实验在技术上与暗示关联条件恐惧相类似。所用的刺激为温和的足电击，发生的反应是动物逃避曾经受到电击刺激的地方。根据动物的逃避方式分为主动回避和被动回避。前者要求动物主动从有厌恶刺激的箱中逃离；后者则要求动物遏制自己而不进入有厌恶刺激的箱。根据所用仪器设备的不同又可分为穿梭回避、跳台回避、Y-形迷宫回避。这里主要介绍前两种回避。

### （一）实验设备

（1）穿梭回避实验设备包括穿梭箱、刺激控制器和计算机。这里介绍上海欣软信息科技有限公司生产的穿梭箱。它包括左右两个同等大小（20.3cm×15.9cm×21.3cm）的隔室。其中一隔室用一黑色布套包裹，形成暗箱（主动回避可不用暗箱）。两隔室之间由一个拱形门（8.9cm×11.4cm）相连，门可由实验者根据实验需要关上或打开。隔室地板为不锈钢栅栏（直径：大鼠 4.8mm，小鼠 3.175mm）。暗箱一侧的栅栏地板与刺激器相连，并可给予电击；明箱一侧则不与刺激器相连，故没有电流通过。

（2）跳台回避实验装置将上述穿梭箱的中门移去，代之以一个平台，即可改装成跳台回避实验装置。它包括一个 15cm×25cm×10cm 的透明有机玻璃跳台箱、一个隔音外箱（48cm×62cm×24cm）和一台脉冲电刺激器组成。跳台箱底部的栅栏与刺激器相连，中央固定一个 3.5cm×3.5cm×2.5cm 的木制平台。实验时，将跳台箱放入隔音箱内，以防外界干扰。

### （二）实验方法

小鼠穿梭被动回避实验

（1）单次电击刺激训练

1）将小鼠放入明箱，10s 后，将明暗箱之间的门打开。多数品系的小鼠有很强的探究行为，喜暗恶光。因此，小鼠会很快进入暗箱。

2）小鼠（四肢）完全进入暗箱后，立即将中门关上，并给予一次电击。电击强度为能引起小鼠退缩和发声的最小电流。根据小鼠品系不同，电流范围为 0.2～0.8mA（100V，50～60Hz AC），持续 1～2s。

3）让小鼠在暗箱内停留 10s（以使让动物形成箱与电击之间的关联），将小鼠放回笼内。清洁操作箱。进行下一只动物的训练。

（2）记忆保持测试：电刺激训练 24h 后，将小鼠放回明箱，中门打开，但不给电击。

（易光辉）

# 第八节　两栖类动物离体心脏功能的检测方法

两栖类动物离体心脏功能的测量，常用手术器械、蛙板（或蜡盘）、蛙心夹、计算机采集系统、张力传感器、支架、双凹夹、双针形露丝刺激电极、滴管、培养皿（或小烧杯）、纱布、棉线、橡皮泥、林格液。蛙心套管（斯氏蛙心套管或八木氏蛙心套管）、套管夹等。

离体蛙心灌流的测量方法如下。

（1）双毁髓后背位置于蜡盘中，按前面的方法暴露心脏。仔细识别心脏周围的大血管（图 6-9-1）。在左主动脉下方穿一线，于动脉圆锥处结扎（动物个体小时，结扎位置可靠上些）。再从左右两主动脉下方穿一线，并打一活结备用。左手提起主动脉上的结扎线，右手用眼科剪在结扎线下方、沿向心方向将动脉上壁剪一斜口。选择大小适宜的蛙心套管，然后将盛有少量（套管内 2～3 cm 高度）林格液（内加入一滴肝素溶液）的斯氏蛙心套管，山开口处插入动脉圆锥（图 6-9-1）。当套管尖端到达动脉圆锥基部时，应将套管稍稍后退，使尖端向动脉圆锥的背部后下方及心尖方向推进，经主动脉瓣插入心室腔内（于心室收缩时插入，但不可插得过深，以免心室壁堵住套管下口）。此时可见套管中血液冲入套管，并使液面随心脏搏动而往下移动，表明操作成功（否则需退回并重新插入）。用滴管吸去套管中的血液，更换新鲜林格液。稳定住套管后，轻轻提起备用线，将左、右主动脉连同插入的套管用双结扎紧（不得漏液），再将结线固定在套管的小玻璃钩上，然后剪断结扎线上方的血管。轻轻提起套管和心脏，看清静脉窦的位置，于静脉窦下方剪断有牵连的组织，仅保留静脉窦与心脏的联系，使心脏离体（切勿损伤静脉窦）。用林格液反复冲洗心室内余血，使套管内灌流液不再有残留血液。保持套管内液面高度一致（1.5～2 cm），即可进行实验。

（2）将插好离体心脏的套管固定在支架上，用蛙心夹夹住少许心尖部肌肉（不可夹得过多，以免因夹破心室而漏液）。再将蛙心夹上的系线绕过一个滑轮与张力传感器相连（如图 1-6-2）。注意：勿使灌流液滴到传感器上。调节显示器上心脏收缩曲线的幅度适中。

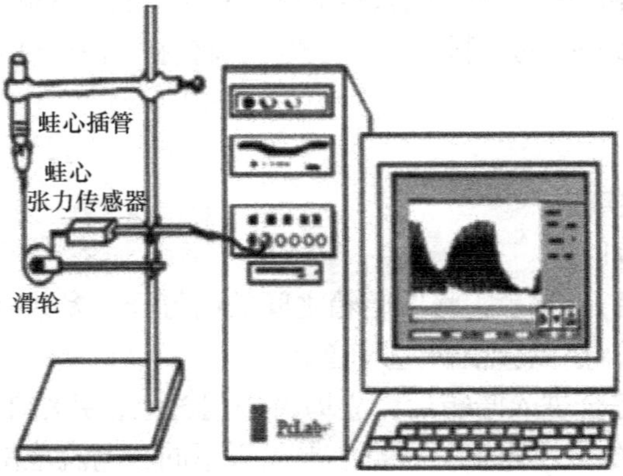


图 1-6-2　连接示意图

（刘德平　陈　凯）

## 第九节　两栖类动物运动神经功能的检测方法

运动神经功能的测量，用两栖类动物为最好，药品与试剂为林格液，实验器材有 Bl420e 生物信号处理系统、神经肌肉标本盒、张力换能器、刺激电极、锌铜弓、玻璃分针、镊子、剪刀、蛙板等。

## 一、神经兴奋传导速度的测量方法

（1）检查整个刺激和记录系统的状况。可先用一根浸湿林格液的棉线条代替神经干，置于标本屏蔽盒的电极上，打开计算机，启动生物信号采集处理系统。观察显示器屏上有无 50 匝交流正弦波干扰。如有干扰，应检查各仪器的外壳和屏蔽罩是否均接地，公共地线是否接地良好。直到荧光屏上的扫描线除刺激伪迹外基本平滑为止。然后，停止刺激，取下棉线。调出方波信号后，所设刺激参数除刺激强度外一般不变，然后进行下一步实验（图 1-6-3）。

（2）将神经干标本置于标本屏蔽盒内，使神经干预刺激电极、接地电极、引导电极均接触良好。用手控单个刺激，逐步增加刺激强度，同时注意显示器屏上在刺激伪迹之后几毫秒内出现一个先上后下的电位，此即双相动作电位。动作电位如果是先下后上，可将引导电极输入导线的 A、B 端对调一下。调节强度使动作电位具有适当幅度，调节扫描速度使整个动作电位出现在显示器屏上，并有适当的宽度。调节刺激的“延迟”参数使动作电位处于荧光屏中间，以便仔细观察。

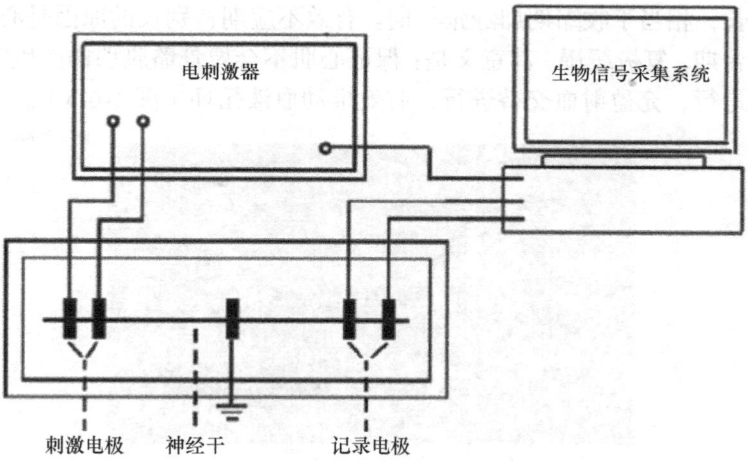


图 1-6-3　引导神经干动作电位装置连接示意

## 二、刺激频率与肌肉收缩之间的测量方法

（1）固定股骨，坐骨神经搭于电极上。连接腓肠肌的张力换能器接第 1 通道，神经肌肉标本盒 1 对刺激电极接刺激输出通道，1 对神经信号记录电极接第 2 通道。将腓肠肌跟腱的扎线固定在张力换能器悬臂梁上，不宜太紧，此连线应与桌面垂直，调节微距调节器，将前负荷调至 2g。在“实验”菜单中选择生理科学实验中的“骨骼肌收缩”进入实验状态。参数：通道时间常数直流，灵敏度 10～30g，滤波频率 100Hz，采样频率 400～1000Hz，扫描速度 1s/div。刺激通道选单刺激模式，强度 0.1～2V，波宽 0.1ms，延迟 1ms。

（2）随着刺激频率的增加骨骼肌的反应依次表现为单收缩、不完全强直收缩和完全强直收缩，骨骼肌收缩的幅度也增大。产生不同类型的收缩主要是由于随着频率的增加，刺激落在舒张期结束前（或前一次收缩期内）又开始产生收缩，发生单收缩的复合。各次刺激引起的收缩过程发生融合而叠加，使肌肉强直收缩产生的张力大于单收缩。因此，在一定范围内随着刺激频率的不断加大，骨骼肌的收缩叠加过程不断增多，使骨骼肌的收缩幅度也不断增大。骨骼肌的该性质有助于骨骼肌产生持续而强大的收缩力量（图 1-6-4）。

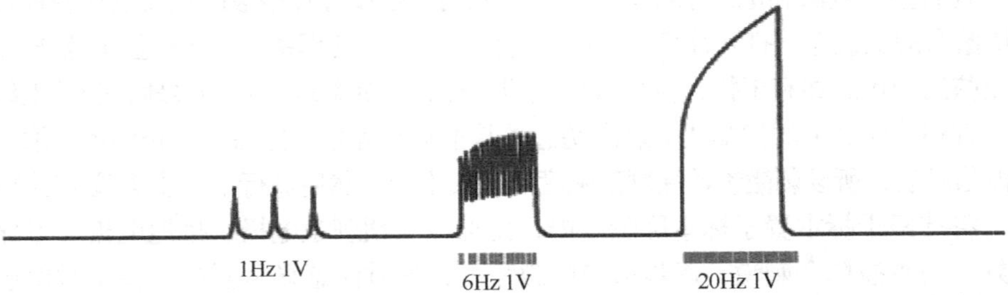


图 1-6-4　示意图（一）

（3）肌细胞在一次兴奋过程中，兴奋性发生周期性变化，该周期性变化包括有效不应期、相对不应期、超常期。与神经纤维、骨骼肌细胞相比，心肌兴奋性变化的特点是：有效不应期特别长，相当于收缩期加舒张早期。有效不应期特别长的原因是心肌细胞的动作电位有 2 期平台期，复极缓慢。其意义是：保证心肌不会像骨骼肌那样产生完全强直收缩，收缩舒张交替进行，充盈射血交替进行，有效推动血液循环（图 1-6-5）。

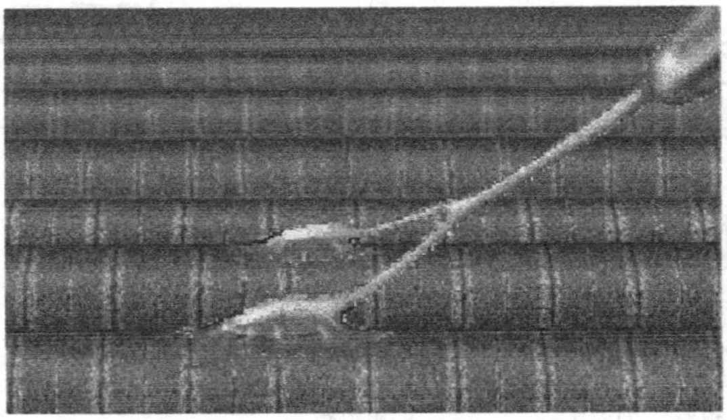

图 1-6-5　示意图（二）

## 三、神经干动作电位的引导测量方法

（1）PcLab 和 MedLab 系统：点击“实验”菜单，选择“常用生理学实验”或“文件”菜单“打开配置”中的“神经干动不应期测定”项目。系统进入该实验信号记录状态。仪器参数：2 通道放大倍数 200、交流耦合（AC）、上限频率 10KHz，通道 4，记录刺激标记，放大倍数 5～50，采样间隔 20ms；自动间隔调节刺激方式，最大刺激强度，周期 1s，波宽 0.1ms，首间隔 0.5ms，增量 0.2ms，末间隔：30ms，延时 1ms；记忆示波方式，刺激器触发。

神经干标本盒内左侧第一对为刺激电极，与刺激器“+、–”输出相连；右侧两对引导电极与示波器输入相连，其中蓝色电极接示波器下线、红色电极接示波器上线；位于刺激电极和引导电极之间的是接地电极，与示波器接地相连。第一对、第二对引导电极间距为 S=10mm。神经干置于标本盒内的电极上。

（2）刺激器：设有可调的刺激电压、频率、延时按钮，并有数值显示；另设有“单次、双次”输出切换开关。

（3）示波器：设有“扫描速度”调节按钮，以“ms/cm”为单位显示；其下方分别是上、下线的“位移”、“灵敏度”可调按钮，灵敏度以“mv/cm”为单位显示。示波器的按钮调节同步控制屏幕上扫描线的改变（图 1-6-6）。

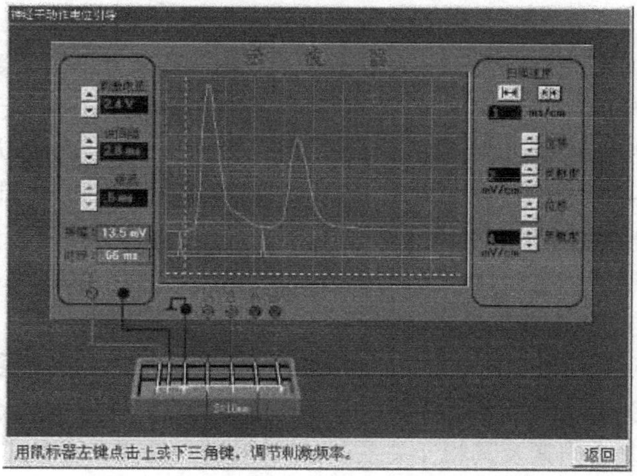


图 1-6-6　神经干不应期测定模拟实验窗口

（4）屏幕测量：当鼠标器箭头置于示波器屏幕上时，箭头变为两条垂直交叉的虚线，同时显示该交叉点时间和幅度的值，该值的零点分别是示波器屏幕的左边线和上边线。

（5）窗口内容和可操作控件均有提示，窗口提示栏右侧设置“返回”按钮，鼠标点击“返回”按钮，程序返回到模拟实验窗口。

（陈　凯）

# 第十节　感觉功能的检测方法

感觉是客观物质在动物主观上的反映。它是人和动物保持内环境稳定，适应内、外环境不断变化的重要功能。机体内、外环境中的各种刺激作用于不同的感受器或者感觉器官，通过感觉器官的调制作用，将刺激所传递的信息转换为神经冲动，后者沿着相应的传入神经到达大脑的特定部位，经过中枢神经系统的整合，产生相应的感觉。哺乳动物的主要感觉有视觉、听觉、痛觉、平衡觉、嗅觉、味觉等，本节内容主要阐述痛觉和平衡觉的检测方法，视觉和听觉的检测方法请见《神经系统与运动系统实验》所在章节的内容。

## 一、痛 觉 检 测

痛觉是机体受到伤害性刺激所产生的主观感觉，有重要的生物学意义。痛觉常伴有情绪活动和防卫反应，是有机体内部的警戒系统，具有保护作用。根据痛觉发生的部位，疼痛可分为躯体痛、内脏痛和神经痛。世界卫生组织已将疼痛列为除了体温、呼吸、脉搏、血压四大生命体征之外的第五大体征。相较于前四项体征，疼痛又是一种奇怪的体征。其特别之处在于痛觉具有较强的主观性，现今依然没有客观的生物学仪器能精确描述疼痛的程度。目前在临床和科研中有多种测量痛觉的方法。

### （一）主观评估指标

1. 视觉模拟评分法（visual analogue scale，VAS）  用于疼痛的评估在我国临床使用较为广泛，基本的方法是使用一条长约 10 cm 的游动标尺，一面标有 10 个刻度，两端分别“0”分端和“10”分端，“0”分表示无痛，“10”分代表难以忍受的最剧烈的疼痛，临床使用时将有刻度的一面背向患者，让患者在直尺上标出能代表自己疼痛程度的相应位置，医师根据患者标出的位置为其评出分数，临床评定以“0～2”分为“优”，“3～5”分为“良”，“6～8”为“可”，大于“8”分为“差”。临床治疗前后使用同样的方法即可较为客观地做出评分，并对疼痛治疗的效果进行较为客观的评价。此方法简单且易行，相对比较客观而且敏感，目前临床常用的 VAS 尺正面为“0”端和“10”端之间有一游动标，背面有“0～10”的刻度，实用而方便。

2. 麦-吉疼痛问卷（McGill pain questionaire，MPQ）  此为一种多因素疼痛调查评分方法，它的设计较为精密，重点观察疼痛及其性质、特点、强度和伴随状态和疼痛治疗后患者所经历的各种复合因素及其相互关系。MPQ 采用的是调查表形式，表内附有 78 个用来描述各种疼痛的形容词汇，以强度递增的方式排列，分别为感觉类、情感类、评价类和非特异性类四类。MPQ 在临床使用中可测定有关疼痛的多种信息和因素，实用于临床科研工作或较为详细的疼痛调查工作，但对患者的要求较高，表中的词类比较抽象，相对复杂，所以有时患者难以理解，并且花费时间较多，所以临床应用中具有一定的局限性。

### （二）客观评估指标

1. 热辐射法（thermal radiation，TR）  为温度测痛方法，它使用凸透镜聚焦，将热源发出的光线均匀地投射到受测试皮肤表面区域，随着热辐射能的增强，受测试皮区产生疼痛并逐渐增强，当热辐射疼痛与患者原有疼痛程度相等时，可用此时的单位面积皮肤每秒钟所受到的热量表示疼痛的强度。从测试开始的热刺激量逐渐增加至刚刚引起疼痛时的仪器所显示的热辐射量值即为“强度痛阈”；而达到“强度痛阈”后继续增加刺激强度直至测试者无法忍受时仪器所显示的热辐射量值即为“耐痛阈”；而在固定刺激强度不变的情况下，连续给予辐射热刺激直至刚刚引起疼痛的时间即为“时间痛阈”。热辐射法在测量过程中能精确控制热辐射刺激的强度、时间和测试部位的面积，引起的痛觉明显而固定，一般不受其他因素的影响，可用于较为精确的实验检测，但操作不慎可能引起皮肤损伤。

2. 电刺激法（Electrical stimulation，ES）  多种类型的电流均可作为疼痛刺激源，目前常用的为方波电刺激，这是因为方波电流的上升和下降速率极高，波幅在瞬间内即可达到最大刺激值，也可降低到零，并且方波的波形规则既有利于掌握刺激强度，也有利于测量和计算。电刺激测定痛阈在应用中具有定量精确，简便易行，重复性好，并且极少损伤组织。在具体操作中，电刺激的波幅、波宽、串长、程序和时间间隔等指标均可随意调整，它即可以用于测皮肤痛，也可以用于外周神经和中枢神经系统的测定，除了可以产生疼痛感觉外，也产生麻木感。

3. 机械刺激法  多数以压力作为刺激源，以往较常用弹簧式压力计，所给予的压力刺激量可以调节大小，并根据其刻度进行记录疼痛的产生及其程度。

4. 冷或热刺激法  以温度作为刺激源，此时周围温度应保持恒定，常常以 20～25℃为宜，冷刺激时以 1℃左右的冷水为刺激源，热刺激时以辐射灯照射或者加热板为刺激源，分别记录疼痛出现时的温度和时间，使用冷热刺激法时应注意调节温度梯度，避免皮肤冻伤或烧伤。

5. 药物刺激法　临床上使用高渗盐水、酸或碱性溶液、5-羟色胺、缓激肽和组胺等均可引起疼痛，但由于剂量不易掌握，目前已多被其他方法所代替。

## 二、平衡觉检测

在外界环境中，保持正常的姿势是人和动物进行各种活动的必要条件。正常姿势的维持依赖于前庭器官、视觉器官和本体感觉感受器的协同活动来完成，其中前庭器官的作用最为重要。前庭系统负责掌管平衡感，主要的功能为侦测地心引力。当个体活动时，前庭会调整头部倾斜的位置，以维持身体的平衡，在撞到东西或跌倒时能即时反应，保护自身。平衡功能检测常用的有以下检测方法。

### （一）昂白试验（Romberg 试验）

受检者闭目，双脚并拢直立，两手臂向两侧伸直平举与肩平，维持 30s。观察受检者有无站立不稳或倾倒。前庭周围性病变时，将向患侧偏倒；小脑有病变时，将向患侧或后方偏倒。

### （二）错指物位试验

检查者与受检者对坐，各伸出一手臂，食指伸出，其他四指握拳。检查者手背向下，受检者手臂向上。嘱受检者将手臂举起再向下移动，以食指接触检查者的食指。先睁眼试之，然后闭目检查。迷路有病变者，闭眼时不能正确指向预定目标，双手食指均向患侧偏斜。小脑有病变时，患侧食指向患侧偏斜，而健侧食指则能正确地接触检查者的食指。

### （三）巴宾斯基——魏尔二氏试验

受检者闭目由起始点向前走 5 步，然后向后退 5 步，反复 5 次。观察最后一次行走的方向与起始方向之间的偏斜角度如何，以判断两侧前庭功能状况。若向右偏斜角度大于 90°，则为右侧前庭功能减弱；向左偏斜大于 90°，则为左侧前庭功能减弱。

### （四）静动态平衡仪检查

静动态平衡仪通过计算机软件对患者的平衡功能进行检查，它能够按照重要顺序分类显示控制姿势的各种感觉信息传入（视觉、前庭、本体），也可以区分哪个系统出现问题而导致平衡障碍。它能够提供一定的视觉干扰，模拟一系列运动环境，以研究患者对干扰的姿势反应。此外，它还可以用来进行平衡障碍患者的康复训练，客观并量化评价前庭康复患者的治疗结果。

（漆辉洲）

# 第七章　医学科研设计的基本原理和方法

科学研究是人类为了深入正确揭示未知或未完全知道的事物本质及规律而进行的一种认识活动。科学研究的任务之一在于系统、深入、正确反映未知事物的本质规律，任务之二在于验证、修正、发展已有的理论学说。

医学科学研究，就是获得关于人体及其疾病的知识和创造防病治病技术的科学实践活动。医学科研的对象是人的生命现象与疾病过程。医学科研的任务是揭示人体生命本质和疾病机制，创造防病治病的各种技术手段。按研究的目的划分，医学科研可分为基础研究、应用基础研究、应用研究和开发研究。按研究的方法划分，可分为调查性研究、观察性研究和理论性研究。研究设计主要有调查设计和实验设计，本章介绍实验设计。

## 第一节　医学科研设计的基本步骤

科研设计是关于研究计划、方案的制订。良好的设计是顺利进行科研和统计分析数据结果的先决条件，也是使研究获得预期结果的重要保证。科研设计是医学科研活动的重要组成部分。任何科研工作，都要根据特定的研究目的搜集资料，并经过资料的整理分析才能揭示事物的本质规律。

1. 科研选题　科研选题是科研的起点，也就是确立所研究探索的问题。科研选题是关系到科研成败和成果大小的关键。提出研究的问题主要靠实践观察和文献资料启发。

2. 研究设计　研究设计是对科研内容与方法的设想和计划安排，是研究过程的纲领。研究设计时，除应用必要的专业知识外，必须应用医学统计设计的基本原理进行周密考虑，以保证研究的结果能够回答研究提出的问题，使用较少的人力、物力和时间取得预期的效果。

3. 预实验　研究设计完成后，为了使设计方案更完善、合理，应选择少量研究对象进行实验或调查，以摸索研究条件，修正研究方案。

4. 科研实施　根据设计要求获取可靠、完整的资料。收集资料的方法有三种：统计报表、日常性工作、专题调查或实验。

5. 统计分析　计算、分析有关指标，揭示事物内在的规律。总结样本，推断总体。应用分析、综合、归纳等方法，把感性认识上升为理性概念。

（易光辉）

## 第二节　医学科研设计的基本要素

实验研究的基本要素包括处理因素、受试对象和实验效应三部分。基本要素确定的正确与否，会直接影响实验研究的成败。

### 一、处 理 因 素

处理因素也称研究因素，是指在实验研究中有目的地施加到受试对象上的因素。与其相对应的还有所谓非处理因素，它是指非有意施加到受试对象上，而在实验中可能起到干扰作用的因素。

1. 处理因素的性质

（1）施加处理因素：包括①化学性处理因素，如药物、营养素、激素、中毒物、粉尘、飘尘等；②物理性处理因素，如外科手术、射线、理疗、针刺、艾灸等；③生物学因素，如病毒、细菌、真菌、寄生虫等。

（2）固有处理因素：是指研究对象不可改变的生物特质，例如，研究成年男女冠心病发病率，则性别就是固有处理因素；研究不同年龄人群血脂含量的差异，则年龄就是固有处理因素。

2. 处理因素的数目与水平　处理因素的数目指研究中人为施加几个因素，如果是一个称为单因素。单因素设计目标明确，一目了然，但同一因素在量上可有不同程度。例如，临床观察某种降血脂药不同剂量的降血脂效果，该种降血脂药则是“（单）因素”。不同剂量则为“水平”，称为单因素多水平实验研究。如欲研究不同年龄组高脂血症患者采用这种降血脂药按不同剂量的治疗效果，这里，患者年龄和降血脂药分别为处理因素，此为两个因素，每个因素又要分为若干个剂量水平，这就是多因素多水平的实验研究。

3. 处理因素间的“相互作用”　多因素之间由于某种影响，能够增强或减弱处理因素原有的效应，称“相互作用”。如观察两种药物的疗效，是否可能发生两种药物的协同作用或拮抗作用，在设计时分组应包括对照组、A 药组、B 药组和 A 药加 B 药组，这样才能判明两种药间是否存在相互作用。

4. 处理因素的强度　处理因素的强度实际上就是一个剂量问题，即施加的因素一定要达到使受试对象能产生效应的剂量，所以强度一定要适宜。

5. 处理因素的标准化　科研设计中处理因素的标准化应特别注意，如用某抗生素治疗某病，在同一实验研究中要采用同一厂生产，同一批号，纯度相同，使用时在不同组间还要按同一规程配制。如为中药的治疗观察，应对中药的种属、产地、采取季节、炮制方法、剂量、用法等力求一致，这就是处理因素标准化。

6. 处理因素的实施　在解决处理因素数目、强度等问题的基础上，还需要制订处理因素应用规则、制度及具体方法。临床试验中，有时由于病情变化所制订的规则难以实施，因此，在设计时应同时规定发现和克服这种情况的方法。

## 二、受试对象

医学研究的受试对象通常是人和动物，在实验设计时首先要确定实验对象，并对实验对象的条件做出严格的规定。

1. 临床试验对象　临床试验对象通常是患者，患者的特点各有不同，如疾病有先天和后天自然条件下罹患的；患同一种疾病者其具体病情、病程又有不同；过去是否接受治疗情况不同；各个患者合并其他疾病情况及生活条件不同等。这些特点就决定着他们对同一药物可能具有不同的反应。患者之间的这些差异，就使临床试验研究变得十分复杂，如果不对受试对象加以控制，使受试对象做到标准化，就会造成试验结果的个体差异很大，难以进行统计和得出结论。因此，在临床试验设计时，必须对试验对象做出统一的规定。

（1）列为试验对象的患者，必须按统一的诊断标准进行诊断。通常根据国际疾病分类和全国性学术会议规定的诊断标准来选择患者，因为其具有权威性，还可与同类的研究结果比较。

（2）对患者的年龄、性别、病情轻重、病程和病史做出明确的规定。合乎条件的才可列为试验对象，不合乎条件的一概不能列为试验对象。只有这样，才能避免由于条件相差悬殊，个体差异大而影响试验结果的判断。同时还要制订排除标准，如年老体弱者、同时患另一种影响试验效果的其他疾病，或对试验药物有不良反应的，均应排除在受试对象之外。

2. 动物实验对象　研究内容不同，选择动物的要求也不同，总的原则是选择与人体功能接近的动物，以便使研究结果有更好的外延，推而广之；选择对实验效应敏感的动物，以便得到预期、可靠的结论。例如，研究循环、神经、消化的病理生理特点，血管吻合术、体外循环、脏器移植等最好选用犬，因为犬在这方面的功能与人很接近。

不论选择人或动物作为受试对象，均要同时考虑所需数量，即样本大小。

## 三、实验效应

所谓效应即我们通常讲的实验指标，是具体反映处理因素作用、效果的指征，是鉴定实验结果的客观尺度，是实验研究工作的核心内容。

1. 指标的性质

（1）计数指标：是指处理因素作用于受试对象以后所发生的生理现象或病理现象，只能以清点数目的形式记录下来的指标。如临床观察疗效时的痊愈、显效、好转、无效、恶化例数等，化验指标（–）、（–/+）、（+）、（++）、（+++）计数等，动物实验中的生存与死亡数等。

（2）计量指标：是指实验效应所反映的客观现象能以定量数据记录下来的指标。如体重用公斤或千克（kg）表示、肺活量用升（L）或毫升（ml）表示、体温用摄氏度（℃）表示、血清胆固醇水平用毫摩尔每升（mmol/L）表示等。

2. 指标的数目　指标的数目没有统一的规定，一般均按研究目的来确定，不是指标越多越好，要抓住关键主要指标，对主要指标一定要仔细地观察。主次同抓必将分散精力，既耗费不必要时间，也耗费不必要的人力、财力和物力。

3. 指标的选择

（1）指标的关联性：指观察指标能够准确地反映处理因素的效应本质，与处理因素有本质联系。如痰中结核菌检出率是反映开放性肺结核的本质性指标。

（2）指标的特异性：指所选用的指标应能确切地反映疾病本身及处理因素的效应（又称指标的效应性），不受其他因素的干扰。如碳氧血红蛋白（HbCO）就是一氧化碳中毒的特异性指标，而红细胞沉降率并非急性肾炎的特异性指标。近年来免疫学的发展很快，于是有些研究不适宜地在实验中列入免疫学指标。

（3）指标的客观性：实验指标有客观与主观之分，医学诊断上常有患者主诉和患者检查所见，主诉即主观感觉，检查所见即客观现象。主观感觉可受社会因素、心理等因素的影响。而客观指标较少受心理状态的影响，有效控制信息偏倚。

（4）指标的精确性：精确性包括准确度和精密度两个含义，准确度指观察值与实际的接近程度，也称指标的真实性；精密度指重复观察时，观察结果的一致程度或接近程度，也称指标的可靠性。如果一个指标有几种测定方法，应选择其中最精密的一种。

（5）指标的灵敏性：指标的灵敏性指检出实验效应的微量变化。如观察细胞的亚微结构必须用电镜，观察体内微量金属元素可采用极谱法、原子吸收分光光度法，观察基因表达变化可采用 RT–PCR 和蛋白质印迹方法等。

（6）指标的标准化：指标应有时间和空间的标准。如观察降压，不仅观察降压的时间，还要观察降压的持续时间，就是要统一规定出持续多长时间才算有降压效果。

4. 指标的观察　实验效应的观察应避免带有偏性，如临床试验中医生常偏重于新疗法，从而影响结果的真实性，为了消除和减少这种测量上的偏性，在研究中应采用盲法，如双盲法。

（易光辉）

## 第三节　医学科研设计的基本原则

### 一、对照原则

1. 对照的意义　有比较才有鉴别，对照是比较的基础，要确定处理因素与实验效应的关系，没有对照不能说明任何问题。因此，在医学科研中，除单纯的正常生理指标的调查外，一般都需要进行有对照的比较研究，设立对照可以控制非实验因素的影响，辨别疾病的痊愈是防治效果的作用还是自然痊愈等。故实验设计的对照不是可有可无，而是不可缺少。

2. 对照的应用

（1）消除非处理因素的影响：应用对照的目的在于估计各种因素的影响程度，以便显示处理因素的真正影响。如观察某药是否有效，某种疗法是否可用，某个因素对某个指标是否有影响，都需要以各种形式进行对照研究，在互相对比中来辨别因素的效应。

（2）找出综合因素的主次：如验证某个方剂（多味药或多种药）对某种病的疗效，可通过多种对比或去除某几味药（中药方剂）的对照，最终会找出起主要作用的某药或某几味药。

（3）验证实验方法的可靠性：通过标准阳性对照获得阳性结果，而非标准阳性对照获得阴性结果，才能证明实验方法可靠，可在实验研究中应用。例如，临床生化检验中常采用对照的方法，用来修正实验数据，寻找实验的最佳条件，分析实验中的问题或差错的原因等。

3. 对照的形式　对照的形式应根据研究目的和内容加以选择。常用的有以下几种。

（1）空白对照：对照组不施加任何处理因素。例如，观察维生素 A 的防癌作用，试验组的石棉矿工人每日口服一定剂量的维生素 A，对照组的石棉矿工人不服维生素 A，处理因素完全空白。追踪观察一定时期后，比较两组工人癌症的发生率。空白对照简单易行，但容易引起试验组与对照组在心理上的差异，从而影响试验效应的测定。

（2）安慰剂对照：对照组采用一种无药理作用且对受试者无害的制剂，它在剂型或处置上与试验药物相似，不能为受试者识别，称为安慰剂。使用安慰剂有助于避免对照组患者产生与试验组患者不同的心理作用，但在使用时一定要慎重，做好“保密工作”。一般来说，其适用于小规模的试验研究。

（3）试验对照：对照组不施加处理因素，但施加某种与处理因素有关的试验因素。如赖氨酸添加试验中，试验组儿童的课间餐为加赖氨酸的面包，对照组为不加赖氨酸的面包。这里面包是与处理有关的试验因素。两组儿童除是否添加赖氨酸外，其他条件一致，这样才能显示和分析赖氨酸的作用。由此可见，当处理因素的施加须伴随其他因素时（如赖氨酸添加在面包里），若这些因素有可能影响试验结果，应设立试验对照，以保证组间的均衡性。

（4）标准对照：用现有标准方法或常规方法作对照。这种对照在临床试验中用得较多，因为很多情况下不给患者任何治疗是不符合医德的。另外，还可用于某种新的检验方法是否能代替传统方法的研究。

（5）历史对照：以过去的研究结果作对照。例如，某种疾病过去的治愈率为 0，今有一种新药连续治愈 2 例，尽管没有另设对照，仍可认为是一种很好的药，因为过去大量从未治愈的该病患者就是对照。历史对照仅适用于非处理因素影响较小的少数疾病，一般不宜使用，用时应特别注意资料的可比性。

（6）自身对照：对照与实验在同一受试对象进行，比较受试对象接受处理因素前后实验效应的差别。如以患者用药前后的血压值作对比。自身对照简单易行，使用广泛，但它不是随机分配而成的，有一定局限性。若实验前后某些环境因素或自身因素发生了改变，并且会影响实验结果，这种对照就难以说明任何问题。因此，在实验中常需单独设立一个对照组，比较实验组与对照组处理前后的效应差值。

（7）相互对照：几种处理（或水平）互为对照。例如，三种方案治疗高血压，三个方案组可互为对照，以比较疗效的优劣。

## 二、重复原则

重复是指各处理组及对照组的例数（或实验次数）要有一定的数量。如果例数太少，有可能把个别情况误认为普遍情况，把偶然或巧合的现象当作必然的规律性现象，以致实验结果错误地推广到群体。但例数太多或实验次数太多，又会增加严格控制实验条件的困难，造成不必要的浪费。为此应该在保证实验结果具有一定可靠性的条件下，确定最少的样本例数，以节约人力和经费。

## 三、随机原则

随机是指总体中每一个体均有同等的机会被抽取作为研究观察对象或每一受试对象有同等机会被分配到不同处理组。在实验研究中，不仅要求有对照，还要求各组间隙了处理因素外，其他可能产生混杂效应的非处理因素尽可能保持一致，即均衡性要好。贯彻随机化原则是提高组间均衡性的一个重要手段，也是资料分析时进行统计推断的前提。

随机化原则包括随机抽样和随机分配，随机分配是实验设计的重要环节。随机分配方法有完全随机分配、区组随机分配和分层随机分配。随机化分配虽能提高比较组间的均衡性，但并不能保证比较组间具有均衡性。在研究设计及分析中要注意混杂因素的控制。

1. 完全随机分配　即采用随机排列表直接将受试对象分配到不同组别。还可利用抽签的方法，如预先规定奇数到实验组，偶数到对照组。当涉及大样本实验时，可利用计算机产生随机数字，如规定随机数字＞0.5 的受试对象分到实验组，＜0.5 的受试对象分到对照组。

2. 区组随机分配　先根据实验的分组数，将特征相同或相近的受试对象划分为若干区组，再在每个区组应用随机方法进行分配。这样不仅提高组间的均衡性，而且保证不同组间受试对象数相同。

3. 分层随机分配　先将受试对象按某些特征，如年龄、性别或病情轻重程度等分成不同层次，再在各层中进行简单随机分配。其可提高组间的均衡性。

## 四、齐同原则

齐同是指除处理因素外，不同比较组研究对象的其他因素或条件相同，即组间要有良好可比性。齐同是进行比较分析的前提，没有齐同就没有分析比较的价值，齐同包括如下几个方面。

1. 除接受的处理因素不同外，其他条件应相同　例如，在临床疗效分析中，不同组间研究对象的年龄、性别、职业、病程、病情的轻重程度等应相同或相近，保证组间的均衡性。在动物实验中不同组间动物的品系、月龄、体重、饲养条件应相同。

2. 对实验效应的观察方式应相同　前面已提到实验效应的观察要尽可能选择客观、精确、敏感、特异的指标，但在不同组间要采用相同的观察方式和标准，包括采用相同的仪器设备、测试手段、观察方式等。例如，对胃溃疡治疗效果的比较，不同组间可采用不同的处理因素（中药、西药等不同药物），但对效果观察的方式应一致。决不能一组用胃镜观察，另一组用钡剂X线造影或其他方式观察。

3. 对研究效应有影响的其他因素应相同　即其他影响观察效应的各种辅助治疗因素也应齐同。如做疗效比较，不同组的观察对象在是否保证良好休息、合理营养、社会心理因素等方面应一致。对发病、治疗效果与多种因素有关的疾病，做疗效评价时应特别要注意。对于与职业有关疾病，应特别注意不同组间是否脱离了职业致病环境。例如，比较中西药治疗急性肾炎的治疗效果，除不同组间患者的年龄、性别、病情轻重程度相同，采用相同的疗效观察方式外，两组间患者的休息、饮食等情况也应相似，决不能一组采用住院方式治疗，另一组门诊接受治疗。

4. 对各处理组的观察应同样重视　随访时无论在询问及标本化验方面，两组均应同样认真对待，更不能在诊断确定或阳性结果成立之后再去调查。齐同是进行分析比较的前提，许多实验设计内容的目的就是要实现齐同，包括合理选择研究对象、随机分配、采用合适的设计方案等。

## 五、盲法原则

盲法是避免信息偏倚的重要措施之一，在临床试验实验效应的观察中应使用盲法。依据不知道对象的类型，盲法分为单盲、双盲及三盲三种。

1. 单盲法　单盲是指研究者知道分组情况，被研究观察的对象不知道自己属于哪一组。这种盲法的优点是研究者可以更好地观察了解研究对象，必要时可以及时处理研究对象可能发生的意外问题，使研究对象的安全得到保障。缺点是避免不了研究者方面所带来的偏倚。因为研究者自觉或不自觉地重视试验组而对对照组观察不够。这样两组的处理就不够均衡。

2. 双盲法　双盲是指研究者和研究对象都不知道每个受试者被分配到哪一组。需要有第三者来负责安排、控制整个试验。这种盲法主要用于药物临床试验研究。它的优点是可以避免研究者和研究对象的主观因素所带来的偏倚。缺点是方法复杂，较难实行。一旦研究对象在试验过程中发生事先未预料到的意外反应，需要采取紧急医疗措施时，负责此项试验研究的第三者若不能及时查出此对象所在的组别，将耽误对研究对象处理的时机。

3. 三盲法　三盲是不仅研究者和研究对象不了解分组情况，而且负责资料搜集和分析的第三者也不了解分组情况。这样，可以更客观地评价反应情况。但是，人们对使用三盲试验尚有不同看法。

（易光辉）

# 第四节 科研设计的基本内容

## 一、明确研究目的

为了能以较少的人力物力得到明确可靠的科学结论，在进行研究之前，应针对研究目的经过深思熟虑后制订出包括研究内容、方法、观察指标等在内的能指导研究工作整个过程的工作计划。虽然在研究过程中有时需要对计划做必要的修改，但是，如果没有一个全盘计划，做了上一步再考虑下一步，则容易导致研究工作进展不理想甚至失败。

## 二、确定研究方法

根据研究目的，选择恰当的方法，即确定实现研究目的的最佳途径。不同的研究目的可用相同的研究方法，同一研究项目可有不同的研究方法。

研究方法对资料收集的可靠性、科学性、时效性影响很大。一项研究可以采用一种研究方法，也可以同时应用几种方法。不同的研究方法各有优缺点，亦有一定的适用范围，应用时注意。研究方法的确定，应根据研究目的、研究内容，以及研究者对各类方法的掌握程度而定。确定研究方法的同时应考虑研究方法上涉及的理论与技术等问题。

研究方法可分为①观察法：是在自然条件下通过调查、观察与研究分析认识疾病或健康问题的现象、规律与病因。按观察的内容分为现场观察与临床观察。按观察的方法分为描述性研究与分析性研究。②实验法：是在研究者直接控制条件下进行研究，它用人为控制某因素以干扰疾病在人群中分布状况，或用人工手段采取措施，以探讨某病的危险因素或防治效果。③理论法：包括医学科研所涉及的基本原理、认识，资料收集、分析方法，实验方法等方面的研究。

## 三、确定研究对象

研究对象根据研究目的和方法而定，大致可分为人和动物。若以人作为研究对象，需要进一步明确具体条件与要求，以及不适宜作研究对象的排除标准等，做出明确规定。例如，在研究慢性支气管炎时可规定为“每年持续咳嗽 2 个月，且连续 2 年或 2 年以上者，或者持续咳嗽 3 个月或 3 个月以上者”为慢性支气管炎患者，其中当然应排除其他原因造成的长期咳嗽患者。若以动物为对象还要进一步明确什么动物，动物的品系、月龄、雌雄、体重等。注意选择对研究因素敏感的动物，有代表性的动物。

在确定研究对象中应注意：①研究对象要代表总体目标人群；②能够保证从研究对象中获得所需要的研究资料，即能服从研究目的，在研究中予以积极配合；③不妨碍研究对象的正常活动，不侵犯人权；④符合当地的法律规范和人文道德标准；⑤所比较的两组或组间要具有可比性。

医学科学研究绝大多数是通过样本推断总体，也就是说从众多研究对象的总体中抽取部分单位作为样本进行观察研究，来说明总体情况。例如，观察某药治疗高血压的效果，一个地区高血压患者人数众多，不可能全部进行观察，只能是选择部分作为研究对象来说明该药对高血压的治疗效果，这就是随机抽样。在确定研究对象时要随机抽样。随机抽样需要首先确定一个范围，如地区、团体、企业、医院等。

## 四、确定样本大小

样本大小即研究对象的数量。医学科学研究绝大多数是以样本推断总体，不可能对总体进行全部观察或实验，因此需要考虑研究对象的数量，即样本大小问题。

疾病的发生原因及防治效果受多种因素的影响，如果只观察几个人，很难得出可靠的结论。在同样的条件下，研究对象越多，所得的结论越可靠。但也不是研究对象越多越好，样本太大，工作量大，增加人力物力，工作不易做得细致，反而可能影响工作质量。

## 五、确定观察指标

实验研究采用的观察指标对研究工作质量有很大影响，是鉴定实验结果的方法与尺度。

在确定观察指标时须注意如下几点：①选择反应研究效应实际的指标，即能够确切地反映研究因素的效应；②选择客观指标，如体温、心率、血压、白细胞计数等是客观指标，而疼痛、麻木、头晕等则是主观指标；③选择特异性指标，特异性高的指标，易于揭示出事物的本质特点而不易受其他因素的干扰，即要有排他性。例如，对急性肾炎疗效的观察，尿液检查有特异性，而红细胞沉降率则缺乏特异性；④选择灵敏、精确、稳定、可靠的指标，确定观察指标后，还要规定其具体的内涵、测量方法和标准。

## 六、资料收集方法

1. 信访　用通信的方式，调查了解研究对象的有关情况，本法用于流行病学调查及临床对某病患者治疗后的随访。

2. 常规记录资料　如临床记录或病例、疾病报告、死亡报告、人口统计、气象资料，以及农药及某种药物使用量、销售量、环境监测记录等。这类资料可作为研究的补充资料或相关因素分析资料，可从有关部门获得。

3. 现场调查询问　是对研究对象直接的面对面的调查。主要用于了解调查对象以往的病史、接触致病因素情况及目前状况。

4. 身体检查与检验　对研究对象做身体检查与有关检验，了解患者病情及防治效果等，包括某些常规检查和专项检查。

5. 现场观察与环境因素检查　不同的疾病现场观察与检查的重点不同，如对肠道传染病发病情况的观察重点应该是供水卫生、食堂饮食卫生等；虫媒传染病则要调查有关媒介的孳生条件、密度等；职业有关疾病要了解作业环境有害物质的浓度、排放及工作保护条件等。

## 七、拟订研究记录

拟订研究记录是将调查或实验研究的内容、观察指标按照一定的要求与格式制成统一表格，以便在研究实施中方便使用。通常表格中包括一般项目、分析项目与核对项目。

调查表或实验记录的拟定应注意如下几点：①内容要明确使调查者、被调查者、实验操作及记录者准确理解各项目的内容和实质；②项目记录要简便使调查者能容易完成，特别是现场调查时切忌以简答问题的方式记录，应采用选择答案式；③要考虑分析时的方便多用编码表；④多采用一人一表使整理、分析、核对方便。

## 八、误差与偏倚的控制

误差是指研究观察结果与真实情况之间的差异，即样本统计量与相应参数间的差异。

偏倚是指在研究或推论过程中所获得的结果系统地偏离真实值，是在研究设计阶段、实施阶段，由于某种或某些因素的影响，使得研究或推论的结果与真实情况存在差异。产生的原因主要有研究中由于所用仪器不准或试剂不精、操作人员技术欠佳、采用不恰当的标准等。这类误差的出现一般是有规律的，产生的原因往往是可以掌握的，因而在设计中要尽可能考虑到各种系统误差的具体来源，并通过实验质量的控制消除之。

## 九、确定统计方法

在研究设计中要考虑好最后用什么方法进行统计分析。因为研究设计中研究内容、观察指标、资料收集方式等均与统计方法密切相关。根据统计方法要求有目标地收集数据，又可对收集资料的方法及内容提出进一步的要求。如果事先不加考虑，就可能会导致资料分析时找不到适当的统计分析方法而影响研究工作，或者是统计分析不需要的东西在研究中调查收集，造成人力、物力的浪费。

## 十、确定研究时间

研究时间包括研究期限和具体时间安排。每个研究项目都有一定期限要求。研究期限的长短视研究目的、研究内容、范围、样本量等确定。一般来说，研究的资助方均有期限要求，应根据研究需要和资助方均的期限要求统筹兼顾而定。

研究的具体时间安排指研究时间进度与实施步骤，是完成研究任务的时间保证。一般情况下，研究时间安排是依据研究要求、范围、内容及主客观条件来确定的，但有些特殊的项目本身有时间要求，错过一定时机，就降低了研究价值。研究时间的确定，一定要留有余地，以防意料不到的情况。

## 十一、研究组织工作

现代科学的进展，各学科间高度综合，大多数研究课题不是靠一个或两个人所能完成的。需要若干研究人员的协作，甚至是不同学科的联合攻关或国际间的合作，因此一项研究组织工作十分重要。程序清楚，分工明确，各司其职，组织有序是如期完成研究项目的必要前提。大型研究可分为几个研究组，在即定的研究时间、步骤要求下，各组分工合作，成果分享。

人员的组成取决于研究范围、规模、研究方法、完成时间与经费多少。

在研究设计中还要考虑经费预算问题，据财力安排研究工作，切忌经费不足而研究规模庞大，最后半途而废。经费预算包括调查人员的经费开支、购置必要昀仪器设备、消耗用品（动物、药品、试剂、调查表格等）开支、交通等后勤开支、研究对象补贴等。

（易光辉）

# 第五节　医学科研论文的撰写基础

医学论文或称医学科学论文，是科学论文的一种，可就医学方面的任何一个问题加以论说，文章的形式也多种多样。医学科研论文往往具有较鲜明的学术论文的色彩，通常为一项医学科研工作的总结资料。凡是将创造性的研究成果用文字记录下来，形成一篇有论点的文章并公之于世者，皆可称为医学科研论文。为了取得博士、硕士等学位而提出的研究报告，一般称为学位论文，有时亦可简称为论文，如硕士论文、博士论文。学位论文也是学术论文中的一种，但对其内容与撰写方法等另有要求。

## 一、医学论文的种类

医学论文依其论述内容之不同、对所揭示的事物或问题的形式与深度等之不同，可有各种各样的格式和写法。几种最常见的医学论文的类型如下。

（1）病例报告：属于描述性研究，主要任务是提供现象与事实，例如，对未知病（新发现的病）、罕见病或表现极为特殊的一些病例所进行的观察记录等，病例报告的目的主要是为未来的阐述性研究积累事实材料，当某一疾病（亦包括综合征等）的病例累积到一定数量之后，人们便可对其本质的了解从感性认识上升到理性认识，发现其规律性，阐明其外部现象或特征之间的内在联系。从而对其病因学和发病机制等获得更深刻了解。有些误诊误治的病例报告基本上亦可属于这一类，但其主要目的是总结经验和吸取教训。

（2）临床分析：指在一定数量的患者中，对其发病因素、临床表现、诊断、治疗或预后等方面，所进行的观察、分析和讨论。此类文章的病例数不宜过少，病程记录和各种检查资料等必须完善，因为这些都是“分析”的重要基础。分析只是一种手段而非目的，通过分析应能给人以新的启示和知识，可以用来指导医疗实践并促进医疗水平不断提高，这才是目的。因此，临床分析这类文章的关键在于，有无新的认识、新的见解或新的结论。

（3）疗效观察：通常是指对一种新的药物或新的治疗方法所进行的评价性研究。评价的主要方式是比较，进行评价时必须配有与之平行的和已知疗效的常用药物或惯用疗法，最后才能得出公正的结论。此类研究的基本要求：①样本数量不可太少，对照设置必须合理，观察时间不宜过短；②必须全面指出新的与原有的两者间之差别及差别程度，既包括治疗效果的一面，亦包括不良反应的一面，以及给药方法或操作方法的优缺点等；③根据观察结果最后必须有一个明确的结论（即评价），结论可以是肯定的但亦可是否定的（或两者无差别）；得出否定的结论同样属于观察研究的成果。

（4）临床病例讨论：有时亦简称为病例讨论。对于某些疑难病例——特别是临床表现十分复杂或极其特殊的病例——通过临床与病理对照并进行集体讨论，对于帮助人们认识某些疾病的本质可以起到逐步深化的作用，对于不断促进临床医学的进步和积累诊疗经验有其特殊的意义。这种个案性研究，是集合群体智慧对某一事物共同进行探索的一种形式，因此至少应有数名医师参加。根据现有的事实材料，参与讨论者可按照自然科学原理并结合自己的医疗实践经验各行己见，最后求得一致认识，并统一到客观事物的本质中去。因此，这种研究的首要条件是，必须有完整而详尽的临床记录和准确的病理检查结果。这些材料相当于一般科研论文中的“研究对象、方法和结果”，是展开讨论的基础。临床病理讨论的小结相当于一项科研的结论，既应正确又应明确。

（5）实验研究：通常是指在实验室内所获得的研究成果，当然亦可包括在临床上所进行的某些试验。研究的对象大多是实验动物，有时也可能是一种检验方法、操作方法、技术方法或对某种现象的观察等。研究的内容主要是在人体内无法进行或暂时尚不宜在人体上进行的一些项目，通过实验研究或是准备逐步向人体过渡，或是在方法学上加以确定，或是对某种现象给予阐明。

对于此类研究报告的主要要求是：①必须提供充足的数据、明确的效应及合乎逻辑的判断、推理和结论；②需要具体而详细地说明实验的方法、所使用的材料和试剂，以及实验动物的种类和品系等。能否满足上述两项要求，是评价一篇实验研究报告的重要依据。

（6）调查报告：为了查明某一事物特征在人群中自然存在的状况，主要依靠进行调查研究。例如，某些疾病的流行状态、发生率或病死率，人群的免疫水平，小学生的发育状况，中学生的近视发生率等，不通过调查研究就无从了解。调查研究的主要任务有二：一是要求全面摸清并正确阐明某一事物的本质及其规律性；二是在前者的基础上必须提出相应的变革措施和可行的对策。科学研究的主要方式是提出问题和解决问题，调查报告中提出的对策或建议应是切实可行的，而且通过实践的检验确能看到效果；倘若只是空发议论或夸夸其谈一番，实际上也就等于没有提出建议，没有解决问题。

（7）文献综述：以已发表的一系列文献为研究对象，通过深刻的思维加工进行高度抽象与概括，并透过大量的经验性资料发现事物的本质及其规律性，在分析与综合的过程中产生自己的观点与体系，则同样是一种科学研究活动，此类综述当然也是论文，而且有时还可能是更重要的论文。科学发展的历史已经证明，有些重要的理论和学说，正是在通过高质量的综合和系统理论研究的基础上建立起来的。

综述通常是针对某一专题或某一领域在一定期间内的进展情况进行研究，将该时期内大量分散的材料转化为一个较为集中而又十分有条理的精华整体，不仅能使人在较短时间内对某一问题的新动态、新进展、新发现迅速获得了解，而且还能从中明显看出综述者的观点与见解，并通过科学的判断与推理帮助读者展望未来和建立正确的进取目标，这就要求综述的认识深度要大而题目则不宜过大；如果是试图建立理论或学说，则需提供大量的有力事实和充分的可靠数据。

（8）医学述评：有时亦称为评论或社论，是另一种体裁的论文形式，大多出自名家或高级编辑之手。其研究对象主要是一个学科或领域中的专业活动状况，作者需要有丰富的理论知识和实践经验及高度的洞察力，能够全面准确地总结该范围内一个时期以来的医学实践，并认识和分析所存在的主要问题，指出解决的办法和前进的方向。因此，医学述评往往具有学术指导性文件的性质。这就要求撰写此类文章者必须高瞻远瞩，对于复杂的现实情况和发展趋势能做出有见解的评论。对于未来能给人以正确的引导、明确的目标和坚定的信心。

## 二、撰写论文的目的

对于医学总体来说，医学论文则是反映医学科学水平的一个重要标志，是表明医学科研动向的一些信息，也是推动医学进步的有效形式。撰写医学科研论文的主要目的如下。

### （一）科学积累

现代的科学文化知识是人类智慧的结晶，也是人类所特有巨大精神财富；但这一财富的形成绝非朝夕之功，而是自古以来经过无数人的实践和认识活动一点一滴积累起来的。只有不断进行知识积累，科学文化才能不断地向前进步。

（二）学术交流

通过科学研究活动所探索到的新知识不宜据为已有，而应以最快速度和最有效的方式广泛加以传播，进行国、内外学术交流。相互借鉴或促进能加速科学技术的进步。交流知识的方式虽多种多样，而且各有不同的优点，但一般来说宣读、报告、讲座、专题讨论会等都会受到时间、空间、人数的限制，交流的范围不会太广，有效时段也很短。

（三）检验成绩

通过撰写论文，可以考核一段时期内的专业学习情况或技术业务进步情况，从而可以衡量一个人的知识增长速度和现有水平。本科生和研究生的论文，为其学业成就或研究成果的重要凭证，可借此而取得学士、硕士或博士学位。临床医师、药师、检验师、护师及预防保健医师等的论文，则可显示其专业知识不断增长和提高的情况，并能从一定程度上反映其医疗技术水平或学术水平。

（四）完善和促进科研工作

医学科研论文的撰写及在期刊上的发表，是一项科研工作不可缺少的一步。在研究项目即将结束之际，通过撰写论文不仅可进一步完善该项科研，而且能为下一步奠定一些基础。论文撰写过程，可以回顾工作的全过程，形成一个较完整的科研工作概念；可以总结和评价这一次的研究方法有何优缺点；可以必要时补救遗漏的资料或增加某些实验；可以学习和掌握分析问题与认识问题的逻辑方法，等等。

（易光辉）

## 第六节　医学科研选题与探索性实验

### 一、医学科研选题的思维方法

科研选题重在发现问题，一般来说，发现问题有如下几种思维方法。

（1）发现疑问：一般来说，学科发展水平越低，值得怀疑的结论越多。实践越依赖于经验和常识，可信度越低。怀疑并不是随心所欲地乱猜疑，其依据有两个：一是事实与经验；二是逻辑。作为怀疑依据的事实与经验，总是与现有结论或常规不一致甚至相悖。

逻辑是检验理论合理性的有效工具。对理论的逻辑推敲，可以从推敲概念，尤其是一门学科的基本概念做起。对于一时十分流行的概念也应仔细推敲。一般情况下，怀疑的产生具有上述两个方面的依据，事实与原理相悖引起思索，思索又指向原理的逻辑合理性。

（2）转换思维：即转换思维的角度，从与原有结论不同的角度进行思考，或从不同的层面上来认识原有的研究对象，以形成关于对象的新的认识。这种认识的产生不以否定原有的结论为前提，它需要摆脱原来的思维定势和已有的知识影响，另辟蹊径。

（3）类比与移植：是通过与其他学科研究对象类比和借用其他学科的思维方式，来发现本学科研究的新问题。这种思维方式的特点是从别的学科研究中得到启发，找到发现问题的视角。

（4）深入探究：如果说，上述几种思维方法都与对事物的已有认识直接相关，那么，深入探究现象的思维方法则要求直接面向现象，从对现象本身的思考中提出新问题。

当今世界丰富多彩，各种现象变幻无穷，只要我们善于多问几个为什么，就会发现许多值得研究的新课题。我们可以从现代社会的需求出发，去研究新产品、新技术、新工艺的开发利用，去研究解决社会热点问题的方法和途径。

## 二、医学科研选题的具体方法

（1）从文献中选：即从已有理论与事实之间的矛盾中选题。在阅读文献中，常常会发现理论与事实之间的矛盾，这类矛盾表现出来的，不是经验有误就是理论存在问题，一是新事实与旧理论之间的矛盾；二是理论推出的逻辑结论与客观事实之间的矛盾。

（2）从学术争鸣中选：即从目前科技理论体系之间的矛盾中选题。一是同一科技理论体系内部包含的逻辑矛盾；二是同一学科不同理论之间的矛盾；三是不同科技理论体系之间的矛盾。

（3）从医学实践中选：在工作实践中，常常会发现社会需要与现有科技条件之间的矛盾。社会需要是科学研究的动力，经济建设、社会发展、人类生活的需要随时都会提出理论上和技术上的各种各样的新需要，这方面是科研工作，特别是应用性研究最直接、最广泛、最有价值的选题来源。

（4）从科学的交叉区和边缘区中选：在现代，不同科学和技术的交叉区和边缘区，往往是科学与技术问题的生长点，常常引出复杂程度、层次性、价值性颇高的科研选题和成果。如维纳等在数学、物理学、自动控制、电子技术等学科相互渗透的边缘地带开拓了一个崭新的研究领域，取得了控制论研究成果，创立了控制论科学与技术。

（5）从各种机遇中选在具体的科研工作实践中，往往能够出现意外的情况和收获，如可能出现新的发现、新的灵感、新的意识、新的思路、新的线索等各种机遇，这对有心人来说，在整个科研过程中都存在着这方面的机会，它往往成为新的科研选题，是科研选题重要的源泉之一。

（6）从科技项目指南中选：我国各行业、各部门和综合科技管理部门，从国家到省市、地方一般都有一定的经济发展规划和科技发展计划，有的还有专门的科技项目指南，这些都是根据实际发展需要和集合各方面的意见而制订出来的，大多具有现实性，科技计划项目指南不少为一年一换，科研工作者即可从中直接选题，也可围绕这些规划和计划选题。

（7）从直觉思维和意外发现中选：科研人员对其研究方向和研究范围富有浓厚的探索兴趣，在这一过程中，科研人员偶然迸发出的想象、灵感、直觉及意外发现同样是科研选题的重要来源，当然，这类选题开始时可能是幼稚的、肤浅的，尚需深入思考和论证。

（8）从正在研究的课题中选：在科研实践中，原有的问题可能已解决，但在原有研究的基础上往往会发现新的问题，作为进一步研究课题。科研活动，常常是在一项课题的研究过程中，进一步从浓度或广度延伸，形成新的课题。

科研选题中，可应用的选题技巧有：①模仿和类比，寻找新的生长点；②根据已有的选题，寻找细微的差异扩大选题；③改变选题的组合因素，编制新题目；④借鉴别人的选题，升华自己的构思；⑤在研究中，注意科学领域的空白点；⑥在争论的焦点中选题；⑦结合地区特色选题。

## 三、医学科研选题的程序

1. 提出问题　科学始于问题，应用观察或理性思维，通过对日常工作中的一些现象仔细观察，发现问题、提出问题，形成了自己的初始意念，作为选题的起点。一个完整、严谨的科研题目，需要一个相当长的过程。但是，无论是医学实践的需要，还是文献资料的提示，问题都是在脑海里先显现出来的，这种瞬息的灵感，哲学上叫初始意念。这个意念可能是不完善的，但都是非常可贵的，历史上许多重大的科研课题、重大的发现与创造，无不出于初始意念。

科学研究是不断地提出问题和解决问题的探索过程。每一个科研课题首先都必须是一个“问题”。所谓“问题”，就是一种科学上的疑问或矛盾，就是人们想要解决而没有解决的难点，是知和不知的对立统一。它体现了人们对事物的已有认识和没有认识之间的矛盾。如果对一事物一无所知，就形不成问题。如果对要认识的事物都已基本上认识了，那也就无所谓问题了。前者人们暂时无法探索，后者则是人们已经完成了的认识，是基本上没有疑问的知识。因此，作为科学研究的课题必须是一个问题或者矛盾，否则就不能形成和作为一个科研课题。

2. 查阅文献　有了初始意念，是否具有科学性，一定要系统地查阅文献，寻找理论依据，使初始意念系统化、深刻化、完善化，形成创新点。其主要工作就是查阅与本题有关的重要文献，从中了解在这个问题上前人已经做过哪些重要工作？问题的关键在哪里，哪些问题已经解决了？哪些尚待解决？他人采用什么研究方法？结论的科学性如何？只有弄清以上诸问题，才能开始新的研究工作。

除查阅文献外，还要通过调查、访问及观察等手段对有关问题的实际情况进行初步了解，目的是要对这一问题研究的价值及可能性进一步摸底，做到心中有数。在查阅文献过程中，如果有了新的发现，可以扩充新的内容，甚至拟定新的题目。

3. 形成假说　选题初始意念的形成，只是提出了问题，将这种初始意念系统化、深刻化、完善化，变成系统的理论认识，形成科学的假说，是整理选题的过程。所谓科学的假说，就是对科学上某一领域提出新问题，并对这个问题提出未证实或未完全证实的答案和解释。假说是理论思维的一种重要形式，是检索自然科学理论过程中的一个不可缺少的重要阶段。

假说有两个显著特点，即假定性和科学性。即假说是根据已有的科学理论推测出来的，但同时又有一定的事实作为依据，绝不是胡思乱想，主观臆造的。在整理选题中，首先要证实假说的科学成分，即是否以一定科学实践和事实根据提出来的，或者是已有文献记载同种问题作为类比，还要通过查阅文献寻找恰当的手段证实这种假说。

假说的建立，可以使研究者根据假说确立的研究方向进行主动、有计划的观察或实验，避免研究上的盲目性。

4. 制订研究计划　科学研究本质是一个提出假说，验证假说的过程。上述形成的假说必须通过一定的方法来检验和证实，而检验和证实假说需要一个具体的实施步骤和计划安排，这就是制订研究计划。其包括两个方面：一是根据学科特点进行专业上的设计；二是应用科研设计的基本内容、要素、原则等进行设计。

5. 确立科研课题　对初始意念经查阅文献，使初始意念形成假说成立，就可确立课题，进而实施。课题确定后，应写出研究报告，即对科研选定的题目进行全面的文字叙述，这有助于使科研思路进一步得到检验，同时也便于同行专家进行综合评价，提出建议与意见，使选题的思路、方案更加完善。

可在原有课题的基础上，不断延伸，使题目不断扩大。不断提出问题——解决问题——提出新问题——解决新问题，推动研究工作不断深入。

（易光辉）

# 第二篇　验证性与综合性机能实验

## 第八章　血液系统与电解质平衡实验

### 第一节　血液凝固、促凝和抗凝

【实验目的】

（1）掌握血液凝固的基本过程。

（2）学会使用玻片法检测凝血时间。

（3）以凝血时间为指标，熟悉加速或延缓血液凝固的一些因素。

【实验原理】

血液凝固是指血液由流动的液体状态变为不能流动的凝胶状态的过程，可通过内源性凝血系统与外源性凝血系统两条途径实现。内源性凝血途径是指参与血液凝固过程的全部凝血因子都来源于血液，而外源性凝血途径是指在组织因子（来源于组织，而不是血液）的参与下的血液凝固的过程。由于本实验直接从家兔动脉取血，血液取出时几乎没有与组织因子相接触，其凝血过程主要通过内源性凝血途径实现。本实验采用肺组织浸液（含有丰富的组织因子）观察外源性凝血途径。血液凝固受许多因素的影响，如 pH、温度、与血液接触的物体表面的光滑程度、凝血物质浓度等，这些因素都会导致血液凝固的时间发生改变。因此，本实验采用血液凝固时间为指标，观察不同因素对血液凝固的影响。

【实验材料】

以下括号中的数字为每组同学的预备数量。

1. 实验动物　新西兰家兔（1）。

2. 药品与溶液　蒸馏水、生理盐水、20%氨基甲酸乙酯或3%戊巴比妥钠溶液、125U/ml的低分子量肝素钠溶液（实验前配制）、肺组织浸液（富含组织因子）。

肺组织浸液制备方法：取新鲜兔肺，剪成小块，洗净血液。磨成糊状。加入 3～4 倍的生理盐水，摇匀放入冰箱中过夜，滤纸过滤后，即可得肺组织浸液，保存冰箱备用。

3. 仪器与器械

（1）常规手术器械：20ml 注射器（1），7 号针头（1），固定用绳带（5），500ml 烧杯（1），备皮用小塑料袋（1），止血钳（4），手术剪（3），手术镊（1），玻璃分针（1）。

（2）插管用器械：气管插管（1），结扎线（1），动脉夹（1），塑料动脉插管（1）。

（3）其他器械与仪器：恒温箱（1），多功能秒表（1），大头针（4），玻片（3），滴管（5），标记笔（1），试管（1）。

【步骤与方法】

1. 实验前的准备

（1）将恒温箱中倒入自来水至试管架的平面，调节温度到 37 ℃备用。

（2）取玻片4块，用标记笔编号1～4（注：玻片务必干净、干燥）。

（3）动物准备：取家兔一只，称重，20%氨基甲酸乙酯5ml/kg或3%戊巴比妥钠溶液1ml/kg从耳缘静脉注射麻醉，注意注射速度要慢；固定后行颈总动脉分离术和插管术（暂不放血备用）。

（4）按下表中的不同实验条件在玻片上分别使用不同的滴管加入相对应的试剂（注：专用试剂、大头针和滴管不能混淆，以免影响实验结果）。然后将玻片分别放入恒温箱（37 ℃）内的玻片架上。

（5）取干净、干燥的试管1支，打开动脉夹放血，先弃掉塑料动脉插管前面1ml血液，然后迅速放入动脉血2ml进试管。

2. 凝血时间测定

（1）取血后，立即使用滴管吸取动脉血，并分别在每块玻片的试剂上加入等量的血液（2滴），滴加后立刻使用秒表计时，同时用手指轻弹玻片将试剂和血液充分混匀。

（2）每隔2s，使用大头针对各玻片的血液样本由外向里朝一个方向挑血丝（纤维蛋白丝），当见到第一根血丝时，立即终止计时（注：计时要仔细和准确，因为第一凝血丝的出现是瞬间的）。从开始计时到终止计时的一段时间即为玻片法的凝血时间。将该时间记录到下表中。

**【结果记录方法】**

结果记录方法见表2-8-1。

**表2-8-1 实验结果**

| 编号 | 实验条件 | 凝血时间（min：s） |
| --- | --- | --- |
| 1 | 空白对照 | |
| 2 | 生理盐水1滴 | |
| 3 | 肝素钠溶液1滴 | |
| 4 | 肺组织浸液1滴 | |

**【讨论内容】**

各组凝血时间不一致的机制。

（欧阳新平 何平平）

## 第二节 急性弥散性血管内凝血（DIC）

**【实验目的】**

（1）通过制备DIC家兔模型，掌握DIC的发病机制。

（2）通过检测DIC家兔的部分体征和实验室检查结果，了解DIC状态下机体的部分临床表现及其变化机制。

**【实验原理】**

由于某些致病因子的作用，凝血因子和血小板被激活，大量促凝物质入血，凝血酶活化增加，进而微循环中形成广泛的微血栓。大量微血栓的形成，消耗了大量的凝血因子和血小板，同时引起继发性纤维蛋白溶解功能增强，导致出血、休克、器官功能障碍、溶血性贫血四大类临床表现。上述病理生理过程和临床综合征被称为急性弥散性血管内凝血（DIC）。

测定凝血时间，可反映出血倾向；测定各项微循环观察指标，可反映休克倾向；检测呼吸频率、发绀程度，可反映肺的功能障碍倾向。本实验将制备 DIC 家兔模型，并检测其呼吸频率、发绀程度、凝血时间及各项微循环观察指标。

**【实验材料】**

1. 实验动物　新西兰家兔，雌雄不拘，体重 2.0～2.5kg。

2. 药品与溶液　20%乌拉坦溶液，蒸馏水，生理盐水，125U/ml 低分子量肝素钠溶液（实验前配制），富含组织因子的溶液（如家兔肺组织浸液、实验前复溶的家兔脑组织干粉溶液）。

3. 仪器与器械　微循环观察系统（包括恒温灌流盒、显微镜），恒温箱，秒表，标记笔，家兔手术器械一套，结扎线，动脉夹，采血用动脉插管，采血用硅化试管 2 支，1ml 注射器，5ml 注射器 3 具，吸管 2 支，玻片 2 块，大头针 2 根。

**【步骤与方法】**

实验分组，数据共享。三组家兔分别为：第 1 组开展组织因子促凝实验；第 2 组开展生理盐水对照实验；第 3 组开展肝素抗凝实验。

各组家兔的实验操作过程可分为以下三大步骤。

（1）前期准备。

（2）注射溶液之前检测各项指标。

（3）注射溶液之后检测各项指标。

各大步骤的具体步骤、方法和注意事项详见下述。

1. 前期准备　各组需完成颈部手术、腹部手术和仪器准备的前期工作。

（1）颈部手术：捉拿家兔，称重，静脉注射 20%乌拉坦溶液（5ml/kg）进行麻醉，固定于手术台，颈部备皮，实施一侧颈总动脉插管术（采血备用）。

（2）腹部手术和仪器准备：家兔腹部备皮，做腹部正中切口或旁正中切口，逐层切开，打开腹腔。预备微循环观察系统的恒温灌流盒，盒内充满生理盐水，开启电源升温至体温。松懈家兔四肢的固定带，将家兔侧翻，拉出一段小肠，将透明的肠系膜置于灌流盒之中，灌流盒加盖固定，置于显微镜的载物台上。开启微循环观察系统特有硬件（主要为集成电路板）的电源，进入该系统特有软件（注：先开硬件后进软件，否则软件内无输入信号）。调试显微镜的焦距，直至软件内的图像清晰易辨。选择视野，以便于测定各项微循环观察指标（注：第一项微循环观察指标测定之后，勿再改变焦距、视野及其他参数，以免影响各项微循环观察指标的前后可比性）。

开启恒温箱电源，升温至 38℃（注：家兔体温的个体差异较大，一般为 38～40℃，故将温度设定在 38℃）。预备干燥、干净的玻片，置于恒温箱内备用（注：该步骤省略也可反映各凝血时间之间的相对差异，但将影响各凝血时间绝对值的准确性）。

2. 注射溶液之前检测各项指标　在注射溶液之前，各组分别检测以下各项指标。

（1）呼吸频率、发绀程度：人工计数方法记录呼吸频率。观察家兔嘴唇的颜色，判断有无发绀或发绀程度。

（2）凝血时间：小幅度松懈动脉夹，微量冲洗动脉插管（注：该步骤如省略，所采血液易被插管内遗留的水分或异物所稀释、污染），以干燥、干净的试管采血约 1ml（注：如试管不干燥、不干净，所采血液易被稀释、污染）。1ml 注射器吸生理盐水，冲洗动脉插管（注：该步骤如省略，下次采血时插管易被血凝块堵塞）。持干燥、干净的吸管从试管内采血，滴 1 滴于恒温箱内的玻片之上，立即以秒表计时。持干燥、干净的大头针，在同一方向上拨弄血液一次，每 5s 拨弄一次，直至挑出丝状物（即肉眼可见的血凝块），该时间即为凝血时间。

（3）各种微循环观察指标：在微循环观察系统的特有软件内，记录所选视野内的各种微循环观察指标，如血管计数、血管长度、管袢计数、入口直径、出口直径、流速模拟 1、流速模拟 2、管袢顶宽度、管袢长度、血管交叉数、形态畸形计数、红细胞聚集计数、白细胞数等。

3. 注射溶液之后检测各项指标　各组分别做以下处理。

第 1 组：组织因子促凝实验

2min 内，经静脉缓慢注射生理盐水 2ml 及富含组织因子的溶液 2ml。注射后 5min，按照前述方法（注：使用干燥、干净的试管、吸管、大头针，以免血液被稀释、污染），检测呼吸频率、发绀程度、凝血时间、各种微循环观察指标。

第 2 组：生理盐水对照实验

2min 内，经静脉缓慢注射生理盐水 4ml。注射后 5min，按照前述方法（注：需放微量血冲洗动脉插管），检测呼吸频率、发绀程度、凝血时间、各种微循环观察指标。

第 3 组：肝素抗凝实验

2min 内，经静脉缓慢注射 125U/ml 低分子量肝素钠溶液 2ml 及富含组织因子的溶液 2ml。注射后 5min，按照前述方法（注：需放微量血冲洗动脉插管），检测呼吸频率、发绀情况、凝血时间、各种微循环观察指标。

选择具有可比性的微循环观察指标，填写在记录实验结果的表格之中，以便于对同一家兔进行前后比较（又称纵向比较、组内比较）、对不同家兔进行互相比较（又称横向比较、组间比较）。

**【结果记录方法】**

结果记录方法见表 2-8-2 和表 2-8-3。

**表 2-8-2　实验结果一**

| | | 呼吸频率 | 发绀程度 | 凝血时间 |
|---|---|---|---|---|
| 组 1 | 注射前 | | | |
| | 注射后 | | | |
| 组 2 | 注射前 | | | |
| | 注射后 | | | |
| 组 3 | 注射前 | | | |
| | 注射后 | | | |

注：发绀程度的记录方法：无、轻度、中度、重度。

**表 2-8-3　实验结果二（微循环观察指标）**

| | | 自选指标 1 | 自选指标 2 | 自选指标 3 | 自选指标 n |
|---|---|---|---|---|---|
| 组 1 | 注射前 | | | | |
| | 注射后 | | | | |
| 组 2 | 注射前 | | | | |
| | 注射后 | | | | |
| 组 3 | 注射前 | | | | |
| | 注射后 | | | | |

【讨论内容】

与生理盐水对照实验比较，组织因子促凝实验、肝素抗凝实验的各检测指标的变化机制。

【结论提示】

DIC 状态下，与实验有关的临床表现。

（屈顺林）

## 第三节　急性高钾血症

【实验目的】

（1）掌握家兔高钾血症模型的制备方法，复习巩固高钾血症对心肌电生理影响的病理生理机制。

（2）观察高钾血症家兔心电图变化的特征，掌握特征性高尖 T 波，并了解 Q-T 间期缩短，P-R 间期延长，ST 波段降低等心电图变化。

（3）掌握高钾血症家兔的抢救措施及原理，观察抢救后的心电图变化。

【实验原理】

（1）高钾血症对心肌电生理影响的病理生理机制

机体血清钾高于 5.5mmol/L 时称为高钾血症，高钾血症发病原因主要是肾脏排钾减少、钾摄入过多（本实验正是利用此原理）、细胞内钾外移等。高钾血症使心肌动作电位和有效不应期缩短，传导性、自律性、收缩性降低，兴奋性则呈双相变化：轻度高钾血症使心肌兴奋性和传导性增高，急性重度高钾血症则发生严重传导阻滞和心肌兴奋性消失，甚至心脏停搏。

（2）高钾血症时心电图发生特征性变化

心电图最初出现 T 波狭窄高尖，Q-T 间期缩短，随后 R 波压低、增宽或消失，QRS 波群增宽，P-R 间期延长，ST 段压低，最终 QRS-T 波融合，形成典型的高钾血症正弦波形。在高钾血症任何阶段，都有可能发生心室停搏和心室颤动。血钾快速增高时易伴发室性心动过速、心室颤动；而血钾缓慢增高时，则表现为传导阻滞及心室停搏。

综上所述，高钾血症时，心电图显示特点为：T 波高尖，Q-T 间期缩短，P-R 间期延长，S-T 段压低，QRS 波增宽，S 波加深。

（3）高钾血症家兔的抢救措施及机制

1）静脉输入钙盐：钙与钾有对抗作用，应用钙剂可拮抗高钾血症的心肌毒性作用。

2）静脉输入碱性溶液（如 $NaHCO_3$）：注射 $NaHCO_3$ 高渗碱性钠盐可扩充血容量，稀释血清钾浓度，使钾离子移入细胞内，纠正酸中毒，以降低血清钾浓度，且钠盐对钾也有对抗作用。

3）静脉输入葡萄糖–胰岛素溶液：胰岛素可以诱导葡萄糖转化成糖原，在葡萄糖进入细胞过程中，携带钾离子向细胞内转入，可暂时降低细胞外钾离子浓度。

【实验材料】

以下括号中的数字为每组同学的预备数量。

1. 实验动物　新西兰家兔（1）。

2. 仪器与器械

（1）测量仪器：台秤（1），电解质测量仪（1），生物信号采集处理系统（1）。

（2）常规手术器械：兔手术台（1），固定用绳带（5），500ml 烧杯（1），备皮用小塑料袋（1），止血钳（4），手术剪（3），手术镊（1），玻璃分针（1）。

（3）插管用器械：动脉插管（1），动脉夹（1），结扎线（1）。

（4）注射用器械：头皮针（1），5ml 注射器（1），20ml 注射器（1），1.5ml 离心管（3），输液架（1），开口瓶（1），输液管（1）。

3. 药品与溶液

（1）麻醉药品：20%氨基甲酸乙酯（10ml）或 3%戊巴比妥钠溶液（2ml）。

（2）高钾溶液：2%氯化钾溶液（20ml），5%氯化钾溶液（20ml），10%氯化钾溶液（20ml）。

（3）抢救药品：10%氯化钙（5ml）或 4%碳酸氢钠（10ml）或葡萄糖-胰岛素溶液（50%葡萄糖 4ml 加 1 单位胰岛素）（20ml）。

（4）其他溶液：肝素生理盐水（125 单位肝素/毫升生理盐水）（20ml）。

**【步骤与方法】**

实验步骤可分为以下七步。

1. 称重、麻醉、固定与备皮　取家兔一只，称重，在一侧耳缘静脉建立静脉通道，将头皮针沿耳尖部的耳缘静脉平行刺入，见到回血后，缓慢推注麻醉药实行全身麻醉，常用 20%氨基甲酸乙酯 5ml/kg 或 3%戊巴比妥钠溶液 1ml/kg。麻醉药物注射速度宜慢不宜快，麻醉时密切观察家兔的状态，达到满意麻醉效果时，则停止给药，并用胶布固定针头，推注少许肝素生理盐水后，备用。应防止麻醉过深引起抑制呼吸，避免麻醉过浅时动物疼痛则易引起肌肉颤动，对心电图记录造成干扰。余下的麻醉药物视动物反应情况随时追补。麻醉后，将家兔仰卧位固定于手术台，于颈前部备皮。

2. 手术分离颈总动脉并采血测定血钾浓度　沿甲状软骨下做颈部正中纵形切口，长 6～8cm，依次分离肌肉组织，小心分离一侧肌肉深部的颈总动脉，并插入连接三通管的颈总动脉插管，固定动脉插管，然后用离心管通过颈总动脉插管取血 1ml，用电解质测量仪测量家兔实验前的血钾浓度。

因红细胞内钾含量高，在动脉取血时，为避免溶血，应使用干燥清洁的离心管，并靠管壁放血，血液凝固后应立即分离血清，防止细胞内钾离子逸出。每次颈总动脉取血后，均需用肝素生理盐水溶液 2 ml 冲洗动脉插管内的余血，防止插管内血液凝固，并于下次取血前弃血数滴冲洗管道。

3. 生物信号采集处理系统描记心电图　四肢导联法：将四根针型电极分别插入家兔踝部皮下，不能刺入肌肉，以防止肌肉颤动的干扰，进针约 2cm。导联线按下列顺序连接：左前肢-黄，右前肢-红，左后肢-绿，右后肢-黑。观察生物信号采集处理系统描记的心电图波形的变化，并存盘供实验结束后打印分析。

因为动物的个体差异，在出现 T 波高出正常值 0.5mV 的情况下，或融合在 S-T 段中而不呈现正向波的时候，则需更换导联。

头胸导联法：将左前肢的电极（黄）插入胸壁上相当于心尖部位的皮下，右前肢电极（红）插入下颏部皮下，其余导联位置与四肢导联相同，这样记录的心电图可描记出比普通导联更为高大清晰的心电图波形，高血钾的异常心电图波形出现早而清晰。

如果在头胸导联、肢体Ⅱ导联及 aVF 导联上描记出了正向 T 波就可进行实验，否则需更换动物。

4. 复制高钾血症模型　通过已建立的耳缘静脉通道，缓慢滴注 2%的氯化钾溶液（15～20 滴/min），同时密切观察和记录心电图变化。若心电图急剧变化，需立即减缓滴入速度，防止氯化钾进入体内太快导致突然性心室颤动而死亡。出现 P 波低平、增宽，QRS 波群低压变宽和高尖 T 波后，立即存盘，供实验结束后打印分析，同时于颈总动脉取血 1ml 作血钾测定，然后准备实施抢救。不同个体或不同种类动物对氯化钾耐受度有个体差异，需根据情况注入不同浓度的氯化钾。如果用 2%的氯化钾溶液滴注不出现典型心电图改变，可改用 5%的氯化钾溶液滴注，并密切观察，及时记录。

5. 高钾血症的抢救　在滴注氯化钾溶液之前，必须选择抢救药物（10%氯化钙 2ml/kg 或 4%碳酸氢钠 5ml/kg 或葡萄糖-胰岛素溶液 7ml/kg），根据称重结果抽取准确的药物剂量，连接到另一侧耳缘静脉通道上。在心电图出现心室扑动或颤动波形后，立即停止滴注氯化钾溶液，并迅速实施抢救，快速推注抢救药物。如果短时间内无法输入抢救药物，救治效果欠佳。

6. 测量家兔抢救后血钾浓度　待心室扑动或颤动波消失，心电图基本恢复正常时，再次由颈总动脉采血 1ml，用电解质测量仪测定救治后的血钾浓度。

7. 致死作用观察　当心电图恢复正常后，胸部剪毛，并沿胸骨正中线暴露胸骨，分离左侧胸骨，暴露左侧第二肋骨、第三肋骨，用粗剪刀在胸骨左缘 0.5～1cm 处剪断肋软骨，撑开胸骨，暴露心脏备用（切勿穿破纵隔）。

注入致死剂量的 10%氯化钾（8 ml/kg），边注射边观察心电图的改变，出现心室颤动或成直线时停止注射，观察心室颤动及心脏停搏情况。

**【结果记录方法】**

（1）将不同时期典型的心电图打印出来，并注明时间。

（2）绘制出下列三线表（表 2-8-4），视具体情况填写最佳数据。

**表 2-8-4　实验结果**

| | 血清钾浓度 | 心电图变化特点 |
|---|---|---|
| 对照 | | |
| 滴注 KCl | | |
| 抢救后 | | |

**【讨论内容】**

（1）描述高钾血症家兔的心电图特异性变化，解释其发生机制。

（2）试解释临床上抢救高钾血症患者的药理机制。

（3 如何避免心电图干扰波的形成？

**【注意事项】**

排除心电干扰波需注意以下几点。

（1）实验前稳妥接好生物信号采集处理系统的地线。

（2）连接导线排列有序，避免导线重叠交叉，产生电路干扰。

（3）实验台上的液体要及时擦拭干净，预防导电、触电。

（4）针型电极刺入部位要对称，位于皮下，不能刺入肌肉，以防止肌肉颤动的干扰。

（5）描记心电图时，勿碰触家兔。

（唐雅玲　王　双）

# 第四节　酸碱平衡紊乱

【实验目的】

（1）通过制备各种酸碱平衡紊乱家兔模型，掌握酸碱平衡紊乱的原因与机制。

（2）通过复制急性酸碱平衡紊乱家兔模型，观察各型酸碱平衡紊乱时血气、酸碱及呼吸指标的变化规律及其变化机制。

（3）通过纠正家兔急性代谢性酸中毒，熟悉各种酸碱平衡紊乱的防治原则。

【实验原理】

代谢性酸中毒的特征是血浆$HCO_3^-$浓度原发性减少。本实验通过静脉注射$NaH_2PO_4$增加细胞外液$H^+$浓度，消耗$HCO_3^-$，并使血浆$HCO_3^-$浓度降低，复制家兔代谢性酸中毒模型。

代谢性酸中毒动物呼吸加深加快，是由血液内$H^+$增加，刺激颈动脉体和主动脉体外周化学感受器及延脑中枢化学感受器，反射性的兴奋延脑呼吸中枢所致。呼吸加深加快，肺泡通气量增加，$CO_2$排出增多，血液$H_2CO_3$浓度随之下降，可代偿性恢复[$NaHCO_3$]/[$H_2CO_3$]的正常比值，这种代偿调节作用可在数min内完成，并很快达到高峰，但一般不容易完全代偿。

代谢性酸中毒血浆$HCO_3^-$浓度原发性减少，血气分析时可测得反映代谢因素的指标AB、SB、BB降低，BE负值增大，同时由于呼吸代偿活动，可使$PaCO_2$降低，AB＜SB。

代谢性酸中毒动物血浆碳酸氢盐减少，碳酸氢钠可作为首选补碱药物，直接由静脉输入，使细胞外液的［$NaHCO_3$］/［$H_2CO_3$］比值恢复正常。

呼吸性酸中毒是由肺通气功能障碍引起的。其特征是体内$CO_2$潴留、血浆$H_2CO_3$浓度原发性增高。用减少动物肺通气的方法可复制呼吸性酸中毒。

呼吸性酸中毒时，呼吸系统往往不能发挥代偿调节作用，［$NaHCO_3$］/［$H_2CO_3$］缓冲对不起作用，细胞外液的缓冲作用也很有限，不可能收到明显的调节效果。血气分析中可见反映呼吸因素的指标$PaCO_2$、AB明显增大。

【实验材料】

以下括号中的数字为每组同学的预备数量。

1. 实验动物　新西兰家兔（1），雌雄不拘，体重2～3 kg。

2. 药品与溶液　20%乌拉坦（20ml）、肝素生理盐水（125 U肝素/ml生理盐水）（20ml），12%磷酸二氢钠（15ml）、5%碳酸氢钠（15ml）、0.1%肾上腺素（3ml）、生理盐水（100ml）。

3. 仪器与器械

（1）常规手术器械：1ml、5ml、10ml注射器各（1），固定用绳带（5），500ml烧杯（1），备皮用小塑料袋（1），止血钳（4），手术剪（3），手术镊（1），玻璃分针（1），小软木塞（2）。

（2）插管用器械：气管插管（1），结扎线（1），动脉夹（1），三通动脉导管（1）。

（3）信号采集及血气分析仪器：AVL血气分析仪（1），生物信号采集处理仪（1）。

【步骤与方法】

实验步骤可分为以下四步。

（1）分组：实验分组，数据共享。每个实验班分成五组，其中，第一组、第二组为代谢性酸中毒及治疗组，第三组呼吸性酸中毒组，第四组为代谢性碱中毒组，第五组为呼吸性酸中毒合并代谢性酸中毒组。每组负责1只家兔的实验。

（2）完成前期工作：①家兔的捉拿、称重、麻醉、固定。家兔称重，用20%乌拉坦 5ml/kg从耳缘静脉缓慢注入。麻醉后，将动物仰卧位固定在实验台上，颈前部备皮。②做气管插管、颈总动脉插管。按常规方法分离暴露气管，在环状软骨下 0.5～1cm 处做倒“T”形切口，插入气管插管并固定。分离出一侧颈总动脉（长 2.5～3cm），将其远心端结扎，近心端用动脉夹夹闭。在靠近远心端结扎线处，用眼科剪呈 45°角向心方向剪开血管（约为颈总动脉直径的 1/3）。将连接三通并充满肝素生理盐水的细塑料管尖端轻轻插入血管内，然后结扎固定塑料管，连接生物信号采集处理仪，调试好硬件和软件。

（3）记录对照数据：记录动物酸碱失衡前的各个数据。①取血预备。用 1ml 注射器吸取少量肝素生理盐水，将管壁湿润后推出，使注射器无效死腔和针头内都充满肝素生理盐水，然后将针头刺入小软木塞以隔绝空气。取血前，应让动物安静 5min，以免因刺激造成的过度通气影响血气和酸碱指标。②取血打开三通松开动脉夹，弃去最先流出的 2～3 滴血液后，迅速去掉注射器上的针头插入三通取血 0.3～0.5ml（注：取血时切勿进入气泡，否则影响血气和酸碱指标测定结果）。关闭三通，拔出注射器并立即套上原针头，以中指弹击注射器管壁 20s，使血液与肝素混合。取血后向三通内注入少量肝素，将血液推回到血管内，以防塑料管内凝血，然后将动脉夹仍夹于原处。检测各项血气和酸碱指标，作为实验前的正常对照值。

（4）制备中毒模型及治疗，记录实验数据

1）复制代谢性酸中毒并进行治疗

A 经耳缘静脉注入 12%的磷酸二氢钠溶液，剂量为 5ml/kg。

B 给药后 10min，经三通取血，检测各项血气和酸碱指标。

C 据注入酸性溶液后测得的 BE 值，按下式进行补碱治疗。

BE 绝对值×体重（kg）×0.3=所需补充碳酸氢钠的量（mmol）

（0.3 是 $HCO_3^-$ 进入体内分布的间隙，即体重×30%）

5%碳酸氢钠 1ml=0.6mmol

所需补充 5%碳酸氢钠 ml 数=所需补充碳酸氢钠的 mmol 数/0.6

D 经 5%碳酸氢钠治疗后 10min，取血并检测各项指标，观察是否恢复到接近正常水平。

2）复制呼吸性酸中毒：待兔血气和酸碱指标基本恢复正常后，用止血钳完全夹闭气管插管上的乳胶管 1～1.5min，此时可见血液呈发绀色，兔因窒息而挣扎，立即取血测定血气和酸碱指标。取血后即刻解除夹闭，以免家兔因窒息而死亡。

3）复制代谢性碱中毒：经耳缘静脉注入 5%碳酸氢钠溶液 3ml/kg，10min 后取血并检测各项血气和酸碱指标。此时，血气和酸碱指标不会在短时间内恢复正常，故该兔不宜继续进行其他实验。

4）复制呼吸性酸中毒合并代谢性酸中毒

A 经耳缘静脉注入 0.1%肾上腺素 1ml/kg，造成急性肺水肿。待兔出现呼吸困难、躁动不安，发绀，气管插管内有白色或粉红色泡沫溢出时，取血测定血气和酸碱指标。

B 兔死亡后，开胸观察肺脏变化（若未死亡，可静脉内注入空气致死）。结扎气管，取出两肺，可见肺体积明显增大，有出血、瘀血、水肿，以下叶为重。此外，肺切面有白色或粉红色泡沫液体流出。

**【结果记录方法】**

结果记录方法见表 2-8-5。

表 2-8-5　酸碱平衡紊乱实验结果

| | | pH | $PaCO_2$（mmHg） | $PaO_2$（mmHg） | SB | AB | BB | BE | 呼吸频率（次/分） | 呼吸幅度（g） |
|---|---|---|---|---|---|---|---|---|---|---|
| 代谢性酸中毒 | 对照 | | | | | | | | | |
| | 中毒 | | | | | | | | | |
| | 治疗 | | | | | | | | | |
| 代谢性碱中毒 | 对照 | | | | | | | | | |
| | 中毒 | | | | | | | | | |
| | 治疗 | | | | | | | | | |
| 呼吸性酸中毒 | 对照 | | | | | | | | | |
| | 中毒 | | | | | | | | | |
| | 治疗 | | | | | | | | | |

【讨论内容】

（1）各种单纯性酸碱平衡紊乱的原因；本实验的原因。

（2）实验中各测定指标的变化机制。

（3）各种单纯性酸碱平衡紊乱的防治原则；本实验的防治原则。

【注意事项】

（1）取血时切勿进入气泡，否则影响血气和酸碱指标测定结果。

（2）取血前应让动物安静 5min，以免因刺激造成的过度通气影响血气和酸碱指标。

（王　仁）

# 第九章　循环系统实验

## 第一节　人体动脉血压的测定

**【实验目的】**

（1）了解间接测定动脉血压的原理，学习袖带法间接测定肱动脉血压。

（2）掌握人体动脉血压记录格式。

**【实验原理】**

动脉血压是指血液对单位面积动脉管壁的侧压力。其随心脏的舒缩活动呈周期性波动，在左心室快速射血期末达最高值，称为收缩压；在左心室舒张期末降到最低值，称为舒张压。

临床常用水银血压计和电子血压计间接测定人体动脉血压仪器，两者都是使用袖带加减压的方法测定动脉血压，水银血压计测量较为精确。本实验主要学习水银血压计和听诊器在上臂肱动脉处间接测量的方法。血液在血管内顺畅流动或血流被完全阻断时一般不会产生声音，而血液流经受压变窄的血管时则会形成涡流发出声音，听诊法就是依据此原理测定血压。将血压计的袖带缚于上臂处，用橡皮球将空气打入袖带内，对所测动脉施加压力，当袖带内压力超过收缩压时，可完全压闭肱动脉，阻断了血流，此时将听诊器探头放于肱动脉的远端听不到任何声音，也触不到肱动脉的脉搏。如缓慢放气减低袖带内压力，在其压力低于肱动脉收缩压的瞬间，便会有少量的血流在血压达到收缩压时通过被压闭的肱动脉，形成涡流发出声音，于是能在肱动脉的远端听到声音和触到脉搏，此时袖带内的压力为收缩压。若继续放气，在其压力降低至舒张压以前，血流都是随心脏跳动续断通过受压变窄的肱动脉，所以一直有与心跳节律一致的声音。当袖带内压力等于或稍低于舒张压的瞬间，血流则由断续变为连续，声音便会突然由强变弱或消失，此时袖带内的压力为舒张压。

**【实验材料】**

实验材料为水银血压计（1）、听诊器（1）。

**【步骤与方法】**

1. 熟悉血压计的结构　血压计由检压计、袖带和橡皮气球三部分组成。检压计是一个标有 0～300 mmHg（1mmHg=0.133kPa）刻度的玻璃管，上端与大气相通，下端与水银贮槽相通。袖带是一个外包布套的长方形橡皮囊，借橡皮管分别和检压计的水银槽及橡皮球相通。橡皮球是 一个带有螺丝帽的球状橡皮囊，供充气和放气之用。

2. 听诊法测量动脉血压

（1）受试者脱去右臂衣袖，取坐位，全身放松，静坐 5min 以上。

（2）打开血压计，松开血压计橡皮球的螺丝帽，驱出袖带内残留气体，再将螺丝帽旋紧。

（3）让受试者前臂平放于桌上，掌心向上，使上臂中与心脏位置同高。将袖带平整、松紧适宜地缠绕右上臂（以能插入两个手指为宜），带下缘至少位于肘关节上 2～3cm 处，开启水银槽开关。

（4）将听诊器两耳器塞入外耳道，注意使耳器弯曲方向与外耳道一致。

（5）在受试者肘窝内侧先用手触及肱动脉搏动所在部位，再将听诊器探头轻贴在上面。

（6）测量收缩压：挤压橡皮球向袖带打气加压，使检压计上水银柱逐渐上升到听诊器听不到脉搏音为止，再继续打气加压20～30mmHg。随即慢慢松开橡皮球的螺丝帽，徐徐放气，在观察水银柱缓缓下降的同时仔细听诊，在听到“崩”样第一声清晰而短促脉搏音时，检压计上所示水银柱高度即代表收缩压。

（7）测量舒张压：继续缓慢放气，这时声音先依次增强，后又逐渐减弱，最后完全消失。在声音突然由强变弱（或声音变调）这一瞬间，检压计上所示水银柱高度代表舒张压。

（8）血压测定完毕，松开袖带，将其内气体驱尽，关上水银槽开关，把仪器复位放妥。

**【结果记录方法】**

血压记录常以收缩压/舒张压[mmHg（kPa）]表示，如收缩压、舒张压分别为105mmHg和80mmHg，记为105/80mmHg。

**【讨论内容】**

（1）成人的正常血压范围是多少？受试者血压值是否正常？

（2）哪些因素可影响血压？运动或精神紧张为何会使血压升高？

**【注意事项】**

（1）试验时室内务必保持安静，测量血压前需嘱受试者静坐放松，以排除体力及精神紧张对血压的影响。

（2）受试者上臂应与心脏处于同一水平。

（3）听诊器探头安放时不能压得太重或太松，更不能压在袖带底下进行测定。胶管勿与他物摩擦，以免发生杂音而影响听诊。

（4）当袖带内充气达到一定压力后放气，其速度不宜太快或太慢。

（5）动脉血压通常需连续测定2～3次，取其平均值。重复测定时，袖带内压力必须降至零后再打气。

（6）发现血压超过正常范围时，应将袖带解下，让受试者休息10min后再测。

（7）血压计用毕应将袖带内气体驱尽、卷好、放置盒内，以防玻璃管折断，并关闭水银贮槽。

**【结论提示】**

受试者血压值。

（陈岳榕）

## 第二节　电解质及药物对心脏活动的影响（蛙心灌流）

**【实验目的】**

（1）掌握Straud离体蛙心的灌流方法。

（2）观察内环境理化因素的相对恒定对维持心脏正常节律性活动的重要作用。

（3）掌握钠、钾、钙、肾上腺素、异丙肾上腺素、乙酰胆碱、强心甙、氨茶碱等成分对心脏的作用。

（4）对递质、受体阻断剂的概念有初步的感性认识。

**【实验原理】**

离体和脱离神经支配的动物心脏，若保存在适宜的环境中，在一定时间内，仍然保持自动节律性并具有舒缩活动。林格液正是一种比较接近两栖类动物内环境的液体，离体蛙心在林格液灌流的情况下可以较持久地维持其生理特性。本实验人为地改变林格液中的离子成分或者加入某些化学物质（受体的激动剂或阻断剂）能使心脏的生理特性发生改变。

**【实验材料】**

以下括号中的数字为每组同学的预备数量。

1. 实验动物　蟾蜍或青蛙（1）。

2. 药品与溶液　林格液（100ml），0.65%NaCl（50ml），3%$CaCl_2$（50ml），1%KCl（50ml），1：10000 肾上腺素（15ml），1：100000 乙酰胆碱（15ml），1：10000 异丙肾上腺素（15ml），25：1000 氨茶碱（15ml），25：100000 毒 K（1ml）。

3. 仪器与器械　生物信号采集处理系统（1），张力传感器（1），蛙类手术器械一套（1），滴管（3），蛙心夹（3），铁支架（1），双凹夹（3），试管夹（3），蛙心插管（3）。

**【步骤与方法】**

1. 预备离体工作蛙心　取蟾蜍一只，破坏脑和脊髓后，仰卧固定在蛙板上，用镊子提起胸骨后端腹部的皮肤，用粗剪刀剪一小口，然后由切口将剪刀伸入皮下，向左右两侧锁骨外侧方向剪开皮肤，并向头端掀开皮肤。用镊子提起胸骨后端腹肌，在腹肌上剪一小口，将手术剪伸入胸腔内，紧贴胸壁（以免损伤下面的心脏和血管），沿皮肤切口方向剪开肌肉，再用粗剪刀剪断左右鸟喙骨和锁骨，使创口呈一个倒三角形。用眼科镊提起心包膜，并用眼科剪将心包膜剪开，暴露出心脏（图 2-9-1）。

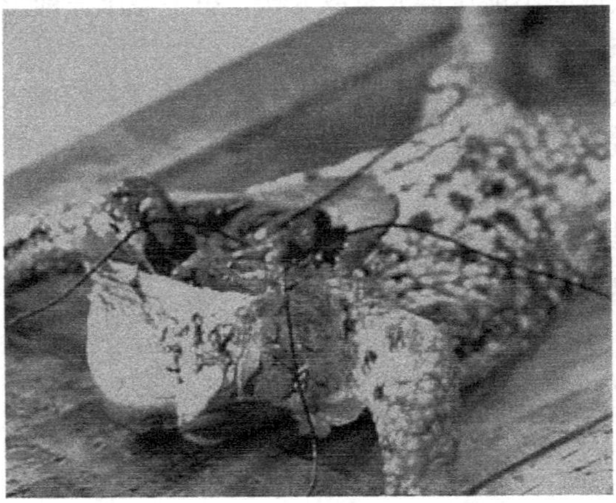

图 2-9-1　暴露蛙心

在主动脉干下方引两根线，一条在主动脉上端结扎作插管时牵引用，另一根则在动脉圆锥上方，系一松结用于结扎固定蛙心插管。

左手持左主动脉远心端的结扎线，用眼科剪在松结上方左主动脉根部剪一小斜口（注：勿伤及窦房结和静脉窦）。右手将盛有少许林格液，大小适宜的蛙心插管由此剪口处插入动脉圆锥，当插管头到达动脉圆锥时，再将插管稍向后退，并转向心室中央方向，在心室收缩期插入心室，判断蛙心插管是否进入心室可根据插管内的林格液液面能否随心室的舒缩而上下波动。如蛙心插管已进入心室，则将预先准备好的松结扎紧，并固定在蛙心插管的侧钩上以免蛙心插管滑出心室。剪断主动脉左右分支。

轻轻提起蛙心插管以抬高心脏，用一线在静脉窦与腔静脉交界处作一结扎，结扎线应尽量下压，以免伤及静脉窦，在结扎线外侧剪断所有组织，将蛙心游离出来。

用新鲜的林格液反复换洗蛙心插管内含血的林格液，直至蛙心插管内无血液残留为止，此时离体蛙心已制备成功，可供实验。

2. 安装离体工作心脏　按图 2-9-2 连接实验装置，打开电脑，进入记录软件。把蛙心插管固定在铁支架上，用蛙心夹在心室舒张期夹住心尖，蛙心夹上的连线和张力换能器相接。张力换能器头端略向下倾斜，以免药液滴入换能器内造成损坏。连线应和水平面保持垂直，松紧适当。

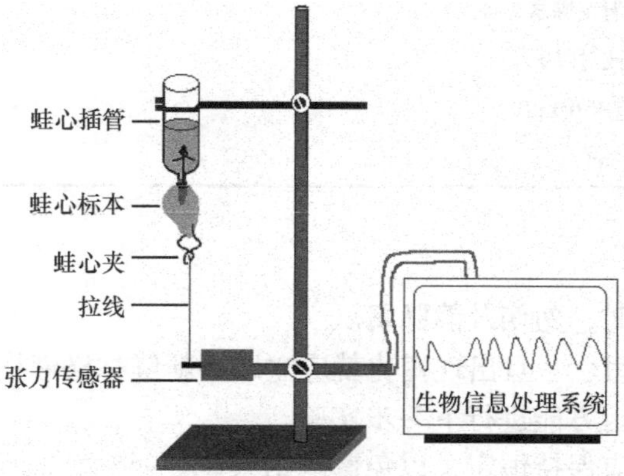


图 2-9-2　实验记录装置

3. 灌流蛙心，记录结果

（1）更换为 0.65%NaCl：记录新鲜林格液灌流的蛙心心跳频率、幅度（对照），将新鲜林格液换更换为 0.65%NaCl 溶液（注：滴管勿交叉污染），记录心跳频率、幅度。

（2）滴加 3%$CaCl_2$：新鲜林格液换洗（注：本实验换洗均为 2 次）待曲线恢复正常后在林格液中加 3%$CaCl_2$ 2 滴，记录滴加前后的心跳频率、幅度。

（3）滴加 1%KCl：新鲜林格液换洗待曲线恢复正常后在林格液中加 1%KCl 2 滴，记录滴加前后的心跳频率、幅度。

（4）滴加 0.01%肾上腺素：新鲜林格液换洗待曲线恢复正常后在林格液中加 0.01%肾上腺素 2 滴，记录滴加前后的心跳频率、幅度。

（5）滴加 0.001%乙酰胆碱：新鲜林格液换洗待曲线恢复正常后在林格液中加 0.001%乙酰胆碱 2 滴，记录滴加前后的心跳频率、幅度。

（6）滴加 0.01%异丙肾上腺素：新鲜林格液换洗待曲线恢复正常后在林格液中加 0.01%异丙肾上腺素 2 滴，记录滴加前后的心跳频率、幅度。

（7）更换为低钙林格液：新鲜林格液换洗待曲线恢复正常后，更换林格液为低钙林格液，记录滴加前后的心跳频率、幅度。

（8）滴加 0.025%毒毛花苷 K：当出现心力衰竭时，记录低钙林格液灌流状态（对照）下的心跳频率、幅度。然后加入 0.025%毒毛花苷 K 0.3ml，数据明显变化后，记录心跳频率、幅度。

（9）滴加 0.25%氨茶碱：使用低钙林格液换洗 2 遍后，加入低钙林格液，出现心力衰竭时，记录对照数据。然后加入 0.25%氨茶碱 0.3ml，数据明显变化后，记录实验结果。

**【结果记录方法】**

结果记录方法见表 2-9-1。

表 2-9-1 实验结果

| 影响因素 | 对照频率 | 实验频率 | 对照幅度 | 实验幅度 |
| --- | --- | --- | --- | --- |
| 0.65%NaCl（林格液对照） | | | | |
| 林格液+3%$CaCl_2$ 2 日 | | | | |
| 林格液+1%KCl 2 日 | | | | |
| 林格液+0.01%肾上腺素 2 日 | | | | |
| 林格液+0.001%乙酰胆碱 2 日 | | | | |
| 林格液+0.01%异丙肾上腺素 2 日 | | | | |
| 低钙林格液（林格液对照） | | | | |
| (7)+0.025%毒毛花苷 K 0.3ml | | | | |
| (7)+0.25%氨茶碱 0.3ml | | | | |

【注意事项】

（1）制备蛙心标本时，勿伤及静脉窦。

（2）上述各实验项目，一旦出现变化就应立即用新鲜林格液换洗，以免心肌受损，但必须待心功能恢复正常后方能进行下一步实验。

（3）蛙心插管液面应保持恒定，以免影响结果。

（4）滴加药品和换取新鲜林格液须及时标记，以便观察分析。

（5）吸新鲜林格液和吸蛙心插管内废液的滴管应区分专用，不可混淆使用，以免影响实验结果。

（6）药物作用不明显时，可适量增加，密切观察药物剂量添加后的实验结果。

【讨论内容】

实验中 9 个干预因素影响心跳频率和幅度的机制。

【结论提示】

实验中 9 个干预因素对心跳频率和幅度的影响。

（欧阳新平　何平平）

## 第三节　失血性休克及其救治

【实验目的】

（1）通过制备失血性休克家兔模型，掌握休克的病因。

（2）通过观察失血性休克家兔的微循环表现和其他表现，掌握休克的发展过程（分期），探讨失血性休克的发病机制，了解失血性休克状态下的部分临床表现。

（3）通过抢救失血性休克家兔，分析失血性休克的抢救措施、了解失血性休克的部分防治原则。

【实验原理】

（1）根据微循环学说，休克（shock）可以定义为各种原因引起有效循环血量减少，微循环灌流障碍，引起重要生命器官血液灌注不足，从而导致细胞功能紊乱的全身性病理过程，也称为休克综合征（shock syndrome）。

（2）休克是由多种原因引起的，包括大出血、创伤、中毒、烧伤、窒息、感染、过敏、心脏泵功能衰竭等，本实验采用颈动脉放血的方法，直接减少有效循环血量，复制低血容量性休克（hypovolemic shock）模型。由于放血一定程度后可使循环血量不足，静脉回心血量减少，血压下降，通过压力感受器反射，引起交感神经兴奋，外周血管收缩，组织灌流量急剧减少，导致失血性休克（hemorrhagic shock）。通过输液，补充血容量，抢救休克，同时使用不同血管活性药物，比较其疗效，分析它们在失血性休克治疗中的作用。

**【实验材料】**

1. 实验动物　新西兰家兔，雌雄不拘，体重 2.5～3.0kg。

2. 药品与溶液　20%乌拉坦，125 单位/毫升肝素生理盐水，生理盐水，微循环灌流液（台氏液加 1%明胶），5%葡萄糖液，酚妥拉明。

3. 仪器与器械

（1）常规手术器械：手术器械一套，10ml、20ml、50ml 注射器，100ml 烧杯，储血瓶三通管。

（2）插管用器械：输尿管插管，动脉导管，静脉导管。

（3）其他器械与仪器：压力传感器，呼吸传感器，微循环观察装置（灌流盒、连续变倍显微镜），生物信号采集处理系统，AVL 血气分析仪。

**【步骤与方法】**

（1）取成年家兔一只，称重后，静脉注射 20%乌拉坦 5ml/kg 作全身麻醉。

（2）将家兔固定于实验台，颈前部和腹股沟部备皮。作长 4～6cm 的颈部正中切口，分离出气管（注：尽量减少手术性出血，勿使用手术刀和剪刀分离血管和肌层）。在甲状软骨下 0.5～1cm 处作一个倒“T”形的切口，插入气管插管并固定，插管一侧与呼吸传感器相连，信号传入生物信号采集处理系统记录呼吸变化。

（3）分离左侧颈总动脉，插入动脉导管，压力信号经压力传感器传入生物信号采集处理系统，记录动脉血压和脉搏。分离右侧颈外静脉，插入静脉导管（插入深度 5cm，相当于上腔静脉入右心房口处），压力信号经压力传感器传入生物信号采集处理系统，记录中心静脉压（注：压力传感器内应事先充盈肝素生理盐水并排尽气泡，安置高度应与心房水平一致）。

（4）在左侧腹股沟部触及股动脉搏动后，沿动脉走行方向作一个约 4cm 长的切口，分离出左侧股动脉和静脉，分别作股动脉和股静脉插管，两插管经三通管与储血瓶和输液瓶相连通，以备放血和输液。从输液瓶向股静脉缓慢输入生理盐水（5～10 滴/分），保持静脉畅通。

（5）在耻骨联合上方作一个正中切口（切口长约 4cm），找到膀胱，将膀胱从腹腔拉出，在背面膀胱三角区找到双侧输尿管入口，分离双侧输尿管并插入输尿管插管，记录每 min 滴尿数。

（6）在右侧腹直肌旁作一个约 5cm 长的切口，钝性分离肌层，打开腹腔后，轻轻拉出一段游离度较大的小肠肠袢，放置在微循环恒温灌流盒内，使肠系膜置于灌流盒载物台上，用显微镜观察肠系膜微循环（注：牵拉肠袢要轻，以免损伤肠系膜影响微循环观察或引起低血压）。

（7）放血前记录观察指标：参见表 2-9-2，观察记录血流动力学指标、微循环指标、尿量、呼吸、血气和酸碱等指标（注：观察微循环时，应始终固定视野，先选好标志血管，分清动脉、静脉和毛细血管，画出观察视野图并标明动脉、静脉和毛细血管）。

（8）放血复制失血性休克

1）记录各项指标后，将与股动脉插管相连的三通管向储血瓶开放，降低储血瓶高度并松开动脉夹，快速放血，在15min内使平均动脉压降至40mmHg。调节储血瓶高度以长期维持血压在40mmHg。为防止血液凝固，储血瓶内应在股动脉插管前加入肝素生理盐水5ml。

2）根据实验时间决定维持40mmHg血压时间的长短，维持时间不应少于30min，在此段时间内应观察记录好各项指标的变化。

（9）失血性休克救治

1）用动脉夹夹闭股动脉近心端停止放血，三通管开关向输液瓶开放。将储血瓶内的血液倒入瓶口有双层过滤纱布的输液瓶内，快速从股静脉回输血液及与失血量等量的生理盐水（250滴/分）。

2）输血输液后，观察记录各项指标及微循环恢复状况。

3）用酚妥拉明2mg加入50ml 5%葡萄糖溶液中静脉滴注，100滴/分。输注完毕后，观察记录各项指标及微循环变化。

**【结果记录方法】**

结果记录方法见表2-9-2～表2-9-4。

**表2-9-2　生命体征和体循环指标**

| | 呼吸频率 | 呼吸幅度 | 脉搏 | 血压 | 中心静脉压 | 尿量 |
|---|---|---|---|---|---|---|
| 对照 | | | | | | |
| 放血 | | | | | | |
| 扩容 | | | | | | |
| 用药 | | | | | | |

**表2-9-3　微循环指标**

| | 指标1 | 指标2 | 指标3 | 指标4 | 指标n |
|---|---|---|---|---|---|
| 对照 | | | | | |
| 放血 | | | | | |
| 扩容 | | | | | |
| 用药 | | | | | |

**表2-9-4　血酸碱度、血气、血电解质指标**

| | pH | $PaCO_2$ | $PaO_2$ | SB | AB | BB | BE |
|---|---|---|---|---|---|---|---|
| 对照 | | | | | | | |
| 放血 | | | | | | | |
| 扩容 | | | | | | | |
| 用药 | | | | | | | |

**【注意事项】**

（1）麻醉深浅要适度，麻醉过浅，动物疼痛，可致神经源性休克；过深则抑制呼吸。

（2）动、静脉导管事先用生理盐水充盈，排除空气，导管插入后，经颈外静脉推入肝素作肝素化处理，放血后也应及时往动脉导管内推注肝素生理盐水以免血液凝固。

（3）输液时应注意三通管的使用，输液装置只能单向与静脉导管相通，不能在输液的同时测中心静脉压。要观察中心静脉压，需关闭输液通道，使换能器与静脉导管单向相通。同样，放血的同时亦不可测血压。

（4）放出来的血要顺着瓶壁流入输液瓶，尽量减少红细胞的损伤。

【讨论内容】

（1）休克病因有哪几类，本实验主要病因。

（2）当血压降至 40mmHg 以后，停止放血，可以观察到血压有所回升，为什么？

（3）典型的休克分哪几期，本实验所观察现象为哪期？失血性休克时各观察指标变化的机制是什么？

（4）休克防治原则有哪些，本实验应用了哪些原则？

【结论提示】

（1）病因学结论。

（2）临床表现结论。

（3）防治结论。

（刘慧婷）

## 第四节 儿茶酚胺类药物的筛选及对血压的作用

【实验目的】

（1）通过双盲法设计，初步了解机能实验学试验设计方法及思路。

（2）学习动脉血压的测定方法。掌握儿茶酚胺类药物对血压的作用特点，加深对 α、β 肾上腺素受体激动药和阻断药药理作用的理解。

（3）掌握“肾上腺素作用的翻转”的概念及其意义。

【实验原理】

本实验采用双盲法设计，利用工具药（α、β 肾上腺素受体阻断药）对三种儿茶酚胺类药物肾上腺素、去甲肾上腺素、异丙肾上腺素进行鉴别。三种儿茶酚胺类药物分别作用于 α、β 肾上腺素受体，产生心血管效应，引起血压变化。此作用可被相应的 α 或者 β 受体阻断药所阻断。酚妥拉明为 α 受体阻断药，可阻断与血管收缩有关的 α 肾上腺素受体，但不能阻断与血管舒张有关的 β 肾上腺素受体，因此可将肾上腺素的升压作用翻转为降压作用，称“肾上腺素作用的翻转”。还可减弱去甲肾上腺素的升压作用，对异丙肾上腺素的降压作用则无影响。普萘洛尔为 β 受体阻断药，可阻断 β 肾上腺素受体，因此可拮抗肾上腺素的后降压作用，减弱异丙肾上腺素的降压作用，而对去甲肾上腺素的升压作用无影响。

【实验材料】

以下括号中的数字为每组同学的预备数量。

1. 实验动物 新西兰家兔（1），雌雄不拘，体重 2～2.5kg。

2. 药品与溶液 25%乌拉坦溶液（15ml），肝素生理盐水（15ml），0.1%甲磺酸酚妥拉明溶液（1ml），0.1%盐酸普萘洛尔溶液（1ml），0.001%去甲肾上腺素溶液（1ml），0.001%肾上腺素溶液（1ml），0.001%异丙肾上腺素溶液（1ml）。

3. 仪器与器械 手术剪（2），眼科剪（1），手术镊（1），止血钳（4），手术缝合线（1 卷），动脉夹（1），颈总动脉插管（1），兔手术台（1），纱布（1），BL-420F 生物机能实验系统（1）。

【步骤与方法】

（1）实验前预备室将分别装有 0.001%去甲肾上腺素溶液、0.001%肾上腺素溶液、

0.001%异丙肾上腺素溶液的试剂瓶上随机贴上 A、B、C 三个标签。

（2）麻醉与固定：家兔称重，25%乌拉坦溶液 5ml/kg 耳缘静脉麻醉，背位交叉固定于兔手术台上。

（3）行家兔颈总动脉插管术，动脉插管一端连接至血压换能器，然后连接到 BL-420F 生物机能实验系统，放开动脉夹即可在电脑上观察到正常动脉血压曲线。

（4）观察记录血压：将结果记录在表中。

1）观察记录正常动脉血压曲线

一级波：心搏波，随心脏收缩和舒张出现的血压变化，与心率一致。

二级波：呼吸波，随呼吸运动出现的周期性血压波动，与呼吸频率一致。

三级波：一般难以看见，可能是缩血管中枢的周期性紧张性活动所致。

2）耳缘静脉缓慢注射 A、B、C 三药（0.5ml/kg），观察血压变化。

3）血压恢复正常后，耳缘静脉注射 0.1%甲磺酸酚妥拉明溶液 0.5ml/kg，10min 后再注射 A、B、C 三药（0.5ml/kg），观察血压变化。

4）血压恢复正常后，耳缘静脉注射 0.1%盐酸普萘洛尔溶液 0.5ml/kg，10min 后再注射 A、B、C 三药（0.5ml/kg），观察血压变化。

5）根据动脉血压变化，推测 A、B、C 三药分别为哪种儿茶酚胺类药物。

实验流程如下。

家兔麻醉，固定

↓

颈总动脉插管术，连接 BL-420E，观察血压

↓

i.v. ABC 三药（0.5ml/kg），观察血压变化

↓ ← i.v. 酚妥拉明（0.5ml/kg）

10min 后 i.v.ABC 三药，观察血压变化

↓ ← i.v. 普萘洛尔（0.5ml/kg）

10min 后 i.v.ABC 三药，观察血压变化

**【结果记录方法】**

结果记录方法见表 2-9-5。

**表 2-9-5　三种儿茶酚胺类药物对家兔动脉血压的影响**

| 药物 | 动脉血压（mmHg） | | | 药物鉴别 |
|---|---|---|---|---|
| | 正常对照 | 给 α 受体阻断药后 | 给 β 受体阻断药后 | |
| A | | | | |
| B | | | | |
| C | | | | |

【讨论内容】

如果只考虑药物鉴别，请你只利用一个药将 A、B、C 三种药物鉴别出来。

【注意事项】

（1）手术应轻柔，避免大出血或者损伤神经。

（2）每次给药后需待血压恢复正常才可给予下个药物。

**双盲法 double-blind method**

双盲法是医学临床对照实验中的一种科学方法。指主持这项实验研究的医学临床科研人员和接受这一临床试验的受试者，双方都不知道（“双盲”）谁是属于对照组，没有接受“处理因素”，只服用了“安慰剂”，谁是试验组，接受了“处理因素”。例如，要研究某药是否对疾病有治疗作用，将参与试验的某病患者分成两组，一半为试验组，一半为对照组，按随机的原则分配。发给药剂的人员，按对照组、试验组的名单，发给对照组以“安慰剂”，发给试验组以某药，而且安慰剂和某受试验之药物的形状、给药方法等均应尽量相似。发药的人员不参与试验的评价。负责检查效果的研究人员和每一位受试者都不知道谁服用的是安慰剂，谁服用的是所试的某药。这样，在判断疗效时，便可以避免来自试验主持者的主观偏差和来自受试者的主观偏差对判断效果的影响。

双盲法有利于客观地判断人体试验中处理因素的作用，但应该严格遵守有关人体试验的种种伦理学原则，防止和消除对受试者带来任何可能的不良影响。

（李庆臻 主编.简明自然辩证法词典.济南：山东人民出版社.1986.第 126 页）

（谢志忠）

# 第五节　心律失常动物模型及药物的抗心律失常作用

【实验目的】

（1）学习常用的动物实验性心律失常模型的制备方法。

（2）观察大剂量肾上腺素致心律失常的作用；普萘洛尔的抗心律失常作用；阿托品解除迷走神经对心脏的抑制作用。

（3）分析大剂量肾上腺素引起心律失常和普萘洛尔抗心律失常的作用机制。

【实验原理】

高浓度的肾上腺素（豚鼠 40μg/kg，猫、犬 100μg/kg）快速静注，可提高心肌的自律性造成动物多源性期前收缩、短暂性室性心动过速等。其优点为心律失常在几 min 自行消失，因此同一动物可反复多次进行心律失常实验，便于观察抗心律失常药物作用的持续时间，并可进行自身对照。

普萘洛尔（propranolol，心得安、萘心安）为非选择性 β 受体阻断药，通过抑制交感神经系统活性减慢心跳频率。阿托品为 M 受体阻断药，可以阻断副交感神经节后纤维上突触前膜的 $M_1$ 受体，减少突触中乙酰胆碱对递质释放的抑制作用，从而减慢心率；但如果较大剂量的阿托品可以阻断窦房结 $M_2$ 受体，解除迷走神经对心脏抑制作用而加快心率。

正常心电图图形如图 2-9-3 所示。

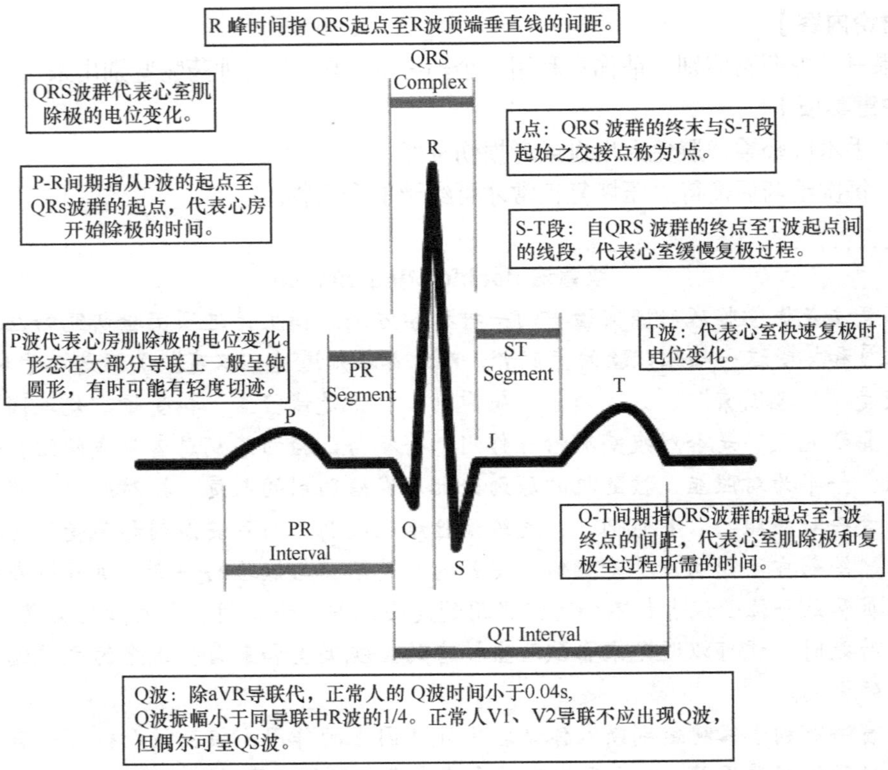


图 2-9-3　正常心电图

【实验材料】

以下括号中的数字为每组同学的预备数量。

1. 实验动物　瑞士小鼠（1），雌雄不拘，体重 20～30g。新西兰家兔（1），雌雄不拘，体重 2～2.5kg。

2. 药品与溶液　0.025%肾上腺素（0.5ml），0.1%普萘洛尔（1.0ml），0.1%阿托品（2～2.5ml），25%乌拉坦（15ml），生理盐水（20ml），氯仿（3～4ml）。

3. 仪器与器械　BL-420 生物信号采集系统（金属导连线及导联针头，1），兔手术台（1），套针（1），手术剪（1），止血钳（2），1ml 注射器（3），5ml 注射器（1），烧杯（1），10ml 注射器（1），绷带（4），棉球少许，胶布（5 条），婴儿称（1），600ml 烧杯（1）。

【步骤与方法】

## 实验一　氯仿诱导小鼠的室性心律失常模型

（1）将小鼠放入含有 3～4ml 氯仿棉球倒置的 600ml 烧杯内，观察到小鼠呼吸停止后立即取出。

（2）剖开小鼠胸腔，肉眼观察心脏跳动情况，判断有无心室颤动出现，观察发生颤动时的心脏活动特征。

## 实验二　家兔室性心律失常模型及药物的抗心律失常作用

（1）取家兔称重，20%乌拉坦 5ml/kg 耳缘静脉注射麻醉，固定家兔。

（2）连接 B-420 生物信号传导系统，将电极按要求连接于家兔四肢（红-黄-绿-黑，对应：右上肢-左上肢-左下肢-右下肢）及前胸，观察家兔正常心电图。

（3）给药：观察给药后 1min、2min、3min 时的心电图。

1）0.025%肾上腺素 0.2ml/kg 耳 i.v.（10s），观察心电图变化。

2）0.1%普萘洛尔 0.25mg/kg 耳 i.v.（2min），观察心电图变化。

3）0.025%肾上腺素 0.2ml/kg 耳 i.v.（10s），观察心电图变化。

4）0.1%阿托品 1mg/kg 耳 i.v.（1min），观察心电图变化。

5）0.025%肾上腺素 0.2ml/kg 耳 i.v.（10s），观察心电图变化。

**【结果记录方法】**

结果记录方法见表 2-9-6。

**表 2-9-6　药物的抗心律失常作用**

| | 心率 | 心律 | 心律失常持续时间 |
|---|---|---|---|
| 0.025%肾上腺素 | | | |
| 0.1%普萘洛尔 | | | |
| 0.025%肾上腺素 | | | |
| 0.1%阿托品 | | | |
| 0.025%肾上腺素 | | | |

**【讨论内容】**

（1）为何常选用氯仿诱发小鼠心律失常？

（2）大剂量肾上腺素致心律失常的机制是什么？

（3）解释普萘洛尔的抗心律失常作用机制，其临床适应证有哪些？

（4）实验中为什么给予阿托品？应用阿托品后再次给予肾上腺素，家兔心电图有何改变？该结果说明了什么？

**【注意事项】**

（1）电极须埋在动物四肢或胸部的皮下，而不要插在肌肉内。

（2）肾上腺素快速给药。

（3）普萘洛尔缓慢给药。

**动物实验中常用的快速型心律失常模型的制备及其原理**

心律失常包括快速型心律失常和缓慢型心律失常。快速型心律失常如心室心动过速和心室颤动性心律失常多选用犬、猫、家兔或大鼠等整体心脏（开胸或闭胸）进行实验。常使用的诱导动物快速型心律失常的药物包括肾上腺素、氯化钙、氯化钡、乌头碱及哇巴因（或强心苷类药物）等。

高浓度的肾上腺素（豚鼠 40μg/kg，猫、犬 100μg/kg）快速静脉注射，可提高心肌的自律性造成动物多源性期前收缩、短暂性室性心动过速等。其优点为心律失常在几 min 自行消失，因此同一动物可反复多次进行心律失常实验，便于观察抗心律失常药物作用的持续时间，并可进行自身对照。

静脉注射乌头碱由于激活了心肌细胞上的钠离子通道，促进心肌细胞钠离子内流，加速细胞膜去极化，诱发异位节律点，形成多源性异位节律而导致心律失常。

氯化钡可增加浦氏纤维 Na 离子内向电流，增加舒张期去极化的速率，从而诱发异位节律。

静脉注射大剂量氯化钙可诱发多种心律失常，如室性心动过速、心室颤动甚至死亡，其机制较为复杂，主要与钙离子对心脏心肌细胞的直接作用有关。

哇巴因或强心苷类药物（如洋地黄）是 $Na^+$-$K^+$-ATP 酶的抑制剂，大剂量作用使细胞内缺 $K^+$，降低心肌的最大舒张电位，增高心室肌的自律性，诱发心律失常。

除上述药物诱导的动物快速型心律失常模型以外，试验中还可在动物麻醉开胸的基础上，采用一定强度的电刺激直接刺激动物的心脏（如左室心尖部及右心室底部），诱发心律失常，或结扎动物冠状动脉的前降支，造成相应部位心肌缺血，导致缺血心肌和正常心肌传导性和不应期的差异，进而诱发心律失常。

（谢志忠）

## 第六节　药物的量效关系与竞争性拮抗

**【实验目的】**

（1）观察应用酚妥拉明前后，不同剂量去氧肾上腺素（新福林）对离体兔主动脉的收缩作用，加深对激动剂、拮抗剂、量效关系和竞争性拮抗的理解。

（2）了解离体血管实验方法。

**【实验原理】**

在一定范围内药物随剂量或浓度的增加，药理效应也相应增加。以效应为纵坐标，剂量或浓度的对数值为横坐标，可绘制出对称的“S”型曲线。竞争性拮抗药与激动药并用时，能与激动药互相竞争与相同的受体结合，降低激动药与受体的亲和力，而不影响其内在活性，故可使激动药的量效曲线平行右移。

本实验选择对 $\alpha_1$ 受体有兴奋作用的去氧肾上腺素，应用家兔的胸主动脉血管环为标本（含 $\alpha_1$ 受体）进行实验，按累积浓度进行实验，观察应用酚妥拉明前后，随着去氧肾上腺素剂量的增加，血管环收缩效应的变化，从而绘制出量效曲线。

**【实验材料】**

以下括号中的数字为每组同学的预备数量。

1. 实验动物　新西兰家兔（1），1.8kg～2.5kg，雌雄不拘。

2. 药品　酚妥拉明：$10^{-5}$ M。去氧肾上腺素：$10^{-8}$M、$10^{-7}$M、$10^{-6}$M 、$10^{-5}$M、$10^{-4}$M、$10^{-3}$M、$10^{-2}$M。

3. 仪器与器械　手术器械（1套），培养皿（1），烧杯（1），1ml 注射器（1），万能支架（1），克氏液，砝码（1套），生物信号采集处理仪（1），张力传感器（1），离体血管浴槽装置（1），超级恒温水浴器（1），氧气钢瓶（1）。

**【步骤与方法】**

（1）准备好灌流系统，调节浴槽水温于 37.4℃，调节恒温浴槽中克氏液为 20 ml，标记好液面高度，连接并调好张力传感器和生物信号采集处理仪。

（2）取家兔一只，于耳缘静脉注射空气处死。迅速打开胸腔，摘除心肺，找到并取出整段胸主动脉（约 6cm），放入盛有预先冰冷的充氧克氏液的培养皿中。用克氏液将淤血冲洗干净，仔细剥离血管壁结缔组织，然后将血管剪成宽约 4mm 的血管环。用两个不锈钢的钩将血管环置于浴槽内，一端固定于浴槽底部，另一端与传感器相连，控制通氧速度为每秒 1～2 个气泡。

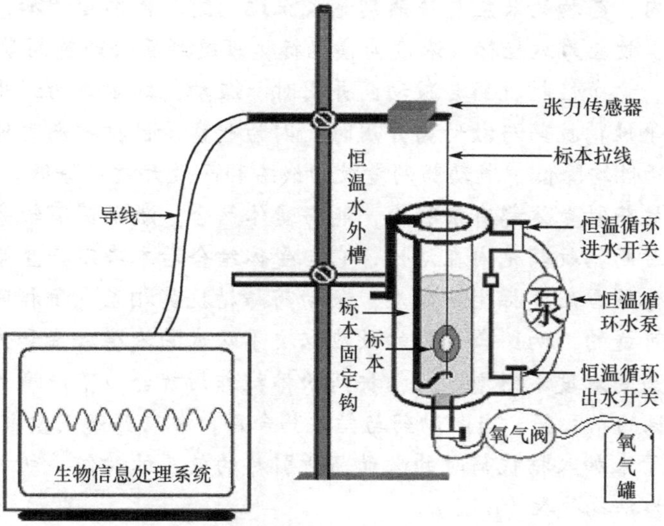


图 2-9-4 离体血管描记装置

（3）血管环取静息张力 5g 平衡约 45 min 后，走一段基线，从 $10^{-8}$ M 浓度开始，依次加入浓度按对数值等距递增的去甲肾上腺素溶液 0.2 ml（稀释 100 倍），至收缩达最大值（增加剂量不再使收缩加强）为止。换入新鲜克氏液冲洗 3～4 次，重新平衡约 20min，使血管张力恢复到基线位置。预先加入酚妥拉明 $10^{-5}$ M（终浓度）0.2 ml。然后重复上述给药步骤，观察收缩幅度的变化。

（4）实验完毕，打印记录结果，测量每次加去甲肾上腺素后收缩曲线高度，换算为收缩力，以 g 表示。将结果填入表 2-9-7 中。

**表 2-9-7 不同浓度去甲肾上腺素引起血管环收缩幅度（g）**

| | $10^{-8}$ | $10^{-7}$ | $10^{-6}$ | $10^{-5}$ | $10^{-4}$ | $10^{-3}$ | $10^{-2}$ |
|---|---|---|---|---|---|---|---|
| 用酚妥拉明前 | | | | | | | |
| 用酚妥拉明后 | | | | | | | |

（5）以血管环收缩幅度为纵坐标，药物对数浓度为横坐标，将应用酚妥拉明前后去甲肾上腺素引起血管环收缩的两条量效曲线绘入同一坐标纸上。

**【讨论内容】**

（1）什么是激动剂？什么是拮抗剂？

（2）何谓竞争性拮抗？其量效关系曲线将如何改变？

**【注意事项】**

（1）制备血管环时，不要用镊子用力夹，不要过分牵拉，以免损伤血管内皮。

（2）浴槽内的温度控制必须在（37.0±2）℃，氧气供给量不宜过大。

（3）平衡要好，整个操作期间不能有振动，否则需重新平衡 15min 以上。

（4）本实验属于定量观察，每次所加液量、药量必须准确。

**量效关系与竞争性拮抗**

在一定范围内，药物的效应与给药剂量成正比，随给药剂量增加，药物的作用或效应相应增大。以效应为纵坐标，浓度为横坐标，可绘制反映药物剂量-效应关系的曲线，称量效曲线。竞争性拮抗药与激动药并用时，激动药的量效曲线平行右移而最大效应不变，非竞争性拮抗药与激动药并用时，因为非竞争性拮抗药可使激动药对受体的亲和力和内在活性均降低，激动药的量效曲线右移而最大效应降低。

激动药和拮抗药对受体都有亲和力，能与受体结合。激动药有较高的内在活性，可引起生物效应。而拮抗药无内在活性，它与受体结合后本身不产生生物效应，却使激动药不能与受体结合而发挥生物效应，激动药与拮抗药相互竞争相同的受体，拮抗药的拮抗作用是可逆的，两药合用时的效应取决于两者的浓度和亲和力，当拮抗药的浓度固定，激动药的浓度不断增加，拮抗药的拮抗作用就会被不断增加的激动药所拮抗，所以叫竞争性的拮抗药。当激动药与拮抗药合用，激动药药剂量增加 1 倍时所产生的效应恰好等于未加入拮抗药时的激动药所引起的效应的时候，所加入拮抗药的摩尔浓度的负对数为拮抗参数（pA2）。

（谢志忠）

# 第十章 呼吸系统实验

## 第一节 呼吸运动的调节

【实验目的】

（1）学习基础知识：通过听课，学习系列基础知识，包括正常情况下呼吸节律形成的机制、肺牵张反射及各种理化因素对呼吸运动的影响、家兔呼吸运动的记录方法等。

（2）强化操作技能：通过实验，强化系列操作技能，包括家兔的捉拿、称重、麻醉、固定、气管插管、颈总动脉插管、生物信号采集处理系统的应用等。

（3）培养创新意识：通过自主改良实验、自主探讨问题，初步培养创新意识。

【实验原理】

（1）正常呼吸运动：人体及高等动物呼吸运动之所以能持续地、有节律地进行，是由于体内调节机制的存在。正常的呼吸运动主要受呼吸中枢及呼吸的反射性调节，在不同生理状态下，随着机体代谢需要的变化，可通过神经系统反射性调节呼吸运动的频率、节律和幅度，使肺的通气量发生改变，从而维持血液中 $O_2$ 和 $CO_2$ 含量至正常水平。因此，体内外各种刺激因素可直接作用于中枢部位或通过外周不同的感受器反射性的影响呼吸运动，以适应机体代谢的需要。

（2）呼吸中枢：主要分布大脑皮质、间脑、脑桥、延髓及脊髓等各级部位，其对呼吸运动的调节是各级相互配合共同调节呼吸节律的形成。呼吸中枢通过传出神经（膈神经和肋间神经）支配呼吸肌收缩与舒张而产生呼吸运动。

（3）呼吸的反射性调节：主要包括肺牵张反射、化学感受器呼吸反射。

1）肺牵张反射：包括肺扩张反射和肺萎陷反射，是迷走神经参与的反射性活动。肺扩张反射指肺扩张引起吸气抑制的反射，肺萎陷反射指肺缩小引起吸气的反射。肺扩张刺激牵张感受器经迷走神经传入到延髓，兴奋吸气切断机制，促进吸气切断转入呼气，这样促使吸气及时转化为呼气。所以切断单侧迷走神经则会出现深慢的呼吸；当切断双侧迷走神经时，则会出现长吸式呼吸。

2）化学感受器呼吸反射

A. 化学感受器：包括中枢化学感受器和外周化学感受器，中枢化学感受器感受脑脊液及局部细胞外液的 $H^+$，不感受缺 $O_2$ 刺激，对 $CO_2$ 刺激敏感；外周化学感受器可感受 $PO_2$、$PCO_2$ 及 $H^+$浓度的变化。

B. 吸入 $CO_2$：肺泡中 $CO_2$↑，使血液中 $CO_2$↑，从而使 $PaCO_2$↑刺激外周化学感受器和中枢化学感受器，反射性引起呼吸加深加快，肺通气量↑。

C. 缺氧：主要刺激外周化学感受器反射性引起呼吸加深加快，肺通气量↑。

D. $H^+$↑：刺激外周化学感受器和中枢化学感受器，反射性引起呼吸加深加快，肺通气量↑。但由于血-脑屏障存在，增加外周 $H^+$的浓度仅仅通过刺激外周化学感受器兴奋呼吸中枢。

【实验材料】

以下括号中的数字为每组同学的预备数量。

1. 实验动物　新西兰家兔（1）。

2. 药品与溶液　20%乌拉坦（15ml），肝素生理盐水（20ml），3%乳酸溶液（3ml）。

3. 仪器与器械

（1）常规手术器械：20ml 注射器（1），7 号针头（1），固定用绳带（5），500ml 烧杯（1），备皮用小塑料袋（1），止血钳（4），手术剪（3），手术镊（1），玻璃分针（1）。

（2）插管用器械：气管插管（1），动脉导管（连接三通开关 1），结扎线（1），培养皿（1）。

（3）其他器械与仪器：1ml 注射器（1），5ml 注射器（1），二氧化碳气球（1），氮气气球（1），50cm 长橡胶管（1），呼吸传感器（1），BL-420 系统（1），AVL 血气分析仪（1）。

**【步骤与方法】**

实验步骤可分为以下四步。

（1）完成前期工作：①家兔的捉拿、称重、麻醉、固定。②气管插管：颈部备皮后，沿颈部正中作 4～6cm 长皮肤切口，按实验动物气管常规分离方法分离暴露出气管，在环状软骨下 0.5～1cm 处作一倒“T”形切口，然后插入“┥”形气管插管，结扎固定。气管插管一端通气口连接呼吸传感器并输入生物信号采集处理系统前置放大器。打开电脑，启动 BL-420 生物信号采集处理系统，选择“呼吸运动的调节”实验模块，描记呼吸。③迷走神经分离：在颈动脉鞘中找到最粗的一根神经，即为迷走神经，分离出两侧迷走神经，在神经下穿线备用。手术完毕后用温热生理盐水纱布覆盖手术伤口部位。④颈总动脉插管：分离出 3～4cm 长的颈总动脉血管，在其下方穿入 2 根丝线备用。结扎远心端后，用动脉夹夹闭近心端，在靠近远心端结扎处剪开动脉（剪口呈 45°角，约为动脉直径 1/3），插入与三通管相连接的动脉导管，以备取血。

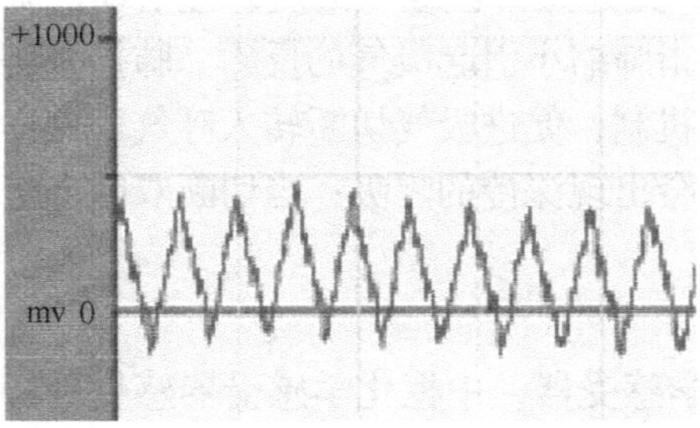

图 2-10-1　家兔正常呼吸运动曲线

上升支为吸气相，下降支为呼气相

（2）记录家兔正常呼吸运动曲线：参见图 2-10-1，辨别吸气相和呼气相。

（3）取血测血气指标：用 1ml 注射器吸取少量肝素溶液，将管壁湿润后推出，使注射器无效死腔和针头内充满肝素。打开动脉导管三通开关，松开动脉夹，弃去最先流出的几滴血，迅速取下注射器针头将注射器插入三通口取血 1ml（勿进入气泡）。关闭三通开关后，拨出注射器并立即套上针头，将针头插入软木塞隔绝空气，以中指轻弹注射器管壁 10～20s，使血液与肝素充分混合，将血标本送预备室检测。（注：为测定出准确的血气指标变化，应严格按要求取血）。

（4）观察各种处理因素对呼吸运动的影响

1）增加无效腔：取血测血气指标并记录一段稳定的呼吸波后，将 50cm 长的橡胶管接在气管插管的另一通气口上。记录呼吸波型并存盘，待实验结束后打印结果。5～10min 后于颈动脉导管三通处取血 1ml 测血气指标，同时，从气管插管的侧管上取下橡胶管。待家兔恢复了正常平静呼吸后（注：需充分恢复），须再次记录对照呼吸波和血气指标方才可做下一步实验。

2）吸入二氧化碳：将 $CO_2$ 气袋出气管（细塑料管）从气管插管侧管插入到达气管切开部位，打开出气管开关，保持恒定的气流量（气流量过大会导致动物死亡或影响呼吸传感器对真实呼吸波的记录），记录呼吸波，一旦呼吸频率和幅度出现明显变化，即可停止 $CO_2$ 的吸入，以免动物因吸入 $CO_2$ 过量死亡，同时，取血测血气指标。

3）吸入氮气：家兔恢复平静呼吸后，将氮气袋出气管（细塑料管）从气管插管的侧管插入到达气管切开部位，打开出气管开关，保持气流恒定。记录家兔吸入氮气后的呼吸波，一旦出现明显变化，即可停止氮气吸入，同时取血测血气指标。

4）3%乳酸：家兔恢复正常呼吸后，从耳缘静脉注入 3%乳酸溶液 2ml。记录呼吸波并取血测血气指标。如注射乳酸后，家兔呼吸不能在短时间内恢复正常，可根据测得的 BE 值，按下式补碱治疗。

BE 绝对值×体重（kg）×0.3＝所需补充碳酸氢钠的量（mmol）

（0.3 是 $HCO_3^-$ 进入体内分布的间隙，即体重×30%）

5%碳酸氢钠 1ml＝0.6mmol

所需补充的 5%碳酸氢钠 ml 数=所需补充碳酸氢钠 mmol 数/0.6

5）迷走神经：待家兔恢复平静呼吸后，先剪断一侧迷走神经，观察此时呼吸频率、幅度是否明显变化，然后，再剪断另一侧迷走神经，观察呼吸波变化。同时，取血测血气指标。

**【结果记录方法】**

结果记录方法见表 2-10-1。

**表 2-10-1　实验结果**

| 影响因素 | 呼吸频率 | | 呼吸幅度 | | $PaO_2$ | | $PaCO_2$ | | PH | |
|---|---|---|---|---|---|---|---|---|---|---|
| | 对照 | 实验 | 对照 | 实验 | 对照 | 实验 | 对照 | 实验 | 对照 | 实验 |
| 增大无效腔 | | | | | | | | | | |
| 吸入气体 $N_2$↑ | | | | | | | | | | |
| 吸入气体 $CO_2$↑ | | | | | | | | | | |
| 注射乳酸 | | | | | | | | | | |
| 剪断一侧迷走神经 | | | | | | | | | | |
| 剪断双侧迷走神经 | | | | | | | | | | |

**【讨论内容】**

（1）平静呼吸时，如何确定呼吸运动曲线与吸气和呼气运动的对应关系？

（2）化学感受性呼吸反射的途径？

（3）无效腔增大为何引起呼吸运动变化？请解释其变化的机制？

（4）请解释缺氧、二氧化碳增多和 pH 下降时呼吸运动变化的机制？

（5）切断迷走神经后，呼吸运动有何变化?迷走神经在节律性呼吸运动中起什么作用?

（6）如何用实验证明吸入二氧化碳是通过外周和中枢两条途径引起呼吸运动的变化?

（7）自由讨论。

**【注意事项】**

（1）气管插管时，应注意止血，并将气管分泌物清理干净。

（2）每个项目前均应有正常描记曲线作为对照，每项观察时间不宜过长，出现效应后立即去掉刺激因素，待呼吸运动恢复正常后再进行下一项目的实验。

（3）实验中每步及时做标记。

（4）为测定出准确的血气指标变化，应严格按要求取血。

（5）吸入二氧化碳时，不能直接套在气管插管上，气流也不能过大，以免吸入二氧化碳浓度过高导致家兔死亡。

（6）耳缘静脉注入乳酸时，注意不要刺穿静脉，以免乳酸外漏，引起动物躁动。

（凌宏艳）

## 第二节 缺 氧

**【实验目的】**

组织得不到充足的氧，或不能充分利用氧，组织的代谢、功能，甚至形态结构都可能发生异常变化，这一病理过程称为缺氧。

（1）通过制备缺氧动物模型，掌握缺氧的原因。

（2）通过观察缺氧动物的部分体征，掌握缺氧状态下的部分临床表现及其变化机制。

**【实验原理】**

1. 低张性缺氧 由于吸入气氧分压下降，动脉血压（$PaO_2$）降低（低张性缺氧），$PaO_2$ <60mmHg 时，刺激外周化学感受器，反射性地引起呼吸加深加快，心率增快。由于 $PaO_2$ 降低致血氧饱和度降低，毛细血管血液中还原血红蛋白增多，动物口唇黏膜呈青紫色。

2. 一氧化碳中毒性缺氧 吸入一氧化碳与空气的混合气体，一氧化碳入血后与红细胞中的血红蛋白结合，形成碳氧血红蛋白，碳氧血红蛋白不能携带氧，且能抑制氧和血红蛋白中的氧离解，导致缺氧。由于此时外呼吸功能正常，故 $PaO_2$ 正常（等张性缺氧），呼吸频率一般不增快。因碳氧血红蛋白为樱桃红色，故动物口唇黏膜及内脏呈樱桃红色。

3. 亚硝酸盐中毒（血液性缺氧） 亚硝酸盐可使大量血红蛋白氧化成高铁血红蛋白。高铁血红蛋白中的 $Fe^{3+}$ 与羟基牢固结合而失去携带氧的能力，还使剩余的 $Fe^{2+}$ 与氧的亲和力增强，引起氧离曲线左移，导致缺氧。高铁血红蛋白为咖啡色，故动物口唇黏膜及内脏颜色呈咖啡色或类似发绀（肠源性发绀）。

4. 氰化物中毒（组织中毒性缺氧） 给动物注入氰化物后，在体内分解成 $CN^-$，$CN^-$ 迅速与线粒体呼吸链中的氧化型细胞色素氧化酶中的 $Fe^{3+}$ 结合成氰化高铁细胞色素氧化酶，阻碍其还原为 $Fe^{2+}$ 的还原型细胞色素氧化酶，使呼吸链的电子传递无法进行，导致氧利用障碍（组织性缺氧）。由于氧利用障碍，毛细血管血液中氧和血红蛋白增多，氧和血红蛋白呈现红色，故氰化物中毒动物口唇黏膜及内脏呈鲜红颜色。

**【实验材料】**

以下括号中的数字为每组同学的预备数量。

1. 实验动物 新西兰家兔（1），雌雄不拘，体重 2～2.5kg。瑞士小鼠（2），雌雄不限。

2. 药品与溶液 20%氨基甲酸乙酯（15ml）（或 3%戊巴比妥钠 5ml），300 单位/毫升肝素（5ml），10%亚硝酸钠（1ml），0.125%氰化钾（使用前发放）无氧水。

3. 仪器与器械 手术器械一套（1），注射器（1），取血器（1），生物信号记录仪（1），再吸入式缺氧装置（1），一氧化碳缺氧装置（1），血气分析仪（1），超级恒温水浴（1），烧杯（500ml），动脉插管（1）。

【步骤与方法】

1. 低张性缺氧

（1）称重、麻醉和固定动物：家兔称重后，用20%氨基甲酸乙酯5ml/kg或3%戊巴比妥钠溶液1ml/kg。麻醉后，将动物仰卧位固定在实验台上，颈前部及股部备皮。

（2）抗凝：从耳缘静脉注入300单位/毫升肝素（2ml/kg）。

（3）气管插管、动脉插管：颈部手术：分离气管和双侧颈总动脉，行气管插管术和颈动脉插管术；股部手术：分离股动脉，行股动脉插管术。

（4）呼吸、血压描记：描记一段正常呼吸、血压曲线；夹闭颈总动脉10s，记录血压变化；由股动脉放血约2ml，测定动脉血氧分压。

（5）复制低张性缺氧：将再吸入式缺氧装置连在气管的侧管上（见图2-10-2），此时只能在瓶内呼吸，记录缺氧时间，观察缺氧过程中呼吸、血压、动脉套管内血液颜色，口唇黏膜颜色等变化。缺氧后3min，呼吸明显改变时，再次股动脉放血，测血氧分压（注：再吸入式缺氧装置不能漏气）。

（6）低张性缺氧对血压调节的反应：当呼吸变浅或呼吸不规则、血压开始下降时，再次夹闭颈总动脉10min，观察血压变化。随后继续缺氧至死亡。

2. 一氧化碳中毒性缺氧

（1）～（3）同低张性缺氧。

（4）呼吸、血压描记：将一氧化碳缺氧装置连于气管插管的侧管上（图2-10-3），描记一段正常呼吸、血压曲线；夹闭颈总动脉10s，记录血压变化；由股动脉放血约2ml，测定动脉血氧分压。

（5）打开装有一氧化碳气囊的螺旋夹，使家兔吸入一氧化碳和空气的混合气体，记录缺氧时间，观察缺氧过程中呼吸、血压、口唇黏膜颜色的变化。吸入一氧化碳3min，再次股动脉放血，测血氧分压。

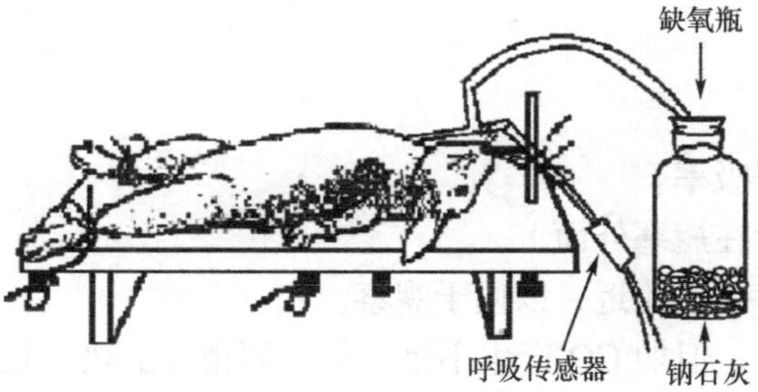


图2-10-2　再吸入式缺氧装置

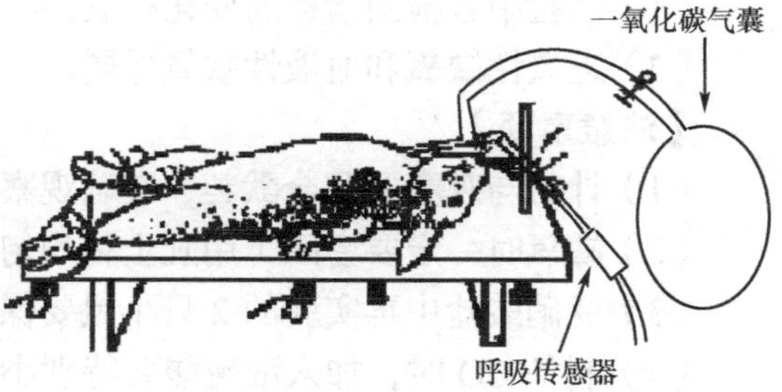


图2-10-3　一氧化碳缺氧装置

（6）待呼吸变浅时，再次观察夹闭颈总动脉的反应，继续缺氧至死亡。

3. 亚硝酸盐中毒（血液性缺氧）

（1）取小鼠一只，待安静后数呼吸频率。

（2）腹腔注射10%亚硝酸钠1ml（注：腹腔注射勿注入血管或内脏），每2min数呼吸频率一次直至死亡。

（3）观察耳、尾血管颜色，尸检观察内脏、血液颜色。

4. 氰化物中毒（组织中毒性缺氧）

（1）取小鼠一只，称重并待安静后数呼吸频率，观察耳、尾颜色。

（2）腹腔注射 0.125%氰化钾，0.1ml/10g 体重，立即观察呼吸变化，死亡尸检观察耳、尾、内脏、血液颜色，并与前者相比较。

**【结果记录方法】**

结果记录方法见表 2-10-2～表 2-10-5。

**表 2-10-2　低张性缺氧实验结果**

| | 呼吸频率 | 呼吸幅度 | 心率 | 血压（mmHg） | 口唇黏膜颜色 |
|---|---|---|---|---|---|
| 缺氧前对照 | | | | | |
| 低张性缺氧 | | | | | |

**表 2-10-3　一氧化碳中毒性血液性缺氧实验结果**

| | 呼吸频率 | 呼吸幅度 | 心率 | 血压（mmHg） | 口唇黏膜颜色 |
|---|---|---|---|---|---|
| 中毒前对照 | | | | | |
| 一氧化碳中毒 | | | | | |

**表 2-10-4　亚硝酸盐中毒性血液性缺氧实验结果**

| | 呼吸频率、幅度 | 耳、尾颜色 |
|---|---|---|
| 中毒前对照 | | |
| 亚硝酸盐中毒 | | |

**表 2-10-5　氰化物中毒性组织性缺氧实验结果**

| | 呼吸频率 | 耳、尾颜色 |
|---|---|---|
| 中毒前对照 | | |
| 氰化物中毒 | | |

**【讨论内容】**

（1）实验中各检测指标的变化机制。

（2）乏氧性缺氧和血液性缺氧异同。

**【注意事项】**

（1）计时与观察要配合默契，准确观察呼吸率。

（2）缺氧时一定要密闭（用凡士林均匀涂在瓶塞外面）。

（3）亚硝酸盐中毒实验的 2 只小鼠要保持体重相近，以便于观察。

（4）制备 CO 时，加入浓硫酸要特别小心，但如 CO 产生不足，可用酒精灯加热，且距离稍远些，使 CO 的产生速度不宜太快。

（5）氰化物有剧毒，操作时需特别小心。

（王　佐）

## 第三节　急性气胸和胸腔积液

**【实验目的】**

（1）复制急性气胸、胸腔积液家兔模型，掌握气胸、胸腔积液的原因和发病机制。

（2）观察实验性急性气胸家兔外呼吸、胸膜腔内压、血气及血酸碱指标变化，掌握气胸、胸腔积液的部分临床表现及其变化机制。

（3）通过救治气胸、胸腔积液家兔，了解气胸、胸腔积液的部分治疗原则。

**【实验原理】**

胸膜腔内的压力随呼吸运动而变化，但始终处于负压状态，使肺维持扩张状态，这是肺能随胸廓扩张和缩小而被动张缩通气的必要条件。气体进入胸膜腔内，造成积气状态，称为气胸，液体进入胸膜腔内称为胸腔积液，气胸和胸腔积液时胸膜腔负压被破坏，此时肺由于弹性回缩力而萎缩，通气功能丧失，出现限制性肺泡通气不足，同时，由于肺弥散面积减少，气体弥散功能障碍，导致患侧肺通气/血流比例降低，出现静脉血掺杂，而健侧肺因代偿通气过度，通气/血流比例升高，出现无效死腔样通气。气胸和胸腔积液使血液中 $PaO_2$ 降低或（和）$PaCO_2$ 升高，可导致Ⅰ型呼吸衰竭（$PaO_2$ 降低）或Ⅱ呼吸衰竭（$PaO_2$ 降低伴 $PaCO_2$ 升高），合并呼吸性或（和）代谢性酸中毒。

本实验通过一侧胸壁穿刺注入空气和生理盐水的方法复制气胸和胸腔积液模型，观察实验动物胸膜腔内压力、呼吸运动和血气的变化规律，并实施救治。

**【实验材料】**

1. 实验动物　新西兰家兔，雌雄不拘，体重 2～2.5kg。

2. 药品与溶液　3%戊巴比妥钠、生理盐水。

3. 仪器与器械　1ml、20ml、50ml 注射器各 1 支，粗注射针头 1 个，水检压计，动脉导管（接三通开关），气管插管，手术器械一套，呼吸传感器一支，生物信号采集处理仪，AVL 血气分析仪。

**【步骤与方法】**

（1）动物称重、麻醉和固定：称重后，静脉注射 3%戊巴比妥钠 1ml/kg 全身麻醉家兔，再将动物仰卧位固定在实验台上，颈前部备皮。

（2）气管插管，描记呼吸：沿颈部正中线作一个 4～6cm 长的皮肤切口，钝性分离浅筋膜和胸骨舌骨肌，暴露气管，在气管环状软骨下 0.5～1cm 处作倒“T”形切口，将“┫”形气管插管插入，插管的一端通气口与呼吸传感器相连并输入生物信号采集处理仪记录呼吸波。

（3）颈总动脉插管：按家兔血管常规分离方法分离颈总动脉，插入导管，取血测血气指标。取血时应注意血液抗凝和隔绝空气。

（4）复制气胸：将与水检压计相连的粗注射针头在家兔右胸第 4 肋间或第 5 肋间锁骨中线处，沿肋骨上缘垂直插入胸腔（注：胸腔穿刺不宜过猛过深，以免刺破肺组织、纵隔内大血管，膈肌甚至肝脏），当看到水检压计内红色水柱上下波动时，说明针头已进入胸膜腔内，应停止进针（见图 2-10-4）。观察记录胸膜腔内压（此时水检压计的“0”刻度应与家兔胸腔在同一水平）和呼吸波。打开三通开关，使胸膜腔与大气相通而形成气胸，记录呼吸波和胸腔内压，待兔唇发绀后取血测血气指标。

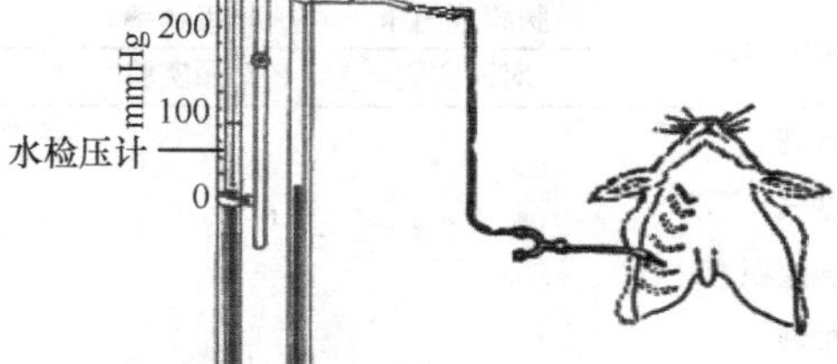

图 2-10-4　家兔胸膜腔穿刺：粗注射针头与水检压器相连

（5）气胸的治疗：用注射器与三通连接，抽出胸腔内气体，使胸腔内压恢复正常。5min

后取血测血气指标。

（6）复制胸腔积液：用注射器抽出胸腔气体，待兔唇发绀消退、呼吸平稳后，再抽取30～50ml 生理盐水注入右胸腔。记录呼吸波，待兔唇再次发绀后取血测血气指标。

（7）胸腔积液的治疗：将胸膜腔内生理盐水抽出并松绑，观察家兔能否存活，5min后取血测血气指标。

实验路线如下。

家兔称重、麻醉、固定

↓

气管插管，描记呼吸

↓

颈总动脉插管

↓

粗注射针头行右胸腔穿刺

↓

测对照胸膜腔内压、呼吸曲线、兔唇是否发绀、血气

↓

打开三通管开关复制气胸，测胸膜腔内压、呼吸曲线、兔唇颜色、血气

↓

气胸治疗：三通管抽气体，观胸膜腔内压、呼吸曲线、兔唇颜色、血气

↓

待呼吸变平稳，测对照胸膜腔内压、呼吸曲线、兔唇颜色、血气

↓

注生理盐水入右胸腔，观呼吸波、胸膜腔内压、血气

↓

抽液，记录呼吸波，测胸膜腔内压、血气

**【结果记录方法】**

结果记录方法见表 2-10-6。

**表 2-10-6 实验结果**

| 影响因素 | 胸膜腔内压 | 呼吸频率 | 呼吸幅度 | $PaO_2$ | $PaCO_2$ | pH |
|---|---|---|---|---|---|---|
| | 对照实验 | 对照实验 | 对照实验 | 对照实验 | 对照实验 | 对照实验 |
| 气胸 | | | | | | |
| 抽气 | | | | | | |
| 胸腔积液 | | | | | | |
| 抽液 | | | | | | |

**【讨论内容】**

本实验引起的气胸和胸腔积液引起的通气障碍属哪种类型？各测定指标的变化机制。本实验主要救治原则。

【重要结论提示】

（1）病因学结论。

（2）临床表现结论。

（3）防治结论。

（任 重）

## 第四节 急性肺水肿及药物的治疗作用

【实验目的】

（1）复制急性肺水肿模型。

（2）观察急性肺水肿表现。

（3）掌握急性肺水肿的发生机制。

（4）探讨急性肺水肿的治疗方案。

【实验原理】

肺水肿是由于液体从毛细血管渗透至肺间质或肺泡所造成的。临床上常见的肺水肿是心源性肺水肿和肾性肺水肿。病理上可分间质性和肺泡性两类，可同时并存或以某一类为主。间质性肺水肿大都为慢性，肺泡性可为急性或慢性肺水肿。本实验主要是通过静脉大量滴注生理盐水（normal saline，NS）并注射肾上腺素（adrenaline，Adr）导致急性心源性肺泡性肺水肿。

中毒剂量的肾上腺素使心动速度加快，左心室不能把注入的血液充分排出，左心室舒张期末压力递增，可引起左心房的压力增高，从而使肺静脉发生淤血，肺毛细血管液体静压随而升高，一旦超过血浆胶体渗透压，使组织液形成增多，不能为淋巴充分回流，即可形成肺水肿。

【实验材料】

以下括号中的数字（除药品浓度外）为每组同学预备的实验动物或器械数量。

1. 实验动物　新西兰家兔（1），雌雄不限。

2. 药品与溶液　生理盐水，乌拉坦（20%），肾上腺素（0.1%），肝素（3g/L），呋塞米（0.1%），盐酸消旋山莨菪碱注射液（1%）。

3. 仪器与器械　动脉插管（1），气管插管（1），静脉导管及静脉输液装置（1），注射器（1），常用手术器械一套，包括止血钳（4），手术剪（3），手术镊（1），烧杯（1），纱布若干，线（1），胶布（1），兔手术台（1），血气分析仪（1），四道生理记录仪（1），婴儿秤（每个实验室1台），玻璃分针（1），听诊器（1）。

【步骤与方法】

实验步骤可分为以下九步。

（1）分组：实验分组，数据共享。每个实验班分成四组，其中第一组为实验组，第二组为呋塞米治疗组，第三组为山莨菪碱治疗组，第四组为对照组，每一组负责 1 只家兔实验。

（2）称重并记录，用20%乌拉坦5ml/kg耳缘静脉注射麻醉，固定于兔台上。

（3）进行颈部手术，分离气管和一侧颈总动脉，对侧颈外静脉，作气管插管。

（4）肝素化后，作颈总动脉动脉插管和颈外静脉静脉插管，静脉管连于输液装置。左（右）腹股沟部位分离股动脉并插管。

（5）各组动物分别描记正常呼吸和血压曲线，股动脉取血，进行血气分析。

（6）输入生理盐水（输入总量按 100ml/kg，输入速度 150～200 滴/分），待滴注接近完毕时立即向输液瓶中加入肾上腺素（0.5ml/kg，对照组不加肾上腺素），继续输液。观察兔口唇颜色，并用听诊器听诊肺部是否有湿啰音出现。

（7）输液完毕，立即股动脉取血，进行血气分析。

（8）取血完毕治疗组立即进行抢救。呋塞米治疗组耳缘静脉注射呋塞米（1ml/kg），观察疗效；山莨菪碱治疗组耳缘静脉注射山莨菪碱（1.5ml/kg），观察疗效。

（9）密切观察呼吸改变和气管插管内是否有粉红色泡沫液体流出，死亡动物记录死亡时间，存活动物生病后 30min 则夹住气管，放血处死。所有动物均打开胸腔，用线在气管分叉处结扎以防止肺水肿液渗出，在结扎处以上切断气管，把肺取出，用滤纸吸去肺表面的水分后称重，根据“肺系数=肺重量（g）/体重（kg）”的公式计算系数，然后肉眼观察肺大体改变，并切开肺，观察切面的改变。

**【结果记录方法】**

结果记录方法见表 2-10-7。

**表 2-10-7　实验结果**

| | | 实验组 | 呋塞米治疗组 | 山莨菪碱治疗组 | 对照组 |
|---|---|---|---|---|---|
| 呼吸改变 | 实验前 | | | | |
| | 注射 NS | | | | |
| | 注射 Adr | | | | |
| | 治疗 | | | | |
| 血气分析 | pH | | | | |
| | $PCO_2$ | | | | |
| | $PO_2$ | | | | |
| | $HCO_3s$ | | | | |
| | BE | | | | |
| 粉红色的泡沫液 | | | | | |
| 肺表面状况 | | | | | |
| 肺重量（g） | | | | | |
| 兔体重（kg） | | | | | |
| 肺切面 | | | | | |
| 肺系数 | | | | | |

**【讨论内容】**

（1）本实验复制急性肺水肿的机制?

（2）为什么急性肺水肿会出现粉红色泡沫液体?

（3）试讨论抢救的机制。

（4）自由讨论。

**【结论提示】**

请根据实验内容，对本实验给出一个合理的结论。

【注意事项】

（1）输液速度不能太快。

（2）在从兔胸腔取出肺组织时，注意不要刺破肺脏，以免影响实验结果。

（3）麻醉要深浅适度。

（4）尽量减少手术性出血。

**高原肺水肿**

高原肺水肿(high altitude pulmonary edema)是指近期抵达高原(一般指海拔3000m以上)，出现静息时呼吸困难、胸闷压塞感、咳嗽、咳白色或粉红色泡沫痰，患者感全身乏力或活动能力减低。高原肺水肿是高原地区特发病。以发病急、病情进展迅速为其特点，如能及时诊断与治疗，完全能够治愈。据记载1898年法国医师Jacottet攀登4800m的Blanc峰时，因患高原肺水肿死在海拔4300m的高山站。后由他的同事在现场做了尸体解剖，成为世界上首例高原肺水肿尸检资料。Hurtado于1937年在秘鲁首次报告了1例居住高原29年的男性，去平原短期停留几天后重返高原时发生肺水肿。之后虽有大量的报道，但直到20世纪60年代对本病的认识尚未完全统一，常常把本病误诊为急性肺炎。1960年Houston才首次详细地描述了急性高原肺水肿的发病情况。次年，Hultgren等做了血流动力学的研究，并提出高原肺水肿是一种非心源性肺水肿。

高原肺水肿的发病率取决于上山的速度、海拔高度及到达高山后所从事体力活动的强度等因素。世界各地报告本病的发生率相差很大。一般来讲，高原肺水肿易发生于初入高原者，但高原久居者去平原地区短期居住后重返高原，或从一个高原转到另一更高海拔地区时也可发病。据统计，青年人的发病高于老年人，男性高于女性，高原世居者似乎少见。海拔高度、上山速度与高原肺水肿的发生呈正比，发病最低海拔高度国外报告为2600m，国内为2260m。Hultgren在秘鲁（3730m）调查的总发病率为3.4%，其中青年人为6%，老年人为0.4%。国内报告成人最高发生率为9.9%、最低为0.15%。国内有些学者认为，再入性高原肺水肿的发生率高于初入性，但无统计学资料进行对比。

（刘录山）

# 第五节 可待因的镇咳作用

【实验目的】

（1）了解用化学物质刺激呼吸道引起咳嗽的原理和方法。

（2）观察可待因的镇咳作用。

【实验原理】

浓氨水（$NH_3{\cdot}H_2O$）易挥发逸出氨气（$NH_3$），后者能刺激呼吸道黏膜的感受器，反射性引起咳嗽反射。咳嗽反射弧由感受器、传入神经、咳嗽中枢、传出神经和效应器组成。利用此原理可制作化学物质引起咳嗽的动物模型。此模型可用于观察药物的镇咳作用，也可用于镇咳药的筛选。可待因属于中枢性镇咳药，它通过抑制延脑咳嗽中枢，阻断咳嗽反射弧，产生强大的镇咳作用。

【实验材料】

以下括号中的数字为每组同学的预备数量。

1. 实验动物 瑞士小鼠（2），雌雄不拘，体重 18～25g。

2. 药品与溶液 0.2%磷酸可待因溶液，浓氨水（27%～29%），生理盐水。

3. 仪器与器械 电子天平（1），秒表（1），1ml 注射器（2），针头（2），脱脂棉（1），鼠笼（1），大烧杯（1）。

【步骤与方法】

（1）取 2 只小鼠分别编号，称重，放入倒置大烧杯内。

（2）观察小鼠的正常呼吸及活动情况。

（3）1 号、2 号两鼠分别按 0.2ml/10g 体重腹腔注射 0.2%磷酸可待因溶液和生理盐水溶液，并将两鼠分别扣入大烧杯内。

（4）20min 后分别往大烧杯内放入一浸有氨水的棉球以引起小鼠刺激性咳嗽，观察并记录：①两鼠的咳嗽潜伏期（从棉球放入大烧杯内至观察到吸入 $NH_3$ 后第一次咳嗽反应时间）；②2min 内小白鼠咳嗽次数（咳嗽表现为缩胸、张口，有时可听到咳声）。比较受试的两只小白鼠咳嗽反应时间和咳嗽次数有何不同。

【结果记录方法】

结果记录方法见表 2-10-8。

表 2-10-8 可待因的镇咳作用

| 编号 | 体重 | 药物 | 药量 | 咳嗽潜伏期（s） | 2min 咳嗽次数 |
|---|---|---|---|---|---|
| 1 | | | | | |
| 2 | | | | | |

【讨论内容】

（1）可待因的镇咳作用机制、临床应用及用药注意事项。

（2）咳嗽发生的原因是什么？除了用氨水可引起咳嗽外，还有什么其他办法。

【注意事项】

（1）小鼠咳嗽 1min 后取出棉球，以免 $NH_3$ 中毒死亡。

（2）咳嗽表现：一般情况下不易听到小鼠咳嗽声音，因此应密切观察以下咳嗽表现，如剧烈腹肌收缩（缩胸）、张嘴。在安静环境中，有时可听到小鼠咳嗽声，但须仔细观察。

（3）磷酸可待因为混悬液，应混匀后再取用，以保证给药均匀。

（4）用过后的浓氨水必须密闭，以防挥发降低浓度，影响实验效果。

（5）实验时，应保持室内通风。

（苏 波）

# 第十一章　消化系统实验

## 第一节　小肠平滑肌的生理特性（肠肌灌流）

【实验目的】

（1）理论上熟悉和掌握胃肠道平滑肌的一般生理特性。

（2）操作上学习哺乳动物离体小肠标本制备及离体小肠平滑肌灌流的实验方法。

（3）观察某些因素对舒缩活动的影响并探讨其影响机制。

【实验原理】

（1）哺乳类动物的消化道平滑肌，既有肌肉组织的共同特性，如具有兴奋性、传导性和收缩性等特性；又有其自身的特点，如兴奋性较低，收缩缓慢，伸展性较强，具有自动节律性、紧张性，对温度变化、化学刺激和机械牵张刺激较为敏感等。上述特性可维持消化道内一定的压力，适合于消化道内食物消化。

（2）消化道平滑肌受神经和体液因素的双重调节，接受胆碱能神经和去甲肾上腺素能神经的双重支配，两类神经兴奋所产生的效应相反，以优势支配的神经效应为主。胃肠平滑肌以胆碱能神经的支配占优势，分布着高密度的 M 受体，并分布着一定密度的 α 和 β 受体。乙酰胆碱等拟胆碱药可兴奋 M 受体，引起回肠平滑肌收缩，张力增强。M 受体阻断药可拮抗拟胆碱药收缩回肠平滑肌的作用。拟肾上腺素药可激动 α 和 β 受体，引起回肠平滑肌舒张，张力减小。

（3）取材小肠平滑肌组织，置于模拟体内环境的台氏液之中，可在一定时间内、一定程度上保持其生理功能。本实验以台氏液作为对照的灌流液，以温度变化、化学刺激作为实验的干预因素，在体外观察家兔小肠平滑肌的收缩曲线，探讨其收缩变化规律、机制和生理特性。

【实验材料】

以下括号中的数字为每组同学的预备数量。

1. 实验动物　新西兰家兔（1），雌雄不拘，体重 1.5～2.5kg。

2. 药品与溶液　台氏液（1L），混合气体（95%$O_2$+5%$CO_2$，1 袋），0.001%乙酰胆碱溶液（2ml），0.01%肾上腺素溶液（2ml），0.01%阿托品溶液（2ml），1%氯化钙溶液（2ml），1mol/L 盐酸溶液（2ml），1mol/L 氢氧化钠溶液（2ml）。

3. 仪器与器械

（1）家兔手术器械：20ml 注射器（1），7 号针头（1），固定用绳带（5），500ml 烧杯（1），备皮用小塑料袋（1），止血钳（4），手术剪（3），手术镊（1），玻璃分针（1）。

（2）恒温平滑肌槽（1）。

（3）其他器械与仪器：木棒（1），家兔手术台（1），固定夹（1），张力传感器（1），生物信号采集处理系统（1），氧气袋（充盈混合气体）（1），结扎线（1）。

【步骤与方法】

1. 恒温平滑肌槽的准备

（1）容器的准备：参见图 2-11-1，在恒温平滑肌槽的大、中、小容器内，分别预备相应的液体：在大容器内，加入自来水，使之达到容器的刻度线以上，可起到相对恒温的作用；在中等容器内，加满台氏液备用，以便于冲洗药桶和灌流标本；按下中等容器上方的连通开关，台氏液由连通管进入小容器（又称药桶），打开“排液”开关，可冲洗 1 次药桶，先后冲洗 2 次。

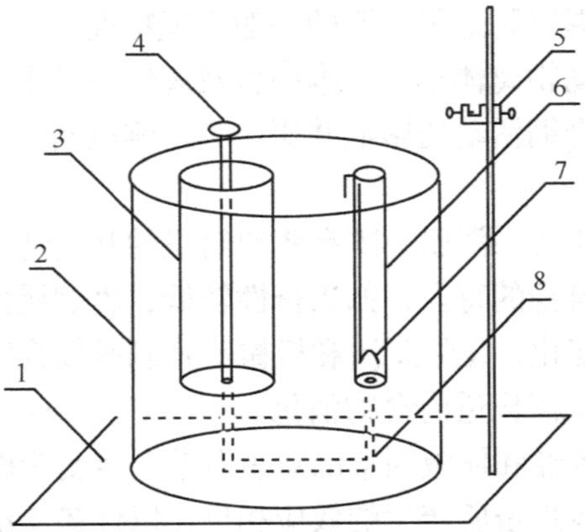


图 2-11-1　恒温平滑肌槽示意图

1. 仪器台面；2. 大容器；3. 中等容器；4. 连通开关；5. 固定夹；6. 小容器（药桶）；7. 挂钩；8. 连通管

（2）水温的设定：开启恒温平滑肌槽的电源，按下并旋转“温度调节”旋钮开关，将水温设定在 38℃（注：①家兔体温的个体差异较大，一般为 38～40℃，故将水温设定在 38℃；②因仪器存在误差，设定温度不等于实际温度，水温恒定后，需要继续微调“温度调节”旋钮开关，使水温恒定在 38℃）。

（3）混合气体的准备：在恒温平滑肌槽的“氧气”接口处，连接充盈混合气体的氧气袋备用（注：该步骤可省略，但省略将影响小肠的活性）。

2. 标本的制备

（1）游离一段小肠：木棒猛击家兔头部，致其昏迷。家兔固定于手术台，上腹部备皮，作上腹正中切口，逐层切开，打开腹腔，找出十二指肠的起始部位，从该处开始，游离一段小肠。

（2）截取一段小肠：在十二指肠的起始部位，在相距约 0.5cm 的两处分别结扎，两结扎线的末端分别保留约 5cm 的长度，以便于后述步骤的打结固定。在小肠的两结扎处之间，将小肠剪断。在小肠远心方向的 3～5cm 处，重复上述结扎两处、剪断小肠的操作，截取一段 3～5cm 长的小肠，可用于一组同学的实验。

（3）截取多段小肠：重复上述结扎两处、剪断小肠的操作，再次截取一段 3～5cm 长的小肠，可用于另一组同学的实验。依此类推，所截取的各段小肠可用于各组同学的实验。

3. 标本的固定和系统的调试

（1）标本下端的固定：取出药桶内的挂钩，小肠一端的结扎线打结固定于挂钩，挂钩插入药桶固定。

（2）标本的氧气供应：对于恒温平滑肌槽的进气口选择按钮，选择“氧气”进气口；

旋转“药桶气量调节”，使药桶内的气泡逐个逸出（注：①逸出气泡将影响实验数据的稳定性，关闭气泡将影响小肠的活性，实验者需在两者之间权衡利弊、决定取舍；②可用空气来替代 95%$O_2$+5%$CO_2$ 的混合气体，但空气中的氧气含量少，将影响小肠的活性）。

（3）标本上端的固定：张力传感器固定于药桶上方的固定夹。小肠另一端的结扎线在其正上方，打结固定于张力传感器末端的应变片（注：①结扎线勿倾斜，以免影响张力的传导；②勿使结扎线牵拉过紧，以免损坏张力传感器和影响小肠活性）。向上微调张力传感器，使结扎线不松、不紧，张力的传导不失真、不损坏张力传感器和不影响小肠活性。

（4）系统的调试：开启和调试生物信号采集处理系统：开启 BL-420 生物机能实验系统软件，在“实验项目”栏中调出该实验的名称。上调或下调灵敏度，使收缩曲线便于观察。上调或下调走纸速度，使收缩曲线便于观察。上调或下调基线，使最小值位于零位或零位之上。上调或下调滤波按钮，滤出杂乱波形、保留正常波形，使收缩曲线的频率与真实值一致（注：以下第一个数据记录之后，勿再改变各种参数，以免影响前后数据的可比性）。

4. 标本的灌流和结果的记录

（1）降温至 25℃：①记对照数据：在温度改变之前的 38℃状态下，记录对照的收缩曲线的基线值（即最小值，其大小反映平滑肌紧张性的高低）、频率和幅度（即最大值减最小值）。②记实验数据：打开恒温平滑肌槽的“排水”开关，排出大容器中大部分的 38℃自来水，加入新自来水，下调水温至 25℃，记录该温度状态下的基线值、频率和幅度。

（2）滴加乙酰胆碱：①记对照数据：上调并恒定水温至 38℃，记录对照的基线值、频率和幅度。②记实验数据：在药桶中加入 0.001%乙酰胆碱溶液 3 滴，收缩曲线明显变化。

（3）滴加肾上腺素：①弃液：打开恒温平滑肌槽的“排液”开关，排出药桶中的乙酰胆碱溶液。②冲洗：按下中等容器上方的连通开关，使台氏液进入药桶，打开“排液”开关弃液，该方法可冲洗药桶 1 遍；重复操作，冲洗 2 遍。③记对照数据：使台氏液进入药桶，记录对照的基线值、频率和幅度。④记实验数据：在药桶中加入 0.01%肾上腺素溶液 3 滴，收缩曲线明显变化时，记录基线值、频率和幅度。

（4）滴加阿托品：按照前述：①弃液；②冲洗；③记对照数据；④记实验数据四个步骤，记录加入 0.01%阿托品溶液 3 滴之前的对照数据、之后的实验数据。

（5）滴加氯化钙：按照前述：①弃液；②冲洗；③记对照数据；④记实验数据四个步骤，记录加入 1%氯化钙溶液 3 滴之前的对照数据、之后的实验数据。

（6）滴加盐酸：按照前述：①弃液；②冲洗；③记对照数据；④记实验数据四个步骤，记录加入 1mol/L 盐酸溶液 3 滴之前的对照数据、之后的实验数据。

（7）滴加氢氧化钠：按照前述：①弃液；②冲洗；③记对照数据；④记实验数据四个步骤，记录加入 1mol/L 氢氧化钠溶液 3 滴之前的对照数据、之后的实验数据。

**【结果记录方法】**

结果记录方法见表 2-11-1。

表 2-11-1 实验结果

| | 基线值 | | 频率 | | 幅度 | |
|---|---|---|---|---|---|---|
| | 对照 | 实验 | 对照 | 实验 | 对照 | 实验 |
| 25℃ | | | | | | |
| 乙酰胆碱 | | | | | | |
| 肾上腺素 | | | | | | |
| 阿托品 | | | | | | |
| 氯化钙 | | | | | | |
| 盐酸 | | | | | | |
| 氢氧化钠 | | | | | | |

**【讨论内容】**

各种实验因素影响小肠收缩频率与幅度的机制。

**【注意事项】**

（1）实验过程中必须保证标本的供氧（通气）及浴槽内台氏液的恒温（38℃）。

（2）灌流浴槽内的液面高度应保持恒定。

（3）上述各药液加入的量系参考数据，效果不明显者可以添加。

（4）每次实验效果明显后立即放掉含药液的台氏液，并冲洗多次，以免平滑肌出现不可逆反应。

（何剑琴）

## 第二节　药物对肠蠕动的影响

**【实验目的】**

（1）理论上熟悉和掌握胃肠道平滑肌的一般生理特性。

（2）操作上学习胃肠道推进运动实验法，从测定墨汁在肠道内的移动速度，观察不同药物对肠蠕动的影响。

**【实验原理】**

（1）消化道平滑肌的生理特性：哺乳类动物消化道平滑肌具有肌肉组织共有的特性，如兴奋性、传导性和收缩性等，但也有其特殊性，即兴奋性较低，舒缩缓慢，伸展性强，具有缓慢自动节律性、紧张性，且对化学、温度和机械牵张刺激较敏感等。上述特性可维持消化道内一定压力和节律性蠕动，搅拌和推动食物前进，以利食物的消化和吸收。

（2）消化道的神经体液调节：胃肠道平滑肌受中枢神经系统和体液因素的调节，接受胆碱能神经和去甲肾上腺素能神经双重支配，两类神经兴奋时产生的效应相反，而以优势支配的神经效应为主。胃肠平滑肌以胆碱能神经支配占优势，分布有高密度的 M 胆碱受体，同时也有一定密度的 α、β 和多巴胺受体分布。Ach 等拟胆碱药可兴奋 M 受体，引起胃肠平滑肌收缩，张力增强，收缩幅度加大，蠕动加快。

（3）药物对肠蠕动的影响

1）新斯的明可抑制胆碱酯酶活性，导致内源性酰胆碱（Ach）累积，兴奋 M 受体，使胃肠平滑肌收缩力增强，推进性蠕动加快。

2）阿托品等M受体阻断药则可拮抗M受体激动药收缩胃肠平滑肌的作用，引起胃肠平滑肌舒张，推进性蠕动减慢。

3）肾上腺素则可激动α和β受体，引起胃肠平滑肌舒张，张力下降，推进性蠕动减慢。

4）吗啡可作用于阿片受体，提高小肠及大肠肌张力，减弱推进性蠕动。

5）多潘立酮等多巴胺受体阻断药可阻断多巴胺对胆碱能神经元的抑制作用，促进乙酰胆碱释放，加强胃肠推进性蠕动。

6）硫酸镁不被胃肠吸收，形成高渗透压，阻止水分吸收，肠容积增大，刺激肠壁平滑肌，使推进性蠕动增强。

本实验以墨汁为指示剂，在灌胃的药物中加入一定量墨汁，作为药物对肠蠕动产生影响的检测标识物，从而直观地观察不同药物对肠道蠕动的影响。

**【实验材料】**

以下括号中的数字为每组同学的预备数量。

1. 实验动物　瑞士小鼠（7只），体重18～24g。

2. 药品与溶液　生理盐水（0.6ml），20%硫酸镁溶液（0.6ml），0.1%盐酸吗啡溶液（0.6ml），0.125%多潘立酮溶液（0.6ml），0.01%硫酸新斯的明溶液（0.6ml），0.2%硫酸阿托品溶液（0.6ml），0.01%盐酸肾上腺素溶液（0.6ml），以上药物每100ml药液中加墨汁2ml。

3. 仪器与器械　电子秤（1），小鼠笼（1），1ml注射器（1），小鼠灌胃针（1），手术剪（1），眼科镊（1），尺子（1），蛙板（3），搪瓷盘（1）。

**【步骤与方法】**

1. 前期准备　取小鼠7只，禁食12～24h，称重，编号。

2. 给药　按剂量0.2ml/10g给不同编号的小鼠分别灌胃含墨汁的不同药物。1～6号小白鼠分别灌胃20%硫酸镁溶液，0.1%盐酸吗啡溶液，0.125%多潘立酮溶液，0.01%硫酸新斯的明溶液，0.2%硫酸阿托品溶液和0.01%肾上腺素溶液，7号鼠用生理盐水灌胃，分别记录时间。

3. 测量　给药后40min将小鼠颈椎脱位处死，迅速破开腹腔，找到胃幽门和回盲部，先观察肠蠕动情况3min，然后将小肠从幽门至回盲部全段剪下，分离肠系膜，小心置于湿润的搪瓷盘内，轻轻将肠管拉成直线，先测小肠的全长，再测肠内墨汁向前移动的最远距离（图2-11-2）。

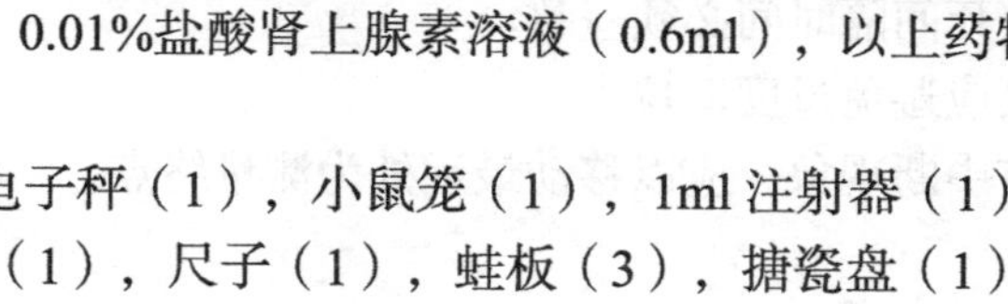


图2-11-2　墨汁移动距离的测定

4. 计算　求出肠内墨汁向前移动的最远距离与小肠全长两者之比，即墨汁向前移动百分率（%）。

墨汁移动距离的百分率 = 墨汁移动距离/小肠全长× 100%

**【结果记录方法】**

结果记录方法见表 2-11-2。

**表 2-11-2 不同药物对小鼠肠道蠕动的影响**

| 鼠号 | 体重（g） | 所给药物 | 给药量（ml） | 小肠全长（cm） | 墨汁移动距离（cm） | 墨汁移动距离的百分率（%） |
|---|---|---|---|---|---|---|
| 1 | | 20%硫酸镁 | | | | |
| 2 | | 0.1%盐酸吗啡 | | | | |
| 3 | | 0.125%多潘立酮 | | | | |
| 4 | | 0.01%硫酸新斯的明 | | | | |
| 5 | | 0.2%硫酸阿托品 | | | | |
| 6 | | 0.01%肾上腺素 | | | | |
| 7 | | 生理盐水 | | | | |

**【讨论内容】**

比较各实验因素对肠蠕动的影响并讨论其作用机制。

**【注意事项】**

（1）给药量应准确。

（2）各鼠灌药与处死间隔时间必须一致。

（3）测量肠管长度应避免过度牵拉。

（4）墨汁向前可有中断现象，应以移动最远处为测量终点。

（何剑琴）

## 第三节 急性肝性脑病及其救治

**【实验目的】**

（1）通过复制肝性脑病家兔模型，掌握肝性脑病的氨中毒发病机制。

（2）通过观察肝性脑病家兔的典型表现，了解肝性脑病状态下机体的部分临床表现。

（3）通过抢救肝性脑病家兔，了解肝性脑病的部分用药原则。

**【实验原理】**

肝性脑病（hepatic encephalopathy）是由于急性或慢性肝功能不全，使大量毒性代谢产物在血循环中堆积，临床上出现一系列神经精神症状，最终出现肝性昏迷。这种继发于严重肝病的神经精神综合征，称为肝性脑病。临床上根据肝性脑病症状的轻重进行分期，即意识障碍程度、神经系统症状和脑电图的变化，将肝性脑病分为四期，分别为前驱期；昏迷前期；昏睡期；昏迷期。目前有数个学说试图解释肝性脑病的发病机制。分别有氨中毒学说、假性神经递质学说、血浆氨基酸失衡学说、GABA 学说。其中最早、最重要的学说是氨中毒学说。临床发现，60%～80%的肝性昏迷患者有血氨升高。而且在临床上应用降血氨治疗可明显缓解肝性脑病症状。

通过实施家兔肝脏大部分切除手术，造成肝功能（主要是解毒功能）的严重损害，复制出肝功能不全家兔模型；在此基础上，通过十二指肠插管灌注氯化铵溶液，使动物肠道产氨迅速增加；氨的生成增加和清除减少的双重影响，使动物体内血氨水平迅速升高，进而出现震颤、抽搐、昏迷等类似肝性脑病的症状。血氨水平显著升高对脑组织的毒性作用机制主要有：①干扰脑组织的能量代谢；②干扰脑组织神经递质间的平衡；③干扰神经细胞的膜离子转运；④刺激大脑边缘系统。而经静脉缓慢注射复方谷氨酸钠溶液，谷氨酸与氨结合生成谷氨酰胺，可降低血氨水平，达到对症治疗肝性脑病的目的。

**【实验材料】**

以下括号中的数字为每组同学的预备数量。

1. 实验动物　新西兰家兔（3），雌雄不拘，体重 2～2.5kg。

2. 药品与溶液　1%普鲁卡因，2.5%复方氯化铵溶液（氯化铵 25g，碳酸氢钠 15g，实验前溶解于 5%葡萄糖 1000ml 中），复方谷氨酸钠溶液（谷氨酸钠 25g，实验前溶解于 5%葡萄糖 1000ml 中），复方氯化钠溶液（氯化钠 8.5g，实验前溶解于 5%葡萄糖 1000ml 中）。

3. 仪器与器械

（1）常规手术器械：家兔手术台（1），5ml 注射器（1），10ml 注射器（1），7 号针头（1），固定用绳带（5），500ml 烧杯（1），50ml 烧杯（1），备皮用小塑料袋（1），止血钳（4），手术剪（2），手术镊（1），玻璃分针（1），眼科剪（1），纱布（1）。

（2）插管用器械：结扎线（1），肠道插管（1）。

**【步骤与方法】**

实验分组，数据共享。三组家兔分别开展以下实验：第 1 组开展“肝大部切除+氯化铵灌流”实验；第 2 组开展“肝脏不切除+氯化铵灌流”实验（用于对照）；第 3 组开展“肝大部切除+氯化钠灌流”实验（用于对照）。三种实验的步骤、方法和注意事项详见下述。

第 1 组：“肝大部切除+氯化铵灌流”实验

（1）记录对照体征：在制备肝功能不全或肝性脑病的模型之前，记录对照的各种体征，包括一般情况、呼吸情况、角膜反射、痛觉反应、肌肉痉挛、全身大抽搐（注：需区分挣扎）等。

（2）捉拿、称重、固定、备皮、局麻：捉拿家兔，称重，固定于手术台（注：固定之前勿麻醉），上腹部备皮。在上腹正中线上，多层次、多点位地注射足量的 1%普鲁卡因进行局部浸润麻醉，以便于后述步骤的手术（注：①不能实施全身麻醉，否则无法记录实验结果；②局麻效果不好将影响整个实验）。

（3）游离肝叶：作上腹正中切口，切口长约 8cm。逐层切开，打开腹腔。手指下压肝膈面，剪断肝与横膈之间的镰状韧带。上翻肝叶，剥离肝胃韧带，使肝叶完全游离。

（4）肝大部切除：在肝脏的左外叶、左中叶、右中叶、方形叶的根部，用结扎线结扎，剪去上述四叶肝叶。右外叶、尾状叶的门脉血管为独立分支，不结扎、不切除。

（5）十二指肠插管：沿胃幽门找出十二指肠，在十二指肠壁剪一小切口，将细塑料管向十二指肠方向插入约 5cm，用结扎线打结固定。用止血钳夹持腹壁切口，关闭腹腔。

（6）灌流氯化铵并记录体征：通过细塑料管，向十二指肠灌流 2.5%复方氯化铵溶液，2.5ml/kg，每 5min 一次。为便于对各家兔进行横向比较（又称组间比较），在每次灌流前，记录各种体征，包括一般情况、呼吸情况、角膜反射、痛觉反应、肌肉痉挛、全身大抽搐等。各家兔在首次灌流之后的同一时间点，互相比较上述体征。

（7）抢救并记录体征：出现全身大抽搐后，立即用药抢救。经耳缘静脉缓慢注射复方谷氨酸钠溶液，30ml/kg，记录各种体征，包括一般情况、呼吸情况、角膜反射、痛觉反应、肌肉痉挛、全身大抽搐等。各家兔在开始用药之后的同一时间点，互相比较上述体征。

第 2 组："肝脏不切除+氯化铵灌流"实验

除不做肝叶结扎外，各步骤同实验 1 组。观察家兔是否出现扑翼样震颤。如出现，记录所用的复方氨化铵溶液总量，并计算每千克体重的用药（kg/ml），与实验 1 组结果相比较。

第 3 组："肝大部切除+氯化钠灌流"实验

除在十二指肠灌注的是复方氯化钠溶液外，其余各步骤同实验 1 组。观察家兔有无异常表现。

【结果记录方法】

结果记录方法见表 2-11-3。

**表 2-11-3　肝性脑病实验结果**

| | | 一般情况 | 呼吸 | 角膜反射 | 痛觉反应 | 肌肉痉挛 | 全身大抽搐 |
|---|---|---|---|---|---|---|---|
| 组 1 | 对照 | | | | | | |
| | 实验 | | | | | | |
| | 抢救 | | | | | | |
| 组 2 | 对照 | | | | | | |
| | 实验 | | | | | | |
| | 抢救 | | | | | | |
| 组 3 | 对照 | | | | | | |
| | 实验 | | | | | | |
| | 抢救 | | | | | | |

注：一般情况的记录方法：良好，尚可，一般，欠佳，差，极差。呼吸的记录方法：对照，抑制，深度抑制。角膜反射与痛觉反应的记录方法：灵敏，较灵敏，较迟钝，迟钝，消失。肌肉痉挛与全身大抽搐的记录方法：无，发生较快、强度较大，发生快、强度大。抢救之后的记录方法：无明显缓解，有所缓解，明显缓解。

【讨论内容】

（1）血氨升高为什么会出现一系列精神神经症状？

（2）血氨升高与肝大部分切除术在实验性肝性脑病中的作用有何相互关系？他们分别起什么作用？

（3）根据氨中毒学说，对肝性脑病有哪些防治原则？

（4）为什么氯化氨要用碳酸氢钠溶液配制？

（5）推注复方谷氨酸钠溶液治疗机制？是否有效？

（6）自由讨论。

【注意事项】

（1）游离肝脏的动作要轻柔，结扎应在肝脏根部（肝组织脆性大，要防止出血）。

（2）剪镰状韧带时不要刺破膈肌（以防引起气胸，肺不张），也不要损伤肝脏和下腔静脉；剥离肝胃韧带时，勿弄破周围的大血管。

（3）十二指肠插管时注意方向（向十二指肠方向）。插管应轻柔通畅，固定牢靠，插管后注入生理盐水以检查管道是否通畅，并防止复方氯化铵溶液溶液溢出漏入腹腔。

（4）区别挣扎与抽搐（主动与否；抽搐具有节律性）。

**肝性脑病**

肝性脑病是一种由于急、慢性肝功能严重障碍或各种门静脉 - 体循环分流（以下简称门 - 体分流）异常所致的，以代谢紊乱为基础的、轻重程度不同的神经精神异常综合征。轻微型肝性脑病（minimal hepatic encephalopathy，MHE）常无明显临床症状，只有通过神经心理测试才能发现。绝大多数肝硬化患者在病程中的某些阶段会出现不同程度的轻微型肝性脑病和（或）肝性脑病，是严重肝病常见的并发症及死亡原因之一。过去所称的肝昏迷（hepatic coma），只是肝性脑病中程度严重的一级，并不能代表肝性脑病的全部。

各种原因引起急性肝功能衰竭及肝硬化是肝性脑病的主要原因，占 90% 以上。目前，我国引起肝功能衰竭及肝硬化的主要病因仍然是肝炎病毒，其中 HBV 占 80%～85%，其次是药物或肝毒性物质，如乙醇、化学制剂等。妊娠急性脂肪肝、自身免疫性肝病和严重感染等也可导致肝功能衰竭的发生。对临床反复发作的肝性脑病及治疗依赖性肝性脑病，要重视筛查肝硬化基础上是否存在明显的门-体分流异常。

常见肝性脑病的诱发因素包括消化道出血、感染（特别是自发性腹膜炎、尿路感染和肺部感染）、电解质及酸碱平衡紊乱（如脱水、低血钾、低血钠）、大量放腹水、过度利尿、进食蛋白质过多、便秘、经颈静脉肝内门体静脉分流术（transjugular intrahepatic portosystemic shunt，TIPS）和使用安眠药等镇静类药物。

[中华医学会消化病学分会，中华医学会肝病学分会中国肝性脑病诊治共识意见（2013 年，重庆）]

（孙　慧）

## 第四节　肝功能状态对药物效应的影响

**【实验目的】**

（1）了解和掌握常用的肝功能受损动物模型的建立方法。

（2）观察肝功能受损时对戊巴比妥钠药物效应的影响。

**【实验原理】**

四氯化碳油溶剂可使动物肝动脉痉挛，肝细胞肿胀，降低窦状隙的血流供应，使中央静脉血流量减少，致使肝细胞坏死和肝功能受损，因此，肝脏对药物的生物转化能力下降甚至于完全丧失。

戊巴比妥钠是普遍性中枢抑制药，随着剂量由小到大，相继出现镇静、催眠、抗惊厥和麻醉作用，甚至抑制呼吸，引起死亡。戊巴比妥钠主要通过肝脏代谢，其经过生物转化后药理作用消失。

本实验采用 5%四氯化碳油溶剂皮下注射以建立肝功能受损的动物模型，使其对中枢抑制药戊巴比妥钠的生物转化能力降低。观察小鼠肝功能受损时，对戊巴比妥钠引起的翻正反射消失及恢复时间的影响。

**【实验材料】**

以下括号中的数为每组同学的预备数量。

1. 实验动物　瑞士小鼠（4），雌雄不拘，体重 20～30g。

2. 药品与溶液　5%四氯化碳油溶剂，0.3%戊巴比妥钠溶液，苦味酸。

3. 仪器与器械　普通天平（1），鼠笼（1），1ml 注射器（3），针头（3）。

**【步骤与方法】**

（1）将小鼠编号并称重。

（2）小鼠肝功能受损实验模型的建立。

在实验前 48h 先取小鼠 2 只，皮下注射 5%四氯化碳油溶液 0.1ml/10g，以建立肝功能受损的实验模型。

（3）观察肝功能受损对戊巴比妥钠药物效应的影响：在实验当天取注射过四氯化碳的小鼠和正常小鼠各 2 只，同样经腹腔注射 0.3%戊巴比妥钠溶液 0.15ml/10g，观察动物反应。记录各鼠的翻正反射开始消失的时间和恢复时间。注射过四氯化碳的小鼠与正常小鼠的麻醉持续时间是否有显著差别，并由此比较麻醉诱导时间和麻醉维持时间的不同。将实验结果填入表 2-11-4。

**表 2-11-4　不同肝脏功能状态对药物效应的影响**

| 鼠号 | 体重（g） | 组别 | 麻醉诱导时间（min） | 麻醉维持时间（min） |
|---|---|---|---|---|
| 1 | | 四氯化碳组 | | |
| 2 | | 四氯化碳组 | | |
| 3 | | 正常组 | | |
| 4 | | 正常组 | | |

**【讨论内容】**

（1）小鼠注射四氯化碳油溶液后会出现何种体征？为什么？

（2）为什么肝功能受损小鼠在用戊巴比妥钠后麻醉的时间延长？这对于临床用药有何指导意义？

**【注意事项】**

（1）如室温在 20℃以下时，应给麻醉小鼠保暖，否则动物将因体温下降、代谢减慢而不容易苏醒，影响实验结果准确性。

（2）实验后可将小鼠颈椎脱臼处死，取出肝脏，观察两组小鼠肝脏有何不同。

（苏　波）

# 第十二章　泌尿系统实验

## 第一节　尿液生成的环节及其影响因素

【实验目的】

（1）学习基础知识：通过听课，学习系列基础知识，包括尿液生成的环节、某些因素对尿生成的影响及机制、实验结果的记录方法等。

（2）强化操作技能：通过实验，强化系列操作技能，包括家兔的捉拿、称重、麻醉、固定、膀胱插管、生物信号采集处理系统的应用等。

（3）培养创新意识：通过自主改良实验、自主探讨问题，初步培养创新意识。

【实验原理】

（1）尿液的生成包括三个环节：①肾小球的滤过（glomerular filtration）；②肾小管和集合管的重吸收（reabsorption）；③肾小管和集合管的分泌（secretion）与排泄（excretion）。肾小球的滤过作用取决于滤过膜的通透性和面积、肾小球的有效滤过压和肾血浆流量。肾小管和集合管重吸收作用主要受肾小管溶液渗透压和肾小管上皮重吸收能力的影响。任何影响这些环节的因素，都可影响尿的生成，从而引起尿量（urine volume）或尿质的变化。

（2）生理盐水、去甲肾上腺素、葡萄糖和垂体后叶素影响尿的生成，其机制为：①生理盐水增加肾血浆流量使肾小球滤过增加、尿量增多；②去甲肾上腺素致肾血管收缩肾血流量减少使尿量减少；③葡萄糖增加肾小管液溶质浓度引起渗透性利尿；④呋塞米作用于髓袢升支粗段的皮质部和髓质部，与 $Na^{+}$-$K^{+}$-$2Cl^{-}$共同转运系统结合并抑制其功能，减少 NaCl 重吸收，降低肾脏对尿液的稀释和浓缩功能而发挥强大的利尿作用。

【实验材料】

以下括号中的数为每组同学的预备数量。

1. 实验动物　新西兰家兔（1）。

2. 药品与溶液　20%乌拉坦（15ml），肝素生理盐水（20ml），生理盐水（100ml），20%葡萄糖溶液（30ml），1∶10000 去甲肾上腺素（3ml），垂体后叶素（含 ADH）（12 单位），呋塞米（速尿）（60mg）。

3. 仪器与器械

（1）常规手术器械：20ml 注射器（1），7 号针头（1），固定用绳带（5），500ml 烧杯（1），备皮用小塑料袋（1），止血钳（4），手术剪（3），手术镊（1），玻璃分针（1）。

（2）插管用器械：气管插管（1），结扎线（1），动脉夹（1），动脉插管（1），膀胱插管（1），培养皿（1）。

（3）输液用器械：输液架（1），开口瓶（1），输液管（1），输液针头（1）。

（4）其他器械与仪器：1ml 注射器（1），5ml 注射器（1），量杯（1），BL-420 系统（1）。

【步骤与方法】

实验步骤可分为以下三步。

（1）完成实验前工作：①家兔的捉拿、称重、麻醉、固定。②建立输液通道，将输液针管内气泡排净，并经耳缘静脉输入生理盐水以保证动物基础尿量，（固定输液速度，不超过每分钟 20 滴），用动脉夹固定头皮针，以防滑脱。③作气管插管、颈总动脉插管，连接 BL-420 系统记录动脉血压。④膀胱插管：从耻骨联合向上沿正中线作 4～5cm 长的切口，沿腹白线打开腹腔，将膀胱轻轻拉出腹外，于双侧输尿管（靠近膀胱处）下方穿一线，轻轻将膀胱向上翻起，将线绕向下方结扎，以防尿液从尿道口流出（注：不要误将输尿管结扎）；用两个止血钳对称提起膀胱顶部的无血管区，在两钳之间的膀胱顶部无血管处剪一小切口，切口大小以刚插入插管为宜，在确认插管经切口已通向膀胱腔内时，再插入插管约 0.5cm 深，然后将切口旁的膀胱壁和插管一同用双粗线扎紧，用线固定在插管侧钩上。膀胱插管过程中，动作应轻柔，以免膀胱充血、出血。

（2）记录家兔血压（收缩压/舒张压）、5min 尿量（或滴数），以作为下一项目的对照。

（3）观察各种处理因素对家兔血压和尿生成的影响

1）静注生理盐水：①记对照：记录对照血压和第 1、2、3、4、5min 内的尿量（或者 5min 内的尿量，以下同）；②记结果：快速静脉注射 37℃生理盐水 20ml，分别记录第 1、2、3、4、5min 内的尿量、明显变化后的血压。

2）静注 20%葡萄糖：①记对照：记录对照血压和第 1、2、3、4、5min 内的尿量；②记结果：静脉注射 20%葡萄糖溶液 5ml 后，分别记录第 1、2、3、4、5min 内的尿量、明显变化后的血压。

3）静注去甲肾上腺素：①记对照：记录对照血压和第 1、2、3、4、5min 内的尿量；②记结果：静脉注射 1∶10000 去甲肾上腺素 0.5ml 后，分别记录第 1、2、3、4、5min 内的尿量、明显变化后的血压。

4）静脉注射呋塞米：①记对照：记录对照血压和第 1、2、3、4、5min 内的尿量；②记结果：静脉注射呋塞米（5mg/kg 体重）后，分别记录第 1、2、3、4、5min 内的尿量、明显变化后的血压。

5）静注垂体后叶素：①记对照：记录对照血压和第 1、2、3、4、5min 内的尿量；②记结果：静脉注射垂体后叶素 2 单位后，分别记录第 1、2、3、4、5min 内的尿量、明显变化后的血压。

6）放血至 50mmHg：①记对照：以刚记录的 5min 尿量及新记录的血压为对照；②记结果：经颈总动脉快速放血，使动脉血压降至 50mmHg（血压监测不准时，可放血至血压下降一半），分别记录血压和第 1、2、3、4、5min 内的尿量。

7）快速静脉输液：①记对照：以刚记录的 5min 尿量及新记录的血压为对照；②记结果：快速静脉输液，使血压恢复或基本恢复，记录血压、5min 尿量。

【结果记录方法】

结果记录方法见表 2-12-1。

表 2-12-1　实验结果

| 影响因素 | 对照血压 | 实验血压 | 对照尿量 | 实验尿量 |
| --- | --- | --- | --- | --- |
| 1. 静脉注射生理盐水 20ml | | | | |
| 2. 静脉注射 20%葡萄糖 5ml | | | | |
| 3. 静脉注射去甲肾上腺素 0.5ml | | | | |
| 4. 静脉注射呋塞米 5mg/kg | | | | |
| 5. 静脉注射垂体后叶素 2u | | | | |
| 6. 放血至 50mmHg | | | | |
| 7. 快速静脉输液 | | | | |

【讨论内容】

（1）尿的生成受哪些因素的影响或调节？其机制是什么？

（2）血压的高低与尿量之间有什么关系？

（3）试分析实验中尿量和血压发生变化的机制？

（4）怎样改良实验？

（5）自由讨论。

【注意事项】

（1）为保证动物在实验时有充分的尿液排出，实验前给兔多食菜叶或饮水。

（2）本实验需多次给药，药物可经静脉滴管给入，因此，麻醉时，建议使用输液针头来穿刺耳缘静脉，以免输液时再次穿刺耳缘静脉。经静脉给药前，针管内的空气务必排干净。

（3）作膀胱插管时，不能结扎两侧输尿管，否则无法监测尿量。膀胱插管过程中，动作应轻柔，以免膀胱充血、出血。剪开腹膜时，注意勿伤及内脏。

（4）每项实验必须在前一项实验效应基本消失、尿量和血压基本恢复到正常水平时再进行下一项实验。每个观察项目均应有对照。

（5）分析结果时要注意血压和尿量之间的关系。

（凌宏艳）

## 第二节　急性肾功能不全

【实验目的】

（1）用氯化汞引起急性中毒性肾小管坏死从而复制急性肾功能不全的动物模型，掌握急性肾功能不全的原因。

（2）观察升汞中毒家兔在急性肾衰竭少尿期的一般状态，肾功能的变化及肾脏的形态改变。

【实验原理】

血液循环中的重金属氯化汞（$HgCl_2$）可被肾小球滤过进入肾小管，经肾小管上皮细胞重吸收并富集于上皮细胞内，造成急性肾小管坏死，从而复制出急性中毒性肾功能不全的动物模型。临床主要表现为进行性的氮质血症、高钾血症、酸中毒、少尿或无尿。本实验采用给家兔静脉注射 1%氯化汞溶液造成急性肾小管坏死，复制急性肾功能不全的动物模型，观察动物的血气、酸碱、血尿素氮、尿量的变化，探讨急性肾衰竭时机体内环境的变化。

【实验材料】

以下括号中的数为每组同学的预备数量。

1. 实验动物　新西兰家兔（2），体重 2～3kg，性别不拘。

2. 药品与溶液　1%HgCl 溶液，生理盐水，25%葡萄糖溶液，3%戊巴比妥钠或 20%氨基甲酸乙酯，标准尿素氮溶液（0.025mg/ml），尿素标准应用液Ⅱ，二乙酰一肟一氨硫脲（DAM-TSC）液，酸混合液，5%醋酸溶液，蒸馏水。

3. 仪器与器械

（1）常规手术器械：2ml 注射器（1），5ml 注射器（1），50ml 注射器（1），7 号针头（1），固定用绳带（5），500ml 烧杯（1），备皮用小塑料袋（1），止血钳（4），手术剪（3），手术镊（1），玻璃分针（1）。

（2）其他器械与仪器：AVE-900 全自动尿沉渣分析仪（1），自动尿常规检测仪（1），光电比色计（1），离心机（1），水浴锅（1），微量移液器（1），5ml 移液器，10ml 试管，试管架，试管夹，酒精灯，膀胱插管，吸管，滴管，烧杯，培养皿。

【步骤与方法】

（1）模型制备：家兔两只，第一只为汞中毒兔，第二只为正常对照兔。汞中毒兔于实验前 24h 称重，肌内注射 1%$HgCl_2$（1ml/kg 体重），复制急性中毒性肾功能不全模型备用，对照兔则肌肉注射等量生理盐水。

（2）捉拿、称重、麻醉、固定：20%氨基甲酸乙酯溶液 5ml/kg 或 3%戊巴比妥钠溶液 1ml/kg，经耳缘静脉注射，麻醉后，将家兔背位固定于兔台上。

（3）血清尿素氮测定：行常规颈部手术，做颈部正中切口，分离一侧颈总动脉并插管，取血 5ml 作血清尿素氮测定。

（4）血清尿素氮测定

1）原理：尿素在强酸条件下与二乙酰脲（Diacotylmonoxim）和氨硫脲（Thio-Semi-carbazixe）一起煮沸，生成红色复合物，其颜色深浅与尿素氮含量成正比关系。

2）从正常及中毒家兔颈总动脉取血 5ml，离心 5min（2000r/min）。分离血清，用滴管将血清吸出，分别移入干燥小试管中备用。

3）血清尿素氮测定加样见表 2-12-2。

表 2-12-2　血清尿素氮测定加样

| 试剂（ml） | 测定管 A | 测定管 B | 标准管 | 空白管 |
|---|---|---|---|---|
| 血清 | 0.02 | 0.02 | — | — |
| 水 | 0.5 | 0.5 | 0.12 | 0.52 |
| 标准应用液 | — | — | 0.4 | — |
| DMA-TSC 液 | 0.5 | 0.5 | 0.5 | 0.5 |
| 混合液 | 4.0 | 4.0 | 4.0 | 4.0 |

注：测定管 A 为正常家兔血清，测定管 B 为中毒家兔血清。

4）样本处理与测定：准确加样、混匀后，置沸水中水浴 10min（注：加入试剂Ⅱ之后，不超过 1～2min，应放入沸水中水浴），置流水中冷却 3min 后比色，用 520nm 波长绿色滤光板比色，以空白管调零（注：煮沸及冷却时间应准确，否则颜色反应消退）。

5）血清尿素氮浓度计算。

$$\frac{\text{测定管光密度(Du)}}{\text{标准管光密度(Ds)}}\times 0.002\times\frac{100}{0.02}=\frac{\text{Du}}{\text{Ds}}\times 10=\text{血清尿素氮(毫克\%)}$$

（5）尿液检查：下腹部剪毛，局麻，暴露膀胱，用 5ml 注射器从膀胱内抽取尿液 5ml 置于试管内，做尿沉渣检查（尿沉渣分析仪）和尿蛋白定性试验。

（6）尿蛋白定性检查：取正常及中毒兔尿液各 3ml 分别放入试管中，以试管夹夹住试管，在酒精灯上加热至沸腾（试管口不要对着人，小心加热，切勿让试管内尿液溢出）。若有混浊，加入 5%乙酸 3～5 滴，再煮沸，若尿液变清，是尿内无机盐所致，若混浊加重，则表示尿中含有蛋白，根据混浊程度可按下面标准判定结果。

"–"表示尿液清晰不显混浊。

"+"表示尿液出现轻度白色混浊（含蛋白质 0.01g%～0.05g%）。

"++"表示尿液稀薄乳样混浊（含蛋白质 0.05g%～0.2g%）。

"+++"表示尿液乳浊或有少量絮片存在（含蛋白质 0.2g%～0.5g%）。

"++++"表示尿液出现絮状混浊（含蛋白质＞0.5g%）。

（7）行膀胱插管术，收集尿液测定尿量。

（8）经耳缘静脉快速注射 37℃生理盐水（10ml/kg），同时静脉注射呋塞米（5mg/kg），分别记录注射后 5、10、20、30min 尿量。

（9）上述操作完毕后，静脉注射空气处死动物，打开腹腔，取出肾脏，观察肾脏外观及切面形态学改变。

**【结果记录方法】**

结果记录方法见表 2-12-3。

**表 2-12-3　急性肾功能不全实验结果**

| | 一般状况 | 10'尿量 | 利尿后10'尿量 | 血尿素氮 | 肾表面及切面 | 尿常规/尿沉渣 |
|---|---|---|---|---|---|---|
| 中毒兔 | | | | | | |
| 对照兔 | | | | | | |

**【讨论内容】**

（1）氯化汞引起急性肾衰竭的机制是什么?

（2）如何区分功能性肾衰竭与器质性肾衰竭?

（3）血中非蛋白氮、尿素氮、肌酐及内生肌酐清除率、滤过纳排泄分数、肾衰竭指数这几项指标在判断肾功能障碍方面各有什么优点、缺点?

**【注意事项】**

（1）注射氯化汞溶液时，勿使氯化汞从注射部位渗出体外，以防止氯化汞注射量不足和污染环境。

（2）每项生化检验所加入试剂的用量要准确。

（3）煮沸和冷却时间要准确，否则会影响颜色反应及比色反应的可靠性。

[附录] 血清尿素氮测定试剂的配制

（1）二乙酰一肟氨硫脲液：称取二乙酰一肟 600mg，氨硫脲 30mg，蒸馏水溶解并加至 100ml。

（2）酸混合液：浓磷酸（85%～87%）35ml，浓硫酸 80ml，慢慢滴加于 800ml 水中，冷却后加水至 1000ml。

（3）尿素氮标准储存液（1mg 氮/ml）：称取分析纯尿素 2.143g，加 0.01 当量硫酸溶解，并加至 1000ml，置冰箱内保存。

（4）尿素标准应用液Ⅰ（0.025mg 氮/ml）：吸取尿素氮标准储存液 2.5ml，加 0.01 当量硫酸至 100ml。

（5）尿素氮标准应用液Ⅱ（0.005mg 氮/ml）：吸取尿素氮标准应用液Ⅰ120ml，加 0.01 当量硫酸至 100ml。

**急性肾损伤**

急性肾损伤(acute kidney injury，AKI)是临床常见的一种疾病，备受关注，但很长一段时间，缺之统一的定义和诊断标准。随着历史的变革，人们对 AKI 的认知经历了多个过程。“急性肾衰竭”(acute renal failure， ARF)一词沿用了 50 多年，各个临床研究和不同流行病学调查中应用的定义不尽相同，更加强调了肾功能“衰竭”，而忽略了疾病发生时的分子、生化和结构的变化。直到 2002 年急性透析质量倡议专家小组(ADQI)发布共识，以 AKI 取代了 ARF，更好地反映了疾病的病理生理本质，把微小肾损伤到需要替代治疗的患者全部纳入其中，利于疾病的早期诊断和干预。ADQI 制定的 RIFLE 分级标准及 2005 年急性肾损伤网络专家组(AKIN)提出的诊断标准，均是以肌酐和尿量为依据。尽管 AKIN 分层诊断标准有助于 AKI 诊断敏感性的提高，但这两种标准在流行病学分布、发病率方面无显著差异，且 AKIN 标准对于住院患者死亡率、预后评估等方面并没有明显优势。因此新的更敏感更有价值的 AKI 诊断标准尚需修订，同时新的更加理想的生物标志物有待进一步研发和验证。

AKI 可发生于多种临床情况，包括使用造影剂、心肺分流术、机械通气和败血症等。由于不同研究调查人群不同，应用的诊断标准存在差异，因此各文献报道的 AKI 发生率并不一致，从 5%到 50%，且呈逐年上升的趋势，死亡率高达 50%～70%。其病因主要包括肾前性、肾性和肾后性，其中急性肾小管坏死是其最主要的原因之一，而缺血再灌注损伤导致 AKI 是目前临床上最常见的病理生理学过程，尤其在肾移植和心脏手术过程中，常常难以避免。其机制主要涉及多种炎性因子、氧化自由基产物、凋亡、自噬等，对于缺血再灌注损伤机制和作用靶点的深入探讨，有助于开拓新的临床治疗思路，改善患者预后。

(张捷. 急性肾损伤与 NGAL[A]. 中华医学会第八次全国中青年检验医学学术会议报告集[C]. 2014)

（孙　慧）

## 第三节　全身性水肿及利尿药物的作用

**【实验目的】**

（1）了解肺水肿发生的机制，学习如何制作急性肺水肿的动物模型。

（2）观察急性肺水肿的表现及利尿药对急性肺水肿的作用。

【实验原理】

肺水肿是指由于某种原因引起肺内组织液的生成和回流平衡失调，在较短时间内导致大量组织液积聚在肺间质和肺泡，造成肺通气与换气功能严重障碍。在临床上表现为极度的呼吸困难、端坐呼吸、发绀、大汗淋漓、阵发性咳嗽伴大量白色或粉红色泡沫痰，双肺布满对称性湿啰音。快速静脉滴注生理盐水使循环血量急剧增多；大剂量给予肾上腺素，激动肾上腺素α受体可使体循环血管剧烈收缩，外周阻力和回心血量增加，导致心脏前后负荷明显增加；激动肾上腺素β受体可使心率加快，左心室不能把血液充分排出，引起舒张末期压力递增，导致肺循环压力增高，肺毛细血管渗出增加，引起肺水肿。本实验通过以上方法制作急性肺水肿的家兔模型。

呋塞米（速尿）属于强效利尿药，它通过抑制肾小管髓袢升支粗段 $Na^{+}$-$K^{+}$-$2Cl^{-}$-共转运子，从而抑制钠水重吸收，产生快速而强大的利尿作用。静脉注射呋塞米可迅速降低循环血量，减少肺毛细血管渗出，缓解急性肺水肿的症状。本实验观察呋塞米对急性肺水肿的作用。

【实验材料】

以下括号中的数为每组同学的预备数量。

1. 实验动物　新西兰家兔（2），性别不拘，体重 2～2.5kg。

2. 药品与溶液　20%氨基甲酸乙酯，生理盐水，0.1%肾上腺素，呋塞米。

3. 仪器与器械

（1）常规手术器械：20ml 注射器（1），7 号针头（1），固定用绳带（5），500ml 烧杯（1），备皮用小塑料袋（1），止血钳（4），手术剪（3），手术镊（1），玻璃分针（1）。

（2）插管用器械：气管插管（1），结扎线（1）。

（3）输液用器械：输液架（1），开口瓶（1），输液管（1），输液针头（1）。

（4）其他器械与仪器：普通天平（1），BL-420 系统（1），听诊器（1）。

【步骤与方法】

（1）称重、麻醉和固定动物。

（2）家兔称重后，从耳缘静脉缓慢注入 20%氨基甲酸乙酯（5 ml/kg），全身麻醉后，仰卧位固定于兔台上。

（3）气管插管，描记呼吸运动曲线：颈部备皮后，沿颈部正中作 4～6cm 长皮肤切口，按实验动物气管常规分离方法分离暴露出气管，在环状软骨下 0.5～1cm 处作一倒“T”形切口，然后插入“┫”形气管插管，结扎固定。气管插管一端通气口连接呼吸传感器并输入生物信号采集处理系统前置放大器。启动生物信号采集处理系统，选择“呼吸运动的调节”实验模块。观察记录家兔正常呼吸运动曲线，用听诊器证实肺部无异常。

（4）实验组分为未处理组和药物处理组。静脉滴注生理盐水，输入量 100ml/kg，输液速度 180～200 滴/分。滴注接近完毕前立即向输液瓶中加入肾上腺素（0.5ml/kg），继续输液。药物处理组同时加入呋塞米（5mg/kg）。

（5）密切观察呼吸运动的改变和气管插管内是否有分红色泡沫液体流出，并用听诊器听诊肺部有无湿啰音出现。记录动物死亡时间。所有动物均打开胸腔，用线在气管分叉处结扎以防止肺水肿液流出，分离肺，观察肺大体改变，并切开肺，注意肺切面有无泡沫液体流出。

【结果记录方法】

结果记录方法见表 2-12-4。

表 2-12-4 利尿药物对急性肺水肿的作用

| 编号 | 组别 | 呼吸频率和幅度的改变 | 肺部有无湿啰音 | 气管插管内是否有红色泡沫液体流出 | 是否死亡 |
|---|---|---|---|---|---|
| 1 | 肺水肿 | | | | |
| 2 | 药物处理 | | | | |

【讨论内容】

（1）急性肺水肿发生的病理生理机制。

（2）呋塞米对急性肺水肿的作用及其机制。

【注意事项】

家兔正常肺组织呈淡红色，肺水肿时的肺组织体积增大，呈暗褐色，有点状或片状出血，有小灶性坏死。

（苏 波）

## 第四节 肾功能状态对药物效应的影响

【实验目的】

（1）了解如何制作中毒性肾功能不全的动物模型。

（2）观察肾脏功能损害对硫酸链霉素药物效应的影响。

【实验原理】

重金属类肾毒物氯化汞可造成实验动物出现急性肾小管坏死，引起急性肾衰竭，从而延缓主要经肾脏代谢的药物排泄，导致药物在体内蓄积，加强并延长其药理作用。

氨基糖苷类药物主要以原型形式经肾脏排泄。高浓度氨基糖苷类药物能与突触前膜钙结合部位结合，阻止钙离子参与乙酰胆碱的释放，引起非去极化型神经肌肉阻滞作用，表现为急性神经肌肉麻痹。

本实验采用腹腔注射氯化汞溶液造成小鼠急性肾小管坏死的方法，以建立中毒性肾功能不全的动物模型。观察小鼠肾脏功能受损时对硫酸链霉素的急性神经肌肉麻痹作用的影响。

【实验材料】

以下括号中的数为每组同学的预备数量。

1. 实验动物 瑞士小鼠（4），体重 20～30g，雌雄不拘。
2. 药品与溶液 0.04%氯化汞溶液，2.5%硫酸链霉素溶液，苦味酸。
3. 仪器与器械 普通天平（1），鼠笼（1），1ml 注射器（3），针头（3）。

【步骤与方法】

（1）将小鼠编号并称重。

（2）建立中毒性肾功能不全的动物模型：在实验前 24h 先取小鼠 2 只，腹腔注射 0.04%

氯化汞溶液（0.2ml/10g），引起急性肾小管坏死，破坏肾功能。

（3）观察肾脏功能损害对硫酸链霉素药物效应的影响：实验时取已注射氯化汞的小鼠和正常小鼠各 2 只，称重后分别由腹腔注射 2.5%硫酸链霉素（0.15ml/10g 或 375 mg/kg），观察小鼠的呼吸与肌肉活动情况，比较注射过氯化汞的小鼠与正常小鼠的最后结果有何不同。

**【结果记录方法】**

结果记录方法见表 2-12-5。

**表 2-12-5　不同肾脏功能状态对链霉素效应的影响**

| 编号 | 体重（g） | 组别 | 用药后小鼠反应及最后结果 |
|---|---|---|---|
| 1 | | 氯化汞组 | |
| 2 | | 氯化汞组 | |
| 3 | | 正常组 | |
| 4 | | 正常组 | |

**【讨论内容】**

（1）查阅相关文献并探讨氯化汞损伤肾功能的机制。

（2）各鼠的最后实验结果有哪些不同？试对两组小鼠对药物反应不同的原因作简要的分析和讨论。

**【注意事项】**

正常情况下，链霉素腹腔注射后毒性反应发生较慢，一般在用药后的 10min 出现反应，并逐渐加重。

（苏　波）

# 第十三章　神经系统与运动系统实验

## 第一节　声音传导途径的检测

【实验目的】

（1）学习基础知识：通过听课，学习系列基础知识，包括气导和骨导的传播途径，并比较两种声音传导途径的特征。

（2）强化操作技能：通过实验，强化系列操作技能，即声音传导的检测方法。

（3）培养创新意识：通过自主改良实验、自主探讨问题，初步培养创新意识。

【实验原理】

（1）空气传导（气导）是正常人耳接受声波的主要途径，由此途径传导的声波刺激经外耳、鼓膜和听小骨传入内耳。骨传导（骨导）是声波的刺激引起颅骨的振动，经颅骨、耳蜗骨壁传入内耳。传导性耳聋时气导减弱而骨导增强，而神经性耳聋时气导和骨导均减弱。

（2）本实验通过敲响音叉后，先后将音叉置于颅骨和外耳道口处，证明和比较两种声音传导途径的存在。

【实验材料】

以下括号中的数为每组同学的预备数量。

（1）试验对象：人。

（2）仪器与器械：音叉（1）、棉花（1）、胶管（1）。

【步骤与方法】

实验步骤可分为以下两步。

1. 比较同侧耳的气导和骨导

（1）保持室内肃静，受试者取坐姿。检查者敲响音叉后，立即置音叉柄于受试者被检测耳这一边的颞骨乳突部。此时，受试者可听到音叉震动的嗡嗡声。随时间的延续，声音渐弱，乃至消失。

（2）当受试者刚刚听不到声音后，立即将音叉移到外耳道口，则听力正常的受试者又可听到声音。反之，先置音叉于外耳道口，当刚刚听不到声音后立即将音叉放置在颞骨乳突部，受试者仍不能听到声音，如图 2-13-1 所示。上述实验证明了听力正常者的气导时间比骨导时间长，即任内氏实验阳性。

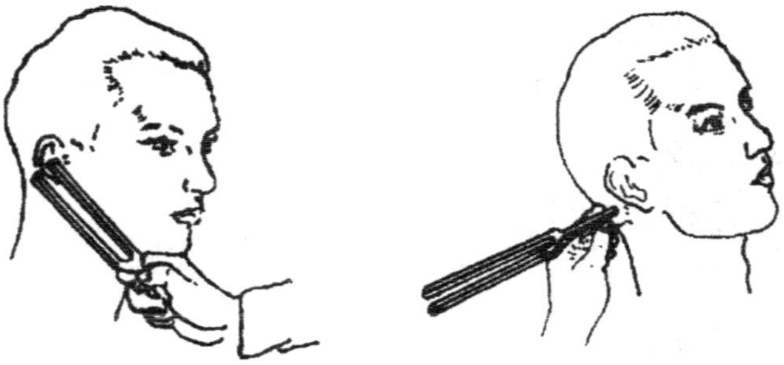

图 2-13-1　声音传导途径的检测

（3）用棉球塞住受检测者的外耳道，重复上述实验，听力正常者的气导时间缩短，等于或小于骨导时间，即任内氏实验阴性。

2. 比较两耳骨传导

（1）将敲响的音叉柄置于受试者前额正中发际处，令其比较两耳感受到的声音强度。正常人两耳感受机能相同，且测试声波向两耳传达的距离相同，途径近似，因此两耳所感受到的声波响度基本相同。如某侧音响强度增加，则该侧骨导增强。

（2）用棉球塞住受试者一侧外耳道，重复上述操作，两耳感受到的声音有什么变化或受试者感到声音偏向哪一侧。

（3）取出棉球，将胶管一端塞入受试者被检测耳孔，管的另一端塞入另一人某侧耳孔。然后检查者将发音的音叉柄置于受试者的同侧乳突上，另一人则可通过胶管听到声音。

**【结果记录方法】**

按实验步骤记录实验结果。

**【讨论内容】**

（1）声音的传导途径有哪些？声音在骨导和气导的传导路径？

（2）如何通过该实验鉴别传导性耳聋和神经性耳聋？

（3）受试者两耳的骨传导、气传导正常与否；如有异常，需做进一步说明。

（4）怎样改良实验？

（5）自由讨论。

**【注意事项】**

（1）敲打音叉时，需避免用力过猛损坏音叉。

（2）音叉放在外耳道时，要使震动的方向正对外耳道，同时防止音叉触及耳郭、皮肤和头发。

（杨丝丝）

## 第二节　视觉调节反射、瞳孔对光反射的检测

**【实验目的】**

（1）学习基础知识：通过听课，学习系列基础知识，包括眼的折光系统及其视觉调节反射和瞳孔对光反射。

（2）强化操作技能：通过实验，强化系列操作技能，掌握视觉调节反射和瞳孔对光反射的检测方法。

（3）培养创新意识：通过自主改良实验、自主探讨问题，初步培养创新意识。

**【实验原理】**

（1）当人眼由远视近物时，引起晶状体凸度增加，同时发生瞳孔缩小和两眼视轴会聚，而当人眼由近视远物时则发生相反的变化，这就是视觉调节反射。

（2）人眼在感受光刺激时，瞳孔缩小，此为瞳孔对光的反射。

（3）本实验应用球面镜成像规律，证明在视近物时眼折光系统的调节主要是晶状体前表面凸度的增加，并观察视近物时和光刺激时瞳孔缩小的现象。

**【实验材料】**

（1）试验对象：人。

（2）仪器与器械：蜡烛（1）、火柴（1）、手电筒（1）。

**【步骤与方法】**

实验步骤可分为以下三步。

1. 眼的调节反射

（1）在暗室内点燃蜡烛放于受试者眼的前外方，让受试者注视远处物体。实验者从旁边可以观测到蜡烛在受试者眼内的三个蜡烛像。其中最亮的中等大小的正立像是由角膜前表面反射而成。通过瞳孔可以看到一个较暗而大的正立像，是由晶状体前表面反射而成。另一个较亮而小的倒立像是由晶状体后表面反射而成。由于晶状体和角膜前表面均为向前的凸面，因此形成正立像，晶状体前表面曲率小于角膜前表面曲率因此像较大而暗。晶状体后表面为凹面向前，因此其像倒立，且小而亮，如图 2-13-2 所示。

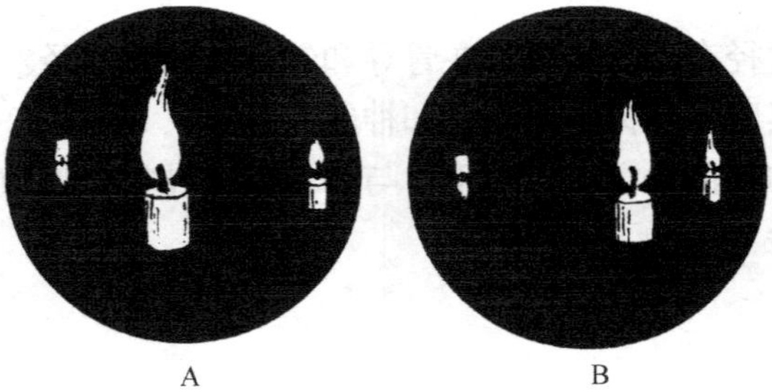


图 2-13-2　视觉调节反射进行时，眼球各反光面映像的变化

（2）让受试者注视近处物体，此时可见最大的正立像向最亮的正立像靠近而且变小。这说明视近物时晶状体前表面凸度增加且靠近角膜，曲率变大，而角膜前表面和晶状体后表面的曲率位置均没有改变，如图 2-13-2 所示。这就是眼的调节反射。

2. 辐辏反射　让受试者注视视标，视标由远及近时，可以观察到瞳孔缩小，同时双眼向鼻侧会聚，前者称缩瞳反射，后者称辐辏反射。

3. 瞳孔对光反射　让受试者注视远方，观察瞳孔大小。再用手电筒从一侧照射受试者一眼，可见受照射眼的瞳孔立刻缩小（直接瞳孔对光反射）。用手在鼻侧挡住光线以防止光线照射另一只眼，重复上述实验，可见双眼瞳孔同时缩小（间接瞳孔对光反射）。

**【结果记录方法】**

结果记录方法见表 2-13-1。

**表 2-13-1　实验结果**

| | 缩瞳反射 | 辐辏反射 | 瞳孔直接对光反射 | 瞳孔间接对光反射 |
|---|---|---|---|---|
| 左眼 | | | | |
| 右眼 | | | | |

注：受试者两眼各种反射的记录方法：灵敏，较灵敏，较迟钝，迟钝，消失。

**【讨论内容】**

（1）试述各种视觉调节反射和瞳孔对光反射的过程。

（2）用手电筒照射受试者的一眼，观察到被光照射眼无瞳孔对光反射，而另一眼存在间接瞳孔对光反射，试分析病变存在部位。

（3）自由讨论。

**【注意事项】**

观察者在受试者的旁边、而不是正前方观察。

（杨丝丝）

## 第三节　视力、视野和生理盲点的检测

**【实验目的】**

（1）学习基础知识：通过听课，学习系列基础知识，包括视力的概念和测定视力的原理、视野的概念和生理盲点的概念。

（2）强化操作技能：通过实验，强化系列操作技能，掌握视力和视野的测定方法，检测自身生理盲点的位置和范围。

（3）培养创新意识：通过自主改良实验、自主探讨问题，初步培养创新意识。

**【实验原理】**

（1）视力又称视敏度，是指眼分辨物体细微结构的能力，目前多以在一定距离能分辨空间两点的最小距离为衡量标准。视力即检测视网膜中央凹（黄斑区）精细视觉的分辨能力。医学临床规定，当能分辨两点间的最小视角（指这两点与相距5m远的眼所形成的视角）为一分时，视力为1.0，此时这两点间的距离约为1.5mm，相当于视力表第10行字（从上向下数）的每笔画所间隔的距离。因此，在视力表5m处能分辨第10行者为正常视力。实际上，正常人眼在光照很好的情况下，如果视网膜上的物像小于5μm，一般不能产生清晰的视觉。

（2）目前常用的是国际标准视力表和对数视力表。使用国际标准视力表检查视力时，令受试者辨认视力表上E字的开口方向，并按下列公式计算：受试者视力=受试者辨认某字的最远距离/正常视力辨认该字的最远距离。对数视力表是把在5m远距离能看清国际视力表上1.0的正常视力记为5.0，而将视角为10分度的记为4.0，根据$1\times X^{10}=10$（X为下一排视标比上一排视标增加的视角分度数），$X=10^{1/10}$，其间相当于4.1、4.2直至4.9的图形各比上一排形成的视角小$10^{1/10}=1.259$倍，视角每减少1.259倍，视力增加0.1，视角每减少$1.259^2$倍，视力增加0.2。

（3）视野是单眼固定注视正前方时所能看到的空间范围，此范围又称为周边视力，也就是黄斑中央凹以外的视力。借助此种视力检查可以了解整个视网膜的感光功能，并有助于判断视力传导通路及视觉中枢的机能。正常人的视力范围在鼻侧和额侧较窄，在颞侧和下侧较宽。在相同的亮度下，白光的视野最大，红光次之，绿光最小。不同颜色视野的大小，不仅与面部结构有关，更主要的是取决于不同感光细胞在视网膜上的分布情况。

（4）视网膜在视神经离开视网膜的部位（即视神经乳头所在的部位）没有视觉感受细胞，外来光线成像于此不能引起视觉，故称该部位为生理性盲点。由于生理性盲点的存在，所以视野中也存在生理性盲点的投射区。此区为绝对性暗点，在客观检查时是完全看不到视标的部位。根据物体成像规律，通过测定生理性盲点投射区域的位置和范围，可以根据

相似三角形各对应边成正比的定理，计算出生理盲点所在的位置和范围。

**【实验材料】**

以下括号中的数为每组同学的预备数量。

（1）试验对象：人。

（2）仪器和器械：视力表（1）、指示棍（1）、遮眼板（1）、米尺（1）、视野计（1）、白色视标（1）、红色视标（1）、黑色视标（1）和绿色视标（1）、视野图纸（1）、铅笔（1）、白纸（1）。

**【步骤与方法】**

实验步骤可分为以下三步。

1. 视力测量

（1）将视力表挂在光线充足而均匀的地方，让受试者在距离 5m 远处测试。视力表第 10 行字应与受试者的眼同高。

（2）受试者用遮眼板遮住一眼，另一眼看视力表，按实验者的指点从上而下进行识别，直到能辨认最小的字行为止，以确定该眼视力。同法确定另一眼视力。

（3）若受试者对最上一行字也不能辨认，则受试者需向前移动，直至能辨认最上一行字为止，并按上述公式推算视力。

2. 视野测定

（1）将受试者的下颌置于视野计的托颌架上。托颌架上方附有眼眶托，测定时附着在受试者眼窝下方。此外，视野计配有各色视标，在测定各种颜色的视野时使用。

（2）在明亮的光线下，受试者下颌放在托颌架上，眼眶下缘靠在眼眶托上，调整托架高度，使眼与弧形架的中心点在同一条水平线上。遮住一眼，另一眼凝视弧形架中心点，接受测试。

（3）实验者从周边向中央缓慢移动紧贴弧架的白色视标，直至受试者能看到为止。记下此时视标所在部位的弧形架上所标之刻度。将视标退回，重复测试几次，待得出一致的结果以后，将结果标在视野图的相应经纬度上。同法测出对侧相应的度数。

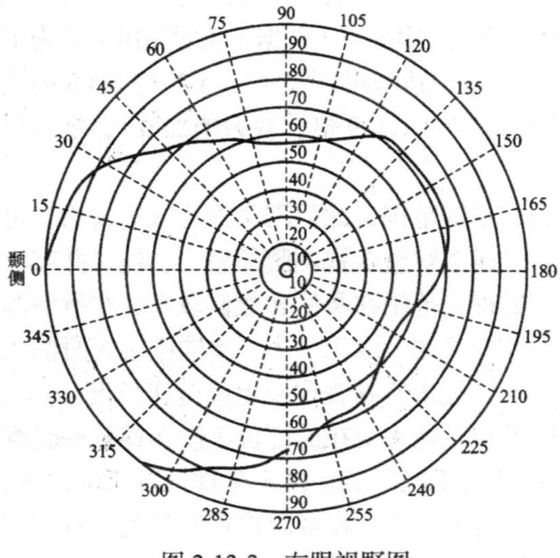


图 2-13-3　左眼视野图

（4）将弧形架一次转动 45° 角，重复上述测定，共操作 4 次得 8 个度数，将视野图上 8 个点依次相连，便得出白色视野的范围，如图 2-13-3 所示。

（5）按上述方法分别测出该侧的红色、绿色视野。

（6）同法测出另一眼的白色、红色、绿色视野。

3. 生理盲点的测定

（1）将白纸贴在墙上，受试者站于纸前 50cm 处，用遮眼板遮住一眼，在白纸上与另一只眼相平的地方用铅笔划一“+”字记号。令受试者注视“+”字。实验者将视标由“+”字中心向被测眼颞侧缓缓移动。此时，受试者被测眼直视前方，不能随视标的移动而移动。当受试者恰好看不见视标时，在白纸上标记视标位置。然后将视标继续向颞侧缓缓移动，直至又看不见，视标记下其位置。由所记两点连线之中心点起，沿着各个方向向外移动视标，找出并记录各方向视标刚能被看见的各点，将其依次相连，即得到一个椭圆形的盲点投射区。

（2）根据相似三角形原理，计算盲点与中央凹的距离及盲点直径，参见图 2-13-4。

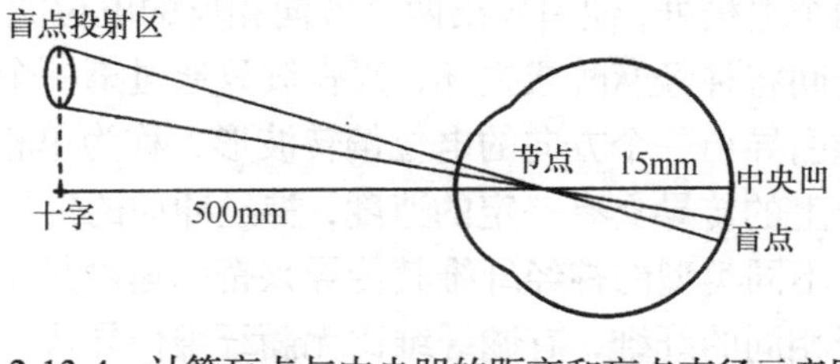


图 2-13-4　计算盲点与中央凹的距离和盲点直径示意图

【结果记录方法】

（1）受试者左眼视力，右眼视力。

（2）受试眼某色视野图。

（3）受试眼盲点与中央凹的距离、盲点直径。

【讨论内容】

（1）在不通过正常视力（1.0）人员协助的条件下，如何测定高度近视眼的视力（小于 0.1）？

（2）某人左眼颞侧视野和右侧鼻侧视野发生缺损，可能的病变部位在哪？

（3）我们日常生活中看物体时，为什么感觉不到生理盲点的存在？

（4）自由讨论。

【注意事项】

（1）要求被测眼一直注视弧形架中心点，不能随视标的移动而移动。

（2）要求受试者客观准确地反映结果。

（杨丝丝）

## 第四节　神经干动作电位及其传导速度的测定

【实验目的】

（1）应用微机生物信号采集处理系统和电生理实验的方法，测定蛙类坐骨神经干双相和单相动作电位。

（2）掌握神经干动作电位传导速度的测定和计算方法。

（3）分析低温、局麻药和机械损伤等因素对神经干动作电位及其传导速度的影响机制。

【实验原理】

神经组织属于可兴奋组织，当受到有效刺激时，膜电位在静息电位的基础上发生一系列快速、可逆、可扩布的电位变化即动作电位（action potential，AP）。动作电位可沿神经纤维传导，是神经兴奋的客观标志。神经细胞的动作电位是以“全或无”方式发生的。神经干是由许多神经纤维组成的，电刺激神经干时神经纤维上也能产生动作电位，并且可在神经干上记录到。在神经干上记录的动作电位与单根神经纤维的动作电位不同，神经干动作电位是由许多不同直径和类型的神经纤维动作电位叠加而成的综合性电位变化，称为复合动作电位，神经干动作电位幅度在一定范围内可随刺激强度的变化而变化。本实验用细胞外记录法，可引导出蛙类坐骨神经干的复合动作电位。如果两个引导电极置于兴奋性正常的神经干表面。

兴奋波先后通过两个电极处，便引导出两个方向相反的电位波形，称为双相动作电位。如果在两个引导电极之间将神经麻醉或损坏，兴奋波只通过第一个引导电极，不能传至第二个引导电极，则只能引导出一个方向的电位偏转波形，称为单相动作电位。

动作电位在神经干上的传导具有一定的速度，神经冲动的传导速度是指动作电位在单位时间内传导的距离。不同类型的神经纤维其传导兴奋的速度是不相同的，直径粗的神经纤维传导速度快，直径相同的纤维，有髓纤维比无髓纤维传导快。蛙类的坐骨神经干属于混合性神经，包含多种粗细不等的神经纤维，坐骨神经中以 Aa 类纤维为主，传导速度在正常室温下为 35～40m/s。测定神经纤维兴奋的传导速度时，在远离刺激点的不同距离处分别引导其 AP，两引导点之间的距离为 d，在两引导点分别引导出的动作电位的时相差为 T。可按照公式（$V=d/T$）计算其传导速度。

**【实验材料】**

以下括号中的数为每组同学的预备数量。

1. 实验动物　蟾蜍或青蛙，体重 150～250g（1）。
2. 药品与溶液　林格液（200ml）。
3. 仪器与器械　以下括号中的数字为每组同学的预备数量。

（1）制备坐骨神经干标本用器械：探针（1），粗剪（1），直手术剪（1），眼科剪（1），蛙板（1），玻璃分针（1），手术镊（1），培养皿（1），缝合线（1），滤纸（1），滴管（1），烧杯（1）。

（2）其他器械与仪器：神经标本盒（1），BL-420 生物信号采集处理系统（1），直尺（1）。

**【步骤与方法】**

1. 制备坐骨神经干标本　按第五章第六节两栖类动物实验常用手术方法分离制备坐骨神经干，将制备好的坐骨神经干浸泡于林格液的烧杯中备用。

2. 连接实验装置　将引导电极、刺激输出电极分别插入生物信号采集处理仪输入通道 2 和刺激输出通道并与神经标本盒相应电极相连（参见图 2-13-5 中 $S_1$ $S_2$：刺激电极；$R_1$ $R_2$：引导电极）。镊子夹住神经干标本两端的线头，将标本近心端放在刺激电极上，远心端放在引导电极上。

3. 观察坐骨神经干双相动作电位　双击 BL-420E 图标进入生物信号采集处理系统软件界面，在实验项目栏中调出动作电位检测模块，点击“刺激”按钮，系统开始采样，适当调整各通道放大倍数及 X、Y 轴压缩比，即可产生双向动作电位。如改刺激参数为刺激个数为 2，并适当增加时间间隔至 1s，即可观察到神经干的 2 个双向 AP。

4. 测定神经兴奋传导速度　先用直尺测量两对引导电极之间的距离（距离 d=$R_1$ 与 $R_2$ 之间的距离），启动“刺激”键，观察神经干 AP 波形变化，点击测量图标，即可手动测量两个 AP 之间的时间（时间 T=两个 AP 起点的间隔时间）。按公式 $V=d/T$ 计算 AP 传导速度。

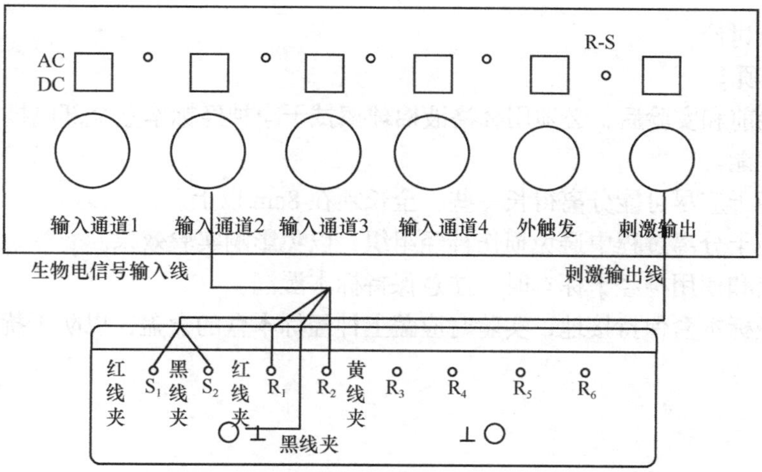


图 2-13-5　实验装置示意图

（1）观察和记录正常的神经干 AP 波形，测定其传导速度。

（2）将标本置于 4℃林格液中浸泡 5min 后，观察 AP 变化，测定其传导速度。

（3）调换标本方向，观察 AP 有无变化。

（4）保持刺激电极与引导电极间距离不变，改变两引导电极（$R_1$ 与 $R_2$）间距离观察双相 AP 变化。

（5）对调两对引导电极的位置，观察双相 AP 变化。

（6）在两对引导电极之间滴一滴普鲁卡因，观察 AP 波形变化。

（7）用镊子将两对引导电极之间的神经夹伤，观察 AP 波形的改变。

（8）实验结束后，选取“文件”下的打印，打印实验结果。

**【结果记录方法】**

结果记录方法见表 2-13-2。

**表 2-13-2　神经干动作电位及其传导速度的测定实验结果**

| | 波形图 | 距离（m） | 时间（s） | 速度（m/s） |
|---|---|---|---|---|
| 正常 | | | | |
| 低温 | | | | |
| 调换标本方向 | | | | |
| 改变电极间距离 | | | | |
| 对调两电极位置 | | | | |
| 滴普鲁卡因 | | | | |
| 夹伤神经 | | | | |

**【讨论内容】**

（1）本实验采用的方法是细胞外记录 AP，此外还有何种方法记录 AP？

（2）为什么一般情况下记录到的双相动作电位的波形是不对称的？

（3）神经干双相和单相 AP 产生、传导和引导原理如何？

（4）低温、标本倒向、改变两对引导电极间距离、对调两对引导电极的位置、用药物阻断或机械损伤等分别对神经干 AP 的波形、传导速度有何影响？

（5）自由讨论。

【注意事项】

（1）实验前和实验后，必须用林格液棉球擦拭干净神经标本盒全部电极，使电极保持良好的导电性能。

（2）神经干应尽可能分离得长一些，全长须在 8cm 以上。

（3）神经干分离过程中避免损伤神经组织，以免影响实验效果。

（4）分离和使用神经干标本时，注意保持标本湿润。

（5）神经标本盒保持接地，实验时应盖上神经标本盒的盒盖，以防干扰与神经干燥。

（张恺芳）

## 第五节　主动脉神经放电与动脉血压的调节

【实验目的】

（1）学习家兔在体神经干动作电位的引导和血压的直接测量方法，观察机械刺激、电刺激、神经体液因素及药物对家兔血压的影响。

（2）分析主动脉神经放电的电压、频率、声音变化与动脉血压的相互关系。

【实验原理】

正常生理情况下，人和哺乳类动物的动脉血压相对稳定性是通过神经和体液因素调节实现的，其中血管压力感受性反射（也称减压反射）尤为重要。此反射既可使升高的血压下降，又可使降低的血压升高，对血压波动起着缓冲作用，保证了动脉血压的相对稳定。主动脉神经是主动脉弓压力感受器的传入神经，当动脉血压升高时，主动脉弓压力感受器发放冲动增加，经主动脉神经传入冲动增加，表现为主动脉神经的放电增强，使压力感受性反射相应增强，从而使动脉血压降低。反之，当动脉血压降低时，压力感受器发放冲动减少，经主动脉神经传入冲动减少，主动脉神经放电减弱，通过压力感受性反射使动脉血压回升。

多数哺乳动物的主动脉神经在颈部混入迷走神经，而家兔的主动脉神经在解剖上独成一支，又称为减压神经，易于分离，可用于观察动脉血压变化对主动脉神经放电的影响。

【实验材料】

以下括号中的数字为每组同学的预备数量。

1. 实验动物　新西兰家兔（1）。

2. 药品与溶液　20%氨基甲酸乙酯溶液（15ml），1∶10000 去甲肾上腺素溶液（0.3ml），1∶10000 乙酰胆碱溶液（0.3ml），生理盐水（100ml），肝素生理盐水（20ml），石蜡油（加温 38～40℃，10ml）。

3. 仪器与器械

（1）常规手术器械：20ml 注射器（1），7 号针头（1），固定用绳带（5），500ml 烧杯（1），备皮用小塑料袋（1），止血钳（4），手术剪（3），手术镊（1），玻璃分针（1）。

（2）插管用器械：气管插管（1），结扎线（1），动脉夹（1），动脉插管（1）。

（3）其他器械与仪器：1ml 注射器（2），BL-420 生物机能实验系统（1），血压换能器（1），双极银丝引导电极（1），铁支柱（2），试管夹（2），双凹夹（2）。

**【步骤与方法】**

1. 家兔的麻醉与固定　取家兔一只，称重后用20%氨基甲酸乙酯（5ml / kg）耳缘静脉缓慢注射，待动物麻醉后，将其仰卧位固定于兔手术台上。

2. 主动脉神经、血管、气管的分离　颈部备皮后，颈部正中切开 4～6 cm，用止血钳分离皮下组织，分开胸骨舌骨肌，暴露气管，在气管外侧找到与气管平行的颈总动脉鞘，鞘内有颈总动脉、迷走神经（最粗）、交感神经（次之）和主动脉神经（最细）。用玻璃分针将主动脉神经从血管神经束中分离出 1.5～2cm，动作要轻柔细致，下方穿一根浸湿的细丝线备用。用同样方法依次分离交感神经、迷走神经、气管、颈总动脉，分别穿线备用。

3. 气管插管、左颈总动脉插管

（1）气管插管：在甲状软骨下 2～3cm，做倒“T”形切口，向下插入气管插管，结扎固定好插管，便于保证呼吸通畅。

（2）左颈总动脉插管：结扎左颈总动脉远心端，动脉夹夹闭近心端阻断血流，动脉夹与结扎线之间应相距 2cm 左右。在靠近远心端结扎部位用眼科剪作 1/3 斜切口，向心脏方向插入灌满肝素生理盐水并与血压换能器相连的颈总动脉插管，扎紧插管尖端并固定于其侧管，以防插管滑出，松开动脉夹观察插管内是否有血液射入。

4. 引导电极的安置　将引导电极固定于支架上，调节好引导电极至合适位置，用玻璃分针轻轻挑起主动脉神经置于引导电极上，使电极与神经良好接触，电极不能与周围组织接触，但又不过度牵拉神经。

5. 实验装置与仪器的准备　将血压换能器、生物电引导电极与 BL-420E 生物机能实验系统相连接。双击生物机能实验系统图标。在“实验项目”栏中调出“主动脉神经放电”项，点击开始图标，调整实验参数（参考值：G，100mV，T0.5s，F50Hz），直至观察到理想的波形曲线。

（1）动脉血压：辨认血压波形曲线的一级波和二级波，有时可见三级波。

一级波：心搏波，随心脏收缩和舒张出现的血压变化，与心率一致。

二级波：呼吸波，随呼吸运动出现的周期性血压波动，与呼吸频率一致。

三级波：一般难以看见，可能是缩血管中枢的周期性紧张性活动所致。

（2）主动脉神经放电波形与声音：主动脉神经放电波形的主要特点是放电频率和电压呈递减的倒三角波，声音类似于火车行驶的轰隆声，如声音太小不清楚，可调节音箱音量旋钮，放大音量，或加大信号通道的放大倍数。

6. 结果的观察

（1）记录正常主动脉神经放电频率、幅度、声音与血压变化相互关系。

（2）动脉夹夹闭右颈总动脉 5～10s，观察主动脉神经放电频率、幅度、声音与血压变化相互关系。

（3）从耳缘静脉注射 1∶10000 去甲肾上腺素 0.3ml，观察主动脉神经放电的频率、幅度、声音与血压变化相互关系。

（4）从兔耳缘静脉注射 1∶10000 乙酰胆碱 0.3 ml，观察主动脉神经放电频率、幅度、声音与血压变化相互关系。

（5）电刺激主动脉神经：剪断对侧主动脉神经，分别刺激中枢端与外周端（刺激电压：1～2V，刺激时间：5～10s），观察主动脉神经放电频率、幅度声音与血压变化相互关系。

（6）电刺激迷走神经：剪断迷走神经，分别刺激中枢端与外周端（刺激电压：1～2V，刺激时间：5～10s），观察血压的变化。

【结果记录方法】

结果记录方法见表 2-13-3。

**表 2-13-3　各因素对主动脉神经放电频率、幅度、声音和动脉血压的影响**

| 观察项目 | 主动脉神经放电 | | | | | | 动脉血压（mmHg） | |
|---|---|---|---|---|---|---|---|---|
| | 频率 | | 幅度 | | 声音 | | | |
| | 对照 | 实验 | 对照 | 实验 | 对照 | 实验 | 对照 | 实验 |
| 正常对照 | | | | | | | | |
| 夹闭右颈总动脉 | | | | | | | | |
| 1：10000 去甲肾上腺素 | | | | | | | | |
| 1：10000 乙酰胆碱 | | | | | | | | |
| 电刺激主动脉神经中枢端 | | | | | | | | |
| 电刺激主动脉神经外周端 | | | | | | | | |
| 电刺激迷走神经中枢端 | | | | | | | | |
| 电刺激迷走神经外周端 | | | | | | | | |

【讨论内容】

（1）观察在一个心动周期中主动脉神经放电与血压的相互关系。

（2）阐述血管压力性感受反射调节的生理意义。

（3）试述夹闭颈总动脉后，主动脉神经放电和血压发生变化的机制。

（4）试述注射去甲肾上腺素和乙酰胆碱后，主动脉神经放电和血压发生变化的机制。

（5）本实验采用的动脉血压测量法是属直接测量法，还是属间接测量法？

（6）自由讨论。

【注意事项】

（1）减压神经纤细，分离、勾起神经时，动作要轻柔细致，切勿盲目牵拉，以免损伤。

（2）引导电极与减压神经必须紧密接触并悬空，避免触碰周围组织而影响电信号的引导。

（3）实验过程中，可滴少量 38～40℃的石蜡油于减压神经起到绝缘和防止干燥作用。

（4）引导电极两极间距为 2mm 左右，以防短路。

（5）观察项目 2～4，均须待主动脉神经放电及血压恢复正常后，方可进行下一步骤。

（张恺芳）

## 第六节　药物对瞳孔的作用

【实验目的】

（1）学习基础知识：通过听课，学习基础知识，了解抗胆碱药与拟肾上腺素药物的扩瞳作用机制。

（2）强化操作技能：通过实验，强化操作技能，包括家兔的捉拿、称重、固定、眼部给药，观察拟胆碱药、抗胆碱药及拟肾上腺素药对家兔瞳孔的作用。

**【实验原理】**

（1）对光反射是指由于环境光强不同，落在视网膜上的光强会有变化，瞳孔会据此自动收缩或扩张，来调节进光量的一种生理现象。瞳孔直径的大小主要受瞳孔括约肌与瞳孔开大肌调节。瞳孔括约肌环绕瞳孔周围，其上存在有 M 受体，乙酰胆碱可激动 M 受体引起瞳孔括约肌收缩使瞳孔缩小。瞳孔开大肌在虹膜中呈放射状排列，其上存在有 $\alpha_1$ 受体，去甲肾上腺素可激动 $\alpha_1$ 受体引起瞳孔开大肌收缩使瞳孔扩大（图 2-13-6）。

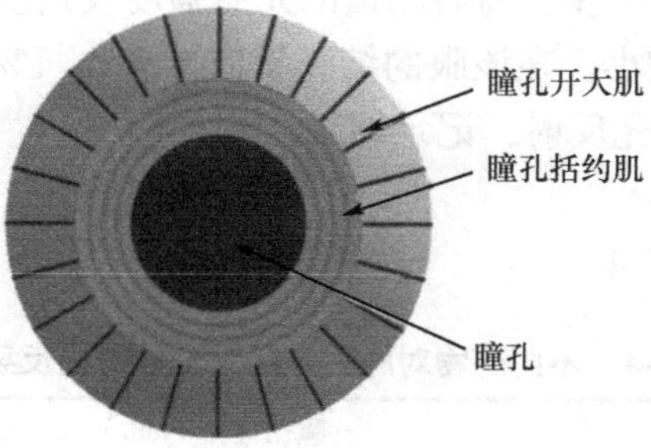


图 2-13-6　眼部肌肉示意图

（2）传出神经药物是一类直接作用于各类受体、影响神经递质的合成、释放和分解等过程的药物，通过作用于瞳孔括约肌和瞳孔开大肌上的不同受体而影响瞳孔大小。毛果芸香碱可激动瞳孔括约肌上 M 受体使瞳孔缩小。毒扁豆碱能够可逆性地抑制乙酰胆碱酯酶活性，引起乙酰胆碱蓄积，兴奋瞳孔括约肌上 M 受体使瞳孔扩大。去氧肾上腺素（新福林）可激动瞳孔开大肌上的 $\alpha_1$ 受体，使瞳孔扩大。阿托品可阻断瞳孔括约肌的 M 受体，使瞳孔括约肌松弛，而受去甲肾上腺素能神经支配的瞳孔开大肌仍保持原有张力，故瞳孔扩大。

（3）本实验主要是观察传出神经药物对直接对光反射的干预作用，一般情况下由于药物的作用要强于光线刺激的作用，因而使用毛果芸香碱和毒扁豆碱产生缩瞳作用后再用光线刺激，瞳孔也不会再缩小，对光反射呈阴性。阿托品松弛瞳孔括约肌，光线刺激不会引起缩瞳作用，对光反射亦呈阴性。去氧肾上腺素由于对瞳孔括约肌无作用，因此光线刺激可使瞳孔括约肌收缩，使已经扩大的瞳孔缩小，对光反射呈阳性。

**【实验材料】**

以下括号中的数字为每组同学的预备数量。

1. 实验动物　新西兰家兔（2），雌雄不拘，体重 1.8～2.5kg。

2. 药品与溶液　1%硫酸阿托品溶液（1ml）、1%硝酸毛果芸香碱（匹鲁卡品）溶液（1ml）、0.5%水杨酸毒扁豆碱（依色林）溶液（1ml）、1%盐酸去氧肾上腺素（苯肾上腺素，新福林）溶液（1ml）。

3. 仪器与器械　兔固定箱（2）、电筒（1）、测瞳尺（1）。

**【步骤与方法】**

实验步骤可分为以下三步。

（1）测量给药前瞳孔直径和对光反射：取家兔两只，编号为甲乙并置于兔固定箱中，在适度的光照下，用测瞳尺测量左右两眼的瞳孔直径。打开手电筒，将光柱从兔眼外侧突然移向到正对兔眼，观察瞳孔对光反射是否存在，如瞳孔直径随光照而缩小，即为对光反射阳性，否则为阴性。记录结果。

（2）眼部给药：家兔结膜内囊滴药的方法：先用左手拇指、食指将下眼睑拉成杯形同时用中指压住鼻泪管，然后用滴管吸取药液按表 2-13-4 分别在家兔的结膜囊内滴药 1～2 滴（注：眼部给药时，要用手指按压鼻泪管 3～5min，以防止药液流入鼻腔，然后放手任其自溢）。

（3）测量给药后前瞳孔直径和对光反射：滴药 15min 后，再测量甲、乙两兔左、右眼的瞳孔直径大小和对光反射（注：前后测量的光照强度及角度须一致）。如滴毛果芸香碱及毒扁豆碱眼的瞳孔已经缩小，在该眼的结膜囊内再滴入 1%硫酸阿托品溶液 1～2 滴，15min 后检查瞳孔大小和对光反射，记录结果。

**【结果记录方法】**

结果记录方法见表 2-13-4。

**表 2-13-4　不同药物对瞳孔直径大小和对光反射的影响**

| | | 给药 | 瞳孔直径（mm） | | 瞳孔直接对光反射 | |
|---|---|---|---|---|---|---|
| | | | 用药前 | 用药后 | 用药前 | 用药后 |
| 甲兔 | 左眼 | 阿托品 | | | | |
| | | 去氧甲肾上腺素 | | | | |
| | 右眼 | 毛果芸香碱 | | | | |
| | | 阿托品 | | | | |
| 乙兔 | 左眼 | 去氧肾上腺素 | | | | |
| | | 阿托品 | | | | |
| | 右眼 | 青碱豆碱 | | | | |
| | | 阿托品 | | | | |

**【讨论内容】**

四种药物在眼科中的药理作用、作用机制、作用特点有何不同，哪些为缩瞳药，哪些为扩瞳药。

**【注意事项】**

（1）为避免睫毛刺激引起眨眼实验前可将其剪掉。

（2）测量瞳孔时不能接触或刺激角膜光照强度及角度要前后一致否则将影响测瞳结果。

（3）观察对光反射只能用散射灯光。

（孙少卫）

## 第七节　有机磷酸酯类农药的中毒

**【实验目的】**

（1）学习基础知识：通过检测有机磷酸酯类农药中毒家兔的部分体征和血液胆碱酯酶活力，掌握该类农药中毒的毒性作用机制。

（2）强化操作技能：通过实验，强化操作技能，包括家兔的捉拿、称重、固定、腹腔注射，耳缘静脉注射、生命体征的检测等。通过制备有机磷酸酯类农药中毒家兔模型，掌握该类农药的中毒症状及中毒病因。

（3）通过观察阿托品和碘解磷定（PAM）的解毒作用，掌握该类农药中毒的解救原则。

**【实验原理】**

（1）有机磷酸酯类农药广泛用于农业杀虫，同时也是一种持久性抗胆碱酯酶药。当被人体吸收后，与胆碱酯酶呈难逆性结合，抑制胆碱酯酶活性，使其丧失水解乙酰胆碱的能力，造成胆碱能神经末梢释放的乙酰胆碱大量堆积，产生一系列急性拟胆碱中毒症状：①M 样中毒症状：出现较早，主要是副交感神经兴奋所致，表现为瞳孔缩小、流涎、出汗、心动过缓、血压下降等；②N 样中毒症状：主要激动 $N_M$ 受体所致，表现为肌肉颤动，继而出现肌无力和肌麻痹现象；③中枢神经系统（CNS）中毒症状：先兴奋后抑制。

（2）阿托品为选择性的 M 胆碱受体阻断剂，阻断乙酰胆碱对这些受体的激动作用，因而可以有效地解除有机磷酸酯类中毒的 M 样症状。很大剂量时也可阻断 $N_1$ 受体，缓解肌肉震颤，是解救有机磷酸酯类中毒的对症治疗药物。碘解磷定是有机磷酸酯类中毒的特效解救药，主要与磷酰化胆碱酯酶结合生成复合物，后者裂解为磷酰化碘解磷定和胆碱酯酶，恢复胆碱酯酶水解乙酰胆碱的活性，因而能彻底解除有机磷酸酯类农药急性中毒的症状和体征，特别对于缓解肌肉震颤效果好，是解救有机磷酸酯类中毒的对因治疗药物。

（3）本实验给实验动物家兔腹腔注射有机磷酸酯类敌百虫溶液后，观察家兔出现敌百虫中毒时的中毒症状和血液胆碱酯酶活力的抑制情况；观察比较阿托品、碘解磷定对有机磷酸酯类中毒的解救效果及对血液胆碱酯酶活力的影响，并分析两种药的解毒原理。

**【实验材料】**

以下括号中的数字为，每组同学的预备数量。

1. 实验动物　新西兰家兔（2），雌雄不拘，体重 2～2.5kg。

2. 药品与溶液　3%精制敌百虫溶液（10ml）、0.2%硫酸阿托品溶液（5ml）、2.5%碘解磷定溶液（8ml）、二甲苯（5ml）。

3. 仪器与器械　家兔固定箱（2）、10ml 注射器（5）、预先加草酸钾的试管（6）、试管架（1）、刀片（1）、棉球（1）、瞳孔尺（1）、木夹（6）。

**【步骤与方法】**

（1）编号，称重，观察一般情况：取家兔 2 只，编号、称重后，观察动物的活动情况和呼吸状况（频率、幅度、是否困难等），以及瞳孔大小、唾液分泌、大小便、肌张力、有无肌震颤等，分别加以记录。

（2）测定血液胆碱酯酶活力：将 2 只家兔分别固定于箱内，以蘸有二甲苯的棉球涂擦耳壳，使血管扩张。当充血明显后，用刀片切割耳静脉（切口不宜过大、过深），让血液自然流出，滴入预先装有少量草酸钾结晶的试管中，立即摇匀，用于测定血液胆碱酯酶活力（详见附件材料），如取血后切口流血不止，可用干棉球按压止血。

（3）腹腔注射敌百虫，观察中毒症状，并取血再次测定血液胆碱酯酶活力：将 2 只家兔，分别腹腔注射 3%敌百虫 3 ml/kg，密切观察给药后家兔各项生理指标的变化，记录并填入下表，待中毒症状明显后，再按上述方法取血，供测定血液胆碱酯酶活力之用。

（4）给予特殊解救药，观察、比较解救效果：当家兔中毒症状明显后，立即给甲兔由耳缘静脉注射 0.2%硫酸阿托品溶液 1.0ml/kg，给乙兔由耳缘静脉注射 2.5%碘解磷定 2.0

ml/kg，然后每隔 5min，再检查各项生理指标 1 次，观察 2 只家兔的情况有无好转，特别注意甲兔和乙兔的区别。待有关中毒症状明显消减以后，再由 2 只家兔的静脉取血，测定血液胆碱酯酶活力。

【结果记录方法】

结果记录方法见表 2-13-5。

表 2-13-5 实验结果

| | 用药 | 瞳孔直径 | 唾液量 | 呼吸困难 | 大小便失禁 | 肌无力 | 震颤 | 胆碱酯酶活力 | 综合判断 |
|---|---|---|---|---|---|---|---|---|---|
| 兔1 | 对照 | | | | | | | | |
| | 敌百虫 | | | | | | | | |
| | 阿托品 | | | | | | | | |
| 兔2 | 对照 | | | | | | | | |
| | 敌百虫 | | | | | | | | |
| | 解磷定 | | | | | | | | |

【讨论内容】

（1）有机磷酸酯类农药中毒机制，分类表现及其举例，本实验是否中毒。

（2）有机磷酸酯类农药中毒的解救原则，包括用药原则、品种及其机制，本实验解救是否有效。

（3）临床上采用阿托品和碘解磷定的联合用药的原因是什么？

【注意事项】

（1）敌百虫可以从皮肤吸收，手接触后应立即用自来水冲洗，且勿用肥皂，因其在碱性环境中可转变为毒性更大的敌敌畏。

（2）腹腔注射敌百虫时，刺激性比较大，注意按好家兔。

（3）家兔腹腔注射敌百虫后，15min 时仍未出现中毒症状，可再追加 1/3 剂量的敌百虫溶液。

（4）应预先暴露好耳缘静脉，抽好阿托品与碘解磷定，以便急救。

（5）阿托品给药宜快，碘解磷定给药宜慢。

（6）临床上，须将阿托品与解磷定配合使用，才能获得最好的解毒效果。

## 比色法测定血液胆碱酯酶活力

【实验原理】

血液的胆碱酯酶能催化乙酰胆碱水解而产生乙酸与胆碱。在一定的温度、pH 和时间等条件下，水解的乙酰胆碱量与胆碱酯酶的活性成正比。因此在一定量的血液中加入一定量的乙酰胆碱，使之反应一段时间后，测定血液中剩余的乙酰胆碱量，便可计算出已水解的乙酰胆碱量，进而测出胆碱酯酶的活力。

剩余乙酰胆碱的测定是利用乙酰胆碱与羟胺作用生成羟肟酸，后者在酸性条件下进一步与三价铁离子作用，生成红棕色的羟肟酸铁络合物，因此颜色的深浅即可反映乙酰胆碱含量的多少。

【实验材料】

吸管、试管、试管架、恒温水浴、光电比色计。

0.133mol/L 磷酸氢二钠溶液：称取 $Na_2HPO_4 \cdot 12H_2O$ 23.87g，用蒸馏水溶解并稀释至 500ml。

0.133mol/L 磷酸二氢钾溶液：称取 $KH_2PO_4$9.08g，用蒸馏水溶解并稀释至 500 ml。

pH7.2 磷酸盐缓冲液：取 0.133mol/L 磷酸氢二钠溶液 72 ml，与 0.133mol/L 磷酸二氢钾溶液 28ml 混合即成 100ml pH7.2 磷酸盐缓冲液。

0.001mol/L pH4.5 醋酸盐缓冲液：先用每升含冰醋酸 5.78 ml 的水溶液 28 ml 和每升含醋酸钠（不含结晶水）8.20g 的水溶液 22 ml 混合，配成 0.1mol/L pH4.5 的醋酸盐缓冲液，再用蒸馏水稀释 100 倍。

0.07mol/L 乙酰胆碱底物储存液：快速称取氯乙酰胆碱 0.127g（或溴化乙酰胆碱 0.158 g），溶于 0.001mol/L pH4.5 醋酸盐缓冲液 10 ml 中。4℃下保存（可保存 4 周）。

0.007 mol/L 乙酰胆碱底物应用液：试验前取 0.07 mol/L 乙酰胆碱底物储存液，用 pH7.2 磷酸盐缓冲液稀释 10 倍。

碱性羟胺溶液：临用前 20min 内取等量的 14%氢氧化钠溶液和 14%盐酸羟胺溶液，混合即成。

33.3%（V/V）盐酸溶液：取比重为 1.18 的盐酸 50 ml，加蒸馏水 100ml。

10%三氯化铁溶液：称取 $FeCl_3 \cdot 6H_2O$ 10g，用 0.1mol/L 盐酸溶解，使成 100 ml。

【步骤与方法】

按表 2-13-6 进行操作，每加一种试剂后均须充分摇匀后再加入下一种试剂，水浴的温度和时间须按要求严格控制。

**表 2-13-6　比色测定法的实验操作步骤**

| 步骤 | 操作 | 标准管（ml） | 测定管（ml） | 空白管（ml） |
|---|---|---|---|---|
| 1 | pH7.2 磷酸盐缓冲液 | 1.0 | 1.0 | 1.0 |
| 2 | 全血 | 0.1 | 0.1 | 0.1 |
| 3 | 37℃水浴预热 3min | | | |
| 4 | 乙酰胆碱底物应用液 | 1.0 | 1.0 | — |
| 5 | 37℃水浴预热 20min | | | |
| 6 | 碱性羟胺溶液 | 4.0 | 4.0 | 4.0 |
| 7 | 乙酰胆碱底物应用液 | — | — | 1.0 |
| 8 | 室温静置 2min | | | |
| 9 | 33.3%盐酸溶液 | 2.0 | 2.0 | 2.0 |
| 10 | 10%三氯化铁溶液 | 2.0 | 2.0 | 2.0 |

滤纸过滤，15 min 内用 721 型分光光度计比色，测定在 525 nm 处的吸光度，以空白管校正光密度到 0 点，读取各管吸光度进行计算。

（标准管吸光度-测定管吸光度）/标准管吸光度× 70 = 血液胆碱酯酶活力单位数

注：以 1 ml 血液在规定条件下能分解 1μmol 乙酰胆碱为 1 个胆碱酯酶活力单位。

（孙少卫）

## 第八节　药物的镇痛作用

**【实验目的】**

（1）学习基础知识：学习各类镇痛药物的作用机制、临床应用、不良反应等。

（2）强化操作技能：通过热板法，扭体法实验，巩固药物量效关系基本理论，强化小鼠的捉拿、称重、腹腔注射等系列实验操作技能。

（3）培养创新意识：通过实验，观察药物的镇痛作用，探讨不同的镇痛药镇痛作用及其机制，培养动手能力和创新意识。

**【实验原理】**

（1）痛觉形成：在动物的皮肤、内脏等多处部位分布有初级传入神经元，可以感受温度、酸碱、机械及化学物质等在内的多种有害或伤害性刺激，产生的生物信号通过传入神经纤维经脊髓最后上传入大脑皮质感觉中枢，经过信号的调制，最终形成痛觉。躯体痛又可分为急性痛（锐痛）和慢性痛（钝痛）。

（2）阿片受体部分激动药的镇痛作用：中枢神经系统存在一些内源性阿片肽，选择性作用于其特异性受体——阿片受体，对痛觉的产生或传导起着重要的调节作用。目前已知的阿片受体主要分三型——μ、δ、κ。喷他佐辛（又名镇痛新）为阿片受体部分激动药，可激动 κ 受体和拮抗 μ 受体，镇痛作用为吗啡的 1/3，呼吸抑制作用为吗啡的 1/2，成瘾性小，药政管理上属非麻醉品，适用于各种疼痛，对剧痛的止痛效果不及吗啡。

（3）非甾体类抗炎药的镇痛作用：阿司匹林为非甾体类抗炎药的典型代表药，主要通过抑制外周前列腺素类物质的合成进而使局部痛觉感受器敏感性降低，产生镇痛作用。该类药物仅有中等强度镇痛作用，但无成瘾性，临床上主要各类慢性钝痛，而对急性锐痛、平滑肌绞痛效果较差。

（4）药物的镇痛作用：热刺激或者化学刺激物使小鼠产生疼痛反应，观察给药前后小鼠疼痛反应（痛阈值、扭体次数等）的变化。

**【实验材料】**

以下括号中的数字为每组同学的预备数量。

1. 实验动物

（1）热板法实验：瑞士小鼠（3 只以上），雌性，健康，体重 18～25g。

（2）扭体法实验：小鼠（9）。

2. 药品与溶液　0.1%盐酸喷他佐辛溶液（2ml），4%阿司匹林溶液（2ml），0.6%醋酸溶液（3ml），生理盐水（2ml）。

3. 仪器与器械　热板仪（1），托盘天平（1），鼠笼（1），1ml 注射器（4）。

**【步骤与方法】**

实验一（热板法）

（1）动物初筛：将热板仪温度调到（55±0.5）℃，把小鼠放在热板仪上，测定各小鼠的正常痛反应（包括抬后足或舔后足并回头）出现所需时间，重复一次，每次间隔 5min，取均数，平均时间超过 30s 的小鼠弃去不用，至少选出 3 只，编号、称重后待用。

注：①室温以 15～20℃为宜，温度过高则小鼠过于敏感、且易于导致小鼠蹦跳，而温度过低则小鼠反应迟钝、影响实验结果；②小鼠在热板上 15s 内出现不安（举前足、舔前足、踢后肢、跳跃等）不作为痛反应指标，只有出现抬后足或舔后足才是疼痛指标；③一旦小鼠出现典型疼痛反应即立即移开电热板，即使 60s 无疼痛反应也应立即移开，以免导致小鼠严重烫伤。

（2）分组：将 3 只小鼠分为 3 组，第一组小鼠腹腔注射 0.1%盐酸哌他佐辛 0.15ml/10g，第二组小鼠腹腔注射 4%阿司匹林溶液 0.15ml/10g，第三组小鼠腹腔注射生理盐水 0.15ml/10g。

（3）结果观察与记录：给药后 15、30、45、60min 按步骤一观测并记录小鼠出现痛反应所需时间，如小鼠在热板仪上超过 60s 还不出现痛反应，则痛反应时间按 60s 计算。小鼠出现痛反应（热板法）：扭体反应或抬后足、舔后足并回头。

（4）结果计算：按下列公式计算小鼠痛阈提高的百分率。

痛阈提高百分率＝（用药后痛反应出现时间－用药前痛反应出现的时间）/用药前痛反应出现的时间×100%

实验二（扭体法）

（1）选取动物：取小鼠 9 只，称重、编号后待用。

（2）分组：将 9 只小鼠分为 3 组，第一组小鼠腹腔注射 0.1%盐酸哌他佐辛 0.15ml/10g，第二组小鼠腹腔注射 4%阿司匹林溶液 0.15ml/10g，第三组小鼠腹腔注射生理盐水 0.15ml/10g，注射 30min 后，每只小鼠分别腹腔注射 0.6%乙酸溶液：每只 0.2ml。

（3）结果观察与记录：观察 15min 内各组中发生疼痛阳性反应——扭体反应（腹部收缩，躯体扭曲，臀部抬高，后肢伸展，蠕行）的小鼠数目。小鼠出现痛反应（扭体法）：腹部收缩，躯体扭曲，臀部抬高，后肢伸展，蠕行。

（4）结果计算：汇总全实验室的实验结果，按下列格式计算药物镇痛作用的百分率。

药物镇痛作用的百分率＝（生理盐水组有扭体反应鼠数－用药组有扭体反应鼠数）/生理盐水组有扭体反应鼠数×100%

**【结果记录方法】**

（1）热板法实验结果记录：将尽可能多的实验结果（全班或更多班级的实验结果）汇总起来，列表（表 2-13-7）。

**表 2-13-7　热板法实验结果**

| 组别 | 动物数 | 痛阈平均值（s） | | | | | 痛阈提高百分率（%） | | | |
|---|---|---|---|---|---|---|---|---|---|---|
| | | 药前 | 15min | 30 min | 45 min | 60 min | 15 min | 30 min | 45 min | 60 min |
| 哌他佐辛 | | | | | | | | | | |
| 阿司匹林 | | | | | | | | | | |
| 生理盐水 | | | | | | | | | | |

（2）扭体法实验结果记录：将尽可能多的实验结果（全班或更多班级的实验结果）汇总起来，列表（表 2-13-8）。

表 2-13-8　扭体法实验结果

| 组别 | 动物数 | 扭体次数 | 扭体动物数 | 无扭体动物数 | 镇痛作用的百分率（%） |
|---|---|---|---|---|---|
| 喷他佐辛 | | | | | |
| 阿司匹林 | | | | | |
| 生理盐水 | | | | | |

**【讨论内容】**

（1）喷他佐辛和阿司匹林的镇痛作用及其机制有何不同?

（2）两种镇痛模型的区别?

**【注意事项】**

（1）热板法实验中应选用雌性小鼠，因雄性小鼠受热后阴囊会下坠而接触电热板，而阴囊皮肤对热刺激敏感，导致实验测定的痛反应时间不准。

（2）0.6%乙酸溶液临用现配，因其具有挥发性，放置过久易导致浓度下降。

（3）实验结果记录应根据实验动物分组分别记录，汇总各组实验结果进行计算分析。

**非甾体抗炎镇痛药物用于癌痛的治疗**

疼痛是组织损伤或与潜在的组织损伤相关的一种不愉快的躯体感觉和情感经历，疼痛是主观的，包括感觉和情感的反应，这种反应是神经末梢痛觉感受器受到伤害和病理刺激后，通过神经冲动传导到大脑皮质而产生的。疼痛已被列为医学的第五大生命体征。

疼痛是癌症患者最常见也是最恐惧的症状，它可能会引起或加重患者的焦虑、抑郁、失眠、食欲减退等症状，严重影响患者日常活动、自理能力、交往能力及整体生活质量，所以缓解疼痛在肿瘤治疗中是需要优先解决的问题。

非甾体抗炎药是癌痛三阶梯治疗中第一阶梯用药及第二、三阶梯辅助用药。它能够辅助阿片类药物镇痛，减少阿片类药物用量和不良反应，减低阿片类药物的依赖性，增强其镇痛效果。但非甾体抗炎药的不良反应及封顶效应对其应用有一定的限制作用，临床应用应严格掌握适应证与禁忌证。

（李泓锡，等. 2015. 非甾体抗炎镇痛药物用于癌痛治疗的最新进展. 中国新药杂志，24（18）：2081-2084）

（郭　玉）

## 第九节　药物对抗中枢兴奋药惊厥的作用

**【实验目的】**

（1）学习基础知识：学习抗癫痫药和抗惊厥药的作用机制、临床应用、不良反应等。

（2）强化操作技能：以戊四氮引起实验动物惊厥发作，训练实验性抗惊厥动物模型的制备方法和实验操作技能，巩固小鼠的捉拿、称重、腹腔注射等系列实验操作。

（3）培养创新意识：通过实验，观察药物对中枢兴奋药诱发惊厥的影响，探讨抗惊厥药及抗癫痫药的筛选方法，培养动手能力和创新意识。

**【实验原理】**

（1）戊四氮惊厥实验性动物模型：戊四氮为主要兴奋延髓的中枢神经兴奋药，过量可兴奋大脑和脊髓，表现为强烈的阵挛性惊厥，继续发展可引起强直性惊厥，其致惊的主要作用部位在脑干和大脑，发生机制可能是增加中枢神经细胞对 $K^+$的通透性，提高细胞外 $K^+$浓度，使细胞膜部分去极化而提高其兴奋性，增强了兴奋性突触的易化过程，也可能与戊四氮阻止脑内主要的抑制性神经递质 γ-氨基丁酸（GABA）的自发释放有关。戊四氮在阈剂量时，引起头部及前肢抽搐，但不影响翻正反射，此为戊四氮发作阈值实验（metrazol seizure threshold test，MST），属于癫痫小发作模型；大剂量戊四氮则可引起全身性阵挛性惊厥，继而发展成强直性惊厥，甚至可引起死亡，此称为戊四氮最大发作实验（metrazol maximal seizure test，MMS），属于癫痫大发作模型。

（2）镇静催眠药的抗惊厥作用：镇静催眠药是一类抑制中枢神经系统功能、起镇静催眠作用的药物。地西泮有抗惊厥作用，为目前治疗癫痫持续状态的首选药物。苯巴比妥有较强的抗惊厥、抗癫痫作用，临床用于癫痫大发作和癫痫持续状态的治疗，也用于小儿高热、破伤风、子痫、脑炎等及中枢兴奋药引起的惊厥。

**【实验材料】**

以下括号中的数字为每组同学的预备数量。

1. 实验动物　瑞士小鼠（6），雌雄均可，体重 18～25g。

2. 药品与溶液　生理盐水（0.6ml），0.5% 苯巴比妥钠（0.6ml），0.02%地西泮（0.6ml），0.5%戊四氮（5ml）。

3. 仪器与器械　托盘天平（1），小鼠笼（1），1ml 注射器（4）。

**【步骤与方法】**

（1）分组：取 6 只小鼠，称重、编号，随机分成 3 组，每组 2 只。

（2）给药：第一组小鼠腹腔注射 0.5%苯巴比妥纳 0.1ml/10g，第二组腹腔注射地西泮 0.1ml /10g，第三组腹腔注射生理盐水 0.1ml/10g。10min 后，各组小鼠均腹腔注射戊四氮 0.2ml/10g（100mg/kg）。

（3）观察：观察 30min 内各组小鼠惊厥发生情况，记录惊厥发作（痉挛、跌倒、强直或死亡）及症状出现的时间。

小鼠强直性惊厥指标：大多数小鼠给予戊四氮后 5～15min 内出现阵挛性抽搐，或出现兴奋性跳跃，随后出现前肢屈曲，后肢强直，呈角弓反张状，以其后肢僵直作为惊厥指标。

**【结果记录方法】**

将尽可能多的实验结果（全班或更多班级的实验结果）汇总起来，列表（表 2-13-9）。

**表 2-13-9　实验结果**

| 组别 | 动物数 | 惊厥数 | 惊厥率 | 死亡数 | 死亡率 |
|---|---|---|---|---|---|
| 苯巴比妥纳 | | | | | |
| 地西泮 | | | | | |
| 生理盐水 | | | | | |

【讨论内容】

（1）中枢兴奋药有哪些？常用哪类药制备惊厥模型？为什么？

（2）苯巴比妥钠，地西泮属于哪类药物？有哪些药理作用？

【注意事项】

（1）实验要求安静，捉拿小鼠时动作轻柔，避免声、光、过度刺激引起小鼠活动增多而影响试验结果。

（2）观察指标以强直性惊厥出现与否为准，细微震颤不作为惊厥指标。

（3）戊四氮腹腔注射剂量一般为 100mg/kg，最大也可用至 150mg/kg。

**炎症递质导致热性惊厥诱导癫痫发生**

白介素-1β（interleukin-1β，IL-1β）和肿瘤坏死因子-α（tumor necrosis factoralpha，TNF-α）是发育中和成熟大脑在某些情况下释放的强有力的致热原，可影响急性和慢性期神经元的兴奋性。最近的研究发现，IL-1β 在长时程热性惊厥（febrile seizures，FS）和发热性癫痫持续状态（febrile status epilepticus，FSE）后癫痫的发生中有潜在的作用。

（董娜，等. 2015. 炎症反应、热性惊厥与继发性癫痫相关性研究进展.临床儿科杂志，33（10）：896-899）

（郭　玉）

# 第十四章　内分泌系统与代谢实验

## 第一节　糖皮质激素的抗炎作用

**【实验目的】**

（1）学习基础知识：包括糖皮质激素抗炎作用的机制、化学药物制备急性炎症动物模型的方法等。

（2）强化操作技能：包括小鼠的捉拿、称重、编号、腹腔注射、处死及耳缘打孔的方法等。

**【实验原理】**

（1）炎症反应：就是平时人们所说的“发炎”，是机体对于刺激的一种防御反应，表现为红、肿、热、痛和功能障碍。炎症，可以是感染引起的感染性炎症，也可以不是由于感染引起的非感染性炎症。通常情况下，炎症是有益的，是人体的自动防御反应，但是有的时候，炎症也是有害的，如对人体自身组织的攻击、发生在透明组织的炎症等。

化学刺激物可以导致动物急性炎症，引起局部血管扩张，通透性增强，组织水肿等炎症反应。

（2）糖皮质激素抗炎作用的机制：糖皮质激素是由肾上腺皮质所分泌的一类甾体激素，临床上常用的糖皮质激素，如可的松、泼尼松、地塞米松等，可以激活细胞胞质内相应的糖皮质激素受体产生激素效应，对多种原因引起的炎症反应均有强大的抑制作用。实验中采用小鼠腹腔注射二甲苯或伊文蓝造成小鼠急性炎症反应，比较给予药物前后动物局部肿胀程度及血管通透性的变化，从而观察糖皮质激素的抗炎作用。

**【实验材料】**

以下括号中的数字为每组同学的预备数量。

1. 实验动物　瑞士小鼠（4），健康雄性，体重 25～30g。

2. 药品与溶液　二甲苯，0.5%地塞米松溶液（5ml），0.5%氢化可的松溶液（5ml），生理盐水（5ml），1%伊文蓝溶液（5ml）。

3. 仪器与器械　电子天平（1），打孔器（1），粗剪刀（1），1ml 注射器（4），5 号针头（4），钟罩或大烧杯（2）。

**【步骤与方法】**

本次实验将从地塞米松对鼠耳水肿的作用及可的松对鼠耳毛细血管通透性的影响两方面进行探讨，具体操作步骤如下。

### 一、地塞米松对鼠耳水肿的作用

（1）取实验小鼠 2 只，分别称重、编号（注：选择健康、雄性的小鼠，体重 25～30g）。

（2）分别用 0.1ml 二甲苯涂擦小鼠右耳前后两面皮肤（注：正反面均匀涂抹，避免滴入耳郭内）。30min 后，1 号小鼠腹腔注射 0.5%地塞米松溶液（0.1ml/10g），2 号小鼠腹腔注射等量生理盐水。

（3）2h 后，拉脱颈椎将小鼠处死，沿耳郭基线剪下两耳，用打孔器分别在两耳中央部位打下圆片（注：不同位置不具可比性），分别称重，并记录结果。同一小鼠的右侧重减去左侧重，即为右耳水肿程度。

## 二、可的松对鼠耳毛细血管通透性的影响

（1）取实验小鼠 2 只，称重、编号。

（2）1 号小鼠背部皮下注射 0.5%氢化可的松溶液，2 号小鼠皮下注射等量生理盐水。

（3）30min 后，分别给两只小鼠腹腔注射 1%伊文蓝溶液（0.15ml/10g）。

（4）10min 后，分别在两只小鼠的耳朵上滴 2 滴二甲苯（去脂，使耳血管透明易见）。观察比较两鼠耳郭颜色变化。

**【结果记录方法】**

结果记录方法见表 2-14-1，表 2-14-2。

**表 2-14-1　地塞米松对鼠耳水肿的作用**

| | 体重（g） | 用药 | 左侧重 | 右侧重 | 水肿程度 |
|---|---|---|---|---|---|
| 实验鼠 | | 地塞米松 | | | |
| 对照鼠 | | 生理盐水 | | | |

**表 2-14-2　可的松对鼠耳毛细血管通透性的影响**

| | 体重（g） | 用药 | 蓝色深度 |
|---|---|---|---|
| 实验鼠 | | 氢化可的松 | |
| 对照鼠 | | 生理盐水 | |

**【讨论与分析】**

（1）实验一中两只小鼠耳部水肿程度出现差异的机制？

（2）实验二中两只小鼠耳郭蓝色深度出现差异的机制？

**糖皮质激素**

糖皮质激素是治疗炎症及自身免疫病的常见药物。1855 年以来人们一直致力于研究肾上腺皮质激素的生理作用和临床应用，1927 年 Stewart 和 Rogoff 用肾上腺匀浆提取物为切除肾上腺的狗进行静脉注射使之存活，证明了肾上腺皮质激素的存在。有人根据这个实验推测：提取物的生物活性是由单个物质引起的。后来人们从提取物中分离出来更多的化合物，其中就包括内源性糖皮质激素氢化可的松和可的松。早期的糖皮质激素类药物均来自动物器官的匀浆提取物，生产成本很高，后来随着甾体化学和有机合成的发展，实现了甾体激素的全合成，可以由最简单的有机化合物合成任何一种甾体激素，但考虑到实际生产的成本，人们一般采用薯蓣皂苷苷元作为合成的起始物，薯蓣皂苷是从薯蓣科（*Dioscoreaceae*）薯蓣属（*Dioscorea*）植物如山药、穿山龙等的块根中提取出来的萜类化合物的糖苷，价格较低，薯蓣皂苷的使用大大降低了生产成本。在合成氢化可的松的基础上人们继续研究糖皮质激素的结构优化，通过对氢

化可的松的体内代谢过程的研究，1958 年人们又发现了具有更好稳定性更好抗炎活性和更低钠潴留的地塞米松。在地塞米松的基础上人们又通过向甾体母环上引入甲基、卤素等结构，陆续开发出了倍他米松、倍氯米松、氟轻松等药物。

内源性及外源性合成的糖皮质激素均能有效抑制炎症反应，纠正炎症反应的失衡，避免过度或持续炎症所引起的组织损伤。正由于疗效显著，糖皮质激素数十年来一直应用于临床一线，广泛用于败血症性休克、哮喘、炎性肠病、类风湿关节炎和多发性硬化症等炎症相关性疾病的治疗。然而，由于长期使用所带来的不良反应及日益增加的耐药性，糖皮质激素的临床效能正面临前所未有的挑战。因而，深入研究和进一步阐明糖皮质激素的作用机制是一项重要的科学问题。

（张　燕）

## 第二节　胰岛素的降血糖作用

**【实验目的】**

观察胰岛素对兔血糖浓度的影响，掌握血糖的测定方法。

**【实验原理】**

（1）人体内主要糖类是糖原（储存形式）和葡萄糖（运输形式）。正常人空腹时血液中的葡萄糖浓度（以下简称血糖浓度）一般为 3.89～6.66 mmol/L。

（2）胰岛素是促进合成代谢、调节血糖浓度稳定的主要激素。胰岛素能促进组织、细胞对葡萄糖的摄取和利用，加速葡萄糖合成糖原储存于肝和骨骼肌中，并抑制糖异生，促进葡萄糖转变为脂肪储存于脂肪组织，导致血糖浓度下降。胰岛素缺乏时血糖浓度升高，如超过肾糖阈，尿中将出现糖（即糖尿）。调节胰岛素分泌的最重要因素是血糖浓度，当血糖浓度升高时，胰岛素分泌明显增加，从而促进血糖浓度降低；血糖浓度下降至正常时，胰岛素分泌也迅速恢复至基础水平。胰岛素已由人工提取获得而成为药物，临床上主要用于治疗 1 型糖尿病。注射给药（如皮下注射）吸收快，半衰期为 9～10 min，作用可维持数小时。

（3）测定血糖浓度的方法有多种，邻甲苯胺法为常用的一种，其原理为葡萄糖在热的酸性溶液中与邻甲苯胺缩合反应生成蓝色的席夫碱。因此，根据其颜色深浅不同，用分光光度计测定其光密度可知血糖浓度，参见图 2-14-1。

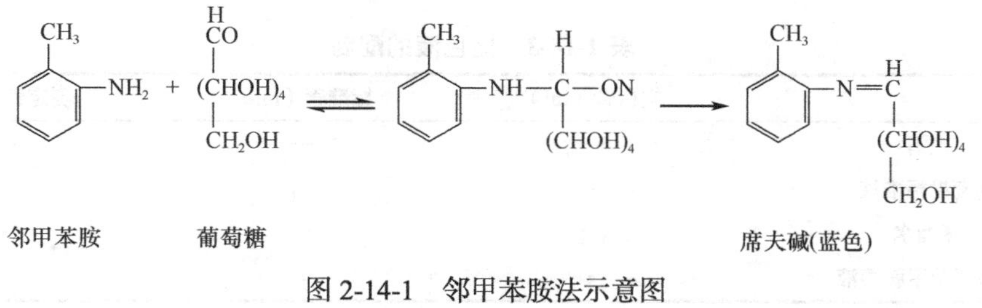


图 2-14-1　邻甲苯胺法示意图

**【实验材料】**

以下括号中的数字为每组同学的预备数量。

1. 实验动物　新西兰家兔（1）。

2. 药品与溶液　20%乌拉坦（15ml），肝素生理盐水（20ml），胰岛素（1支）、葡萄糖标准液（0.1ml）、蒸馏水（0.1ml）、邻甲苯胺（50ml）。

3. 仪器与器械

（1）常规手术器械：20ml 注射器（1），1ml 注射器（1），7号针头（1），固定用绳带（5），500ml 烧杯（1），备皮用小塑料袋（1），止血钳（4），手术剪（3），手术镊（1），玻璃分针（1）。

（2）插管用器械：气管插管（1），结扎线（1），动脉夹（1），动脉插管（1），培养皿（1）。

（3）其他器械与仪器：试管（18），试管架（1），100μl 移液枪（1），1ml 移液枪（1），离心机（1），离心管（8），恒温水浴箱（1），分光光度计（1），滤纸（1），擦镜纸（1），记号笔（1），BL-420 系统（1），鼠笼（1），天秤（1）。

4. 试剂的配制

（1）10%邻甲苯胺试剂的配制:在 700 ml 乙二醇中加入 150 g 柠檬酸，置水浴中加热搅拌使之溶解，冷却后加 1.5 g 硫脲，待硫脲完全次溶解后，加入 100 ml 邻甲苯胺，再用乙二醇稀释至 1 000 ml，储存在棕色瓶中备用。

（2）葡萄糖标准液的配制

A. 储存液（10 mg/ml）：称取 10 g 干燥无水葡萄糖放入 1 000 ml 容量瓶内，以 0.2% 苯甲酸液加至刻度处。

B. 应用液（1mg/ml）：取储存液 100 ml 放入 1 000 ml 容量瓶内，用 0.2%苯甲酸溶液稀释到刻度处。

**【步骤与方法】**

本实验采用邻甲苯胺法。

（1）取兔 1 只，禁食（不禁饮水）12～24 h，称动物体重。自耳缘静脉或心脏取血 1 ml 左右，立即注入离心管内，稍等片刻用竹签剥离离心管周围血块再离心，血清用于测定正常血糖浓度。

（2）在兔皮下注射胰岛素 1～2 U/kg，每隔 1 h 取血 1 次，共取血 3～6 次。将血液分别置于离心管内，以 3 000 r/min 离心后，上清液即可供测定用。

（3）取试管 9 支（测定管 7 支，分别加入正常血清和给胰岛素后 1 h、2 h、3 h、4 h、5 h、6 h 的血清；标准管和空白管各 1 支），按下表加入液体（表 2-14-3）。

**表 2-14-3　比色液的配制**

| | 空白管（ml） | 标准管（ml） | 测定管（ml） |
|---|---|---|---|
| 血清 | — | — | 0.1 |
| 葡萄糖标准液 | — | 0.1 | — |
| 蒸馏水 | 0.1 | — | — |
| 10%邻苯甲胺溶液 | 5 | 5 | 5 |

（4）将试液充分混匀后置于沸水中煮沸 10 min，取出冷却 3 min。用光电比色计或分光光度计在 30 min 内比色，以空白管校正光密度至 0 点，分别读取各管光密度。

【结果记录方法】

各实验组将测定结果填入表 2-14-4。根据光密度值按照【实验计算】方法计算血糖浓度。

表 2-14-4　家兔皮下注射胰岛素后不同时间的血糖浓度

| | 正常血清 | 注射胰岛素后（h） | | | | | |
|---|---|---|---|---|---|---|---|
| | | 1 | 2 | 3 | 4 | 5 | 6 |
| 光密度值（A） | | | | | | | |
| 血糖浓度（mmol）/L | | | | | | | |

【实验计算】

计算全血每 100 ml 内所含葡萄糖的毫克数。

血糖浓度（mg/dl）= 测定管光密度/标准管光密度×100。然后换算为 mmol/L，换算关系为：mg/dl×0.0555（mmol/L）。

根据实验结果绘制时间（h）与血糖浓度（mmol/L）坐标图。

【注意事项】

（1）实验用的邻甲苯胺应用分析级，纯品是透明无色的。如质量较差，试剂呈棕色表示有杂质，可用蒸馏器蒸馏，保存于棕色瓶中。

（2）邻甲苯胺为浅黄色油状体，若显红棕色宜重蒸馏，收集 191～201°C 蒸馏出的微黄色液体，蒸馏时弃去首尾部分。

（3）煮沸时水面需较试管内水面高，以免温度不均而影响比色。

（4）采血时每个塑料离心管内加入 0.5%肝素 0.1 ml 或用肝素溶液洗一下均可抗凝。

（5）离心机配平再开启。

（6）分光光度计用 0.5 cm 光径比色杯，若用光电比色计用 65 号滤光片。

（7）若用分光光度计比色，上述血清、葡萄糖标准液、蒸馏水则各取 0.05 ml，10%邻甲苯胺试剂取 2.5 ml。

【讨论内容】

（1）胰岛素除用于 1 型糖尿病外，还有哪些用途？

（2）使用胰岛素治疗 2 型糖尿病患者，是否有疗效？为什么？

（曾勇智）

## 第三节　胰岛素的过量反应及其解救

【实验目的】

观察小鼠胰岛素过量引起的低血糖反应及葡萄糖的解救作用，加深对胰岛素作用的理解。

【实验原理】

胰岛素（insulin）是由胰岛 B 细胞分泌的主要激素，通过促进组织对葡萄糖的摄取和利用、减少葡萄糖的生成来降低血糖。过量也会出现不良反应、过量中毒等机体反应，胰岛素过量中毒可导致低血糖症。合理规范使用胰岛素能迅速降低血糖，机体出现饥饿感、出汗、心搏加快、焦虑、震颤等症状。脑组织储存的糖原量极少，必须不断从血中摄取葡萄糖以保证脑细胞正常活动所需要的能量。因此，脑组织对血糖浓度的改变极为敏感。若胰岛素使用不当，严重者会发生血糖下降过快，细胞外液水分向高渗的细胞内转移，导致或加重脑水肿，引起昏迷、惊厥及休克，甚至脑损伤及死亡。出现胰岛素过量反应后，立即注射 25%～50 %葡萄糖，补充血糖至正常水平，可以消除或减缓胰岛素过量引起的机体不良反应或中毒症状。

**【实验材料】**

以下括号中的数字为每组同学的预备数量。

1. 实验动物　瑞士小鼠（2）。

2. 药品与溶液　20U/ml 胰岛素溶液（1 支），0.9%氯化钠注射液（1 ml），25%葡萄糖液（1 ml）。

3. 仪器与器械

（1）常规手术器械：1 ml 注射器（2），5 号针头（2），800 ml 烧杯（1）。

（2）其他器械与仪器：鼠笼（1），天秤（1），钟罩（1），恒温水浴箱（1）。

**【步骤与方法】**

（1）取禁食不禁水 12～20 h 的成年小鼠 2 只，编号，称重。

（2）其中 1 只小鼠腹腔内注射胰岛素 1U/g 体重，另 1 只腹腔内注射等容量 0.9%氯化钠注射液作为对照。然后将两只小鼠装入烧杯内，将烧杯放入 38℃左右的恒温水浴箱内，观察小鼠有何反应。

（3）当小鼠出现惊厥时（大约在注射胰岛素后 20～30 min），迅速将其取出，腹腔内注射预先准备好的 25%葡萄糖溶液 0.5～1.0 ml（尾静脉注射更好），观察小鼠行为有何变化。

**【结果记录方法】**

仔细观察小鼠的行为表现，记录观察结果。记录异常反应开始出现的时间、严重程度，发生惊厥的频次（表 2-14-5）。

**表 2-14-5　胰岛素的过量反应及其解救结果**

| 编号 | 体重（g） | 注射胰岛素后 | | 注射葡萄糖后 | |
|---|---|---|---|---|---|
| | | 剂量 | 惊厥出现的时间 | 剂量 | 惊厥的频次 |
| 1 | | | | | |
| 2 | | | | | |

**【实验计算】**

各实验组记录本组的实验结果，以实验班为单位，统计对照小鼠和腹腔内注射胰岛素小鼠出现异常反应的动物数，汇总统计，分析实验结果。

**【注意事项】**

（1）所有小鼠的禁食条件应一致。

（2）禁食后小鼠体重宜在 20 g 以上。

（3）小鼠放入恒温箱后应在 15 min 内达到所需温度，升温过高小鼠足趾不能耐受热刺激疼痛而上跳，难以观察低血糖反应；升温太慢则低血糖反应出现延缓甚至不出现。

（4）应选择安静和光线柔和的场所实验，因为声、光等外来刺激能增加小鼠对胰岛素的敏感度。

（5）腹腔注射一般选取小鼠左下腹，以免针头刺破右侧的肝脏。

（6）胰岛素过量的低血糖反应以躺倒或抽搐的出现为救治特征。

**【讨论内容】**

（1）注射胰岛素的小鼠为何产生惊厥？其临床意义如何？

（2）胰岛素中毒反应主要有哪些表现？如何预防与救治？

（3）机体内有哪些激素参与血糖的调节？

（曾勇智）

## 第四节　氯丙嗪对体温的调节作用

**【实验目的】**

（1）学习基础知识：学习药物对小鼠体温调节作用的实验方法、氯丙嗪对小鼠体温调节作用的机制及特点。

（2）强化操作技能：包括小鼠的捉拿、称重、编号、腹腔注射、体温测试等。

**【实验原理】**

（1）机体存在着体温调节中枢，位于下丘脑。在外界环境温度改变时，体温调节中枢通过对产热及散热两个过程的精细调节，使体温维持于相对恒定水平（正常人为 37℃左右）。

（2）氯丙嗪能够阻断下丘脑体温调节中枢的 $D_2$ 受体，使体温调节失灵，不但降低发热机体体温，而且还能降低正常体温，因而机体体温可随外界环境温度变化而变化。由于氯丙嗪对正常体温也有作用，使正常体温下降，故临床上常以氯丙嗪配合某些中枢抑制药进行人工冬眠疗法，用于严重感染、中毒性高热、甲状腺危象等危急病症的辅助治疗。

**【实验材料】**

以下括号中的数字为每组同学的预备数量。

1. 实验动物　小鼠（4），体重 20～25g。

2. 药品与溶液　0.03%氯丙嗪（10ml），生理盐水（10ml），石蜡油等。

3. 仪器与器械　电子天平（1），电子体温计（1），1ml 注射器（2），7 号针头（2），冰箱（1）。

**【步骤与方法】**

（1）取小鼠 4 只，称重并编号（①、②、③、④）。

（2）电子体温计前端涂少许石蜡油，插入小鼠肛门约 0.5cm，至发出“嘀”声后，读取体温计度数，此时显示温度即为测定的正常体温（注：每只小鼠测定两次体温，取平均值，小鼠正常体温 37±1℃）。

（3）给药：①、③号小鼠腹腔注射 0.03%氯丙嗪（0.1ml/10g）；②、④号小鼠腹腔注射生理盐水（0.1ml/10g）；①、②号小鼠置于室温；③、④置于 4℃冰箱。

（4）30min 后，体温计测每只小鼠肛温，并记录结果，比较给药前后小鼠在不同温度下的体温变化。

【结果记录方法】

结果记录方法见表 2-14-6。

表 2-14-6　氯丙嗪对体温的调节作用

| 编号 | 分组 | 体重（g） | 药物剂量（ml/10g） | 给药前体温（℃） | 给药后体温（℃） | 给药前后温差（℃） |
|---|---|---|---|---|---|---|
| ① | 氯丙嗪（室温） | | | | | |
| ② | 生理盐水（室温） | | | | | |
| ③ | 氯丙嗪（4℃） | | | | | |
| ④ | 生理盐水（4℃） | | | | | |

【讨论与分析】

（1）为什么氯丙嗪可以使小鼠体温下降至正常体温以下？临床意义有哪些？

（2）阿司匹林与氯丙嗪对体温的影响有何不同，为什么？

### 人工冬眠疗法

严重的外伤、感染、中毒或精神创伤，均可引起过度的应激反应，包括肾上腺皮质激素及肾上腺素大量释放，使糖原大量分解、能量大量消耗和代谢明显增加，以及小动脉强烈收缩，致使循环缺血、肥大细胞释放组胺，造成组织水肿、细胞缺氧，进而产生弥散性血管内凝血（DIC）。过度的应激不但无利，反而（如休克）起到火上加油的作用，以至发展到不可挽救的地步。人工冬眠疗法，就在于减轻机体的过度应激反应，使机体处于冬眠状态（如类似过冬的青蛙等动物），以降低代谢、减轻细胞耗氧、改善微循环、使细胞免于遭受严重损害，为其原发病的治疗争取了时间，提供了前提。这是人类医学及仿生物学共同研究的结果，故而称为人工冬眠疗法。

临床上主要是将氯丙嗪和异丙嗪两种药物等量混合，按每公斤体重 1mg 的剂量加入输液小壶中静脉滴入，半小时后如呼吸和脉搏都平稳，可用同等剂量肌内注射一次，这时患者即可进入沉睡状态。患者入睡后在腹股沟、腋下放上冰袋，躯干部可用低于体温 2～3℃的水做温湿敷。如果患者出现寒战、发绀和烦躁等寒冷反应，说明冬眠药作用不够，应该撤去冰袋和温湿敷，增加冬眠药物，然后再用冰袋等物理降温。应用冬眠疗法后，患者无寒冷反应，耐受良好，体温逐渐下降，说明诱导成功。

常用药物有 3 种：

冬眠合剂Ⅰ号：哌替啶（度冷丁）100mg、氯丙嗪（冬眠灵）50mg、异丙嗪 50mg。

冬眠合剂Ⅱ号：哌替啶 100mg、异丙嗪 50mg、二氢麦角碱（安得静）0.6mg。

冬眠合剂Ⅳ号：哌替啶 100mg、异丙嗪 50mg、乙酰丙嗪 20mg。

以上所列剂量为 1 个剂量，临床可根据病情选用其中之一。药物选择：冬眠Ⅰ号镇静降温作用较强，适用于感染性休克、高热型中暑、脑炎、脑外伤、烧伤、妊娠高血压综合征等。冬眠Ⅱ号镇静降温作用较弱而缓和，对血流动力学的影响轻微，有改善冠状循环、减慢心率的作用，适用于伴有心动过速者。冬眠Ⅳ号作用与Ⅰ号相似，但较Ⅰ号为强，适用于破伤风、癫痫持续状态的患者。

（张　燕）

# 第十五章　临床前药物实验

## 第一节　药物半数致死量（$LD_{50}$）的测定

**【实验目的】**

（1）学习基础知识：通过听课，学习系列基础知识，理解药物 $LD_{50}$ 测定的原理及意义，掌握序贯法测定药物 $LD_{50}$ 的方法及其计算公式。

（2）强化操作技能：通过实验，强化系列操作技能，包括小鼠的捉拿、称重、编号和灌胃、皮下注射与腹腔注射等给药方法。

（3）培养创新意识：通过自主改良实验、自主探讨问题，初步培养创新意识。

**【实验原理】**

（1）$LD_{50}$ 的概念：半数致死量（median lethal dose，$LD_{50}$）指引起 50%的实验动物死亡的药物剂量。

（2）测定 $LD_{50}$ 的原理：药物的给药剂量与动物的死亡频率呈常态分布。如果以药物剂量的对数值为横坐标、剂量增加后的动物累加死亡百分率为纵坐标作图，可得到典型的 S 型量效曲线。其中，$lgLD_{50}$ 恰在横坐标中点。因此，求出的常态分布曲线横轴中点或正 S 型曲线横坐标中点所对应的横轴上的值，即为 $lgLD_{50}$。其中序贯法测定 $LD_{50}$ 的数学计算公式为 $LD_{50} = lg^{-1}(\Sigma X.r/\Sigma r)$，$r$ 为各剂量组实验动物数，$X.r$ 为各组剂量的对数值与各组实验动物数 $r$ 的乘积。

（3）测定 $LD_{50}$ 的意义：$LD_{50}$ 是衡量药物急性毒性的指标。药物急性毒性越大，其 $LD_{50}$ 的数值越小。常与半数有效量（median effective dose，$ED_{50}$）配合计算药物的 $LD_{50}/ED_{50}$ 的比值，称为治疗指数（therapeutic index，TI），用以评价药物的安全性。治疗指数大的药物相对较治疗指数小的药物安全。

（4）尼可刹米产生毒性作用的原理：尼可刹米是一种中枢兴奋药，主要直接兴奋延脑呼吸中枢，也可刺激颈动脉体和主动脉体化学感受器，反射性兴奋呼吸中枢，并能提高呼吸中枢对 $CO_2$ 的敏感性，改善呼吸功能。其产生毒性并引起死亡的原因主要为惊厥、呼吸肌强直性痉挛和呼吸衰竭等。

**【实验材料】**

以下括号中的数字为每组同学的预备数量。

1. 实验动物　瑞士小鼠，健康，体重相近，30 只，雌雄不限。
2. 药品与溶液　25%尼可刹米溶液（10ml），苦味酸。
3. 仪器与器械　电子天平（1），1ml 注射器（1），针头（1），鼠笼（1），量筒（1）。

**【步骤与方法】**

1. 预实验

（1）探索剂量范围：取小鼠 20 只，随机分为 5 组，每组 4 只，选择一定浓度的尼可刹米溶液腹腔注射给药，观察小鼠 10min 内是否死亡。找到并确定造成 100%及 0%小鼠死亡所需药物的剂量范围 Dm 及 Dn。如果 4 只小鼠全部死亡则降低一半剂量，如果 4 只小鼠全不死则增加一倍剂量。先确定 Dm 值后按组间比 1∶2 逐步降低剂量，直至确定出 Dn（此步骤在授课前由带教老师完成。参考值：Dm 约为 1750mg/kg，Dn 约为 600mg/kg）。

（2）确定剂量组数，计算各组剂量并配制相应不同浓度的尼可刹米药液：实验动物以 5～8 个剂量组为宜，各组给药剂量按等比数列递减，组间的比值以 0.70～0.85 为宜。配制 25%尼可刹米原液，可进一步稀释为不同浓度药液。以 Dm 剂量配制最高浓度组药液，而以 Dn 剂量配制最低浓度组药液。注意：小鼠腹腔注射给药容量一般采用 0.2ml/10g，应保证每剂量组每 10g 体重小鼠的用药容量相等。

2. 正式实验　取体重相近的健康小鼠 10 只，称体重后分别做标记，逐一给予不同浓度的尼可刹米系列药液，观察实验小鼠 10min 内死亡与否。首先给予中间浓度的药液，再根据上一小鼠的死亡情况确定下一小鼠的浓度，依次进行至最后一只小鼠。如果第一只小鼠用药后死亡，下一只小鼠就降低一级浓度给药；相反，如果第一只小鼠存活，下一只小鼠则提高一级浓度给药，依此类推，直至 10 只小鼠都做完为止。动物死亡用“+”表示，未死亡用“－”表示。若在同一剂量中连续出现“－”两次，则下一次实验结束，最后一只小鼠不做实验（根据上一个小鼠结果即可确定其所在的剂量组位置），但在表格中占一格，用 E 表示。

3. 计算 $LD_{50}$　根据计算公式 $LD_{50}=\lg^{-1}(\Sigma X.r/\Sigma r)$ 计算 $LD_{50}$。

【结果记录方法】

结果记录方法见表 2-15-1。

**表 2-15-1　尼可刹米 $LD_{50}$ 的实验用表（序贯法）**

| 剂量 D（mg/kg） | lgD（X） | 实验结果纪录 | | | | | | | | | | S | F | r | X.r |
|---|---|---|---|---|---|---|---|---|---|---|---|---|---|---|---|
| | | 1 | 2 | 3 | 4 | 5 | 6 | 7 | 8 | 9 | 10 | | | | |
| | | | | | | | | | | | | | | | |

S：各剂量组动物的存活数；F：各剂量组动物的死亡数；r：各剂量组动物总数；X：各组剂量的对数值。

【讨论内容】

（1）用 $LD_{50}$ 评价药物的安全性有何优缺点？

（2）评价药物的安全性的指标有哪些？

（3）测定 $LD_{50}$ 为什么还要观察中毒症状及时间过程？

【注意事项】

（1）预实验要摸准药物引起 0 和 100%死亡率剂量的所在范围。

（2）动物分组遵循随机原则。

（3）腹腔注射要熟练准确。

（4）组间剂量等比设置。

（5）尼克刹米溶液最好试验前新鲜配制。

（6）注意观察中毒症状及其发生时间、死亡时间。

**急性毒性试验方法**

由于受试药物的化学结构、活性成分的含量、药理学、毒理学特点各异，毒性也不同，有的很难观察到毒性反应，实验者可根据受试药物的特点，由下列几种实验方法中选择一种进行急性毒性试验。

（1）伴随测定半数致死量（$LD_{50}$）的急性毒性试验方法：半数致死量是指能够引起试验动物一半死亡的剂量。由于 $LD_{50}$ 的测定较简便、可靠，而且稳定，现已成为标志动物急性中毒程度的重要常数。$LD_{50}$ 测定的方法有多种，如 Bliss 法、改进寇氏法、简化概率单位法、累积插值法、序贯法等。

（2）最大耐受剂量（MTD）试验方法：最大耐受剂量，是引起动物出现明显的中毒反应而不产生死亡的剂量。

（3）最大受试药物量试验方法：在合理的浓度及合理的容量条件下，用最大的剂量给予实验动物，观察动物的反应。

（4）单次口服固定剂量方法（fixed-dose procedure）：选择 5mg/kg、50mg/kg、500mg/kg 和 2000mg/kg 4 个固定剂量。实验动物首选大鼠，给药前禁食 6～12h，给受试药物后再禁食 3～4h。如无资料证明雄性动物对受试药物更敏感，首先用雌性动物进行预试。根据受试药物的有关资料，由上述 4 个剂量中选择一个作初始剂量，若无有关资料作参考，可用 500mg/kg 作初始剂量进行预试，如无毒性反应，则用 2000mg/kg 进行预试，此剂量如无死亡发生即可结束预试。如初始剂量出现严重的毒性反应，那就用下一个档次的剂量进行预试，如该动物存活，就在此两个固定剂量之间选择一个中间剂量试验。每个剂量给一只动物，预试一般不超过 5 只动物。每个剂量试验之间至少应间隔 24h。给受试药物后的观察期至少 7 天，如动物的毒性反应到第 7 天仍然存在，尚应继续再观察 7 天。

在上述预试的基础上进行正式试验。每个剂量最少用 10 只动物，雌雄各半。根据预试的结果，由前面所述的四种剂量中选择出可能产生明显毒性但又不引起死亡的剂量；如预试结果表明 50mg/kg 引起死亡，则降低一个剂量档次试验。

（郭紫芬）

## 第二节　不同给药途径对药物作用的影响

**【实验目的】**

（1）学习基础知识：通过听课，学习系列基础知识，掌握不同给药途径给药可引起药物作用量的差异和质的差异等。

（2）强化操作技能：通过实验，强化系列操作技能，包括家兔和小鼠的捉拿、称重编号和灌胃、皮下注射与腹腔注射等给药方法。

（3）培养创新意识：通过自主改良实验、自主探讨问题，初步培养创新意识。

**【实验原理】**

药物在机体内产生的药物作用和药理效应受多种因素的影响，主要有药物种类、给药方法和机体这三个方面。凡能影响上述因素者，都可影响药物作用的产生。其影响结果表现为药动学差异和药效学差异，这两方面的差异均能导致药物反应的个体差异。个体差异在绝大多数情况下只是“量的差异”，即产生的药理效应相同，但作用强度或作用持续时间不同；有时药物作用也出现“质的差异”，即产生了不同性质的反应，出现不同的药理效应。

尼可刹米主要是直接兴奋延髓呼吸中枢，也可刺激颈动脉体和主动脉体化学感受器，反射性兴奋呼吸中枢，并能提高呼吸中枢对 $CO_2$ 的敏感性，使呼吸频率加快，呼吸深度加深，通气量增加，呼吸功能改善。但剂量过大亦可致血压升高、心动过速、肌震颤及僵直等，中毒时可强烈兴奋中枢引起惊厥。惊厥系物理、化学或精神性的刺激所引发的全身骨骼肌不自主的强烈收缩，常见于小儿高热、破伤风、癫痫大发作、子痫和中枢兴奋药中毒等。小鼠惊厥时主要表现为全身性阵挛，或尾巴竖直。

硫酸镁为导泻、利胆、降压和抗惊厥药。口服不易吸收，并使肠内容物渗透压升高，水分吸收减少，肠容积增大，刺激肠壁，促进肠道蠕动而泻下。镁盐还能引起十二指肠分泌缩胆囊素，此激素能刺激肠液分泌和肠蠕动。注射给药可使血中 $Mg^{2+}$ 增加，$Mg^{2+}$ 与 $Ca^{2+}$ 化学性质相似，可以特异地竞争 $Ca^{2+}$ 受体，拮抗 $Ca^{2+}$ 的作用，阻止运动神经末梢释放递质乙酰胆碱，使骨骼肌松弛。与此同时，也作用于中枢神经系统，引起感觉和意识消失。过量时，引起呼吸抑制、血压骤降以至死亡。静脉注射氯化钙，可立即消除 $Mg^{2+}$ 的作用。

本实验通过观察不同给药途径给予相同剂量的尼可刹米后引起小鼠药理作用量的变化，以及不同给药途径给予硫酸镁后引起小鼠药理作用质的差异，了解不同给药途径对药物作用起效时间及作用强度和性质的影响，深刻理解影响药物作用的因素和合理用药的相关知识。

**【实验材料】**

以下括号中的数字为每组同学的预备数量。

1. 实验动物

（1）瑞士小鼠（3），雌雄不拘，体重 20～30g。

（2）新西兰家兔（2），雌雄不拘，体重 2～2.5kg。

2. 药品与溶液　2%尼可刹米溶液（3ml），5%硫酸镁溶液（100ml），2.5%氯化钙溶液（10ml）。

3. 仪器与器械　普通天平（1），1ml 注射器（3），10ml 注射器（1），50ml 注射器（1），针头（5），小鼠灌胃针头（1），开口器（1），胃管（1），500ml 烧杯（1），鼠笼（1）。

**【步骤与方法】**

## 一、尼可刹米不同给药途径对药物作用的影响

（1）给药：取健康小鼠 3 只，称重后分别做好标记，观察小鼠正常活动情况，分别采用灌胃法、皮下注射和腹腔注射三种给药途径给予相同剂量（4mg/10g）的尼可刹米溶液，并密切观察小鼠反应。注意灌胃时，动作需轻柔，以免损伤口腔及食管黏膜。

（2）记录结果：①每次给药后立即记下当时时间，并将小鼠分别置于鼠笼中，密切观察实验小鼠是否出现惊厥及其死亡与否。②小鼠首次出现惊厥时，立即记下时间，从给药到首次出现惊厥的一段时间为药物作用的潜伏期，比较三种不同给药途径的尼可刹米惊厥

潜伏期有何不同。③观察实验小鼠的最终结果是否死亡，如果小鼠死亡，则也应记下时间，从给药到最终死亡的一段时间为药物作用的死亡时间。

## 二、硫酸镁不同给药途径对药物作用的影响

（1）给药：取健康家兔2只，编号并称其体重，观察正常活动情况，包括呼吸、肌张力等，作为给药前的对照指标。再按下述方法分别给予不同剂量的硫酸镁溶液，并密切观察家兔反应。甲兔灌胃给予5%硫酸镁溶液800mg/kg，乙兔缓慢耳缘静脉注射5%硫酸镁溶液175mg/kg。

（2）观察家兔症状：给药后观察家兔的肌张力、呼吸和粪便变化，并与给药前比较。

（3）抢救硫酸镁中毒：一旦家兔出现明显呼吸抑制、肌张力下降，立即快速耳缘静脉注射2.5%氯化钙溶液2ml/kg体重，观察家兔症状的变化，并记录本次数据。注意：如果家兔未出现明显呼吸抑制、肌张力下降，则不需要耳缘静脉注射氯化钙抢救。

**【结果记录方法】**

结果记录方法见表2-15-2，表2-15-3。

**表2-15-2 尼可刹米实验结果**

| 编号 | 体重（g） | 给药途径 | 剂量（ml） | 惊厥潜伏期（min） | 死亡时间（min） |
|---|---|---|---|---|---|
| 鼠1 | | 灌胃法 | | | |
| 鼠2 | | 皮下注射 | | | |
| 鼠3 | | 腹腔注射 | | | |

**表2-15-3 硫酸镁实验结果**

| 编号 | 体重（kg） | 给药途径 | 给药剂量 | 肌张力 | | | 呼吸 | | | 粪便 | | |
|---|---|---|---|---|---|---|---|---|---|---|---|---|
| | | | | 对照 | 硫酸镁 | 氯化钙 | 对照 | 硫酸镁 | 氯化钙 | 对照 | 硫酸镁 | 氯化钙 |
| 兔1 | | | | | | | | | | | | |
| 兔2 | | | | | | | | | | | | |

**【讨论内容】**

（1）不同给药途径给予同剂量尼可刹米为何引起的药物作用出现量的差异？

（2）不同给药途径给予硫酸镁为何引起的药物作用出现质的差异？

（3）给药途径不同，药物作用为什么会出现差异？

（4）本次实验结果对临床合理用药有何指导意义？

**【注意事项】**

（1）灌胃给药前动物应禁食一夜，不禁水。因为胃内容物会影响药物的给药容量，而啮齿类动物禁食时间的长短会影响到药物代谢酶的活性和药物在肠道内吸收，从而影响药物的作用。

（2）灌胃给药时，切勿将药物灌入气管，以免造成动物窒息死亡。如果刺破食管或胃壁，给药途径则会发生改变，药物作用出现快而强，导致实验不成功。

（3）注射尼可刹米后作用发生较快，应立即记录时间，密切观察小鼠反应，记录首次出现惊厥的时间，给药到惊厥首次出现的一段时间为药物作用潜伏期。

（4）耳缘静脉注射5%硫酸镁溶液时，应缓慢注入，以免引起呼吸抑制，血压骤降以

至死亡。

**给药途径**

临床常用的给药途径有多种，按主要特点大致可分为肠内给药和肠外给药两大类。

1. 肠内给药　包括口服、舌下给药和直肠给药。

（1）口服：是最常用，也是最安全、最方便、最经济的给药方法。其缺点为①某些药物因本身的物理性质而不能被吸收；②有些药物对胃黏膜有刺激作用可引起呕吐；③因消化酶和胃酸而被破坏；④此外在食物和其他药物同时存在时，吸收多不恒定。

（2）舌下给药：尽管口腔黏膜可用于吸收的表面积不大，但对某些药物来说，经口腔黏膜吸收有特殊意义。例如，硝酸甘油在舌下吸收十分迅速，可迅速产生治疗效果。

（3）直肠给药：在患儿呕吐或意识消失情况下，经常通过直肠给药。经直肠吸收的药物，约有50%不经过肝脏。但直肠吸收往往不规则、不完全。

2. 肠外注射　包括静脉注射、肌内注射和皮下注射等。

（1）静脉注射：把药物的水溶液直接注入静脉血流中，可准确而迅速获得希望的血药浓度，因而作用产生迅速可靠。这是其他给药方法所不能达到的。但由于高浓度的药物迅速到达血浆和组织，增加了发生不良反应的可能性。反复注射还有赖于持续保持静脉通畅。这种方法不适用于油溶液或不溶性物质。

（2）皮下注射：仅适用于对组织无刺激性的药物，否则可引起剧烈疼痛和组织坏死。皮下注射的吸收速率通常均匀而缓慢，因而作用持久。

（3）肌内注射：药物水溶液肌内注射时吸收十分迅速，适用于油溶液和某些刺激性物质。

3. 肺的吸收　气体或挥发性药物吸入后，由肺上皮和呼吸道黏膜吸收。由于肺泡表面积大，药物可经这一途径迅速进入血液循环。此外，药物溶液可以经雾化以气雾剂形式吸入。肺部疾病可使药物直接作用于病变部位。主要缺点是药物剂量不好控制，用法较麻烦。

4. 局部用药

（1）黏膜：将药物用于结膜、鼻咽、口腔、直肠、尿道和膀胱等，主要是利用它们的局部作用。

（2）皮肤：很少有药物能迅速穿过完整的皮肤，但药物可经皮肤吸收，一般药效与其覆盖的皮肤表面积和药物脂溶性成正比。虽然表皮有脂质屏障作用，但很多溶质能自由通过真皮，因此药物通过磨损、创伤或剥脱处皮肤产生的吸收作用要快得多。

（3）眼：局部应用眼科药物主要是为了发挥其局部作用。

（郭紫芬）

# 第三节　血浆药物浓度半衰期（$T_{1/2}$）等参数的测定

**【实验目的】**

（1）学习基础知识：通过听课，学习系列基础知识，包括血浆药物浓度半衰期、表观分布容积，生物利用度的概念、测定和计算方法等。

（2）强化操作技能：通过实验，强化系列操作技能，包括家兔的捉拿、称重、麻醉、固定、颈总动脉插管、移液枪的使用、离心机和分光光度计的使用及参数设定等。

（3）培养创新意识：通过自主改良实验、自主探讨问题，初步培养创新意识。

**【实验原理】**

（1）血浆药物浓度半衰期（$t_{1/2}$）：是指血浆药物浓度下降一半所用的时间。临床上多数药物在体内按一级代谢动力学的规律而消除，即血浆中药物按恒定的百分比消除，血浆中药物实际消除速率与瞬时药物浓度成正比，根据这一规律可知静脉注射药物后，如以血浆药物浓度的对数值为纵坐标，时间为横坐标，其药时曲线常呈直线。

该直线的方程式为：

$$\log C_t = -\mathrm{Ke}/2.303 \times t + \log C_0 \quad (1)$$

当 $C_t$=0.5$C_0$ 时，即血浆药物浓度下降一半时，将 $C_t$=0.5$C_0$ 代入（1）式，得：

$\mathrm{Ke}/2.303 \times t = \log C_0 - \log C_t = \log C_0/C_t = \log 2$

$$\text{因此，} t_{1/2} = 0.693/\mathrm{Ke} \quad (2)$$

由公式（1）可推出，药物的消除速率常数 Ke：

$$\mathrm{Ke} = 2.303\ (\log C_0 - \log C_t)\ /t \quad (3)$$

由（2）（3）式我们可知，只需测出药物消除相任意两个时间段的血浆药物浓度，又知道这两个浓度变化的时间间隔△t，就可以求出消除速率常数 Ke，进一步可计算出血浆药物浓度的半衰期 $t_{1/2}$。

（2）表观分布容积（Vd）：静脉注射一定量的药物、在体内分布均匀之后，按测得的血浆药物浓度，计算得到该药在 $T_0$ 时的血浆容积理论值，称为表观分布容积。其计算公式为：$\mathrm{Vd} = \mathrm{A_t}/C_0$（$\mathrm{A_t}$ 为给药总量，$C_0$ 由药时曲线稳定消除段反向延伸与 y 轴交点值 $\log C_0$ 计算反对数而获得）。

（3）生物利用度（F）：药物经过肝脏首关消除过程之后，能被吸收进入体循环的相对量，称为生物利用度。其计算公式为：$\mathrm{F} = \mathrm{A_i}/\mathrm{A_t} \times 100\%$（$\mathrm{A_i}$ 为进入体循环的药量，$\mathrm{A_t}$ 为给药总量）。生物利用度常用来研究不同给药途径对药物吸收情况的影响。静脉注射药物因全部进入体循环，故生物利用度为 100%。

（4）呈色反应：实验所用药物为磺胺嘧啶钠（SD），它是磺胺类药物之一。磺胺类药物的显色原理如下。

磺胺药+$NaNO_2$ $\xrightarrow{\text{三氯醋酸}}$ 重氮盐 + 麝香草酚 $\xrightarrow{\text{碱NaOH}}$ 偶氮染料（橙红色）

磺胺类药物在酸性溶液（三氯醋酸）中，可使苯环上的氨基（$-NH_2$）离子化生成铵类化合物（$-NH_3^+$），进而与亚硝酸钠起重氮反应，产生重氮盐（$-N{=}N^+-$）。此重氮盐在碱性溶液中与酚类化合物如麝香草酚起偶联反应，生成橙红色的偶氮化合物。由此可见，偶氮染料的显色深浅与磺胺的浓度有关。可用分光光度计测出其吸光度，通过与标准品吸光度的比较及计算，即可推算出磺胺的浓度。

**【实验材料】**

以下括号中的数字为每组同学的预备数量。

1. 实验动物　新西兰家兔（1），雌雄不拘，体重 2～3kg。

2. 药品与溶液　20%乌拉坦溶液（15ml），125 单位/ml 肝素生理盐水（20ml），20%磺胺嘧啶钠（SD）注射液（10ml），6%三氯醋酸溶液（100ml），0.5%亚硝酸钠溶液（10ml），0.5%麝香草酚氢氧化钠溶液（20ml）。

3. 仪器与器械

（1）常规手术器械：20ml 注射器（1），5ml 注射器（1），10ml 注射器（1），7 号针头（2），固定用绳带（5），500ml 烧杯（1），备皮用小塑料袋（1），手术剪（1），手术镊（1），止血钳（2），玻璃分针（1）。

（2）插管用器械：动脉插管（1），动脉夹（1），结扎线（2）。

（3）取液器械：移液枪（1），Tip 头（8），2ml 吸管（1），10ml 吸管（1），洗耳球（1）。

（4）其他器械与仪器：分光光度计（1），离心机（1）。

**【步骤与方法】**

实验步骤可分为标准曲线的制备、血液样品的准备、吸光度的测定等三大步骤。

1. 标准曲线的制备（本实验为教学实验，时间不足，学生可免做，采用实验室提供的标准曲线 $C=32A_b+3.68$）

（1）取 20%SD 溶液 2.56 ml，置于 200 ml 容量瓶中，加蒸馏水至刻度，此浓度即为 256mg/100ml。

（2）取上述浓度为 256mg/100ml 的 SD 溶液 100ml，倍比稀释，分别获得浓度为 128mg/100ml、64mg/100ml、32mg/100ml、16mg/100ml、8mg/100ml 的 SD 溶液。

（3）取试管 7 支，编号，按照表 2-15-4 中的顺序，7 支试管依次加入各种液体，每次加样后摇匀。7 支试管先分别加入 6%三氯醋酸 7.8ml，然后试管 1～6 分别加入上述不同浓度的 SD 标准液 0.2ml，试管 7 加入蒸馏水 0.2ml（蒸馏水即浓度为 0mg/100ml 的 SD 标准液，用于测定吸光度时调零）。7 支试管再依次加入 0.5%亚硝酸钠 1ml 和 0.5%麝香草酚氢氧化钠溶液 2ml，充分混匀，显色。注意：加样顺序不能颠倒，否则将显著影响反应过程和实验结果。

**表 2-15-4　标准曲线的制备**

| | 7（0mg/100ml） | 6（8mg/100ml） | 5（16mg/100ml） | 4（32mg/100ml） | 3（64mg/100ml） | 2（128mg/100ml） | 1（256mg/100ml） |
|---|---|---|---|---|---|---|---|
| 6% 三氯醋酸（ml） | 7.8 | 7.8 | 7.8 | 7.8 | 7.8 | 7.8 | 7.8 |
| SD 标准液（ml） | 0.2 | 0.2 | 0.2 | 0.2 | 0.2 | 0.2 | 0.2 |
| 0.5% 亚硝酸钠（ml） | 1 | 1 | 1 | 1 | 1 | 1 | 1 |
| 0.5% 麝香草酚 NaOH（ml） | 2 | 2 | 2 | 2 | 2 | 2 | 2 |

（4）在分光光度计上，选择 520nm 波长，以对照液（0mg/100ml）调零，由低浓度到高浓度，测定各个样品的吸光度 $A_b$。

（5）以 SD 浓度为横坐标，光密度 $A_b$ 为纵坐标，绘制平面坐标和标准曲线（直线），计算其直线方程。

2. 血液样品的准备

（1）分组：取试管 24 支，分为三组，8 支/组，分别编号。第一组试管各加入 6%三氯醋酸 7.8ml，第二组试管用于采血，第三组试管用于离心后加样。

（2）麻醉：捉拿家兔，称重，耳缘静脉注射 20%乌拉坦 5ml/kg 实施麻醉，固定于手术台上。

（3）手术：颈部备皮，沿颈部正中线切开颈部皮肤，切口约 6cm，深层钝性分离皮下组织和肌肉，暴露气管，找出一侧颈总动脉并分离 2～3cm，在其下穿线两根，一根结扎远心端，一根备用。另耳缘静脉注射 0.5%肝素 1ml/kg，以利于血液抗凝。

（4）插管：用动脉夹夹住动脉近心端，再于两线中间的劲总动脉上朝心脏方向剪一“V”形切口，插入动脉插管，用备用线结扎牢固以备取血用。

（5）对照组制备：5min 后，打开动脉夹，第二组试管中 1 号试管采空白血样约 0.5ml；移液枪从试管中准确取血 0.2ml，加入到第一组试管中的，立即摇匀，避免出现血凝块（此样品作为对照组，用于后续测定吸光度时调零）。

（6）各浓度样品制备：耳缘静脉快速注射 20%SD 溶液 2 ml/kg，立即计时。在给药后的第 5、10、20、30、40、50、60min，第二组其他 2～8 号试管分别采血约 0.5ml，再用移液枪从试管中准确取血 0.2ml，注意替换 Tip 头，分别加入到第一组试管的三氯醋酸（提供酸性环境并沉淀血中蛋白质）溶液中，摇匀待用。

3. 吸光度的测定

（1）离心：将上述第一组试管（包括对照管共 8 支），以 1500r/min 的速度离心 5min。

（2）加样：离心后，8 支试管各取上清液 3ml，加入第三组对应的 8 支试管之中。每支试管加入 0.5%亚硝酸钠 1ml，摇匀；加入 0.5%麝香草酚氢氧化钠 2ml，摇匀，加样时不可颠换顺序。

（3）测定吸光度：用分光光度计进行比色，选择 520nm 波长，以注射 SD 之前采血制备的对照组调零（后续测定都重复此步骤，该对照组 SD 浓度为 0mg/ml），由低浓度到高浓度的顺序依次测定吸光度 $A_b$。

（4）记录数据：记录各个样品的吸光度 $A_b$。

**【结果记录及其计算】**

1. SD 浓度的计算　根据实验室提供的标准曲线 $C=32A_b+3.68$ 方程，计算各时间点的 SD 浓度 $C$ 及其对数值 lg$C$，填入表 2-15-5。

**表 2-15-5　浓度 $C$ 及其对数值 lg$C$ 的计算结果**

| 测定时间 | 5' | 10' | 20' | 30' | 40' | 50' | 60' |
|---|---|---|---|---|---|---|---|
| 吸光度（$A_b$） | | | | | | | |
| 浓度（$C$） | | | | | | | |
| 浓度对数（lg$C$） | | | | | | | |

2. 绘制 $t$-lg$C$ 曲线　参见图 2-15-1。

（1）以 $t$ 为横坐标、lg$C$ 为纵坐标，绘制平面坐标，标记其刻度与数值。

（2）将测定的 7 个坐标点，描记在坐标上；绘制光滑曲线，反映 7 个坐标点的走势。

（3）将曲线的稳定消除相（即接近直线的末段），作反向延伸，在纵轴上得一交点，标记为 lg$C_0$。

（4）计算 $C_0$：lg$C_0$ 和 $C_0$ 的数值写在坐标图的下方。

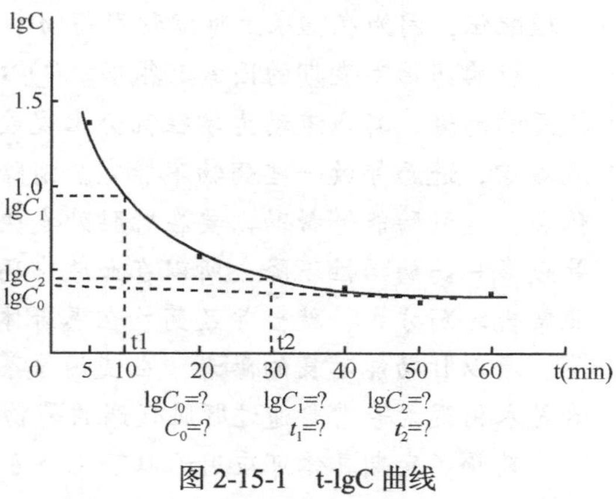


图 2-15-1　t-lgC 曲线

（5）在曲线的快速消除相（即前、中段），取两点（注：不能在曲线之外取点），

标记 $\lg C_1$、$t_1$、$\lg C_2$、$t_2$，其数值均写在坐标图的下方。

3. 血浆浓度半衰期的计算

（1）在曲线的快速消除相（即前、中段），取两点（注：不能在曲线之外取点），标记 $\lg C_1$、$t_1$、$\lg C_2$、$t_2$，其数值均写在坐标图的下方。

（2）根据下式，计算 SD 在家兔体内的血浆浓度半衰期：

$$T_{1/2} = 0.301/[（\lg C_1 - \lg C_2）/\Delta t]$$

4. 表观分布容积的计算　根据下列公式计算家兔 SD 的表观分布容积：

$Vd = A_t/C_0$（$A_t$ 为给药总量，$C_0$ 由 t-lg$C$ 曲线获得）。

5. 生物利用度的计算　根据下列公式计算 SD 经静脉注射之后的生物利用度：

$F = A_i/A_t \times 100\%$（$A_i$ 为进入体循环的药量，$A_t$ 为给药总量）。

**【讨论内容】**

（1）测定药物血浆半衰期、表观分布容积、生物利用度分别有何临床意义？

（2）药物在体内消除有几种类型？举例说明各自有什么特点？

**【注意事项】**

（1）取血插管最好用肝素冲洗，每次取血之前要弃血数滴以冲洗插管。

（2）血液加入到三氯醋酸之中后，应立即摇匀，否则易出现血凝块。

（3）使用同一支移液枪，每次取血前更换 Tip 头，以减小实验误差。

（4）如采血不准时，则需记录实际时间，并体现在实验结果之中。

（5）加样顺序不能颠倒，否则将显著影响反应顺序和实验结果，且每次加样之后，需摇匀，使之充分反应。

（6）比色杯加入测定液之前，需确保干净、干燥。

（7）测定每一个样品之前，均需以对照液调零。

（8）由低浓度到高浓度测定各个样品吸光度，否则残留的高浓度样品对低浓度样品的影响较大。

**试分析药物半衰期与合理用药**

药物半衰期一般可称作生物半效期或者是生物半衰期，也可以简写为“$T_{1/2}$”，指的是血液中药物浓度或者是体内药物量减低到 1/2 所花费的时间。药物半衰期能够指导合理配伍，因为在临床上可以利用药物半衰期对药物间配伍进行合理指导。

影响药物半衰期的因素有很多。①心脏疾患的影响：患有充血性心衰或者是心肌梗死的患者，其血流动力学往往会出现或多或少改变，导致器官内或者是某些部位血流减少，进而导致一些药物不能完全消除。②肝功能疾病的影响：由于肝脏含有微粒体酶，这种酶能够帮助需要在肝脏处发生代谢的药物分解。如果肝脏出现病变，则会导致多种药酶活性下降，所以在血浆中药物半衰期会出现明显延长。这时如果还是按照常规给药方式，就会导致药物在患者体内慢慢蓄积，提高患者出现药物毒性反应概率。所以肝功能不良的患者，在使用氨茶碱、氨苄西林、地西泮、异烟肼、氯霉素或者是木柯霉素等需要通过肝脏代谢的药物时，需适当减量或者是禁用。

药物半衰期具体可应用于以下几个方面。①快速消除类：快速消除类药物 $T_{1/2}$ 时间通常在 4～21h 之间，这种药物的消除及吸收速度比较快，能够应用多次。例如，氨苄西林只需配备少量溶媒然后迅速用药，就能够得到比较高的血药浓度。②超快速消除类：超快速消除类药物 $t_{1/2}$ 时间一般<1h。这类药物吸收快而且消除也快，不容易积存在人体内。所以如果用药不当不仅会导致药物效果降低，而且也会造成血药浓度小于正常值。③超慢速消除类：超慢速消除类药物 $t_{1/2}$ 时间通常在2～24h之间。这种药物可以服用1次/天，也可以数天服用一次，但最好服用1次/天，这是由于服用1次/天所需的服药剂量要小于数天服用一次，能够降低药物浓度波动频率和范围。例如，地高辛这种药物的半衰期为36～51h，属于超慢速消除类药物，一般患者给药1次/天即可。

（郭紫芬）

## 第四节　药物的拮抗参数和（或）亲和力指数的测定

**【实验目的】**

（1）学习基础知识：通过听课，学习系列基础知识，包括对激动剂、拮抗剂、量效关系和竞争性拮抗的理解。

（2）强化操作技能：通过实验，强化系列操作技能，主要是离体肠实验方法、竞争性拮抗参数（$pA_2$）和亲和力指数（$pD_2$）的测定方法、BL-420生物机能实验系统的应用等。

（3）培养创新意识：通过自主改良实验、自主探讨问题，初步培养创新意识。

**【实验原理】**

（1）亲和力指数（$pD_2$）：用药物-受体复合物的解离常数 $K_D$ 的负对数（$-\lg K_D$）来表示。$pD_2$ 值与药物和受体之间的亲和力成正比。$K_D$ 表示药物与受体的亲和力，单位是摩尔，其意义是引起最大效应的一半时（即50%受体被占领）所需的药物剂量（或浓度）。$K_D$ 与药物和受体之间的亲和力成反比，$K_D$ 越小药物与受体的亲和力越大。

（2）竞争性拮抗参数（$pA_2$）：是一种表示竞争性拮抗药作用强度的指标，其含义是当激动药与竞争性拮抗药合用时，若2倍浓度激动药所产生的效应恰好等于未加入拮抗药时激动药所引起的效应，则所加入拮抗药的摩尔浓度的负对数为竞争性拮抗参数 $pA_2$。$pA_2 = -\log[I] = -\log K_I$。$pA_2$ 的值越大说明竞争性拮抗剂的拮抗作用越强。该指标可定量比较不同拮抗剂与同一受体的亲和力大小或对激动剂的竞争性拮抗能力。

（3）药物作用：乙酰胆碱Ach激动小肠平滑肌细胞膜上的M受体，引起小肠平滑肌收缩，并表现出一定的量效关系。当加入M受体拮抗剂阿托品后，与激动药竞争性结合受体，提高Ach的浓度，仍能达到未加拮抗剂前的最大效应，并使激动药的量-效曲线平行右移，则表明阿托品对Ach呈竞争性拮抗作用。

本实验利用离体肠管观察受体拮抗剂和激动剂对小肠张力的影响，即小肠的收缩能力来判断药物作用的部位和作用强度，进一步分析相关的药效学参数。

**【实验材料】**

以下括号中的数字为每组同学的预备数量。

1. 实验动物　新西兰家兔（1），雌雄不拘，体重1.8～2.5kg。

2. 药品与溶液　台氏液，$1\times10^{-6}$ mol/L 阿托品（20μl），$1\times10^{-4}$ mol/L 乙酰胆碱Ach（1200μl）

3. 仪器与器械

（1）手术器械：手术剪（14cm、18cm 各一把），手术镊（1），止血钳（2），固定用绳带（5），500ml 烧杯（1），备皮用小塑料袋（1），丝线（2），微量注射器（7），5 号针头（7），持针器（1），缝合针（1）。

（2）检测设备：离体平滑肌恒温装置（1），氧气瓶（1），张力传感器（1），BL-420E 生物机能实验系统（1）。

（3）其他器械：木槌（1）、培养皿（1）。

**【步骤与方法】**

实验总共分为以下五大步：

1. 恒温装置的准备

（1）首先将恒温平滑肌槽右侧面的排液口和排水口均置于关闭状态，在恒温水槽内加入清水至水位线，连接电源，开启电源开关，设定实验温度为 37℃。

（2）在药筒内加入适量台氏液。

（3）按住恒温槽右侧面的绿色按钮，使实验标本的麦氏浴皿中自动加入台氏液 20ml 即可。

（4）调节气量阀门，使放出氧气的速度为每秒溢出 1～2 个气泡；当温度达到设定温度即可放入实验标本。

2. 参数的设置　调试 BL-420E 生物机能实验系统，设定相关参数如下：显示方式（单屏显示），实验标记组（张力实验），滤波（30Hz），时间常数（DC），实扫描速度（32 s/div），增益（50 或 100）。

3. 家兔小肠平滑肌标本的制备　取家兔 1 只，击头处死，立即打开腹腔，从幽门下 5cm 剪取空肠和回肠上段，用台氏液将肠内容物冲洗干净。将肠管置于预冷的台氏液中，剪除肠系膜，将肠管剪成 2～2.5cm 长小段，用丝线分别系住肠管的对角线（注意不能把肠管口全部扎紧），置于平滑肌恒温装置内，其中一端固定在肌槽内的钩子上，另一端与张力传感器相连（注意：悬挂回肠环时，不要过度牵拉）。将张力传感器信号输入 BL-420 生物机能实验系统，实验前将小肠环的前负荷调到 2g。平衡 1～2h，每半小时换台氏液一次。

4. 乙酰胆碱的 $pD_2$ 的测定　待肠管张力稳定后，将张力进行调零，立即按下列顺序给药，同时采用生物机能实验系统进行张力曲线的记录。

（1）依次加入 $1\times10^{-4}$ mol/L Ach 2μl、4μl、14μl、40μl、140μl、400μl，使 Ach 在 20ml 台氏液中的终浓度分别为 $1\times10^{-8}$ mol/L、$3\times10^{-8}$ mol/L、$1\times10^{-7}$ mol/L、$3\times10^{-7}$ mol/L、$1\times10^{-6}$ mol/L、$3\times10^{-6}$ mol/L。每次加入药液后要注意观察小肠环张力的变化情况，并随时观察变化趋势和记录"最大值"。当发现小肠环张力变化在对某剂量达到最大反应后，马上给予下一个剂量。持续到最后一次给药后的反应不再增加（注意：期间不更换平滑肌恒温装置中的台氏液），用台氏液冲洗标本 3～5 次，再加入 20ml 台氏液进行平衡。

（2）将每次加药后平滑肌恒温装置中 Ach 的终浓度及相应小肠环张力最大值（g）记录在表 2-15-6 中。

**表 2-15-6　$pD_2$ 测定结果**

| $1\times10^{-4}$Ach（μl） | 2 | 4 | 14 | 40 | 140 | 400 |
|---|---|---|---|---|---|---|
| Ach 终浓度（M） | $1\times10^{-8}$ | $3\times10^{-8}$ | $1\times10^{-7}$ | $3\times10^{-7}$ | $1\times10^{-6}$ | $3\times10^{-6}$ |
| 效应（g） | | | | | | |

（5）测定阿托品对抗 Ach 收缩小肠平滑肌作用的 $pA_2$ 测定 Ach 的 $pD_2$ 后，待肠管平衡 30min 之后，按顺序给药，同时观察小肠张力变化，记录其张力曲线。

1）加入 $1\times10^{-6}$mol/L 阿托品 20μl，使其终浓度为 $1\times10^{-9}$ mol/L。稳定 10min 左右后，重复观察 Ach 对肠管的收缩试验，同时将依次加入 $1\times10^{-4}$ mol/L Ach 药量（6μl、14μl、40μl、140μl、400μl），使 Ach 在 20ml 台氏液中的终浓度分别达到 $3\times10^{-8}$ mol/L、$1\times10^{-7}$ mol/L、$3\times10^{-7}$ mol/L、$1\times10^{-6}$ mol/L、$3\times10^{-6}$ mol/L。

2）将每次加药后平滑肌恒温装置中 Ach 的终浓度和对应的小肠环张力的最大值（g）记录在表 2-15-7 中。

**表 2-15-7 $pA_2$ 测定结果**

| $1\times10^{-4}$Ach（μl） | 6 | 14 | 40 | 140 | 400 |
|---|---|---|---|---|---|
| Ach 终浓度（M） | $3\times10^{-8}$ | $1\times10^{-7}$ | $3\times10^{-7}$ | $1\times10^{-6}$ | $3\times10^{-6}$ |
| 效应（g） | | | | | |

注：$1\times10^{-6}$mol/L 阿托品为 20μl，终浓度为[I]=$1\times10^{-9}$mol/L。

**【结果记录】**

$pD_2$ 与 $pA_2$ 计算：将实验数据输入专用的计算程序中，进行 $pD_2$ 与 $pA_2$ 的计算。点击桌面相应的图标，在主界面上，点击“数据处理（P）”工具栏，在数据处理对话框，选择“计算 $pA_2$ 与 $pD_2$”，在 $pA_2$ 参数测定对话框的相应栏内输入数据，最后点击计算 $pA_2$ 或者 $pD_2$（图 2-15-3，图 2-15-3）。

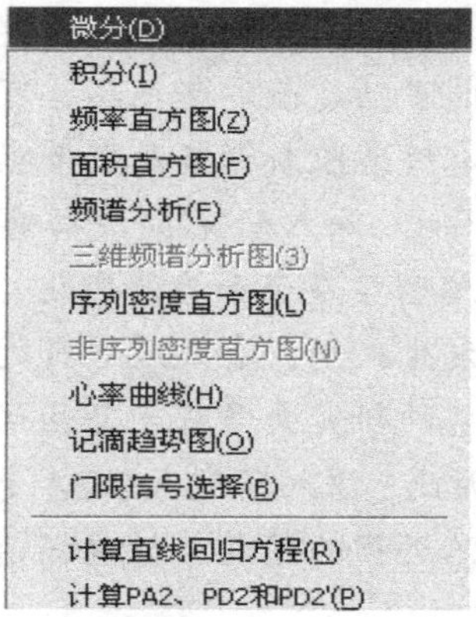


图 2-15-2 数据处理对话框图

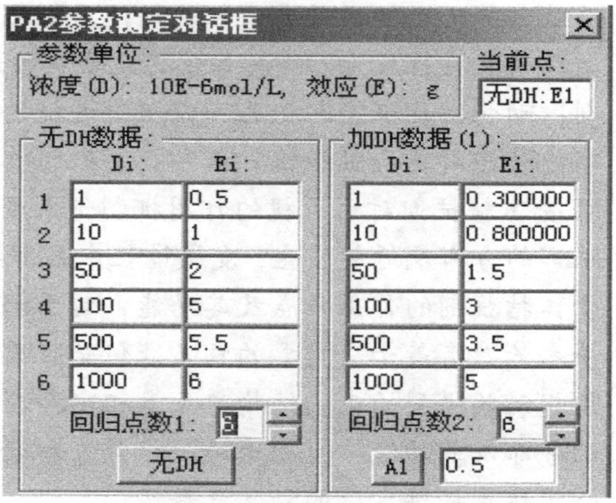


图 2-15-3 $pA_2$ 参数测定对话框

**【讨论内容】**

（1）什么是激动剂？什么是拮抗剂？

（2）何谓竞争性拮抗？其量效关系曲线将如何改变？有何实际意义？

**【注意事项】**

（1）组织标本制备应轻巧，避免牵拉、压迫。

（2）实验过程中尽量避免震动实验台，更不得更改任何已设置好的参数，以免影响实验结果的精确性。

（3）实验中以累加方式给药，每次给药后不冲洗标本。

（4）药物添加时应将药液直接滴在液面上，不要滴在丝线或管壁上。

（5）在加药过程中，注意换用注射器，即每只注射器只能用来抽取一种浓度的药液。

（6）该实验属于定量观察，每次所加的液体量和药量必须准确。

（7）浓度 Di 均以 $10^{-6}$mol/L 为单位，效应以 g 为单位。

**毒蕈碱样乙酰胆碱受体及其拮抗剂在近视发生发展中的作用**

近视是目前全球发生率最高的屈光不正，但迄今为止，近视的根本机制仍未十分明确。随着研究的深入和近视病因学及动物实验的进展，近视的非手术治疗越来越引起人们的关注。目前，在药物治疗方面，多个临床研究发现，阿托品是有效延缓近视进展的药物，并由此推断近视的发生、发展可能是通过毒蕈碱型受体（M 受体）途径。

毒蕈碱型受体（M 受体）属三磷酸鸟苷结合蛋白（G 蛋白）偶联受体家族，调节许多重要的生理活动，如神经信号的传递、心血管活动、平滑肌收缩，以及内、外分泌功能等。M 受体信号在胚胎期及出生后的眼部组织发育中，以及在近视发生时的眼球改变中起着重要的作用。尽管这种信号传导机制并不明确，但许多学者认为 $Ca^{2+}$可能起着十分重要的作用后，如 $M_1$ 受体与相应激动剂结合后，引起 $Ca^{2+}$浓度的升高，可导致 K+外流、收缩及蛋白分泌。

自阿托品被应用于近视的药物治疗后，M 受体拮抗剂对于近视的作用越来越受到关注。阿托品用于近视的治疗是由 Wells 在 19 世纪首次报道的。其后多个临床研究均证实阿托品能延缓儿童近视进展，如 Bedrossian 于 1971 年报告阿托品长期滴眼可防止近视的进展。但长期使用阿托品会产生不良反应，如调节麻痹、瞳孔扩大及药物毒性反应，从而导致其无法在临床上推广。阿托品是非选择性 M 受体拮抗剂，动物实验证实阿托品可以阻断近视发生过程中的眼轴延长。阿托品具有阻断胆碱能神经对睫状肌和瞳孔括约肌支配的作用，可以有效地阻断调节及调节痉挛，但 M 受体拮抗剂对于近视的作用机制仍未十分明确。因此，深入研究 M 受体各亚型在眼部的分布及近视发生、发展过程中眼部组织 M 受体密度及亲和力的变化，以及 M 受体拮抗剂的作用位点及其功能，对于揭示近视的发生机制，有效地进行近视的非手术治疗有着十分重要的意义。但是目前由于对近视的研究大多基于动物试验，而近视动物模型的巩膜结构与人类相比存在着差异。因此，深入研究人眼 M 受体亚型的分布及其功能，可以为进一步开发和研制有效防治近视的药物、精确揭示药物的作用机制提供宝贵的科学资料。

（郭紫芬）

# 第十六章　机能学虚拟仿真实验

## 第一节　机能学虚拟仿真实验系统简介

医学机能学虚拟仿真实验系统是根据机能学实验的实际教学情况和自身学科特色，结合医学类专业人才培养方案，从医学教育实践教学体系建设出发，通过校企合作研发，构建的特色突出、学科结构清晰、模块扩展性强、资源共享程度高的虚拟仿真机能实验教学平台，形成以学生为中心，虚实结合的医学虚拟仿真实验教学体系。学生可以访问南华大学医学虚拟仿真实验教学中心网站（图 2-16-1），使用各项实验教学资源。该虚拟仿真实验系统通过虚拟操作的动画演示和互动操作，把实验中的重点、难点表现出来，使学生通过该虚拟实验了解和掌握各项基本操作技能。模块内项目多为大型综合类实验，一个项目内多包涵多个子实验，在真实实验中由于受课时和资源的限制，学生不可能完成多个实验，学生可以通过虚拟实验加深对真实实验的理解，并掌握更多知识。

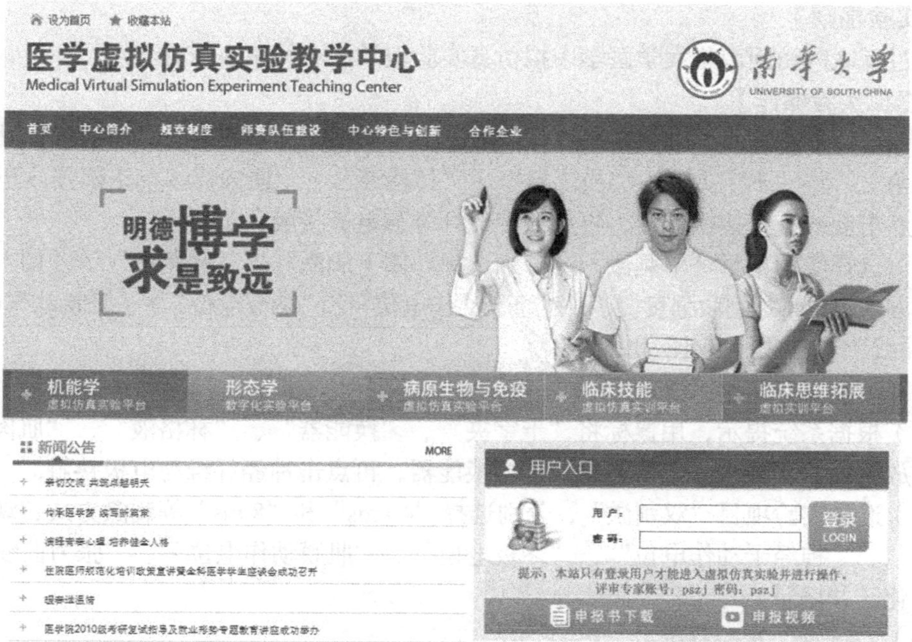


图 2-16-1　南华大学医学虚拟仿真实验中心在线网站

（张　弛）

## 第二节　坐骨神经-缝匠肌实验

**【实验目的】**

（1）熟悉制作蛙类坐骨神经-缝匠肌标本的基本方法。

（2）领会同步记录神经干动作电位、玻管微电极细胞内记录终板电位及骨骼肌收缩曲线的实验设计方法。

（3）观察和分析离体实验条件下，多种因素对神经-骨骼肌收缩的影响。加深对细胞内、外电生理记录方法的认识和理解。

**【实验原理】**

运动神经末梢与肌纤维相接触的部位称为运动终板或神经肌肉接头，是一个典型的化学传递突触。肌肉在静息时，经常有个别囊泡释放乙酰胆碱（acetylcholine，ACh）进入突触间隙，产生 0.5～1.0 mV 的微终板电位（minute end-plate potential，MEPP），这些微终板电位总和起来形成终板电位（end-plate potential，EPP）。它们为不具有“全或无”性质的局部电位，其幅度随引导电极距离运动终板的远近而呈指数式衰减或增大。只有当终板电位达到足够大时（约 40 mV），肌纤维膜才产生扩布性动作电位，引起兴奋-收缩耦联，导致肌肉收缩。以电脉冲刺激坐骨神经运动分支，通过局部电流将神经冲动传导至末梢，使接头前膜量子式释放 ACh，ACh 与接头后膜 N2 型 ACh 受体通道结合，使终板膜去极化，产生终板电位。当终板膜去极化达某一数值时，以电紧张性扩布至肌膜去极化达到阈电位，爆发肌细胞膜动作电位，通过肌膜兴奋-收缩偶联机制引起肌丝滑行而产生肌肉收缩反应。

**【实验视频】**

通过互联网访问南华大学医学虚拟仿真实验教学中心网站在线观看。

**【虚拟实验操作】**

（1）鼠标点击进入“虚拟实验操作”界面，根据系统提示（系统提示信息在操作界面的左下角），将“十字夹”、“换能器”、“林格液”、“肌肉标本”正确移放至虚拟实验台。点击蓝线，连接换能器，再点击神经纤维与电极接触。

（2）选择实验项目“单刺激”，分别选择“阈下刺激”、“阈刺激”、“阈上刺激”等刺激方式，观察“刺激强度”、“神经干动作电位”、“终板电位”、“肌膜动作电位”、“张力曲线”等参数的变化，并记录。

（3）“重置”实验系统。

（4）根据系统提示，用鼠标将“十字夹”、“换能器”、“林格液”、“肌肉标本”正确移放至虚拟实验台。点击蓝线，连接换能器，再点击神经纤维与电极接触。

（5）选择实验项目“双刺激”，分别选择“40 ms”和“8 ms”等刺激方式，观察“刺激强度”、“神经干动作电位”、“终板电位”、“肌膜动作电位”、“张力曲线”等参数的变化，并记录。

（6）“重置”实验系统。

（7）根据系统提示，用鼠标将“十字夹”、“换能器”、“林格液”、“肌肉标本”正确移放至虚拟实验台。点击蓝线，连接换能器，再点击神经纤维与电极接触。

（8）选择实验项目“单收缩与强直收缩”，分别选择“1 Hz”、“6 Hz”和“20 Hz”等刺激方式，观察“刺激强度”、“神经干动作电位”、“终板电位”、“肌膜动作电位”、“张力曲线”等参数的变化，并记录。

**【思考题】**

（1）根据生理学所学的知识，分析从刺激坐骨神经到引起缝匠肌收缩，依次包括哪些主要环节？

（2）常用的终板电位测定方法有两种：细胞外微电极记录法和细胞内微电极记录法。这两者的实验方法和实验结果有何不同？

（3）为什么需要建立一个幅度适中、相对稳定的模型才能看到两个彼此分离的终板电位？

（张　弛）

## 第三节　血管舒张与收缩生理特性实验

**【实验目的】**

（1）掌握腹主动脉、肠系膜二级动脉的分离及血管环的制备方法。

（2）掌握血管收缩舒张的主要调节途径，内皮细胞对血管生理功能的影响。

（3）掌握扩张血管药物的筛选方法。

**【实验原理】**

小动脉和微动脉是机体主要的阻力血管。小动脉和微动脉收缩和舒张，可显著地影响器官和组织中的血流量。动脉平滑肌的张力是决定血管内径的主要因素，进而影响外周血管的阻力。离体条件下观察药物对动脉血管（尤其是阻力血管）平滑肌张力的影响，可为阐明药物的药理特性提供直接依据。实验通常采用大鼠离体胸主动脉、腹主动脉、肠系膜动脉、肾动脉、大脑中动脉和冠状动脉来观察药物对血管平滑肌功能的影响。

将离体动脉血管置于模拟内环境的生理盐溶液中。在一定时间内，去除神经和体液调节的动脉血管仍可保持其对血管收缩剂或舒张剂的正常反应。利用此原理可观察一些药物对血管环基础张力的影响，以及对其收缩和舒张功能的影响，并探讨某种药物对动脉血管平滑肌的作用及其机制。根据实验结果得出某药物（激动药或拮抗药）的量效曲线，从而能够清楚地了解该药物的药理特性，为药物之间药理特性的比较提供实验依据。

**【实验视频】**

通过互联网访问南华大学医学虚拟仿真实验教学中心网站在线观看。

**【虚拟实验操作】**

（1）鼠标点击进入“虚拟实验操作”界面，在“动脉环的制备”子菜单中，选择“胸主动脉环的制备”或“肠系膜动脉环的制备”，了解“动脉环去内皮方法”。

（2）在“血管张力测定系统及动脉环的固定”子菜单中，选择“胸主动脉环的固定”或“肠系膜动脉环的固定”。根据系统提示进行操作（系统提示信息在操作界面的左下角）。

（3）在“胸主动脉环收缩与舒张”子菜单中，选择实验项目“内皮完整的血管的收缩与舒张”或“内皮不完整的血管的收缩与舒张”。

（4）在实验项目“内皮完整的血管的收缩与舒张”子菜单中，分别选择处理因素，如“去氧肾上腺素（$10^{-6}$ M）”、“乙酰胆碱（$10^{-9}$ M）”、“乙酰胆碱（$10^{-8}$ M）”、“乙酰胆碱（$10^{-7}$ M）”、“乙酰胆碱（$10^{-6}$ M）”、“乙酰胆碱（$10^{-5}$ M）”、“L-name（$10^{-5}$ M）”、四乙基氯化铵（$10^{-3}$ M）等，观察血管环张力曲线的变化，并记录。

（5）在实验项目“内皮不完整的血管的收缩与舒张”子菜单中，分别选择处理因素，如“去氧肾上腺素（$10^{-6}$ M）”、“乙酰胆碱（$10^{-9}$ M）”、“乙酰胆碱（$10^{-8}$ M）”、“乙酰胆碱（$10^{-7}$ M）”、“乙酰胆碱（$10^{-6}$ M）”、“乙酰胆碱（$10^{-5}$ M）”、“硝普钠（$10^{-6}$

M）”、“L-name（$10^{-5}$ M）”、四乙基氯化铵（$10^{-3}$ M）等，观察血管环张力曲线的变化，并记录。

（6）在“扩张血管药物的筛选” 子菜单中，选择实验项目“内皮完整的血管的收缩与舒张”或“内皮不完整的血管的收缩与舒张”。在这部分实验的虚拟仿真操作中，增加了 K-H 液反复冲洗动脉环，待其张力恢复正常后，再加入 KCl 液刺激。当各血管对 KCl 刺激稳定时，再进行后续操作。后续实验步骤与（4）和（5）类似，可根据系统提示信息进行操作。

**【思考题】**

（1）PE 收缩血管的机制是什么？

（2）血管舒张的主要机制包括内皮依赖的血管舒张和非内皮依赖的血管舒张。内皮依赖的血管舒张主要通路有哪几类？非内皮依赖的血管舒张又有哪几类？

（3）血管去内皮的方法有哪几种？

（张　弛）

## 第四节　微循环灌流与血流动力学实验

进行微循环血液灌流的数字化 3D 建模，并配合虚拟透明兔模型组建成综合性血循环虚拟实验。在此虚拟教学软件中包含三个基本实验元素：微循环灌流与血流动力学实验操作录像；虚拟实验中含有 5 个不同类型的子实验，如失血 10%、失血 30%、失血 50%、过敏性休克、心源性休克，每个子实验完成后有知识点自测。在实验操作中，同学可以自主设计治疗方案，如失血导致休克时，因同学选择药物、时间节点不同，虚拟实验结果也不尽相同，而且虚拟动物的呼吸运动变化、腹腔内脏血管变化、呼吸与血压变化、微循环与微血流变化，血液 pH、$Na^+$、$K^+$、$HCO_3^-$、$CO_2$ 都会发生不同的改变。

**【实验目的】**

（1）学习了解复制动物微循环动力学病理（休克）模型的方法。

（2）观察在不同因素对微循环血流动力学的干预下，家兔血压、心率、呼吸频率等生理指标的变化。

（3）观察和掌握不同的病理条件下，实验动物微循环血流灌注和动力学变化特点。

（4）思考动物实验时检测指标的变化原因和病理生理学意义，以及探讨不同类型休克的发病机制和救治方法。

**【实验原理】**

在严重的失血或失液、感染、创伤、过敏和心肌梗死等致病因素作用下，机体的有效循环血量急剧减少，微循环血流动力学、灌流量出现异常，各种重要生命器官的功能、代谢发生障碍，组织结构出现损伤，该现象称为休克。本实验通过家兔颈总动脉放血，复制血容量减少引起失血性休克；注射吗血清引起家兔过敏性休克；结扎家兔冠状动脉前降支近根部，复制急性心肌梗死引起的心源性休克。

10%失血时，血容量减少可通过机体的一系列代偿措施（包括血管收缩、心肌收缩力增强），使血压不出现明显的降低。但快速 25%或 45%失血时，有效循环血量急剧减少，超出机体的代偿能力，引起心排血量减少，血压降低和微循环血流动力学异常改变使组织细胞出现长时间缺血与缺氧，引起机体各器官功能和代谢异常或障碍。

当变应原再次进入机体后，可与微血管周围的肥大细胞和血液中的嗜碱粒细胞、血小板表面特异的 IgE 抗体结合，引起靶细胞脱颗粒而释放大量组胺、5-羟色胺、激肽等血管活性物质，使血管广泛扩张，血管床容量增大，微血管通透性增加、血浆外渗，血容量减少，其结果回心血量减少、心排血量减少、血压降低，引起机体各器官功能、代谢异常与障碍。

冠状动脉前降支阻闭导致急性心肌梗死使心肌收缩力急剧下降，心排血量减少、血压降低和微循环血流动力学异常改变，引起机体各器官功能、代谢异常与障碍。

虽然休克的病因和始动环节不同，但微循环血流动力学异常改变是多种类型休克发生的共同基础。了解这一点，对于临床抢救休克患者具有重要意义。

**【实验内容】**

（1）10%失血实验。

（2）30%失血实验。

（3）50%失血实验。

（4）过敏性休克实验。

（5）心源性休克实验。

虚拟实验内容包含实验目的、实验原理、实验视频，虚拟的动画演示和互动操作，通过 2D 或 3D 等技术准确虚拟还原真实实验操作步骤、实验工具，具有实验操作提示功能，实验过程中穿插相关知识点及小练习，使学生能够边操作边学习。

实验科学准确模拟出各因素对家兔的微循环灌流和血流动力学影响，并提供相对应的治疗方案。同时提供具有科学性的曲线图、指标参数及血管收缩舒张动画演示。应提供实验所涉及的知识点的自测题，供学生完成实验后自测练习，能与虚拟仿真实验教学平台进行数据交换，记录操作，评定成绩。

**【实验材料】**

（1）具有访问互联网的数字终端设备。

（2）虚拟实验网络访问平台。

（3）有线或无线网络。

**【步骤与方法】**

应用数字终端设备通过互联网以分配的账户和密码登录进入基础医学虚拟实验平台，点击“机能实验学”链接，选择“微循环灌流与血流动力学实验”，如图 2-16-2，显示为上海交通大学医学院、复旦大学上海医学院和上海中医药大学联合研制的“医学虚拟仿真实验室”主界面，包括实验目的、实验原理、实验视频、虚拟实验操作和思考题等条目。如果点击“虚拟实验操作”条目，将进入“微循环灌流与血流动力学实验”仿真虚拟主界面，如图 2-16-3，实验项目包括①10%失血实验；②30%失血实验；③50%失血实验；④过敏性休克实验；⑤心源性休克实验。

例如：失血 50%休克实验，如图 2-16-3 所示，点击“50%失血实验”，在“提示”栏显示“选择实验操作—放血”，将注射器（放血）拖拉至“A 插管”处，“提示”栏显示“观察呼吸和血压曲线、微循环灌流、肾动脉、肠系膜动脉、血气的变化”。然后系统提示：“选择实验操作—输血”，将注射器（输血）拖拉至“V 插管”处，“提示”栏显示“观察呼吸和血压曲线、微循环灌流、肾动脉、肠系膜动脉、血气的变化”。最后显示“本实验结束，您可点击右边的”完成“按钮完成实验”，如图 2-16-4。

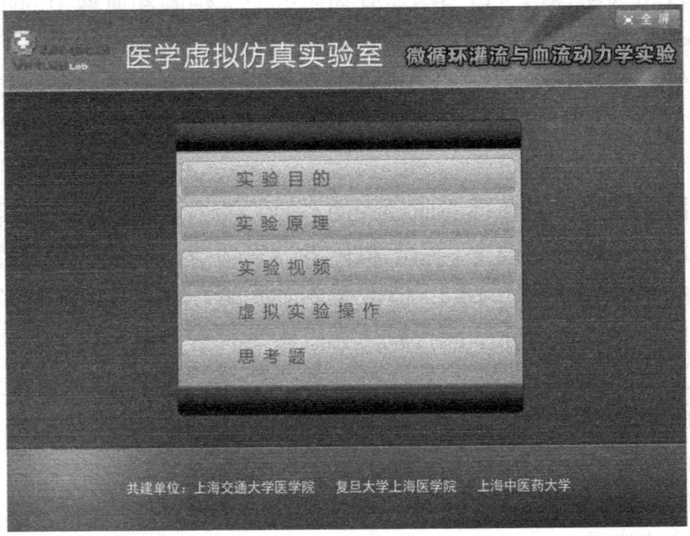


图 2-16-2　微循环灌流与血流动力学实验主界面

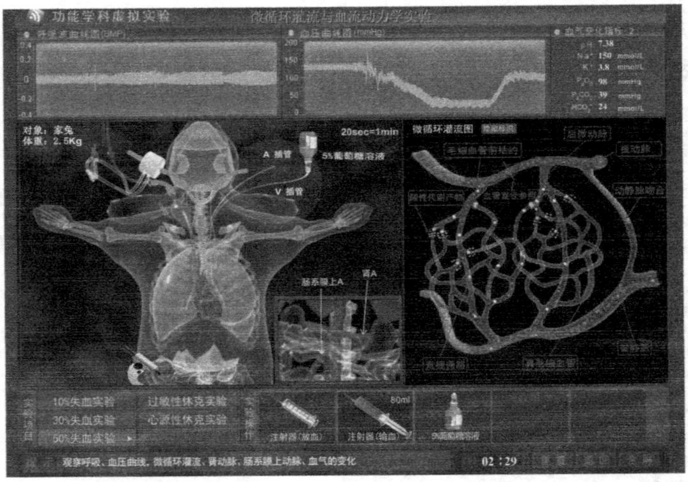


图 2-16-3　微循环灌注与血流动力学实验“虚拟实验操作”主界面

**【实验结果】**

实验结果包括在失血性休克（分别有失血 10%、30%和 50%）、过敏性休克和心源性休克三种休克模型的模拟实验中，微循环、呼吸、血压、血气的变化，以及选择不同药物对上述指标的影响。例如，失血 50%休克实验，如图 2-16-4 所示。

**【思考题】**

（1）为什么休克患者容易发生 DIC？容易发生代谢性酸中毒？其对机体的影响？

（2）休克早期与休克期血压有何变化？为什么休克早期血压可无明显变化？其机制如何？

（3）如何使用血管活性药物治疗不同阶段的休克？举例说明。

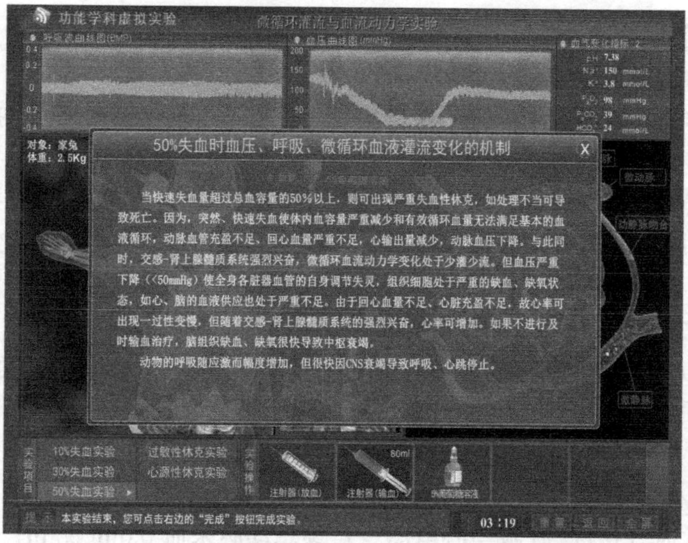


图 2-16-4　微循环灌注与血流动力学实验“虚拟实验操作”完成后界面

（4）为什么说补充血容量是防治休克的最重要措施之一？

（易光辉）

## 第五节　代谢性酸中毒对呼吸和心血管活动的影响

**【实验目的】**

（1）复制单纯性代谢性酸中毒的模型。

（2）观察代谢性酸中毒对呼吸和心血管活动的影响。

（3）观察静脉补碱对代谢性酸中毒的疗效。

**【实验原理】**

酸碱平衡紊乱是临床常见的病理过程之一。其主要原因为酸碱负荷过度、不足或调节机制障碍导致的体液酸碱度稳定性失衡。本实验采用计算机模拟实验采用静脉注射 $NaH_2PO_4$ 增加细胞外液 $H^+$浓度，消耗 $HCO_3^-$ 并使血浆 $HCO_3^-$ 浓度降低，复制家兔代谢性酸中毒模型。

代谢性酸中毒动物呼吸加深加快，是由血液内 $H^+$浓度增加，刺激颈动脉体和主动脉体外周化学感受器及延髓中枢化学感受器，反射性地兴奋延髓呼吸中枢所致。呼吸加深加快，肺泡通气量增加，$CO_2$ 排出增多，血液 $H_2CO_3$ 浓度随之下降，恢复$[NaHCO_3]/[H_2CO_3]$的正常比值。这种代偿调节作用可在数分钟内发生，并很快达到高峰，但一般不容易获得完全代偿。

代谢性酸中毒发生时，细胞外的 $H^+$进入细胞内与 $K^+$交换，肾小管上皮细胞泌 $H^+$增加，排 $K^+$减少，引起高钾血症。细胞外高 $K^+$使心肌兴奋性、传导性、自律性降低乃至消失，导致心电传导阻滞并引发致死性心律失常甚至心搏骤停。$H^+$的增多可竞争性抑制 $Ca^{2+}$与心肌肌钙蛋白结合，抑制心肌的兴奋—收缩偶联及 $Ca^{2+}$的内流，从而降低心肌的收缩性。

代谢性酸中毒，血浆 $HCO_3^-$ 浓度原发性减少，血气分析时可测得反映代谢因素的指标 AB、SB、BB 降低，BE 负值增大，同时由于呼吸代偿活动，可使 $PaCO_2$ 降低，AB＜SB。

代谢性酸中毒动物血浆碳酸氢盐减少，碳酸氢钠可作为首选补碱药物，直接由静脉输入，使细胞外液的$[NaHCO_3]/[H_2CO_3]$比值恢复正常。

【实验材料】

1. 实验动物　新西兰家兔，雌雄不限，体重1.5～2.5kg。

2. 药品与溶液　20%氨基甲酸乙酯溶液，生理盐水，10%磷酸二氢钠，250μ/ml肝素，5%$NaHCO_3$。

3. 仪器与器械　兔手术台，冷光源手术灯、手术器械，1ml和5ml注射器，气管插管，颈动脉插管，静脉输液装置，张力换能器，生物信号采集处理系统，动物呼吸机，血气分析仪，心电记录导线，模拟实验软件。

【步骤与方法】

1. 麻醉　20% 氨基甲酸乙酯溶液（1g/kg）耳缘静脉麻醉，固定于兔台，颈部剪毛。

2. 手术　颈部正中切口，钝性分离颈部肌肉，暴露气管。在气管上作一"⊥"形剪口，做气管插管并结扎固定；各组均于耳缘静脉注入250μ/ml肝素（2ml/kg），做颈总动脉插管；连接心电电极（右上肢黄、右下肢黑、左下肢红）。

3. 记录正常血气指标、呼吸与心电图　自颈总动脉采血0.6ml测pH、$PaCO_2$、[$HCO_3^-$]、BEe和[$K^+$]、[$Na^+$]、[$Cl^-$]值；通过生物信息记录分析系统描记呼吸运动曲线（二通道）；描记Ⅱ导联心电图（一通道）。

4. 代谢性酸中毒的模型复制及纠正

（1）按家兔体重耳缘静脉注射10%磷酸二氢钠5ml/kg，10min后，观察并记录呼吸和心电图变化，颈动脉采血0.6ml测上述血气指标。

（2）按补碱公式Xmmol＝BE×Wt×0.3，计算50g/L $NaHCO_3$的剂量，由耳缘静脉注入。10min后，从颈总动脉取血测定上述血气指标并观察呼吸与心电变化。

【预期结果】

计算机模拟模型复制，代谢性酸中毒血气指标变化（pH↓，$PCO_2$↓，AB↓，BE负值↑，$K^+$↑）；呼吸代偿加深加快；心电图：P波低平、P－R间期延长、T波高尖。补碱治疗后血气指标、呼吸及心电图恢复。提示补碱为代酸有效治疗方法。

（赵战芝）

## 第六节　药物最大耐受量及急性毒性实验$LD_{50}$的测定

【实验目的】

（1）药物最大耐受量的测定：观察药物的急性毒性反应，掌握最大耐受量的试验方法。

（2）急性毒性实验 $LD_{50}$ 的测定：①掌握药物半数致死量的概念、测定。②了解急性毒性实验。

【实验原理】

（1）药物最大耐受量的测定：对某些中药或复方经初步预试，按最大体积（每次给药不超过40ml / kg）和最大给药浓度（12号灌胃针头所允许通过的最大浓度药液）无法测出其$LD_{50}$，此时可以采用最大耐受量来反映药物的安全性。本方法取体重为18～22g的健康小鼠，雌雄各半，每只动物给予最大体积、最大浓度的受试物，即1日内连续灌胃给药2～3次，每次间隔8～12h，以耐受人日用量100倍以上为安全。连续观察7天，详细记录动物的反应情况，并按照下述公式计算药物的最大耐受量：

灌胃给药的最大给药量＝药物浓度×给药体积×一日给药次数

灌胃给药的最大给药倍数＝一日动物给药量/人日用药量

（2）急性毒性实验 $LD_{50}$ 的测定：药物半数致死量（$LD_{50}$）是指药物急性毒性实验中，当动物死亡率为 50%时的单次给药剂量，单位通常为 mg/kg。例如，当某药物给予 400mg 剂量时，可致使一半家兔（体重约为 4kg）死亡，则其 $LD_{50}$ 值为 100mg/kg。$LD_{50}$ 值通常反映药物急性毒性的大小。药物的急性毒性、慢性毒性实验同属于一般毒理学的研究范畴。此外，药物毒理学研究尚包括特殊毒理学（致癌、致畸、致突变）、药物依赖性及过敏反应实验等。各种属动物均可用于药物 $LD_{50}$ 值的测定，通常使用啮齿类动物（大鼠和小鼠），有时使用家兔和犬。

**【实验材料】**

1. 药物最大耐受量的测定

（1）实验动物：瑞士小鼠，体重 20±2 g，雌雄各半。

（2）溶液：生理盐水，苦味酸溶液。

（3）仪器与器械：天平，量筒，烧杯，注射器，小鼠灌胃器。

2. 急性毒性实验 $LD_{50}$ 的测定

（1）实验动物：瑞士小鼠，体重 20±2 g，雌雄各半。

（2）溶液：生理盐水，苦味酸溶液。

（3）仪器与器械：天平，量筒，烧杯，注射器。

**【步骤与方法】**

1. 药物最大耐受量的测定　健康小鼠 20 只，雌雄各半，实验前禁食不禁水 12h，以最大给药体积、最大给药浓度灌胃给药 3 次，每次给药间隔为 4h，观察 7 天，记录小鼠反应，计算药物的最大耐受量。

2. 急性毒性实验 $LD_{50}$ 的测定

（1）预实验：随机将小鼠分为 4～5 组，每组 3～4 只。配制某药物原液，可进一步稀释为不同浓度药液。小鼠腹腔注射给药，各组给药剂量按照等比数列递减。记录每组动物的死亡率。目的在于找到并确定造成 0%与 100%动物死亡的剂量范围。

（2）正式实验

1）先将小鼠雌雄分开，逐一称重。雌、雄小鼠分别按照体重由小到大（或由大到小）排序。然后按照分层随机原则将小鼠分为 5～7 组，每组 10 只。

2）根据预实验中造成 0%与 100%动物死亡的剂量范围，在其间设计 5～7 个不同剂量组，使剂量按照等比数列递减。给药后观察并记录动物的死亡时间和数目。连续观察 7～14 天。按照简化概率法、改进寇氏法、Bliss 法计算 $LD_{50}$ 值及其 95%可信区间。

3）计算方法：寇氏法。

**【注意事项】**

1. 药物最大耐受量的测定

（1）正式实验前应进行预实验，确定最大给药量不会引起动物死亡。

（2）小鼠不能少于 20 只。

2. 急性毒性实验 $LD_{50}$ 的测定

（1）正式实验中，根据预实验中 0%与 100%动物死亡的剂量范围，按照等比数列设计 5～7 个不同剂量组，公比一般取 1∶0.8 ～ 1∶0.7。

（2）$LD_{50}$值计算方法很多，其中 Bliss 法亦称作加权几率单位法或几率单位正规法，是目前新药审批中规定使用的方法。现可通过统计软件计算完成，如中国药理学会数学药理专业委员会编制的药效学统计软件。

（3）若同时测定药物的 $LD_{50}$值及 $ED_{50}$值（半数有效剂量），可计算药物治疗指数 TI（therapeutic index），即 $TI=ED_{50}/LD_{50}$。通常来说，药物治疗指数越大，则越安全。

（李　洁）

## 第七节　抗阿尔茨海默病药物的药效学评价实验

**【实验目的】**

（1）掌握学习记忆的常用实验方法———水迷宫实验（Morris-Water Maze）原理、方法及实验结果的评价和分析。

（2）熟悉常用阿尔茨海默病动物模型的制备方法。

（3）了解药理学热点研究领域抗阿尔茨海默病药物的药效学研究方法及作用机制。

**【实验原理】**

（1）学习记忆实验法总原理：动物或人学习与记忆情况难以直接观察到，只能根据可观察的对刺激的反应来推测和评估脑内的变化。对学习记忆的研究一般以人或动物学会的速度或学会后重新操作的成绩或反应速度为评估指标。动物学习与记忆实验方法的核心是条件反射，各种方法均由此衍生而来。

（2）Morris 水迷宫实验实验原理：虽然鼠是天生的游泳健将，但是它们却厌恶处于水中，同时游泳对于鼠来说是十分消耗体力的活动，在水中，他们会本能地寻找平台从水中逃脱。通过观察记录动物找到藏在水下逃避平台所需的时间、采用的策略和它们的游泳轨迹，分析和推断动物的学习、记忆和空间认知等方面的能力。Morris 水迷宫是用来研究学习记忆和认知能力的常用实验设备，由一圆柱形水池和一可移动位置的站台组成。水池上空通过一个数字摄像机衡量啮齿动物的空间定位能力。

（3）基底前脑注射鹅膏蕈氨酸致大鼠痴呆模型：阿尔茨海默病突出的病理表现基底前脑胆碱能神经元的退化，出现胆碱能功能的原发性缺损。兴奋性氨基酸注入基底前脑能特异性激动胆碱能神经元，并过度兴奋致使钙超载等一系列反应使神经元死亡。

（4）双侧穹窿切断导致大鼠学习记忆障碍模型原理。已知基底前脑的胆碱能细胞发出轴突广泛地投射到新皮质和海马等高级中枢区，这一投射与学习记忆和认知功能密切联系。利用机械离断，操作隔-海马胆碱能投射可导致认知功能障碍和学习记忆功能损伤。

（5）东莨菪碱模型原理：乙酰胆碱是与学习记忆最为密切的神经递质，胆碱能突触更被认为记忆突触，基底前脑胆碱能神经元、海马唾皮质及它们之间的通路，是学习记忆功能的重要结构基础。阿尔茨海默病患者基底脑胆碱能神经元大量损伤或死亡、突触前 Ach 的合成、胆碱乙酰转移酶的活性以及对胆碱的摄取能力都明显下降，这些变化的程度与患者认知功能损害的程度呈正相关。因此认为脑内胆碱能系统的退化是阿尔茨海默病学习记忆功能减退的主要原因之一。东莨菪碱是 M 受体阻断剂，模拟了乙酰胆碱分泌不足的结果，造成动物记忆功能减退。

（6）石杉碱甲治疗阿尔茨海默病原理：石杉碱甲是从石杉科石杉属蛇足石杉中分离得

到的生物碱，是一种强效、可逆的胆碱酯酶抵制剂，容易透过血-脑屏障，通过延迟脑内乙酰胆碱的代谢分解，从而延长突触后受体的兴奋，加强脑内胆碱能神经元功能而改善阿尔茨海默病患者的记忆。

**【实验材料】**

以下括号中的数字为每组同学的预备数量。

1. 实验动物　Wistar 大鼠（4），雄性，3 月龄，体重 250～300g。

2. 药品与溶液　2.5%苯巴比妥（1ml），庆大霉素（2ml），生理盐水（20ml），鹅蒿蕈氨酸（2μl），石杉碱甲（3mg），东莨菪碱（1mg），安理申（0.3g）。

3. 仪器与器械

（1）常规手术器械：20ml 注射器（1），7 号针头（1），500ml 烧杯（1），止血钳（1），手术剪（1），微量进样器（1），培养皿（1）。

（2）其他器械与仪器：单臂脑立体定位仪（1），Mforris 水迷宫（1），自动录像仪（1），孔径刀片（1）。

**【步骤与方法】**

实验步骤可分为以下四步：

1. 分组　实验分组，数据共享。每个实验班分成三组，其中，第一组为双侧穹隆伞切断导致大鼠学习记忆障碍模型组，第二组为基底前脑注射鹅蒿蕈氨酸致大鼠痴呆模型组，第三组为东莨菪碱致大鼠痴呆模型组，每一组负责 4 只 Wistar 大鼠的实验。

2. 模型制备

（1）复制双侧穹隆伞切断导致大鼠学习记忆障碍模型。实验步骤如下：

1）将定位针固定于立体定位仪上（图 2-16-5）。

2）动物麻醉与固定。①取成年大鼠一只，称重，腹腔注射 2.5%苯巴比妥全身麻醉，当出现角膜反射明显消失或迟钝，四肢瘫软时即可手术。②动物固定：给大鼠上耳夹，并固定于立体定位仪上，眼睛用黑布挡住以免动物受到光损，头颅剪毛备皮（图 2-16-6）。

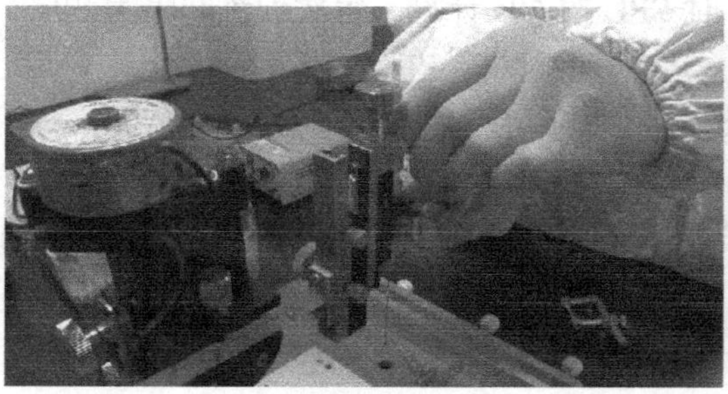

图 2-16-5　定位针固定于立体定位仪

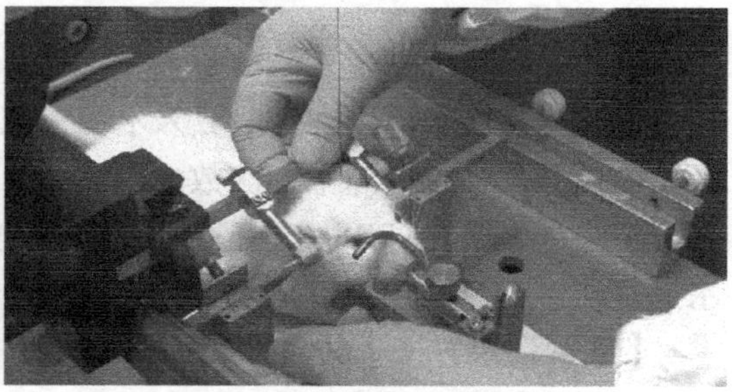

图 2-16-6　大鼠固定于立体定位仪

3）手术：切开颅骨表面皮肤，切口长 2～3cm，逐层钝性分离组织，暴露前囟，将定位针头沾少许墨汁，将针头对准前囟，标记前囟。以前囟为零位，后移 2mm，侧移 1mm，标记此点为 A，沿 A 点钻孔，更换定位针为刀片，调节孔径刀向下 5mm，上下缓慢抽刀两次，留置刀片 2min，退出刀片，沿 A 点外移 3mm，钻孔进刀操作同上，移至对侧进行同样操作即完成双侧穹隆伞切断术，局部滴数滴庆大霉素，缝合皮肤。假手术组不进刀，其他组相同。

（2）复制基底前脑注射鹅蒿蕈氨酸致大鼠痴呆模型。

实验步骤：1）、2）、3）同上。

4）注射鹅蒿蕈氨酸：以前囟为零位，前移 1.4mm，左移 2.6mm，标记此点为 A，沿 A 点钻孔，更换定位针为微量注射器，进针脑表面下 7.2mm，注射 8g/L 鹅蒿蕈氨酸溶液 2μl，注射用时 2min，停针 2min，再缓慢将微量注射器拨出。移至对侧进行同样操作，局部滴数滴庆大霉素，缝合皮肤。假手术组注射等量生理盐水，其他步骤相同。

（3）复制东莨菪碱致大鼠痴呆模型：东莨菪碱模型组大鼠皮下注射东莨菪碱 2mg/ kg，2 次/ 日，空白对照组予等量生理盐水，连续 21 天。

3. 治疗　各组动物从模型制作成功后即刻开始给药，其中石杉碱甲组灌胃石杉碱甲片混悬液 0.1mg/（kg·d），连续给药 30 天，阳性对照组灌胃安理申 10mg/（kg·d）。

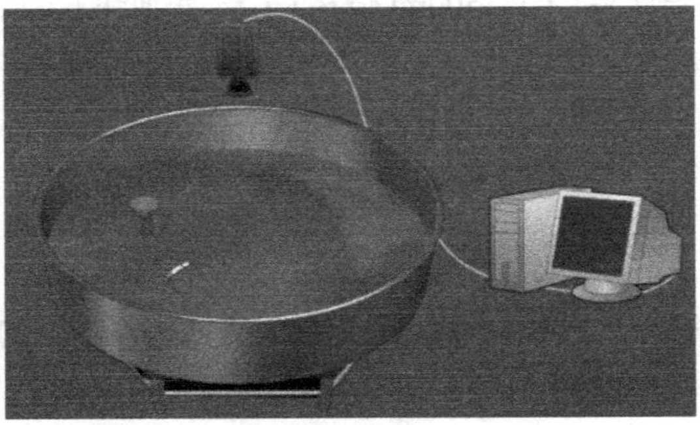

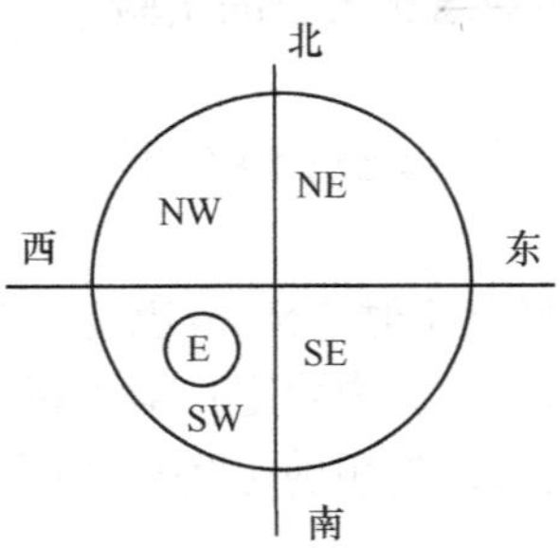


图 2-16-7　水迷宫四个象限示意图

4. 水迷宫法测试　装置按 Morris 法改良时行。水迷宫直径为 60cm，深 30cm，水深 25cm，水温 26℃，池壁上标有东、西、南、北 4 个入水点，将池分成四个相等的象限，分别为 SW、NW、SE、NE 象限。训练期间迷宫外参照物的位置保持不变，如图 2-16-7 所示。

整个实验历时有三天，包括①定位躬行试验：历时 3 天，每天训练 4 次。训练时，操作者随机选择一个入水点，将小鼠面向池壁放入水中，4 次训练分别从不同象限放入水中。记录每鼠分别以 4 个不同点入水至找到水下平台所需时间（寻找平台潜伏期，SPL），即为学习记忆成绩。若小鼠在 1min 内未找到平台，实验者将鼠诱导至台上，此时 SPL 按 60s 计算。每次训练间隔为 30s。②空间探索试验：在第 3 天撤除水下平台后，任选一入水点将小鼠面向池壁放入水中，记录小鼠在撤除水下平台后 60s 内跨越原水下平台相应位置次数（跨原平台次数，CPT），以及其占跨越各象限平台相应位置总次数的百分比（跨百分率，CPP），检测小鼠空间定位学习记忆能力。各组小鼠于第 30 天用 Morris 水迷宫法进行空间学习、记忆力测试。

**【结果记录方法】**

结果记录方法见表 2-16-1～表 2-16-3。

**表 2-16-1　石杉碱甲对双侧穹隆伞切断导致大鼠学习记忆障碍模型迷宫实验的影响**

| 项目级别 | 剂量 | 到达安全区所需时间（s） | 改善率（%） | 24h 后到达安全区所时间（s） | 改善率（%） | 动物数（n） |
|---|---|---|---|---|---|---|
| 假手术对照组 | | | | | | |
| 模型对照组 | | | | | | |
| 石杉碱甲 | | | | | | |
| 安理申 | | | | | | |

表 2-16-2　石杉碱甲对基底前脑注射鹅膏蕈氨酸致大鼠痴呆模型迷宫实验的影响

| 项目级别 | 剂量 | 到达安全区所需时间（s） | 改善率（%） | 24h 后到达安全区所需时间（s） | 改善率（%） | 动物数（n） |
|---|---|---|---|---|---|---|
| 假手术对照组 | | | | | | |
| 模型对照组 | | | | | | |
| 石杉碱甲 | | | | | | |
| 安理申 | | | | | | |

表 2-16-3　石杉碱甲对东莨菪碱致大鼠痴呆模型迷宫实验的影响

| 项目级别 | 剂量 | 到达安全区所需时间（s） | 改善率（%） | 24h 后到达安全区所需时间（s） | 改善率（%） | 动物数（n） |
|---|---|---|---|---|---|---|
| 假手术对照组 | | | | | | |
| 模型对照组 | | | | | | |
| 石杉碱甲 | | | | | | |
| 安理申 | | | | | | |

**【讨论内容】**

（1）东莨菪碱和石杉碱甲的作用机制如何？

（2）Morris 水迷宫用于空间学习和记忆检测的优缺点是什么？

（3）Morris 水迷宫中，从用药到游泳的时间间隔有什么要求？为什么？

（4）检测动物学习记忆能力的实验方法还有哪些？各有什么优缺点？

（曾勇智）

# 第八节　抗抑郁药的药效学评价实验

**【实验目的】**

（1）掌握研究抗抑郁药的常用行为药理学实验方法，包括开场实验、小鼠强迫游泳实验、小鼠悬尾实验、大鼠学习无助实验。

（2）熟悉常用抑郁模型的制备方法。

（3）了解抗抑郁药的药效学研究方法及作用机制。

**【实验原理】**

（1）开场实验：又称自发活动、旷场实验，主要用于观察实验动物在开阔环境中的自发行为，如因恐惧而主要在周边区域活动、但因好奇又有去中央区域活动的动机。

（2）小鼠强迫游泳实验原理：小鼠置于盛水容器时，起初，拼命游泳、力图逃脱，呈现“游泳状态”。不久之后，小鼠漂浮不动，仅鼻孔出露以维持呼吸，偶尔四肢划动以防身体沉沦，呈现“不动状态”，其实质是小鼠放弃逃脱的希望、即“行为绝望”，该小鼠可用作行为绝望动物模型。该模型类似于抑郁症，抗抑郁药可对抗“不动状态”，使小鼠恢复到“游泳状态”，其药效与临床药效显著相关。这种实验方法已被广泛地应用于抗抑郁药的初步筛选。

（3）小鼠悬尾实验原理：小鼠被悬尾时，起初，拼命挣扎、力图逃脱，呈现“挣扎状态”。不久之后，小鼠不再挣扎，呈现“不动状态”，其实质也是“行为绝望”，该小鼠也可用作行为绝望动物模型。一般的抗抑郁药和中枢兴奋药可缩短“不动状态”的时间；绝大多数的抗抑郁药既可缩短“不动状态”的时间、又可不影响小鼠的自主活动。

（4）大鼠学习无助实验原理：大鼠置于一个具有厌恶刺激的环境中（如置于具有灯光刺激和电刺激的穿梭箱中），弱刺激时（如灯光刺激时）设法回避（如穿梭到安全室），该反应被称为“回避反应”；强刺激时（如灯光刺激+电刺激时）设法逃避（如穿梭到安全室），该反应被称为“逃避反应”；不久之后，大鼠不再设法回避或逃避，其实质也是“行为绝望”，该大鼠也可用作行为绝望动物模型。此时，大鼠脑组织内的儿茶酚胺水平降低，被研究人员认为也是一种抑郁状态，抗抑郁药可对抗这种状态。

**【实验材料】**

以下括号中的数字为每组同学的预备数量。

1. 小鼠强迫游泳实验

（1）实验动物：瑞士小鼠（30只），性别不限，10周龄。

（2）药品与溶液：0.1%氯丙咪嗪注射液（1ml），0.1%氟西汀注射液（1ml），生理盐水（1ml）。

（3）仪器与器械：小鼠强迫游泳实验用容器（1），计时器（1），鼠笼（3），1ml注射器（3），7号针头（3）。

2. 小鼠悬尾实验

（1）实验动物：瑞士小鼠（30只），性别不限，10周龄。

（2）药品与溶液：0.1%氯丙咪嗪注射液（1ml），0.1%氟西汀注射液（1ml），生理盐水（1ml）。

（3）仪器与器械：小鼠悬尾仪（1），计时器（1），鼠笼（3），1ml注射器（3），7号针头（3），胶布（1卷）。

3. 大鼠学习无助实验

（1）实验动物：Wistar大鼠（40只），性别不限，10周龄。

（2）药品与溶液：0.1%氯丙咪嗪注射液（10ml），0.1%氟西汀注射液（10ml），生理盐水（10ml）。

（3）仪器与器械：大鼠学习无助实验用穿梭箱（1），鼠笼（4），1ml注射器（3），7号针头（3）。

**【步骤与方法】**

开展计算机虚拟实验时，在该项目的各个窗口之内，按照提示点击相应的构件，一步步完成计算机操作即可。例如，上海交通大学医学院、复旦大学上海医学院、上海中医药大学共同开发了应用软件“医学虚拟仿真实验室”，其操作步骤与方法为：①在电脑桌面双击该软件的图标（或者从“开始/所有程序”中点击软件名），进入该软件；②在项目菜单中点击该实验的名称，进入该实验的窗口（该窗口含有“实验目的”、“实验原理”、“实验视频”、“虚拟实验操作”、“思考题”等按钮）；③点击“虚拟实验操作”按钮，进入虚拟实验窗口；④在窗口的左上方点击“请选择实验”下拉菜单，选择一种实验方法（菜单包括“强迫游泳实验”、“小鼠悬尾实验”、“学习无助实验”三个项目），进入该方法的原理示意窗口；⑤在窗口的左上方点击“虚拟操作”按钮，进入虚拟操作窗口，此后的步骤与方法均按照左下方的文字说明进行操作。

被虚拟的步骤与方法详见下述。

## 一、小鼠强迫游泳实验

1. 分组 取小鼠 30 只，分为阳性对照组（$n$=10）、用药组（$n$=10）、空白对照组（$n$=10）。

2. 给药 腹腔注射药物，1 次/天，连续注射 7 天。其中，阳性对照组注射 0.1%氯丙咪嗪 20mg/kg，用药组注射 0.1%氟西汀 20mg/kg，空白对照组注射等量的生理盐水。

3. 游泳实验 容器内盛水至合适的高度，设定水温 25℃。末次给药 1h 后，小鼠置于容器内，开始计时。测定 6min 内小鼠分别处于不动状态、游泳状态的时间。

## 二、小鼠悬尾实验

1. 分组 取小鼠 30 只，分为阳性对照组（$n$=10）、用药组（$n$=10）、空白对照组（$n$=10）。

2. 给药 腹腔注射药物，1 次/天，连续注射 7 天。其中，阳性对照组注射 0.1%氯丙咪嗪 20mg/kg，用药组注射 0.1%氟西汀 20mg/kg，空白对照组注射等量的生理盐水。

3. 悬尾实验 末次给药 1h 后，在距离尾尖 2cm 的尾部贴上胶布，将小鼠悬挂在悬尾仪上，开始计时。测定 6min 内小鼠分别处于不动状态、挣扎状态的时间。

## 三、大鼠学习无助实验

1. 分组 取大鼠 40 只，分为模型组（$n$=10）、阳性对照组（$n$=10）、用药组（$n$=10）、空白对照组（$n$=10）。

2. 模型诱导 对大鼠进行无信号不可回避双室电击实验，1 次/天，实验 2 天。具体步骤与方法：

（1）关闭中间通道。

（2）模型组、阳性对照组、用药组大鼠置入穿梭箱，1 只/箱。

（3）电刺激（220V，0.8mA）15s，停止 15s，重复 60 次。

（4）空白对照组大鼠置入穿梭箱，1 只/箱，不做电刺激，时间 1h。

（5）用药：腹腔注射药物，阳性对照组注射 0.1%氯丙咪嗪 20mg/kg，用药组注射 0.1%氟西汀 20mg/kg，模型组、空白对照组注射等量的生理盐水。

3. 条件性回避反应学习期实验 每天上午实验，实验 2 天。具体步骤与方法：

（1）在实验前的上午，腹腔注射药物，阳性对照组注射 0.1%氯丙咪嗪 10mg/kg，用药组注射 0.1%氟西汀 10mg/kg，模型组、空白对照组注射等量的生理盐水。

（2）1h 后进行以下操作：①大鼠分别置入穿梭箱，适应 5min；②3s 灯光刺激；③3s 灯光刺激+电刺激；④停止刺激 24s；⑤重复上述步骤 30 次。

（3）在实验后的下午，腹腔注射药物，阳性对照组注射 0.1%氯丙咪嗪 10mg/kg，用药组注射 0.1%氟西汀 10mg/kg，模型组、空白对照组注射等量的生理盐水。

（4）记录大鼠在灯光刺激下的回避反应次数 $x$、在灯光刺激+电刺激下的逃避反应次数 $y$、逃避失败次数 $z$（$z=30-x-y$）。

**【结果记录方法】**

结果记录方法见表 2-16-4～表 2-16-6。

## 一、小鼠强迫游泳实验

**表 2-16-4　小鼠强迫游泳实验统计表**

| 分组 | 不动状态的时间（均数±标准差） | 游泳状态的时间（均数±标准差） | 统计值 P |
|---|---|---|---|
| 阳性对照组 | | | |
| 用药组 | | | |
| 空白对照组 | | | |

## 二、小鼠悬尾实验

**表 2-16-5　小鼠悬尾实验统计表**

| 分组 | 不动状态的时间（均数±标准差） | 挣扎状态的时间（均数±标准差） | 统计值 P |
|---|---|---|---|
| 阳性对照组 | | | |
| 用药组 | | | |
| 空白对照组 | | | |

## 三、大鼠学习无助实验

**表 2-16-6　大鼠学习无助实验统计表**

| 分组 | 回避反应 | | 逃避反应 | | 逃避失败 | |
|---|---|---|---|---|---|---|
| | 次数 $x$ | 统计值 P | 次数 $y$ | 统计值 P | 次数 $z$ | 统计值 P |
| 模型组 | | | | | | |
| 阳性对照组 | | | | | | |
| 用药组 | | | | | | |
| 空白对照组 | | | | | | |

**【讨论内容】**

组间比较的差异有无显著性？为什么？

（谭健苗）

# 第三篇　多器官系统综合性、探索性与设计性实验

## 第十七章　多器官系统综合性实验

### 第一节　家兔迷走神经和膈神经传出放电及呼吸运动同步记录及分析

**【实验目的】**

（1）学习呼吸运动的电生理记录方法。

（2）引导膈神经传出放电或膈肌放电活动以了解呼吸中枢的活动状态，明确其放电的变化反映体内外各种刺激对呼吸运动的反射性调节。

**【实验原理】**

呼吸运动是呼吸中枢通过传出神经（膈神经和肋间神经）支配呼吸肌收缩与舒张而产生的节律性运动。膈肌作为吸气肌，在呼吸运动中起了重要的作用，其唯一支配的传出神经为膈神经。用生物信息分析系统记录与呼吸运动同步的膈神经群集型传出神经冲动称为膈神经传出放电。肺牵张反射的传入神经为迷走神经，其反射效应为将吸气转为呼气，维持呼吸频率。体内外各种刺激因素可直接作用于中枢部位或通过外周感受器反射性地改变迷走神经、膈神经与肋间神经传出放电，以改变呼吸肌的运动，进而影响呼吸运动。

**【实验材料】**

1. 实验动物　新西兰家兔，性别不拘，体重 2～2.5kg。

2. 溶液　20%氨基甲酸乙酯，3%乳酸。

3. 仪器与器械　气管套管，50cm 长橡胶管 1 根，1ml、5ml、20ml 注射器各 1 支，手术器械 1 套，二氧化碳气袋、氮气气袋，呼吸传感器，BL-420 生物信号采集处理系统一套，铂金电极。

**【步骤与方法】**

1. 家兔的麻醉与固定　家兔称重后，从耳缘静脉缓慢注入 20%氨基甲酸乙酯（5 ml/kg 体重），全身麻醉后，仰卧位固定于兔台上。

2. 气管插管　颈部剪毛备皮后，沿颈部正中做 4～6cm 长的皮肤切口，按实验动物气管常规分离方法分离暴露出气管，在环状软骨下 0.5～1cm 处做一倒“T”形切口，然后插入“┤”形气管插管，结扎固定。

3. 迷走神经的分离　翻开气管两侧肌肉，找到血管神经鞘，用玻璃分针钝性分离颈动脉鞘内神经和血管，颈动脉旁并行 3 条神经，其中最粗的神经为迷走神经，下方穿线备用。

4. 膈神经的分离　尽量将兔的头偏向对侧，以充分暴露膈神经。用止血钳从颈外静脉和胸锁乳突肌之间的血管肌肉间隙向深层做钝性分离，直至脊柱旁。家兔膈神经主要由第

Ⅳ、Ⅴ对颈神经的腹支汇合，从斜方肌的腹缘进入胸腔，沿心包和中膈下行支配膈肌。在颈部脊柱旁可见一支支由颈丛发出的粗大、并且斜向走行的脊神经。细心分开脊柱表面的结缔组织，可观察到从 C2 或 C3 或 C4 颈丛发出的头发丝粗细的膈神经紧贴着斜方肌垂直下行（注：这里只有膈神经是垂直往下走行，如图 3-17-1 所示）。正确辨认膈神经后，用缠有棉花的玻璃分针蘸少许生理盐水从膈神经的外周端轻轻将神经周围的结缔组织分离（注：不要在神经上来回擦动）。游离出的膈神经在其下方穿线备用。用生理盐水的棉花湿润神经防干燥。

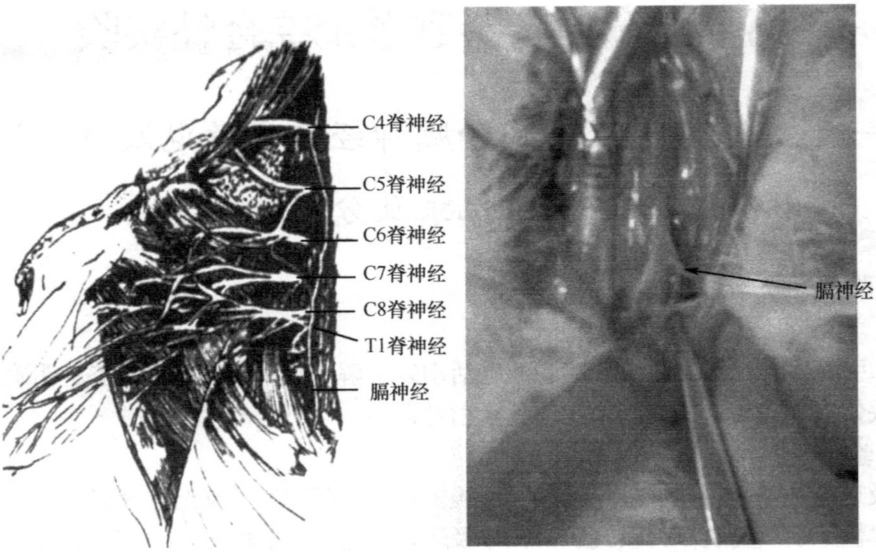


图 3-17-1　家兔膈神经解剖位置

5. 引导电极的安置　将引导电极固定于支架上，调节引导电极至合适位置，用玻璃分针分别轻轻挑起迷走神经和膈神经，置于引导电极上，使电极与神经良好接触，电极不能与周围组织接触，但又不过度牵拉神经。

6. 仪器装置的准备　将张力换能器、生物电引导电极与 BL-420E 生物机能实验系统相连接。采用蛙心夹夹住家兔剑突处的皮肤，垂直无张力连接至张力换能器上以记录呼吸曲线。双击 BL-420E 生物机能实验系统图标，选择“家兔迷走神经和膈神经传出放电及呼吸运动同步记录及分析”实验模块，描记神经放电与呼吸曲线。

7. 结果的记录

（1）记录正常迷走神经与膈神经放电频率、幅度与呼吸变化之间的关系：膈神经群集放电，波形呈梭形，与吸气同步。在吸气开始时以一定的基础频率放电，伴随吸气过程，放电频率逐渐增加，至呼气末放电骤减，直至中断，监听器可听到“潮水样”声音（图 3-17-2）。

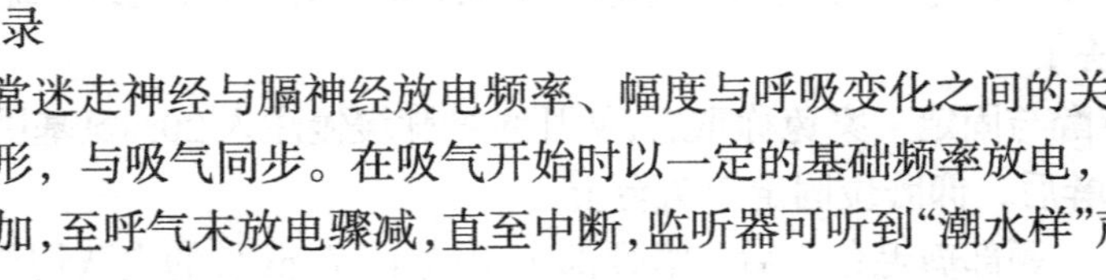


图 3-17-2　膈神经放电

（2）增加无效腔对迷走神经与膈神经放电频率、幅度及呼吸运动的影响：将 50cm 长的橡胶管接在气管插管的另一通气口上，记录神经放电与呼吸运动曲线。

（3）吸入 $CO_2$ 对迷走神经与膈神经放电频率、幅度及呼吸运动的影响：将 $CO_2$ 气袋出气管（细塑料管）靠近气管插管侧管（切勿直接对接插管，间距约 5mm），打开出气管开关，保持恒定的气流量（气流量过大会导致动物死亡或影响呼吸传感器对真实呼吸波的记录），记录神经放电与呼吸运动曲线。一旦呼吸频率和幅度出现明显变化，即可停止 $CO_2$ 的吸入，以免动物因吸入 $CO_2$ 过量而死亡。

（4）吸入氮气对迷走神经与膈神经放电频率、幅度及呼吸运动的影响：操作步骤同（3）。

（5）观察血液 pH 对迷走神经与膈神经放电频率、幅度及呼吸运动的影响：家兔恢复正常呼吸后，从耳缘静脉注入 3%乳酸溶液 2ml，记录迷走神经与膈神经放电频率、幅度及呼吸运动曲线。

（6）观察肺牵张反射对迷走神经与膈神经放电频率、幅度及呼吸运动的影响：将带有橡皮管的气管插管一端与充以 20 ml 空气的注射器紧密连接，记录一段对照呼吸的放电活动后，在吸气末快速将空气从已准备好的注射器中注入肺内，同时另一只手堵住另一侧气管插管，维持气道的密闭状态 3 s 左右，观察迷走神经与膈神经放电，分析神经放电变化的原因。同样的方法在呼气末用注射器抽气约 20 ml，同时另一只手快速堵住另一侧气管插管维持肺的塌陷状态，观察神经放电的变化。

**【结果记录方法】**

结果记录方法见表 3-17-1。

**表 3-17-1 不同处理因素对兔迷走神经和膈神经传出放电及呼吸运动的影响**

| 处理因素 | 迷走神经放电 | | 膈神经放电 | | 呼吸运动 | |
|---|---|---|---|---|---|---|
| | 频率 | 幅度 | 频率 | 幅度 | 频率 | 幅度 |
| 正常对照 | | | | | | |
| 增加无效腔 | | | | | | |
| 吸入 $CO_2$ | | | | | | |
| 吸入 $N_2$ | | | | | | |
| 注入 20 ml 空气 | | | | | | |
| 抽气 20 ml | | | | | | |

**【讨论内容】**

（1）周期性呼吸运动是如何产生的？

（2）迷走神经对呼吸运动的调节作用及其机制？

（3）增加无效腔对迷走神经，膈神经传出放电及其呼吸运动有何影响？并解释其机制。

（4）肺牵张反射有何生理学意义？

**【注意事项】**

（1）接地线夹在动物颈部切口皮下。

（2）不可用力牵拉神经。

（3）信号不清时，膈神经可向中枢端移动，迷走神经可向外周端移动。

（4）不能用局部麻醉药物，否则引导不出神经放电。

（5）电极只能接触神经，不要接触其他组织。

（顾洪丰）

## 第二节　同一动物运动中枢疲劳、神经-肌肉接头疲劳及骨骼肌疲劳的观察

**【实验目的】**

建立低位中枢、神经-肌肉接头和骨骼肌疲劳的动物模型，为研究各种因素对运动性疲劳的影响及机制提供可靠的实验方法。

**【实验原理】**

（1）躯体运动是在中枢神经的调控下，神经冲动由脊髓前角的α运动神经传出，达到神经-肌肉接头处后突触前膜释放乙酰胆碱（Ach），Ach 与突触后膜的相应受体结合，引起骨骼肌的兴奋；随后通过兴奋-收缩偶联引发骨骼肌的运动。

（2）长时间剧烈运动可引起血浆、肌肉、中枢神经系统氨基酸代谢变化和神经递质变化，进而导致骨骼肌运动性疲劳。中枢疲劳、神经-肌接头疲劳是由于随着神经冲动增加，神经递质的合成速度小于释放速度，因递质耗竭及体内的氨基酸代谢紊乱。神经中枢递质耗竭速度最快，最易疲劳；神经-肌肉接头次之；肌肉疲劳是由于肌肉持续性运动，致代谢产物堆积引起的，其出现疲劳的时间最长，神经干则具有相对的不疲劳性。

**【实验材料】**

1. 实验动物　成年蟾蜍。

2. 试剂与溶液　任氏液，甘油。

3. 仪器与器械　BL-420 系统生物信号记录分析系统，张力换能器，刺激电极，记录电极，手术剪，手术镊，玻璃分针，小烧杯，蛙心夹，动脉夹，蛙板。

**【步骤与方法】**

1. 坐骨神经的分离　将破坏脑组织的蟾蜍俯卧在蛙板上，四肢固定。在骶髂关节上方 1cm 处离断脊柱，剪去 1cm 的脊柱。在脊柱旁分离左、右坐骨神经干，剪断左侧坐骨神经干；在右侧大腿的背侧纵行剪开皮肤，分离出坐骨神经干。在同侧小腿腓肠肌跟腱处游离跟腱，结扎一条长 10cm 的手术线后，在结扎处与足掌之间剪断跟腱。在小腿背侧暴露 0.5cm×0.5cm 的肌肉备用。

2. 仪器的连接及参数的设置

（1）将保护刺激电极置于脊柱旁的右坐骨神经干；右大腿外侧分离坐骨神经干并剪断其细小分支后，将主干置于铂金电极上；直刺电极于同侧腓肠肌上。

（2）张力换能器用双凹夹固定在铁支架的底部，将扎在腓肠肌跟腱的手术线水平等长地连接在张力换能器上，张力换能器与 BL-420 实验系统的输入端连接。启动 BL-420 软件，使之进入记录状态。第一通道记录神经干受刺激后产生的动作电位；第二通道记录肌肉收缩时张力的变化，第三通道为刺激标记。采用最适强度的连续刺激，波宽 0.5ms，频率 60Hz。

（3）把一对刺激铂金电极同脊髓接触，电极的另一端与 BL-420 系统的输出端连接。用单刺激刺激脊髓，从 0mV 开始，随着刺激强度的增加，肌肉开始收缩，且其幅度逐渐升高；当刺激强度达某一个值时，再增大刺激强度，其收缩幅度不再增加。引起该最大收缩幅度者为最低刺激强度，即最适刺激强度。

3. 结果的记录

（1）找到最适刺激强度后，停止刺激；让蟾蜍恢复 10min 后，用最适强度连续刺激脊

髓，记录时间 t1。右侧腓肠肌发生强直收缩，一段时间后肌肉强直收缩逐渐变为不完全强直收缩，随后收缩力渐减弱直至停止，记录收缩停止时间 t2，中枢疲劳时间即为 t2～t1。

（2）在记录时间 t2 的同时用一保护电极刺激坐骨神经干，用一记录电极记录神经干的动作电位。第一通道出现双相动作电位，第二通道又出现腓肠肌的收缩曲线。开始肌肉收缩为强直收缩，一段时间后，收缩停止，记录时间 t3，但第一通道仍然有动作电位出现。神经-肌接头疲劳时间为 t3～t1。

（3）在记录时间 t3 的同时刺激肌肉，肌肉开始收缩，第二通道再一次出现肌肉收缩曲线，当腓肠肌收缩张力为零时记录时间 t4，由此得出肌肉疲劳时间 t4～t1。第一通道一直记录有动作电位。在实验过程中刺激的频率和强度不变，室温保持在 20～25℃。

**【结果记录方法】**

结果记录方法见表 3-17-2。

**表 3-17-2　中枢、神经-肌接头和肌肉疲劳实验结果**

| 中枢疲劳时间（min） | 神经-肌接头疲劳时间（min） | 肌肉疲劳时间（min） |
|---|---|---|
| | | |

**【讨论内容】**

（1）骨骼肌收缩的生理学机制是什么？

（2）中枢疲劳、神经-肌接头疲劳的机制与特点？

（3）肌肉疲劳机制与特点？

**【注意事项】**

（1）分离坐骨神经时动作应轻柔，切勿盲目牵拉，以免损伤神经。

（2）引导电极与坐骨神经干应紧密接触并悬空，以防止周围组织干扰引导信号。

（3）实验过程中可滴加少量生理盐水防止坐骨神经干燥。

（4）为防止短路，引导电极的间距应在 2mm 左右。

（顾洪丰）

## 第三节　不同因素对呼吸、血压及肾功能的影响

**【实验目的】**

（1）学习同步观察和记录多项生理指标的方法。

（2）分析不同处理后各指标变化的机制和相互间的内在联系。

**【实验原理】**

在神经和体液等因素的调节下，体内各器官系统的功能相互协同和配合而构成整体性活动。因此，人为地施加某种处理因素后所产生的功能活动变化也必然涉及多个器官和系统。本实验通过改变神经和体液的调节强度及内环境某些理化性质，以观察其对呼吸、血压及肾功能的影响。

**【实验材料】**

以下括号中的数字为每组同学的预备数量。

1. 实验动物　新西兰家兔（1）。

2. 药品与溶液　20%乌拉坦溶液（15ml），0. 01%肾上腺素（1ml），垂体后叶素（10U），肝素（2ml）。

3. 仪器与器械

（1）常规手术器械：20ml 注射器（1），7 号针头（1），固定用绳带（5），500ml 烧杯（1），备皮用小塑料袋（1），止血钳（4），手术剪（3），手术镊（1），玻璃分针（1）。

（2）插管用器械：气管插管（1），结扎线（1），动脉夹（1），动脉插管（1），膀胱插管（1），培养皿（1）。

（3）其他器械与仪器：BL-420 系统（1），张力换能器（1），压力换能器（1），1ml 注射器（1），二氧化碳气袋（1），水检压计（1）。

**【步骤与方法】**

（1）20%的乌拉坦 5 ml/kg 静脉注射使动物麻醉并仰卧固定。分离气管；分离右侧颈总动脉和迷走神经，穿线备用。

（2）做气管插管，连接张力换能器，记录呼吸运动曲线。胸膜腔穿刺，与水检压计相连接，记录胸膜腔内压。

（3）分离左颈总动脉，插入动脉插管，与压力换能器相连接，记录动脉血压。

（4）做膀胱插管，收集尿液。

（5）观察和记录 20min 的呼吸、血压及尿量，待动物的状态稳定后再进行以下处理。每次处理前需等待上次处理的变化恢复至对照。

（6）观察项目

1）用动脉夹夹闭右侧颈总动脉 10s。

2）吸气末向胸膜腔内注入空气 20 ml。

3）用中等强度连续刺激右迷走神经 10s。

4）静脉注射 0.01%肾上腺素 0.2 ml/kg。

5）吸入 $CO_2$10s。

6）静脉注射垂体后叶素 2 U/kg。

**【结果记录方法】**

结果记录方法见表 3-17-3。

**表 3-17-3　各因素对呼吸频率、幅度、胸膜腔内压、动脉血压和尿量的影响**

| 影响因素 | 呼吸频率 | | 呼吸幅度 | | 胸膜腔内压 | | 动脉血压 | | 尿量 | |
|---|---|---|---|---|---|---|---|---|---|---|
| | 对照 | 实验 | 对照 | 实验 | 对照 | 实验 | 对照 | 实验 | 对照 | 实验 |
| 夹闭右颈总动脉 | | | | | | | | | | |
| 气胸 | | | | | | | | | | |
| 刺激右迷走神经 | | | | | | | | | | |
| 注射肾上腺素 | | | | | | | | | | |
| 吸入 $CO_2$ | | | | | | | | | | |
| 注射垂体后叶素 | | | | | | | | | | |

【注意事项】

尽量减小手术过程中对动物造成的损伤，以保持动物功能状态的相对稳定。

【讨论内容】

思考上述处理因素对呼吸、血压和肾功能的影响机制。

（李 洁）

## 第四节 解热镇痛药的解热作用

【实验目的】

（1）学习机体发热的原理及解热镇痛药的作用机制。

（2）强化家兔基本操作技能和家兔体温的检测等，观察常用解热镇痛药对发热家兔体温的影响。

【实验原理】

（1）哺乳类动物的体温相对恒定，是依赖体温调节中枢调控产热和散热的平衡来维持的。视前区-前下脑（preoptic anterior hypothalamus，POAH）是体温调节中枢的高级部分，次级部分是延髓、脑桥、中脑和脊髓等。调控产热和散热过程，使体温维持在37°C左右。能引起人体或动物发热的物质，通称为致热原（pyrogen）。根据来源又把致热原划分为外源性致热原和内生致热原。在病理条件下，一些发热激活物，如病原微生物（细菌、真菌和病毒）、非微生物抗原、炎症渗出物、致热性类固醇，刺激机体血单核细胞和组织巨噬细胞产生并释放内生致热源（细胞因子如白细胞介素-1、肿瘤坏死因子、白细胞介素-6等）。内生致热源再刺激下丘脑引起前列腺素E（PGE）合成和释放增加，作用于体温调节中枢，使体温升高。

（2）解热镇痛抗炎药（antipyretic-analgesic and antiinflammatory agents）是一类具有解热、镇痛、大多数还有抗炎、抗风湿作用的药物。化学结构和抗炎机制与甾体激素不同，故又称非甾体抗炎药（nonsteroidal antiinflammatory drugs，NSAIDS）。其解热作用：能降低发热者体温，而对正常人体温无影响。抑制中枢前列腺素（PG）合成酶（环加氧酶）减少PG合成，使异常提高的体温调节点恢复正常，散热增加如皮肤血管扩张，出汗增加，因而退热。

【实验材料】

以下括号中的数字为每组同学的预备数量。

1. 实验动物 新西兰家兔（1）。

2. 药品与溶液 20%乌拉坦（15ml），肝素生理盐水（20ml），生理盐水（100ml），注射用PGE，注射用精氨酸阿司匹林。

3. 仪器与器械

（1）体温测量：肛温计或体温计（1）。

（2）常规手术器械：20ml注射器（1），7号针头（1），固定用绳带（5），500ml烧杯（1），备皮用小塑料袋（1），止血钳（4），手术剪（3），手术镊（1），玻璃分针（1）。

（3）插管用器械：气管插管（1），结扎线（1），动脉夹（1），动脉插管（1），培养皿（1）。

（4）输液用器械：输液架（1），开口瓶（1），输液管（1），输液针头（1）。

（5）其他器械与仪器：BL-420 系统（1）。

【步骤与方法】

（1）取家兔 1 只，完成家兔的捉拿、称重、麻醉、固定。麻醉采用耳缘静脉缓慢注入 1%普鲁卡因（1g/kg）。吸取麻醉剂之前，以及以后每次吸取液体之前，均需要清洗注射器和针头，以防交叉污染。

（2）动物麻醉后，取仰卧位固定在手术台上，进行气管插管和颈总动脉插管，动脉导管另一端连接压力换能器，打开动脉夹，记录血压曲线，采用 BL-420 系统监测血压。注意动脉插管在使用前，需要充满肝素生理盐水，不能留有气泡，否则血压监测不准。在使用 BL-420 系统监测血压之前，先不要打开动脉夹和三通管，调零之后，才能打开动脉夹和三通管；也就是说，输入血压为零时，监测值必须调定为零。

（3）将体温计插入家兔肛门，深度为 3.5～5cm（保持 3～5min）。

（4）待体温计插入 3～5min 后且血压曲线稳定后，记录给药前数据：血压、呼吸频率和体温等指标。

（5）然后采用耳缘静脉注射 PGE（6μg/kg），30min 后，记录血压、呼吸频率和体温等指标。

（6）待体温上升到持续高温阶段，采用耳缘静脉注射阿司匹林（20mg/kg），30min 后，再次测量并记录：血压、呼吸频率和体温等指标。比较正常、发热中和解热后的三组数据。

【结果记录方法】

结果记录方法见表 3-17-4。

**表 3-17-4　解热镇痛药的解热作用实验结果**

| | 血压（mmHg） | 呼吸频率（次/分） | 体温（℃） |
|---|---|---|---|
| 对照 | | | |
| 中毒 | | | |
| 抢救 | | | |

【讨论内容】

（1）阿司匹林解热的机制？

（2）叙述阿司匹林的药理作用、临床应用、主要的不良反应及应用注意。

（3）自由讨论。

【注意事项】

（1）实验前要检查压力换能器。

（2）正确使用三通管，压力换能器放置的位置与动物心脏要保持同一水平。

（3）控制 PGE 和阿司匹林静脉注射的速度。

（4）PGE 和阿司匹林半衰期为半个小时，但各个家兔机体反正具有个体差异，实验过程中注意观察体温的变化。

**发热及解热镇痛药物**

发热体温调节中枢由两部分组成，一个是正调节中枢，主要包括 POAH 等，另一个是负调节中枢，主要包括 VSA，MAN 等。当外周致热信号通过这些途径传入中枢后，启动体温正负调节机制，一方面通过正调节介质使体温上升，另一方面通过负调节介质限制体温升高。

发热过程可分为三个时相：

1. 体温上升期　在发热的开始阶段，由于正调节占优势，故调定点上移，此时，原来的正常体温变成了“冷刺激”，中枢对“冷”信息起反应，发出指令经交感神经到达散热中枢，引起皮肤血管收缩和血流减少，导致皮肤温度降低，散热随之减少，同时指令到达产热器官，引起寒战和物质代谢加强，产热随之增加，体温升高。

2. 高温持续期　当体温升高到调定点的新水平时，便不再上升，而是在这个与新调定点相适应的高水平上波动，此期寒战停止并开始出现散热反应，产热和散热基本平衡。

3. 体温下降期　经历高温持续期后，由于激活物、EP 及发热介质的消除，体温调节中枢的调定点返回到正常水平。这时由于体温高于调定点，POAH 的温敏神经元发放频率增加，通过调节作用使交感神经的紧张性活动降低，皮肤血管进一步扩张，散热增强，产热减少，体温开始下降，逐渐恢复到正常调定点相适应的水平。

前列腺素 E：给动物注射能引起明显的发热反应，同时伴有代谢率的改变，其致热敏感点在 POAH。

阿司匹林为一种具有显著解热镇痛作用的药物，能使发热体体温迅速降低到正常，而对体温正常体一般无影响。其解热作用机制为主要通过抑制环氧酶（COX-2）从而抑制前列腺素（PGE）的合成，阿司匹林为 PGE 的合成抑制剂。

家兔体温测定一般采取肛门测温法，兔正常体温为 38.5～39.5℃。

（李兰芳）

## 第五节　实验性气胸对呼吸、循环和酸碱平衡的影响

**【实验目的】**

（1）复制急性张力性气胸病理模型，观察实验动物气胸时呼吸功能不全的一般表现及其发生机制。

（2）观察气胸时实验动物循环功能及酸碱平衡发生的变化和特征。

**【实验原理】**

胸膜腔负压是肺脏维持扩张状态进而被动张缩通气的必要条件。气胸时胸膜腔负压被破坏，导致限制性肺泡通气不足，患侧肺静脉血不能充分动脉化，$V/Q<0.8$，出现静脉血掺杂，$PaO_2$ 降低、$PaCO_2$ 升高；健侧肺的代偿性呼吸运动则增强，肺泡通气量增加，$V/Q>0.8$，肺泡气不能被充分利用而出现无效腔样通气。两部分混合而成的动脉血 $PaO_2$ 降低，$PaCO_2$ 则视健侧肺代偿情况可正常、升高或降低从而导致 I 型或 II 型呼吸衰竭。两型呼吸衰竭由于均有低氧血症，因此均可引起代谢性酸中毒，II 型呼吸衰竭象因低氧血症和高碳酸血症并存，因此可出现代谢性酸中毒和呼吸性酸中毒。如果代偿性呼吸加强，则可有代谢性酸中毒合并呼吸性碱中毒。由于呼吸运动代偿性增强，静脉回流增加，心排血量增加。同时一定程度的 $PaO_2$ 降低和 $PaCO_2$ 升高可兴奋心血管运动中枢，使心率加快、心肌收缩力增强、外周血管收缩，因而血压升高。但严重缺氧和 $CO_2$ 潴留可直接抑制心血管中枢和心脏活动，扩张血管，导致血压下降、心肌收缩力下降、心率失常等。

本实验通过复制家兔急性张力性气胸模型，观察实验动物胸膜腔内压力的变化，借此考察实验性气胸对家兔呼吸、循环功能及酸碱平衡的影响。

【实验材料】

以下括号中的数字为每组同学的预备数量。

1. 实验动物　新西兰家兔（1），雌雄不拘，体重 1.8-2.5Kg。

2. 药品与溶液　20%乌拉坦（15ml），肝素生理盐水（20ml），生理盐水（100ml）。

3. 仪器与器械

（1）常规手术器械：固定用绳带（5），500ml 烧杯（1），备皮用小塑料袋（1），止血钳（4），手术剪（3），手术镊（1），玻璃分针（1），1ml、20ml、50ml 注射器各 1，小软木塞（2）。

（2）插管用器械：气管插管（1），呼吸传感器（1），生物信号采集处理仪（1），AVL 血气分析仪（1）。

（3）气胸用器械：水检压计（1），动脉导管（接三通开关）（1）。

【步骤与方法】

实验步骤可分为以下六步：

（1）分组：实验分组，数据共享。每个实验班分成五组，每一组负责 1 只家兔的实验。

（2）完成前期工作：①家兔的捉拿、称重、麻醉、固定。称重后，按 5ml/kg 从耳缘静脉缓慢推注 20%乌拉坦，全身麻醉后，将家兔仰卧固定在兔台上。②气管插管、颈总动脉插管。常规气管分离方法分离暴露气管，在气管甲状软骨下 0.5～1cm 处做倒“T”形切口，将“┨”形气管插管插入，插管的一端通气口与呼吸传感器相连并输入生物信号采集处理仪记录呼吸波，观察动物一般状态、口唇颜色及呼吸运动情况；分离暴露左颈总动脉，结扎远心端，用动脉夹夹闭近心端。在靠近远心端结扎处剪口，插管后将动脉与插管结扎固定，描记血压与心率。

（3）取血测血气指标：用 1ml 注射器吸取少量肝素生理盐水溶液，将管壁湿润后推出，使注射器无效腔和针头内充满肝素。打开动脉导管三通开关，松开动脉夹，弃去最先流出的几滴血液，迅速取下注射器针头将注射器插入三通口取血 1ml（勿进入气泡）。关闭三通开关后，拔出注射器并立即套上针头，将针头插入软木塞隔绝空气，以中指轻弹注射器管壁 10～20s，使血液与肝素充分混合。

（4）记录对照数据：记录气胸前的各个数据，包括胸膜腔内压、心率、血压、呼吸频率、节律和幅度、动脉氧分压（$PaO_2$）、动脉二氧化碳分压（$PaCO_2$）、pH、SB、AB、BB 及 BE。

（5）复制气胸：将与水压计相连的粗注射针头在家兔右胸第 4 或第 5 肋间锁骨中线处，沿肋骨上缘垂直插入胸腔，当看到水检压计 U 形管内红色水柱上下波动时，说明针头已进入胸膜腔内，应停止进针。观察记录胸膜腔内压（此时水检压计的“0”刻度应与家兔胸腔在同一水平）。打开三通开关，使胸膜腔与大气相通而形成气胸，记录心率、血压、呼吸波和胸腔内压，待兔唇发绀后取血测血气并记录各指标值。

（6）气胸的治疗：用注射器与三通连接，抽出胸腔内气体，尽量使胸腔内压恢复接近正常。5min 后取血测血气指标，记录心率、血压，并采集治疗后的呼吸波。

【结果记录方法】

各组分别绘制三线表，填写实验数据（表 3-17-5）。

表 3-17-5 实验性气胸对呼吸、循环和酸碱平衡的影响实验结果

| | 胸膜腔内压 | 心率 | 血压 | 呼吸频率 | 呼吸幅度 | $PaO_2$ | $PaCO_2$ | pH | AB | SB | BB | BE |
|---|---|---|---|---|---|---|---|---|---|---|---|---|
| 对照 | | | | | | | | | | | | |
| 气胸 | | | | | | | | | | | | |
| 治疗 | | | | | | | | | | | | |

【讨论内容】

（1）胸膜腔为何要维持负压？本实验中，胸膜腔穿刺成功的标志是什么？

（2）实验动物发生张力性气胸后会出现哪些代偿活动与酸碱失衡？

（3）实验动物出现各型酸碱中毒时其呼吸节律和幅度有何变化？其通气障碍属哪种类型，血气指标会发生何种变化？

【注意事项】

（1）注意把握穿刺力度与程度，准确刺入胸膜腔，不宜过猛过深，注意观察水检压计U形管液面波动情况。

（2）严格取血步骤，以准确测定血气指标。

（王 仁）

## 第六节 实验性急性心力衰竭及其抢救

【实验目的】

（1）了解实验性急性右心衰竭动物模型的复制方法。

（2）观察急性右心衰竭时血流动力学的主要变化。

（3）初步分析讨论急性右心衰竭的病因和发病机制。

【实验原理】

心力衰竭指在各种致病因素的作用下，心脏的收缩和（或）舒张功能发生障碍，使心排血量绝对或相对下降，以致不能满足机体代谢需要的病理生理过程。导致心力衰竭的基本病因为原发性心肌舒缩功能障碍和心脏负荷（包括前负荷和后负荷）过度。前负荷指心脏舒张时所承受的容量负荷，后负荷指心脏收缩时所承受的压力负荷。

通过静脉注射油酸，可增加肺动脉压，导致右心室后负荷增加，大量快速注射静脉输液可增加右心室的前负荷。当右心室前后负荷的快速增加超过右心室的代偿能力时，则可发生急性右心功能衰竭。

强心苷类药物可抑制 $Na^+$, $K^+$-ATP 酶，加强心肌收缩能力，增加心脏做功和每搏输出量。毒毛花苷 K 静脉注射 5～10min 后开始起效，常用于治疗急性心力衰竭。速效利尿药可减少血容量，降低右心后负荷。而扩血管药物硝普钠可降低中心静脉压，也可用于治疗心力衰竭。

【实验材料】

1. 实验动物 家兔。

2. 实验药品 20%氨基甲酸乙酯（乌拉坦）溶液，1%普鲁卡因，1%肝素生理盐水溶液，油酸，生理盐水，10mg/ml 呋塞米，0.25mg/ml 毒毛花苷 K 注射液，100mg/ml 硝普钠。

3. 仪器与器械　兔台，婴儿秤，MedLab 生物信号处理系统，压力换能器 2 套，张力换能器 1 套，三通管，哺乳动物实验手术器械 1 套，静脉输液装置 1 套，注射器（1ml、5ml、10ml、30ml），丝线，纱布，棉球，听诊器。

**【步骤与方法】**

1. 右侧颈外静脉和左侧颈总动脉分离及血管插管术

（1）家兔称重后，腹腔注射 20%氨基甲酸乙酯（5ml/kg）麻醉，然后仰卧固定于兔台，颈部剪毛备皮。

（2）颈部正中皮下注射 1%普鲁卡因局部麻醉，在甲状软骨与胸骨切迹之间做正中切口，逐层分离颈部组织，游离右侧颈外静脉和左侧颈总动脉。

（3）由耳缘静脉注入 1%肝素（1ml/kg）抗凝。

（4）进行右侧颈外静脉和左侧颈总动脉插管。其中右侧颈外静脉插管通过三通开关压力换能器（测中心静脉压）和静脉输液装置，左侧颈总动脉插管通过三通开关连接压力换能器测定动脉血压。

（5）以弯针在动物腹部呼吸最明显处穿线，固定于张力换能器上，调整其松紧程度以描记呼吸曲线。

2. 复制急性右心衰竭模型

（1）手术操作完成后，待动物安静稳定 5min，用 MedLab 生物信号处理系统测量各项正常指标（对照值），记录如呼吸频率、呼吸深度、心率、动脉血压（收缩压和舒张压）和中心静脉压（CVP）的变化，并监听心音、呼吸音的变化。

（2）肝-中心静脉压反流试验：以压迫右上腹（右肋弓下）3s，中心静脉压上升的厘米水柱数表示。

（3）用 1ml 注射器从耳缘静脉注入油酸（0.8ml/kg），注入结束后测各项指标一次。

（4）注射油酸后观察 5min，再测量各项指标一次。

（5）以约每分钟 5ml/kg（或 60～80 滴/分钟）的速度输入生理盐水，输液量每增加 25ml/kg（约 5min）即测各项指标一次，直至血压下降，并记录肺水泡音出现的时间。

3. 急性右心衰竭模型的治疗

（1）耳缘静脉注射呋塞米，剂量 0.4ml/kg，记录给药后各项指标。

（2）耳缘静脉注射 0.25mg/ml 毒毛花苷 K 注射液，剂量 0.1ml/kg，记录给药后各项指标。

（3）耳缘静脉注射 100mg/ml 硝普钠，剂量 1ml/kg，记录给药后各项指标。

（4）实验结束后处死动物，挤压胸壁，观察气管有无分泌物溢出。剖开胸、腹腔（注意不要损伤器官和大血管），观察有无胸水、腹水；取下心、肺标本，观察肺脏外观和切面变化，以及心脏各腔室的体积；观察肠系膜血管的充盈情况，肠壁有无水肿；取下肝脏，观察肝脏外表和切面变化，最后剪破腔静脉，让血液流出，注意此时肝脏和心脏的体积变化。

**【结果记录方法】**

剪辑打印描记曲线，做好实验处理和图示说明。将实验结果填入表 3-17-6。

表 3-17-6　实验性急性右心衰竭及其抢救实验结果

| | 收缩压（mmHg） | 舒张压（mmHg） | 中心静脉压（$cmH_2O$） | 心率（次/分） | 呼吸（次/分） |
|---|---|---|---|---|---|
| 实验前对照 | | | | | |
| 油酸 | | | | | |
| 生理盐水 | | | | | |
| 呋塞米 | | | | | |
| 毒毛花苷 K | | | | | |
| 硝普钠 | | | | | |

**【讨论内容】**

（1）心力衰竭的定义及其发生的病理生理基础。

（2）油酸引起右心衰竭的机制。

（3）解释实验中各项指标的变化原因及其机制。

**【注意事项】**

（1）耳缘静脉注入油酸时，注入速度不宜太快，也不宜太慢，要随时观察各项指标的变化，当其中有一项发生急剧变化时，应减慢注射速度。

（2）若输液量已超过 200ml/kg，而动物各项指标变化仍不显著，可再补充注入油酸直至动物死亡。

（3）手术中应尽量避免出血。

（4）压力传感器和插管应充满生理盐水，排除气泡，否则影响实验结果。

（5）如动物因手术切口疼痛而挣扎时，可滴加少量普鲁卡因维持局部麻醉效果。

（6）注意保持压力换能器和心脏处于同一平面。

（韦　星）

# 第七节　急性乙醇中毒及其抢救

**【实验目的】**

（1）学习基础知识：通过听课，学习系列基础知识，包括乙醇损伤中枢神经系统的机制、临床常用的生命体征、部分药物抢救乙醇中毒的机制、实验结果的记录方法等。

（2）强化操作技能：通过实验，强化系列操作技能，包括家兔的捉拿、称重、麻醉、固定、静脉穿刺和用药、灌胃、气管插管、颈总动脉插管、膀胱插管、生物信号采集处理系统的应用、生命体征的检测等。

（3）培养创新意识：通过自主改良实验、自主探讨问题，初步培养创新意识。

**【实验原理】**

（1）乙醇可损伤中枢神经系统，其机制为：乙醇为脂溶性液体，可迅速透过神经细胞膜，影响某些酶的功能。剂量较小时，大脑皮质即明显受抑制，机体因大脑皮质对低位中枢的抑制作用减弱而兴奋。随着剂量的增加，延髓、脊髓也明显受抑制，血管运动中枢受抑制时血管扩张。如呼吸中枢和心血管运动中枢严重受抑制，则机体可因呼吸、循环功能衰竭而死亡。本实验将通过乙醇灌胃，来制备急性乙醇中毒家兔模型。

（2）危重患者需密切监测生命体征。生命体征是标志生命活动存在与质量的重要体征，临床常用的生命体征有七类：①体温，包括口温、腋温、肛温；②呼吸，包括频率、幅度、节律；③脉搏，包括频率、强弱、节律；④血压，包括收缩压、舒张压、脉压；⑤神志，也就是意识清醒或障碍的程度；⑥瞳孔，包括瞳孔直径、瞳孔直接对光反射、瞳孔间接对光反射；⑦尿量，其中24h尿量常用于检查危重患者和肾脏疾病患者。本实验将检测乙醇中毒家兔的部分生命体征。

（3）纳洛酮、维生素C和果糖常用于抢救乙醇中毒，其机制为：①纳洛酮：为阿片受体拮抗剂，可拮抗μ、κ、δ等各型阿片受体，作用强度为μ>κ>δ。②维生素C：为营养物质和抗氧化剂，有利于修补组织、新陈代谢和清除自由基。③果糖：为营养物质，可保肝护肝、维持正常血糖水平。本实验将使用纳洛酮、维生素C和果糖，来抢救急性乙醇中毒的家兔。

**【实验材料】**

以下括号中的数字为每组同学的预备数量。

1. 实验动物　新西兰家兔（1）。

2. 药品与溶液　20%乌拉坦（15ml），肝素生理盐水（20ml），生理盐水（100ml），56°白酒（30ml），0.04%纳洛酮注射液（0.4mg/（1ml·支）×1支），40%维生素C注射液（1g/（2.5ml·支）×1支），10%果糖注射液（25g/（250ml·瓶）×1瓶）。

3. 仪器与器械

（1）灌胃用器械：尺（1），开口器（1），灌胃导管（1），50ml注射器（1）。

（2）常规手术器械：20ml注射器（1），7号针头（1），固定用绳带（5），500ml烧杯（1），备皮用小塑料袋（1），止血钳（4），手术剪（3），手术镊（1），玻璃分针（1）。

（3）插管用器械：气管插管（1），结扎线（1），动脉夹（1），动脉插管（1），膀胱插管（1），培养皿（1）。

（4）输液用器械：输液架（1），开口瓶（1），输液管（1），输液针头（1）。

（5）其他器械与仪器：手电筒（1），BL-420系统（1）。

**【步骤与方法】**

实验步骤可分为以下七步：

（1）分组：实验分组，数据共享。每个实验班分成四组，其中，第一组为生理盐水组，第二组为纳洛酮组，第三组为维生素C组，第四组为果糖组，每一组负责1只家兔的实验。

（2）完成前期工作：①家兔的捉拿、称重、麻醉、固定。②建输液通道，滴注生理盐水。③做气管插管、颈总动脉插管，连接BL-420系统，调试好硬件和软件。④在做气管插管、动脉插管的同时，做膀胱插管。注意事项①吸取麻醉剂之前，以及以后每次吸取液体之前，需要清洗注射器和针头，以防交叉污染。②麻醉时，建议使用输液针头来穿刺耳缘静脉，以免输液时再次穿刺耳缘静脉。③动脉插管在使用前，需要充满肝素生理盐水，不能留有气泡，否则血压监测不准。④在使用BL-420系统监测血压之前，先不要打开动脉夹和三通管，调零之后，才能打开动脉夹和三通管；也就是说，输入血压为零时，监测值必须调定为零。⑤做膀胱插管时，不能结扎两侧输尿管，否则无法监测尿量。

（3）记录对照数据：记录中毒前的各个数据，包括呼吸频率、呼吸幅度、颈总动脉脉搏次数、血压、10min尿量滴数、瞳孔直径、瞳孔直接对光反射、瞳孔间接对光反射。注意事项：①使用手电筒监测瞳孔对光反射时，强调光源照射瞳孔的突然性，并且同时观察瞳孔。②反射灵敏性依次为灵敏、较灵敏、较迟钝、迟钝、消失，请选择相应的术语来记录结果。③检查及其结果必须反映左右两眼的情况。

（4）制备中毒模型：手持开口器的一端，另一端从家兔嘴唇的一侧横插到另一侧，开口器旋转 90°，撬开嘴唇并压下舌部，一手固定开口器，另一手手持灌胃导管，经过开口器的小孔，插入家兔的消化道。灌胃时，注意 5 点①向后插入，因为消化道在呼吸道的后方。②缓慢插入，防止损伤消化道。③插入深度为 15cm，可以插到贲门位置。在灌胃前，一定要用尺测量并标记灌胃导管，以确保插入深度为 15cm。④试探性注射生理盐水，也就是说，先注射少量生理盐水，观察家兔有没有呛咳反应。如果有呛咳反应，提示灌胃导管插在呼吸道内，需要缓慢退出导管，重复上述操作。如果没有呛咳反应，提示灌胃导管插在消化道内，这时可以使用白酒灌胃。⑤使用 56°白酒灌胃，剂量为 10ml/kg 体重，灌胃后，先退导管，后退开口器。

（5）记录中毒数据：白酒灌胃后，每隔 10min 记录一次数据，直到生命体征出现显著差异为止，记录本次数据。

（6）抢救中毒：第一组（生理盐水组）静脉注射生理盐水作对照，剂量为 2.5ml/kg；第二组（纳洛酮组）静脉注射 0.04%纳洛酮 0.1ml/kg + 生理盐水 2.4ml/kg；第三组（维生素 C 组）静脉注射 40%维生素 C 0.2ml/kg + 生理盐水 2.3ml/kg；第四组（果糖组）静脉注射 10%果糖 0.2ml/kg + 生理盐水 2.3ml/kg。

（7）记录抢救后数据：静脉用药抢救后，每隔 10min 记录一次数据，直到生命体征出现明显好转为止，记录本次数据。

**【结果记录方法】**

各组分别绘制三线表（表 3-17-7），填写最佳时间的数据。实验分组，数据共享，实验报告的写作人需要记录四组的实验结果。

**表 3-17-7　XXX 抢救乙醇中毒实验结果**

| | 呼吸频率 次/分 | 呼吸幅度 g | 脉搏 次/分 | 血压 mmHg | 尿量 d/10m | 瞳孔直径 mm | 瞳孔直接对光反射 | 瞳孔间接对光反射 |
|---|---|---|---|---|---|---|---|---|
| 对照 | | | | | | | | |
| 中毒 | | | | | | | | |
| 抢救 | | | | | | | | |

**【讨论内容】**

（1）乙醇损伤中枢神经系统的机制？

（2）纳洛酮、维生素 C、果糖抢救乙醇中毒的机制？

（3）实验所见的抢救效果怎样？临床上还需要增添哪些抢救措施？

（4）怎样改良实验？

**【注意事项】**

（1）实验操作步骤应遵照先后顺序逐次完成，药物救治须在动物出现明显中毒表现后实施。

（2）实验结果记录应根据实验动物分组分别记录，汇总各组实验结果。

（3）实验结论应包括中毒结论、抢救结论及其他重要结论。

（谭健苗）

## 第八节　劣质油品及胃肠功能调节药物对动物肠管活动的影响

**【实验目的】**

观察劣质油对肠蠕动的影响。

**【实验原理】**

劣质油主要指餐厨垃圾中的废弃油脂及煎炸后的回锅油经回收后重新利用的油脂，又称为地沟油。这些油脂的酸价、过氧化值、重金属含量和油脂的变构分解产物等都显著超过了食用油的国家卫生标准，所以摄食会损害人体的健康。中国目前每年消耗的食用油中，约有 10% 可能来源于废弃食用油脂。食用地沟油不仅影响人体的胃肠道消化功能，使人产生腹痛、腹泻等症状，长期食用还可能致癌。本研究以胃肠道推进运动实验法，观察地沟油对肠道蠕动及药物效应的影响。

**【实验材料】**

1. 实验动物　昆明种小鼠 7 只，体重 18～24g。

2. 试剂、药品与溶液　地沟油、正品食用油、生理盐水、0.2%硫酸阿托品溶液、0.01%硫酸新斯的明溶液，以上油及药物每 100ml 中加墨汁 2ml；苦味酸。

3. 仪器与器械　电子秤、小鼠笼、1ml 注射器，小鼠灌胃针，手术剪，眼科镊，尺子，搪瓷盘。

**【步骤与方法】**

1. 前期准备　禁食 12～24h，称重，编号。

2. 给药及测量

（1）地沟油和食用油对小鼠小肠推进的影响：取小鼠 5 只，分别给予含墨汁的蒸馏水、食用油和地沟油、0.01%硫酸新斯的明溶液灌胃、0.2%硫酸阿托品溶液，给药体积为 0.20ml/l0g 体重。50min 后将小鼠颈椎脱位处死，迅速破开腹腔，找到胃幽门和回盲部，先观察肠蠕动情况 3min，然后将小肠从幽门至回盲部全段剪下，分离肠系膜，小心置于湿润的搪瓷盘内，轻轻将肠管拉成直线，先测小肠的全长，再测肠内墨汁向前移动的最远距离。将墨汁在小肠中的移行距离与小肠全长的百分比乘以 100%作为小肠推进百分率，来评价小肠的推进速度。

（2）地沟油对药物调节小鼠小肠推进的影响：取小鼠 5 只，每只小鼠分别给予灌胃蒸馏水、食用油和地沟油（0.20ml/10g 体重），10min 后，按剂量 0.2ml/10g 再分别给小鼠灌胃 0.01%硫酸新斯的明溶液和 0.2%硫酸阿托品溶液。40min 后处死小鼠，测量小肠的全长，及肠内墨汁的移行距离。评价小肠推进速度。

注意事项：各鼠的灌药与处死间隔时间须一致；肠管处于自然伸展状态时测量肠管长度，不能过度牵拉肠管；墨汁可有中断现象，以最远处的墨汁为准。

3. 计算　小肠推进百分率（墨汁移动距离的百分率）= 墨汁移动距离/小肠全长×100%

**【结果记录方法】**

结果记录方法见表 3-17-8，表 3-17-9。

表 3-17-8　地沟油对小鼠小肠推进的影响（x ± SD）

| 鼠号 | 体重（g） | 所给药物 | 给药量（ml） | 小肠全长（cm） | 墨汁移动距离（cm） | 墨汁移动距离的百分率 |
|---|---|---|---|---|---|---|
| 1 | | 蒸馏水 | | | | |
| 2 | | 食用油 | | | | |
| 3 | | 地沟油 | | | | |
| 4 | | 0.01%硫酸新斯的明 | | | | |
| 5 | | 0.2%硫酸阿托品 | | | | |
| 6 | | 生理盐水 | | | | |

表 3-17-9　地沟油对药物作用的影响

| 鼠号 | 体重（g） | 所给药物 | 给药量（ml） | 小肠全长（cm） | 墨汁移动距离（cm） | 墨汁移动距离的百分率 |
|---|---|---|---|---|---|---|
| 1 | | 蒸馏水 | | | | |
| 2 | | 地沟油 | | | | |
| 3 | | 食用油 | | | | |
| 4 | | 蒸馏水+0.01%硫酸新斯的明 | | | | |
| 5 | | 蒸馏水+0.2%硫酸阿托品 | | | | |
| 6 | | 地沟油+0.01%硫酸新斯的明 | | | | |
| 7 | | 地沟油+0.2%硫酸阿托品 | | | | |
| 8 | | 食用油+0.01%硫酸新斯的明 | | | | |
| 9 | | 食用油+0.2%硫酸阿托品 | | | | |

**【讨论内容】**

地沟油各项卫生指标不达标，长期食用对人体健康危害大。地沟油中可能有超标指标，如酸价、过氧化值、残留的溶剂、重金属、黄曲霉毒素和苯并芘等。各种超标毒物对人体的系统、器官产生慢性毒害作用，其中肝脏和肾脏是最直接的标靶。本研究应用小鼠灌胃模型，观察地沟油对肠道蠕动及肠蠕动调节药物效应的影响。超标的酸价、过氧化值、重金属可能损害消化系统功能。

**【思考题】**

（1）如何鉴别、检测地沟油？其对人体健康的主要危害？

（2）食用油、地沟油对小肠蠕动是否有影响？为什么？

（赵战芝）

# 第十八章　探索性实验

## 第一节　血管活性药物对家兔感染性休克的抗休克效果比较

**【实验目的】**

（1）观察感染性休克时家兔的一般表现和微循环变化。

（2）观察不同血管活性物质对休克的治疗效果并进行比较。

（3）探讨感染性休克的发病机制及抢救原则。

**【实验原理】**

（1）感染性休克是各种致病因子作用于机体引起的急性循环障碍，全身组织微循环灌流量严重不足，以致细胞损伤，各重要生命功能发生严重障碍的全身性病理过程。

（2）休克是一个严重的动态的病理过程，应根据病情变化制订相应治疗方案。首先，要补充血容量，恢复足够的循环血量；其次，应用抗菌药物，处理原发感染灶，控制感染；再次，通过加入碳酸氢钠溶液纠正酸中毒；最后，应用血管活性药物，血管活性药物包括血管扩张药和血管收缩药。常用的血管扩张药物有酚妥拉明和山莨菪碱。酚妥拉明为α受体阻滞剂，可解除内源性去甲肾上腺素所引起的微血管痉挛和微循环淤滞，并增强左室收缩力，从而使心排血量增加，改善休克状态。山莨菪碱是 M 受体阻断剂，可引起外周血管舒张，阻力降低，改善侧支循环。缩血管药物仅是提高血液灌注压，而血管管径却缩小，影响组织的灌注量，故从休克的病理生理机制而言，缩血管药物的应用是弊多利少，应严格掌握指征。在下列情况下可考虑应用：血压骤降，血容量一时未能补足，可短时期应用小剂量以提高血压、加强心肌收缩、保证心脑血供。常用的缩血管药物有多巴胺。多巴胺能作用于α受体和多巴胺受体，通过血管收缩，增加收缩压。另外，多巴胺能舒张肾血管，使肾血流增加，也可激动心脏 β 受体，使收缩性增强，心排血量增加，故多巴胺对于伴有心脏收缩性减弱及尿量减少的休克效果较好。异丙肾上腺素可激动 $\beta_1$ 受体，使心肌收缩力增强，心排血量增加同时激动 $\beta_2$ 受体，降低动脉阻力，因而具有良好的抗休克作用。

（3）本实验拟用结扎肠系膜上动脉的方法来复制感染性休克模型。结扎肠系膜上动脉使肠系膜上动脉缺乏血液供应，造成肠系膜上动脉区域的血管内皮细胞损伤，引起大量大肠杆菌入血，导致感染性休克。

**【实验材料】**

以下括号中的数字为每组同学的预备数量。

1. 实验动物　新西兰家兔（1）。

2. 药品与溶液　20%乌拉坦（15ml），肝素生理盐水（20ml），新鲜培养的大肠杆菌，生理盐水（50ml），低分子右旋糖酐（50ml），2%碳酸氢钠溶液（30ml），0.008%去甲肾上腺素（25ml），0.01%硫酸异丙肾上腺素（0.3ml），0.008%山莨菪碱（25ml），2.5%酚妥拉明（0.6ml），0.01%多巴胺（0.3ml）。

3. 仪器与器械

（1）常规手术器械：20ml 注射器（1），5ml 注射器（1），1ml 注射器（1），7 号针头（1），固定用绳带（5），500ml 烧杯（1），备皮用小塑料袋（1），止血钳（4），手术剪（3），手术镊（1），玻璃分针（1）。

（2）插管用器械：气管插管（1），结扎线（1），动脉夹（1），动脉插管（1），培养皿（1），膀胱插管（1）。

（3）其他器械与仪器：微循环观察显微镜（1），水银灯（1），BL-420 系统（1），BI-2000 医学图像分析系统（1）。

**【步骤与方法】**

实验步骤可分为以下几步：

（1）分组：实验分组，数据共享。每个实验班分成四组，其中，第一组为早期补液及扩血管组，第二组为早期补液及缩血管组，第三组为中期补液及血管活性药组（扩血管及缩血管药），第四组为晚期补液及血管活性药组（扩血管及缩血管药），每一组负责 1 只家兔的实验。

（2）完成前期工作：①家兔的捉拿、称重、麻醉、固定。②做气管插管、颈总动脉插管，连接 BL-420 系统，调试好硬件和软件。③在做气管插管、动脉插管的同时，做膀胱插管。注意事项①吸取麻醉剂之前，以及以后每次吸取液体之前，需要清洗注射器和针头，以防交叉污染。②动脉插管在使用前，需要充满肝素生理盐水，不能留有气泡，否则血压监测不准。③在使用 BL-420 系统监测血压之前，先不要打开动脉夹和三通管，调零之后，才能打开动脉夹和三通管；也就是说，输入血压为零时，监测值必须调定为零。④做膀胱插管时，不能结扎两侧输尿管，否则无法监测尿量。

（3）家兔肠系膜微循环活体镜检直接观察：剪去腹部被毛，在左腹直肌旁边做 6cm 纵形切口，钝性分离肌肉，打开腹腔后，将卵圆孔外科肠钳伸入左下膜侧，钳出小肠袢平铺并固定，于恒温微循环灌流盒内以 38℃台氏液恒温灌流，用显微镜观察家兔小肠系膜微循环变化。首先在镜下根据管径粗细和血流方向区别微动脉与微静脉，静脉内血液呈暗红色。然后，连续观察毛细血管血流速度、血流量及血管内径改变。最后用微循环图像处理系统进行各项指标的定量计算。

（4）模型复制：结扎肠系膜上动脉，1h 后去结扎，30～60min 可观察到异常的出现。重点观察微循环的改善情况，如毛细血管网，血液流速、血管数目及毛细血管管径。

（5）观察：家兔正常血压为 105mmHg（14kPa）左右，血压降到 30 mmHg 时，相当于中度休克。当血压降到 30 mmHg 时，开始治疗性抢救，结果表 3-18-1。

**表 3-18-1　感染性休克的实验结果**

| 项目状态 | 正常 | 注射细菌后 | | | | | 补液 | 多巴胺 | 酚妥拉明 |
|---|---|---|---|---|---|---|---|---|---|
| | | 30min | 60min | 75min | 90min | 120min | | | |
| 血压 | | | | | | | | | |
| 呼吸 | | | | | | | | | |
| 微循环 | | | | | | | | | |

（6）治疗性抢救：治疗性抢救分组如步骤（1）所述。

1）补液：早期从静脉 90 滴/分快速滴入 5%生理盐水 50ml；中晚期从静脉 60 滴/分慢速滴入低分子右旋糖酐 50ml。

2）纠正酸中毒：中期从静脉 20～30 滴/分慢速滴入 2%碳酸氢钠溶液（10ml/kg）。

3）当血压降到 30 mmHg 并维持 20min 左右后，静脉给予 0.01%硫酸异丙肾上腺素 0.1ml/kg，观察各项指标的变化。

4）扩血管：从静脉给山莨菪碱：2mg 溶于 25ml 生理盐水中，静脉滴注（30min 输完），或静脉注射 2.5%酚妥拉明 0.2ml/kg，观察各项指标的变化。

5）晚期从静脉 60 滴/分慢速滴入低分子右旋糖酐 50ml。

6）缩血管：从静脉给去甲肾上腺素，2mg 溶于 25ml 生理盐水中，静脉滴注（30min 输完），或静脉注射 0.01%多巴胺 0.1ml/kg；也可以静脉注射 0.001%异丙肾上腺素 1ml。观察各项指标的变化。

（7）记录动物感染性休克的各项指标。

1）实验动物的一般情况、皮肤黏膜、球结膜血管口径及血流。

2）血压和呼吸。

3）比较感染性休克前后实验动物的血压和组织微循环血流的变化，记录平均动脉压、收缩压、舒张压，观察时间为 30～40min。

4）感染性休克家兔活体小肠系膜微循环图像处理观察：感染性休克后，毛细血管内径在 10min 后开始缩小，30min 后缩小至最小。当平均动脉压为（45+2）mmHg 后，毛细血管的血流速度和血流量随时间逐渐下降，60min 后部分微血管内可见白细胞附壁翻滚。

**【注意事项】**

（1）手术中应尽量避免疼痛，防止失血。

（2）在实验中应注意保持微循环观察区的温度及湿度，防止血流因环境原因而停止。

**【讨论内容】**

（1）休克各期微循环改变的机制是什么？

（2）选择血管活性药物改善休克的病理生理学依据是什么？

（3）除了本实验中的救治手段，对于感染性休克还有哪些救治方法？其病理生理学依据是什么？

**大肠杆菌活菌及粗制内毒素的制备**

将分离的大肠杆菌接种于 50ml 肉汤培养基中，在 37℃温箱中培养 24h 后，取肉汤培养液 5ml 加入到放有牛肉汽固体培养基的柯氏皿中，在 37℃温箱中培养 24h 后，培养基表面就长出一层厚厚的菌苔，用 5ml 无菌盐水加入柯氏皿中，反复摇晃，洗下细菌。收集含菌的盐水，摇匀后用硫酸钡标准比浊得出菌液浓度，调节菌液浓度至每毫升含 102 亿菌数，即获得活菌菌液。

粗制内毒素制备是将活菌灭活。具体方法是：将培养出的活菌菌液，在 30 磅高压下灭菌 30min，再置于一–20℃低温冰箱过夜使之冻融，以后又反复灭菌又冻融共三次，即制成内毒素混悬液，放 4℃冰箱保存。

（曾勇智）

## 第二节　抗凝药物对弥散性血管内凝血的抗凝作用及其机制

【实验目的】

（1）通过制备 DIC 家兔模型，掌握 DIC 的发病机制。

（2）通过检测 DIC 家兔的部分体征和实验室检查结果，了解 DIC 状态下机体的部分临床表现及其变化机制。

（3）通过救治 DIC 家兔，分析各种抗凝药物的作用及其机制，熟悉 DIC 的部分防治原则。

【实验原理】

由于某些致病因子的作用，凝血因子和血小板被激活，大量促凝物质入血，使凝血酶增加，进而微循环中形成广泛的微血栓。大量微血栓的形成，消耗了大量的凝血因子和血小板，同时引起继发性纤维蛋白溶解功能增强，导致出血、休克、器官功能障碍、溶血性贫血等四大类临床表现。上述病理生理过程和临床综合征被称为急性弥散性血管内凝血（DIC）。

DIC 的病因有许多种，本实验采用注射兔脑粉悬液来复制家兔 DIC 模型，兔脑悬液富含组织因子，经静脉注入后启动外源性凝血途径，从而导致 DIC 的发生。通过使用不同抗凝药物，观察呼吸频率、发绀程度、凝血时间，以及各项微循环指标，比较其疗效，分析它们在 DIC 治疗中的作用及其机制。

【实验材料】

1. 实验动物　新西兰家兔（1）。

2. 药品与溶液　20%乌拉坦溶液（15ml），蒸馏水，生理盐水（5ml），兔脑组织干粉溶液（2ml），低分子量肝素钠溶液（2ml），复方丹参溶液（2ml），阿司匹林溶液（2ml），双嘧达莫溶液（2ml）。

3. 仪器与器械

（1）常规手术器械：20ml 注射器（1），7 号针头（1），固定用绳带（5），500ml 烧杯（1），备皮用小塑料袋（1），止血钳（4），手术剪（3），手术镊（1），玻璃分针（1）。

（2）插管用器械：气管插管（1），结扎线（1），动脉夹（1），动脉插管（1），培养皿（1）。

（3）其他器械与仪器：BL-420 系统（1），微循环观察系统（1），恒温箱（1），秒表（1），标记笔（1），采血用硅化试管（2），1ml 注射器（1），5ml 注射器（2），吸管（2），玻片（2），大头针（2）。

【步骤与方法】

实验分组，数据共享。五组家兔分别为：第 1 组开展肝素抗凝实验；第 2 组开展复方丹参抗凝实验；第 3 组开展阿司匹林抗凝实验；第 4 组开展双嘧达莫抗凝实验；第 5 组开展生理盐水对照实验。各家兔的实验操作过程可分为以下三大步骤：①前期准备；②注射抗凝药物之前检测各项指标；③注射抗凝药物之后检测各项指标。各大步骤的具体步骤、方法和注意事项详见下述。

1. 前期准备　各组需完成颈部手术、腹部手术和仪器准备的前期工作。

（1）颈部手术：捉拿家兔，称重，静脉注射 20%乌拉坦溶液（5ml/kg）进行麻醉，固定于手术台，颈部备皮，实施一侧颈总动脉插管术（采血备用）。

（2）腹部手术和仪器准备：家兔腹部备皮，做腹部正中切口或旁正中切口，逐层切开，打开腹腔。预备微循环观察系统的恒温灌流盒，盒内充满生理盐水，开启电源升温至体温。松懈家兔四肢的固定带，将家兔侧翻，拉出一段小肠，将透明的肠系膜置于灌流盒之中，灌流盒加盖固定，置于显微镜的载物台上。开启微循环观察系统特有硬件（主要为集成电路板）的电源，进入该系统特有软件（注：先开硬件后进软件，否则软件内无输入信号）。调试显微镜的焦距，直至软件内的图像清晰易辨。选择视野，以便于测定各项微循环观察指标（注：第一项微循环观察指标测定之后，勿再改变焦距、视野及其他参数，以免影响各项微循环观察指标的前后可比性）。

开启恒温箱电源，升温至 38℃（注：家兔体温的个体差异较大，一般为 38～40℃，故将温度设定在 38℃）。预备干燥、干净的玻片，置于恒温箱内备用（注：该步骤省略也可反映各凝血时间之间的相对差异，但将影响各凝血时间绝对值的准确性）。

（3）复制家兔 DIC 模型：耳缘静脉缓慢注入兔脑粉悬液 2ml，复制 DIC 模型。

2. 注射抗凝药物之前检测各项指标　在注射抗凝药物之前，各组分别检测以下各项指标：

（1）呼吸频率、发绀程度：人工计数呼吸频率。观察家兔嘴唇的颜色，判断有无发绀或发绀程度。

（2）凝血时间：小幅度松懈动脉夹，弃血微量冲洗动脉插管（注：该步骤如省略，所采血液易被插管内遗留的水分或异物所稀释、污染），以干燥、干净的试管采血约 1ml（注：如试管不干燥、不干净，所采血液易被稀释、污染）。1ml 注射器吸生理盐水，冲洗动脉插管（注：该步骤如省略，下次采血时插管易被血凝块堵塞）。持干燥、干净的吸管从试管内采血，滴 1 滴于恒温箱内的玻片之上，立即以秒表计时。持干燥、干净的大头针，在同一方向上拨弄血液一次，每 5 秒钟拨弄一次，直至挑出丝状物（即肉眼可见的血凝块），该时间即为凝血时间。

（3）各种微循环观察指标：在微循环观察系统的特有软件内，记录所选视野内的各种微循环观察指标，如血管计数、血管长度、管袢计数、入口直径、出口直径、流速模拟 1、流速模拟 2、管袢顶宽度、管袢长度、血管交叉数、形态畸形计数、红细胞聚集计数、白细胞数等。

3. 注射抗凝药物之后检测各项指标　各组分别做以下处理：

（1）第 1 组：肝素抗凝实验。2min 内，经静脉缓慢注射 125U/ml 低分子量肝素钠溶液 2ml。注射后 5min，按照前述方法（注：使用干燥、干净的试管、吸管、大头针，以免血液被稀释、污染），检测呼吸频率、发绀程度、凝血时间、各种微循环观察指标。

（2）第 2 组：复方丹参抗凝实验。2min 内，经静脉缓慢注射复方丹参溶液 2ml。注射后 5min，按照前述方法（注：使用干燥、干净的试管、吸管、大头针，以免血液被稀释、污染），检测呼吸频率、发绀程度、凝血时间、各种微循环观察指标。

（3）第 3 组：阿司匹林抗凝实验。2min 内，经静脉缓慢注射阿司匹林溶液 2ml。注射后 5min，按照前述方法（注：需弃血微量冲洗动脉插管），检测呼吸频率、发绀情况、凝血时间、各种微循环观察指标。

（4）第 4 组：双嘧达莫抗凝实验。2min 内，经静脉缓慢注射双嘧达莫溶液 2ml。注射后 5min，按照前述方法（注：需弃血微量冲洗动脉插管），检测呼吸频率、发绀情况、凝血时间、各种微循环观察指标。

（5）第 5 组：生理盐水对照实验。2min 内，经静脉缓慢注射生理盐水 2ml。注射后 5min，按照前述方法（注：需弃血微量冲洗动脉插管），检测呼吸频率、发绀程度、凝血时间、各种微循环观察指标。

【结果记录方法】

结果记录方法见表 3-18-2，表 3-18-3。

表 3-18-2　实验结果一

| 组别 | | 呼吸频率 | 发绀程度 | 凝血时间 |
|---|---|---|---|---|
| 组 1 | 抗凝前 | | | |
| | 抗凝后 | | | |
| 组 2 | 抗凝前 | | | |
| | 抗凝后 | | | |
| 组 3 | 抗凝前 | | | |
| | 抗凝后 | | | |
| 组 4 | 抗凝前 | | | |
| | 抗凝后 | | | |
| 组 5 | 抗凝前 | | | |
| | 抗凝后 | | | |

注：发绀程度的记录方法为无、轻度、中度、重度。

表 3-18-3　实验结果二（微循环观察指标）

| 组别 | | 自选指标 1 | 自选指标 2 | 自选指标 n |
|---|---|---|---|---|
| 组 1 | 抗凝前 | | | |
| | 抗凝后 | | | |
| 组 2 | 抗凝前 | | | |
| | 抗凝后 | | | |
| 组 3 | 抗凝前 | | | |
| | 抗凝后 | | | |
| 组 4 | 抗凝前 | | | |
| | 抗凝后 | | | |
| 组 5 | 抗凝前 | | | |
| | 抗凝后 | | | |

【讨论内容】

各种抗凝药物对弥散性血管内凝血抗凝作用及其机制分析。

（李　洁）

# 第三节　药物对动物学习和记忆的影响

**【实验目的】**

（1）了解 Morris 水迷宫（Morris Water Maze） 实验的检测原理。

（2）学习 Morris 水迷宫实验检测方法及实验结果分析。

（3）观察不同药物对小鼠学习和记忆的影响。

**【实验原理】**

学习是指人和动物从外界环境获取新信息的过程，记忆是指大脑将获取的信息进行编码、存储和提取的过程。学习和记忆是脑的高级功能，是一切认知活动的基础。迄今为止，有关学习记忆的机制仍不十分清楚，但是已有研究表明，突触可塑性是学习和记忆的生理学基础。信息在突触上传递的神经化学分子基础是脑内的神经递质，如多巴胺、5-羟色胺、谷氨酸等。此外，学习和记忆的形成与维持还有赖于脑内新的蛋白质的合成。

对学习与记忆的研究一般以人或动物学习学会的速度或学会后间隔一定时间后的重新操作的成绩或反应速度为评估指标。动物学习与记忆实验方法的核心是条件反射，各种方法均由此衍生而来。常用的方法有跳台法、穿梭法、迷宫法等。

在本实验中我们采用 Morris 水迷宫检测动物的学习和记忆能力，其原理是通过观察并记录动物学会在水池内游泳并找到藏在水下逃避平台所需的时间、采用的策略和它们的游泳轨迹，分析和推断动物的学习和记忆的能力。Morris 水迷宫能比较客观地衡量药物对动物空间学习和记忆能力的改变。

本次实验所采用的药物分别是亚硝酸钠、环己酰亚胺、氢溴酸东莨菪碱。亚硝酸钠可使血液中血红蛋白氧化为高铁血红蛋白至脑组织和神经元缺氧进而导致学习和记忆损伤。环己酰亚胺是蛋白质合成的抑制剂，损伤动物的学习和记忆能力。东莨菪碱可抑制条件反射的形成，造成学习和记忆障碍。

**【实验材料】**

1. 实验动物　成年雄性昆明小鼠，体重 18～25g。
2. 实验溶液　亚硝酸钠溶液，环己酰亚胺溶液，氢溴酸东莨菪碱溶液。
3. 仪器与器械　Morris 水迷宫实验检测系统，注射器，天平。

**【步骤与方法】**

1. 实验动物分组与给药

（1）选择雄性昆明小鼠 12 只，随机分成甲、乙、丙、丁共四组，每组有 3 只小鼠，并称量每只小鼠的体重。

（2）甲组小鼠在 Morris 水迷宫实验的定位航行实验阶段，在每天的训练前 30min 皮下注射亚硝酸钠溶液（6mg/kg）；乙组小鼠在 Morris 水迷宫实验的定位航行实验阶段，在每天的训练结束后立即腹腔注射氢溴酸东莨宕碱溶液（3mg/kg）；丙组在 Morris 水迷宫实验的空间探索实验检测前 30min 腹腔注射环己酰亚胺（60mg/kg）；丁组小鼠为正常对照不做任何处理。

2. Morris 水迷宫检测

（1）开启 Morris 水迷宫检测系统，打开摄像设备，在水池外部和上缘等距离设置东、南、西和北 4 个标记点作为入水点，以这 4 个入水点在水面和水池底部的投影点，将水面和水池均等的分为 4 个象限。按实验要求，任意选择其中一个象限放置平台，水池内水温保持在 23～25℃。

（2）定位航行实验：此训练阶段连续进行 5 天，每天训练 4 次。训练时，将小鼠面向池壁从四个入水点分别放入水池，实验检测系统记录小鼠从找到水下隐蔽平台的潜伏期，作为其学习能力的指标。若小鼠找到平台，则让其在平台上站立 20s。若入水后 60s 小鼠未能找到水下平台，则将其轻轻从水中牵引至平台，并在平台上停留 20s，然后进行下一次训练。每只小鼠从四个入水点分别放入水池为一次训练，两次训练之间间隔 30s。

（3）空间探索实验：最后一次获得性训练结束后的第二天，将平台撤除，开始 60s 的探查检测。即将小鼠由原先平台象限的对侧放入水中，实验检测系统记录小鼠在目标象限（原先放置平台的象限）所花的时间和进入该象限的次数，以此作为空间记忆的检测指标。

（4）分析实验获取的数据，将训练阶段每天每只小鼠的平均潜伏期，以及空间探索阶段每只小鼠在目标象限所花的时间和进入该象限的次数填写在表 3-18-4 中。

【结果记录方法】

**表 3-18-4　小鼠 Morris 水迷宫检测结果**

| 分组 | 小鼠编号 | 平均潜伏期 | 目标象限停留的时间 | 进入目标象限的次数 |
|---|---|---|---|---|
| 甲组 | 1 | | | |
| | 2 | | | |
| | 3 | | | |
| 乙组 | 1 | | | |
| | 2 | | | |
| | 3 | | | |
| 丙组 | 1 | | | |
| | 2 | | | |
| | 3 | | | |
| 丁组 | 1 | | | |
| | 2 | | | |
| | 3 | | | |

【注意事项】

（1）实验室内的环境和实验者的位置都可作为小鼠搜索目标时的参照物。因此，实验室内设备和实验者的位置应相对固定。

（2）水迷宫实验室应当保持安静，光线柔和而均匀。

【讨论内容】

（1）Morris 水迷宫实验检测的是什么类型的学习和记忆？

（2）亚硝酸钠、环已酰亚胺、东莨菪碱对小鼠学习和记忆产生怎样的影响？

（徐　杨）

## 第四节　抗抑郁药对抑郁动物模型的疗效观察

【实验目的】

（1）学习基础知识：掌握抑郁症的主要特征，了解抗抑郁药物的分类及临床应用。

（2）强化操作技能：通过实验，强化大鼠和小鼠系列操作技能。

**【实验原理】**

（1）抑郁症是一种以心境低落为主要特征的情感性精神障碍综合征，其主要临床表现为情绪低落，思维迟钝，言语动作减少，对工作失去兴趣、负罪感及自觉无用，患者常有自杀倾向。

（2）经典的抑郁症动物模型以慢性温和刺激配合孤养来建立，其中包括冷水游泳、照明、震荡、禁食、禁水、夹尾、45°倾斜、束缚等刺激。

（3）大小鼠强迫游泳实验（the forced swimming test，FST）和小鼠悬尾实验（the tail suspension test，TST）是较为常用的两种用来观察建立抑郁症模型后动物的行为，也广泛用于抗抑郁药物的筛选。

（4）抗抑郁药（antidepressive drugs）是指一组主要用来治疗以情绪抑郁为突出症状的精神疾病的精神药物，常见的是单胺氧化酶抑制剂（MAOI）和三环类抗抑郁药（TCA）。

**【实验材料】**

以下括号中的数字为每班同学的预备数量。

1. 实验动物　SD 大鼠（30），昆明种小鼠（30）。

2. 药品与溶液　盐酸氟西汀胶囊，临用时用双蒸水配成 0.18mg/ml 的药液。

3. 仪器与器械　玻璃量筒（1），小鼠自主活动监测仪（1），BL-420 系统生物信号采集处理系统（1）。

**【步骤与方法】**

（1）动物分组及模型制备：分别将 30 只 SD 大鼠和 30 只昆明种小鼠适应性饲养 7 天后，随机分为 3 组，每组 10 只。

（2）正常组大鼠每笼饲养 5 只，自由饮水摄食，不予任何刺激。其他两组（模型组和氟西汀组）单笼饲养，以慢性不可预见性的温和刺激，配合孤养，10 种应激因子按随机方法在 21 天内应用：包括昼夜颠倒、冰水游泳（4℃，5min）、热应激（45℃，5min）、摇晃（速率 5 次/秒，3min）、夹尾（1min）、禁水（24h）、禁食（48h）、倾斜 45°湿笼、陌生异常物品和悬尾等刺激。每日给予 1 种刺激，每种刺激累计使用 2～3 次，同种刺激不能连续出现，使动物不能预知所给予的刺激。第 1 轮刺激结束后给予氟西汀 21 天。

（3）大鼠糖水消耗量实验：在进行糖水消耗实验时所有大鼠均单笼饲养，每只动物加 1%蔗糖溶液 130 ml，同时所有动物进行禁食，计算动物 24h 饮用 1%蔗糖溶液的量（糖水消耗实验反映动物的奖赏程度）。

（4）小鼠自主活动测定：给药结束后，将小鼠放入自动活动测定仪中，适应 3min 后，观察 5min 内活动次数，作为自主活动的指标。

（5）小鼠悬尾实验：给药结束后，将小鼠尾端 2cm 处固定于水平板面上，使其呈倒挂状态，头部离台面 15cm，四周以板隔离动物视线，适应 1min 后，记录小鼠 5min 内的不动时间（不动指标为除呼吸运动外所有的肢体均不动）。

（6）小鼠强迫游泳时间测定：将小鼠置于直径 22cm，缸高 30cm，水深 10cm 的有机玻璃缸内，水温（24.0±1.0）℃，让小鼠游泳 6min，记录 4min 内小鼠不动时间（小鼠在水中停止挣扎，或呈漂浮状态，仅有细小的肢体运动，保持头部浮在水面）。

（7）统计分析，比较正常组，模型组和氟西汀组的三组数据。

**【结果记录方法】**

结果记录方法见表 3-18-5～表 3-18-8。

表 3-18-5　氟西汀对抑郁模型大鼠糖水消耗量的影响

| | 糖水消耗量（mL） |
|---|---|
| 对照组 | |
| 模型组 | |
| 氟西汀组 | |

表 3-18-6　氟西汀对抑郁模型小鼠自主活动的影响

| | 活动次数（次） |
|---|---|
| 对照组 | |
| 模型组 | |
| 氟西汀组 | |

表 3-18-7　氟西汀对抑郁模型小鼠悬尾不动时间的影响

| | 悬尾不动时间（s） |
|---|---|
| 对照组 | |
| 模型组 | |
| 氟西汀组 | |

表 3-18-8　氟西汀对抑郁模型小鼠强迫游泳不动时间的影响

| | 强迫游泳不动时间（s） |
|---|---|
| 对照组 | |
| 模型组 | |
| 氟西汀组 | |

**【讨论内容】**

（1）治疗抑郁症的常见药物有哪些？

（2）自由讨论。

**【注意事项】**

（1）正常组大鼠每笼饲养 5 只，而模型组和氟西汀组要求单笼饲养。

（2）在建立抑郁动物模型过程中每日给予 1 种刺激，每种刺激累计使用 2～3 次，同种刺激不能连续出现，使动物不能预知所给予的刺激。

（3）小鼠自主活动测定时将小鼠放入自动活动测定仪中，要先让小鼠适应再行观察自主活动。

（4）实验过程中动作轻柔，避免被大鼠咬伤。

**抑郁症及其药物治疗**

抑郁症是一种以心境低落为主要特征的情感性精神障碍综合征，其主要临床表现为情绪低落，思维迟钝，言语动作减少，对工作失去兴趣、负罪感及自觉无用，患者常有自杀倾向。当今社会，随着生活工作节奏加快，竞争日益激烈，人们的精神压力越来越大，使抑郁症发病率显著提高。在全球人口中患病率约为 3%，我国抑郁症患病率为 3%～5%。抑郁症是全球的高发病率、高死亡率和高致残精神系统疾病，其发病机制涉及多个方面，如糖皮质激素含量、单胺类递质水平、神经营养因子水平、神经元新生状况等。

经典的抑郁症动物模型以慢性温和刺激，配合孤养来建立，其中包括冷水游泳、照明、震荡、禁食、禁水、夹尾、45°倾斜、束缚等刺激。大小鼠强迫游泳实验（the forced swimming test，FST）将小鼠或大鼠放在盛水容器中，小鼠或大鼠经过一段时间的逃跑失败后便保持不动姿势，这种不动状态反映了小鼠或大鼠的“行为绝望”，抗抑郁治疗一段时间后小鼠或大鼠的不动时间减少，此模型是最广泛地用来评估抗抑郁药效果的行为学模型。小鼠悬尾实验（the tail suspension test，TST），固定小鼠尾巴，小鼠挣扎一段时间后保持不动，记录小鼠保持不动的时间，实验与强迫游泳实验依据原理相同，但悬尾实验对象严格限定为小鼠，对大鼠不适用。大小鼠强迫游泳和悬尾试验是较为常用的两种用来观察建立抑郁症模型后动物的行为，也广泛用于抗抑郁药物的筛选。

抗抑郁药（antidepressive drugs）是指一组主要用来治疗以情绪抑郁为突出症状的精神疾病的精神药物。与兴奋药不同之处为只能使抑郁患者的抑郁症状消除，而不能使正常人的情绪提高。常见的第一代抗抑郁药物有两种，即单胺氧化酶抑制剂（MAOI）和三环类抗抑郁药（TCA）。新药发展亦很快，如万拉法星、萘法唑酮，而某些抗精神病药如舒必利、抗焦虑药阿普唑仑、罗拉、丁螺环酮和中枢兴奋药哌甲酯的抗抑郁作用尚存在争议，远期疗效有待深入研究。

（李兰芳）

## 第五节　正常和肾衰竭家兔药物代谢动力学参数的比较分析

**【实验目的】**

熟悉药物在正常个体与肾衰个体的代谢动力学差异，了解药物代谢动力学在临床用药中的重要意义。

**【实验原理】**

药物代谢动力学，是研究药理、毒理、临床治疗学等学科的一项重要方法，它主要是应用动力学原理和计算式，定量分析药物的体内过程和体内药物浓度随时间变化的规律。在研究药代动力学的规律时，时间是一个重要因素。药物在体内的浓度随时间而变化，表现为药效的显现与消逝过程。药物消除方式主要为体内生物转化（biotransformation）及最后的排泄。肾脏是最重要的排泄器官。肾小管毛细血管膜的通透性较大，除了血浆蛋白结合的药物外游离的药物及其代谢物都能通过肾小球过滤进入肾小管。随着原尿水分在肾小管内被动扩散再吸收进入血液循环以后，那些极性高、水溶性大、不易透入肾小管细胞的药物能顺利通过肾小管而排泄。消除半衰期（elimination half-life time，$t_{1/2}$）是血浆药物浓度下降一半所需的时间。其长短反映体内药物的消除（代谢、排泄）速度；肝肾功能不良者，如影响到药物消除速率常数 $K_e$ 值变小，药物的 $t_{1/2}$ 将相应延长。清除率（clearance，CL）是单位时间内多少容积血浆中的药物被机体清除。肾清除率试验是生物药剂学中用以研究药物排泄机制及药物代谢动力学参数的重要途径，肾清除率定量反映了肾脏功能的强弱，并为临床制订合理的给药方案提供必要的依据。本实验拟通过研究磺胺嘧啶的代谢动力学特点，并比较其在正常家兔与肾衰竭家兔体内的变化异同，深化理解药物代谢动力学在临床用药与新药开发中的重要意义。

**【实验材料】**

1. 实验动物　健康成年家兔，体重 2～2.5kg。

2. 药品与溶液　10%磺胺嘧啶（SD），7.5%三氯醋酸，0.1%SD 标准液，0.5%亚硝酸钠，0.5%麝香草酚，0.3%肝素，20%乌拉坦，蒸馏水。

3. 仪器与器械　分光光度仪，离心机，台秤，手术器材一套，手术台，注射器，7 号针头，动脉插管，动脉夹，移液枪，Tip 头，试管架，试管 24 支，吸管，洗耳球。

**【实验方法】**

1. 麻醉　全身麻醉。取正常或肾功能损伤的家兔各 1 只（实验前禁食 12h，不禁水），记录体重和性别，耳缘静脉注射20%乌拉坦（5ml/kg体重）麻醉。

2. 颈总动脉插管　手术区剪毛，切皮约6cm，钝性分离皮下组织和肌肉，游离出颈总动脉2～3cm，在其下穿2根丝线，结扎远心端，动脉夹夹住近心端，再于两线中间的一段动脉上剪一“V”字形切口，插入硅胶管（已肝素化），用线结扎牢固，以备取血用。

3. 膀胱插管　详见其他有关章节。

4. 抗凝　耳缘静脉注射0.3% 肝素1ml/kg 体重，以防血液凝固。

5. 取血　预先准备好含有6%三氯醋酸7.6ml的试管，其中对照管1支，测定管6支，标准管6支。肝素化5min后，打开动脉夹，取一支干净干燥的试管接取空白血样；移液器准确采血0.2ml，分别加入到前述含有6%三氯醋酸的对照试管和标准管中。然后耳缘静脉注射10%SD 2ml/kg，并于注射后1min、20min、40min、60min、80min、100min时分别取血 0.2ml，依次加入到含有三氯醋酸的测定管之中，摇匀。各标准管分别加入不同浓度（256mg/100ml、128mg/100ml、64mg/100ml、32mg/100ml、16mg/100ml、8mg/100ml）的SD标准溶液0.2ml，对照管和测定管分别加入蒸馏水0.2ml摇匀。待测定血浆药物浓度。

6. 取尿　按上法准备3组试管，标记为对照管、测定管、标准管，分别加入6%三氯醋酸7.6ml。膀胱插管后观察尿量，待尿量稳定后，分别取空白尿0.2ml，加到对照管和标准管，摇匀。注射10%SD，于给药后1min、20min、40min、60min、80min、100min时，分别取尿液0.2ml，加到测定管中，摇匀。各标准管中再加入0.2ml不同浓度（256mg/100ml、128mg/100ml、64mg/100ml、32mg/100ml、16mg/100ml、8mg/100ml）的SD标准溶液，对照管和测定管分别加入蒸馏水0.2ml摇匀。待测定尿中药物浓度。

7. 药物浓度测定

（1）离心：将上述血样、尿样及标准品试管，放置离心机，以1500r/min的速度离心5min。

（2）加样：重新准备数支干净干燥的试管，编号。离心后，各管吸取3ml上清液，加入到相应的试管。每支试管加入 0.5%亚硝酸钠 1ml，摇匀；再加入0.5%麝香草酚2ml，摇匀，使之反应充分。

加样程序

| | 对照管 | 测定管 | 标准管 |
|---|---|---|---|
| 对照血样（ml） | 3 | | |
| 测定血样（ml） | | 3 | |
| 标准液（ml） | | | 3 |
| 0.5%亚硝酸钠（ml） | 1 | 1 | 1 |
| 0.5%麝香草酚（ml） | 2 | 2 | 2 |

（3）测定吸光度：在分光光度仪上，选择520nm波长，以注射SD之前采血制备的对照液调零（其SD浓度为0mg/ml），由低浓度到高浓度，测定各个样品的吸光度$A_b$。

8. 计算

（1）以SD标准品浓度为横坐标，光密度$A_b$为纵坐标，绘制平面坐标和标准曲线，计算其直线方程。

（2）根据回归方程，计算血、尿中磺胺药物浓度。

（3）根据公式（A），计算消除半衰期（h）。

A：$T_{1/2} = 0.301/[(\lg C1 - \lg C2)/\Delta t]$

$t_1$、$t_2$代表取血时间（前、中段），$\lg C_1$、$\lg C_2$为$t_1$、$t_2$两份血样的对数浓度（mg/ml），$\Delta t$为采集$t_1$、$t_2$两份血样的时间差。

（4）根据公式（B、C），计算肾清除率（elearanee）。

B：$P_{t1\rightarrow t2} = (P1 - P2)/[2.303\log(P1/P2)]$

C：$Clr=(U \cdot V)_{1\to2}/(Pt_1-Pt_2)$

P(mg/ml)：药物在血浆中的浓度；P1，P2：不同采血时间点的血浆药物浓度；($\bar{P}$ t1→t2)：平均血浆浓度；$CL_R$（ml/min）：肾清除率（elearanee）；U（mg/ml）：药物在尿中浓度；V（ml/min）：每分钟的尿液体积；（U·V）1→2：在采集 p1 和 p2 两份血样期间，每单位时间尿中排出的药物量。

【结果记录方法】

结果记录方法见表 3-18-9～表 3-18-11。

**表 3-18-9　磺胺类药物在正常与肾衰竭家兔血液及尿液中浓度变化**

| 取样时间 | 正常家兔 | | | | 肾衰家兔 | | | |
|---|---|---|---|---|---|---|---|---|
| | 血 | | 尿 | | 血 | | 尿 | |
| | OD 值 | 浓度 mg/ml | OD 值 | 浓度 mg/ml | OD 值 | 浓度 mg/ml | OD 值 | 浓度 mg/ml |
| 1 min | | | | | | | | |
| 20min | | | | | | | | |
| 40min | | | | | | | | |
| 60min | | | | | | | | |
| 80min | | | | | | | | |
| 100min | | | | | | | | |

**表 3-18-10　磺胺类药物在正常与肾衰竭家兔的 $T_{1/2}$**

| 分组 | $T_{1/2}$ |
|---|---|
| 正常家兔 | |
| 肾衰竭家兔 | |

**表 3-18-11　磺胺类药物在正常与肾衰竭家兔的 $CL_R$**

| 分组 | P1 mg/ml | P2mg/ml | $\bar{P}_{t1\to t2}$ | Umg/ml | Vml/min | $CL_R$ml/min | $CL_R$ml/（min·kg） |
|---|---|---|---|---|---|---|---|
| 正常家兔 | | | | | | | |
| 肾衰竭家兔 | | | | | | | |

【讨论内容】

磺胺嘧啶主要以已酰化失活物和原形经肾脏排泄，当发生 $HgC_{l2}$ 造成的急性肾衰竭时，一方面，兴奋交感-肾上腺髓质和 RAAS 系统，肾小球滤过率降低；另一方面，肾小管上皮细胞坏死脱落，肾小管阻塞和原尿回漏，使家兔尿量减少，导致肾脏对药物的代谢能力降低。同时，由于磺胺类药物本身也有一定的肾毒性，体内白蛋白的丢失可加重肾衰竭，使肾脏功能进一步恶化，从而使药物在肾衰竭家兔体内的半衰期较正常家兔长。100min 后，体内大部分药物已经排泄，而肾衰竭家兔由于尿少和体内代谢失活减少的缘故，尿液的药物浓度较高。

【结论】

肾衰竭家兔与正常家兔比较，前者血药浓度较高，半衰期延长，清除率低。

（赵战芝）

# 第十九章 设计性实验

## 第一节 生物医药科研选题与设计方法

科学研究的起点，就是选题。选题正确与否，直接关系到科学研究的方向和路线是否正确。形象地比喻，选题如同航海时选择航程，登山时选择路线，冲破包围圈时选择突破口。科研题目的确定，是科研工作者思维能力与认识水平、专业知识广度、深度的集中体现，是指导科研设计和科研实施的主题思想。必须以极其严肃认真的态度，高瞻远瞩的眼光，科学地、实事求是地对待选题。

科研选题就是选择、确定研究课题。是指医学科研工作者为探索、解决一个医学技术问题而提出设想及其依据，提出目标并设计出实施方案加以探索的一个最基本的研究单元。

科研选题包括“提出问题（实践经验）—文献评述—立题（形成假设）—课题设计”等程序。

### 一、选题的指导思想

科学研究中选题的指导思想是遵循实事求是、客观实际、科学合理的原则，从自己所处时间、空间和科学研究的硬件条件出发，根据国家和社会发展的需要，结合自身的业务能力（范围）、科研能力（水平），去选择所要研究的关键问题的突破口。选择这一突破口时，必须做到科学合理，符合客观规律。在选题之前，尽量多地占有前人在研究这类问题时的正确经验和失败教训，文献占有量是科研选题的理论根据。

医学是国家经济建设和社会可持续发展战略中的一个极为重要的方面，这就决定了医学科研选题必须而且应该符合国家经济发展的总战略的需要。在这个大前提下，结合自己的实践，加强医学基础性研究和应用基础性研究，注重引进、消化、吸收、推广国外先进科学技术成就的应用技术性研究。

### 二、选题的原则

科研选题要在科学理论的指导下，紧密结合实际需要，以严肃认真的科学态度，去寻找、选择出有明确的目的性、较强的科学性、较有远见的课题。

1. 科学性　也就是选题方向正确，具有合理性。能否实事求是，符合客观规律地选题，要求研究者必须在尽可能多地占有文献资料的基础上，吸取前人在这类研究领域中的成功经验和失败教训，在这种科学理论指导下，实事求是地结合自己所处环境的硬件条件，科学合理地安排人、财、物的运作，使自己的研究结论符合已经证实、确立的规律、理论、定律、经验事实，使整体研究在手段、方法、人才上有机地配合。

2. 先进性　即创造性、新颖性。人类社会，就是在有目的、有计划不断地探索未知事物规律的活动中，创立新理论、认识新知识、发明新技术，不断地发展和前进。科学研究是通过这种复杂的、创造性的劳动过程去认识自然界、保护自然界、利用自然界，对已认识和尚未认识的客观存在的事物，经过探索性的研究，进行科学的抽象，标前人尚未发现之新，立前人模糊之异，形成科学的理论。这种理论性研究，要求有新见解、新发现，得出新结论。另一类应用技术性研究，则要求发明新技术、新材料、新工艺、新产品等，或把已有的技术应用推广到新的领域，这种标新立异的探索研究，就是人类更正确、更全面、更深刻地认识和改造客观世界，从自然王国向自由王国过渡时的创造性。这种创造性也是对前人科技成果和理论的修正、补充、发展。

科研选题，如何才能达到选题的先进性呢？应考虑以下几点。

（1）前人从未研究过的。

（2）虽然前人有过研究，但尚不完善、全面，需进一步补充和发展者。

（3）经过实践证明前人已有的结论，有部分或全部错误的，需要重新认识立说者。

（4）国外虽有类似研究，但研究资料不公开，不能通过引进来满足国内需要。

3. 实用性　也称需要性。即要根据国家经济建设和社会发展的需要和实际，选择在医药卫生事业中急需解决或有重大意义的关键问题。这是医药卫生科技选题的前提和动力。要依靠医学科学发展的现状与趋势，发挥自己的专业优势和特长，充分利用各种资源，集中解决可待突破的关键问题。最大限度地适应经济建设和社会发展的需要，也就是说要使你选择的课题有较大的社会和经济效益。在考虑实用性方面还应该想到国家或地区科学技术的基本方针，尤其改革开放以来，党和政府十分重视科学研究，为科学技术制定了一系列方针政策，科技工作者应该了解和掌握这些科技方针。国家科技部提出“抓住一头，放开一片”方针，其惠就是抓住基础性研究和应用基础性研究一头，放开应用技术性、开发性研究的一大片，使科研成果尽快转化为促进经济建设和社会发展的生产力。因此，在选择立题时，就应该紧紧扣住应用技术性研究的主题，适当地根据应用技术性研究的需要进行应用基础性研究和纯基础性研究。据此来把握课题的水平，应用价值，切实地解决经济建设、社会发展中防病治病的实际需要。

4. 可行性　即具备完成课题的主客观条件。研究者如不从自身的业务能力，学术水平及自身所处环境中的如设备、仪器、经费等硬件考虑，一味地追求高、新、尖选题。势必会出现在科学研究中的好高骛远，使研究工作陷入无可挽回的境地。另一方面，如果没有自信，一味地认为自己水平不高，条件不行，设备落后，无所事事地消极等待，也是不可取的。

把握好可行性原则，需要做到以下几点：

（1）正确评价研究者的知识结构、业务水平、研究能力、思维能力及个人的理论研究素质。

（2）正确评价客观条件是否具备，包括研究手段、技术条件、设备仪器、动物供应、实验或临床资料、信息文献、经费支持、研究时间、参加研究人员情况、协作条件等。

（3）主、客观条件的互相衔接、结合、补充。

## 三、课题计划书的撰写

一项科研工作，经过选题和定题两个阶段之后，便会形成一套比较成熟的全面设想。将这一设想加以条理化，系统地说明研究者对此问题的认识，拟进行何种实验或观察，具体做法如何，预期的目标是什么，用多长时间来完成，需要给予哪些帮助和支持等，按照一定的格式编写成的文字资料，即为科研课题计划书或项目申请书。在科研课题的公开招标中，科研计划书实际上也就是投标的标书。

一份完整的医学科研计划书应包含题目、立题依据、研究目的、设计方案、研究对象、研究方法、预期结果、伦理问题、经费计算、进度安排等方面的内容。

### （一）计划书的基本信息

1. 研究类型　指申请课题的性质是基础研究、应用基础研究、应用研究、开发研究。

2. 课题的名称　应是能够确切反映研究特定内容的简洁语言。题目名一般不超过 25 个汉字，英文题名应与中文题名含义一致，一般以不超过 10 个实词为宜。

3 .承担单位　指该项研究的主要负责单位。

4. 课题负责人　指承担单位的首位科技人员。有些项目申请书写为“申请者”。

5. 主持部门　指进行招标的主要负责单位。

6. 项目主要成员　指参加项目的主要人员（不含申请者）。

7. 起止年月　指该课题进行的周期。

8. 通讯地址、电话号码、E-mail 地址

9. 申请日期

10. 内容摘要与主题词

### （二）立题依据

立题依据是科研计划书的主要组成部分。在该部分中，申请者应该提供项目的背景资料，阐述该申请项目的研究意义，国内外研究现状，主要存在的问题及主要的参考文献等。

1. 项目的研究意义　说明所要研究的疾病或健康问题是当前的主要公共卫生问题或是目前急需解决的重要问题。研究的意义本身就是选题所考虑的重要内容之一，在此可引用一些指标，如发病率、病死率、死亡率和伤残率等来阐述此问题。

2. 国内外研究现状和存在的主要问题　在阅读大量同类研究文献的基础上，综述出该研究领域国内外研究现状、发展趋势及目前存在的主要问题。重点是介绍有关这一问题最近几年的研究进展和目前状况，对最近的一些同类研究成果进行综合性评价，并在此基础上推测将要出现的势头和指出未来的方向。

3. 本研究的切入点与意义　针对国内外同类研究中存在的问题引出本研究的目的和意义，阐明本研究的重要性和必要性，以及理论意义和实际意义。特别要表明与国内外同类研究相比，本项目的特色和创新之处。

4. 主要的参考书目和近期的参考文献

### （三）研究方案

研究方案中包括研究目标、研究内容，拟采用的研究方法、技术路线、可行性分析、项目的创新之处，年度计划的预测进展、预期成果等内容。

1. 研究目标、研究内容和拟解决的关键问题

（1）研究目标：用简洁的文字将本研究的目的写清楚。例如，“描述城市社区居民伤害现状及影响因素”。原则上，目标要单一、特异。一项研究只能解决 1～2 个问题。研究目的可分为主要研究目的和次要研究目的。

（2）研究内容：说明用什么方法来研究什么问题。内容应与目标一致，要重点突出，紧扣研究目标，不要写与研究目标无关的内容，亦不要写过多难以实现的内容。

1）研究现场的选择：研究计划书中应该把进行研究的现场写清楚，包括选择研究现场的标准，研究现场所具备的条件及研究基础。研究现场可以是医院，可以是社区，也可以是有一定组织的机关和厂矿。

2）研究对象的选择：医学科研研究对象选择的关键是研究对象要有代表性，否则所得结果不能外推。选择研究对象时应考虑几个问题，如患者的来源要有明确的规定、必须确定患者进入的标准和排除标准。

3）样本量：估计样本量是研究计划书中的一个要点。样本量的估算一般有几种方法，可根据文献报告或按相关统计书上的公式进行计算。一般来说，研究所用的样本量可以在估算好的样本量的基础上增加 10%～15%，以防止因研究过程中的失访造成样本量不足。

4）抽样与分组方法：研究中是否使用随机化的方法来抽取研究对象、是否采取随机分组的方法来分配研究对象，以及使用什么样的方法抽样都应该在研究计划书写明。

5）研究对象的知情同意：任何一项涉及人群或患者个体的研究都必须事先征得患者书面或口头同意后才能进行。在研究计划书中也应该写明用什么方法来进行研究对象的知情同意问题。

6）干预方法：在计划书中对所要采取的干预措施要详细写明。如果是在临床研究中，治疗方案更应该详细、具体。

7）研究指标：研究因素是指本研究拟达到目标的因素或指标，这是评价研究计划的关键所在。研究因素或研究指标可以是终点指标，如死亡、痊愈、发病，也可以是中间指标，如好转、血液黏稠度下降等。选择特异、客观、可测量的指标是研究计划是否能够达到研究目的的重要一环。

8）研究进程和质量控制：注意研究计划的依从性；对不良反应的处理；研究资料的完整性和准确性；可能出现的偏倚及控制方法。

（3）拟解决的关键问题：阐述本研究在方法和技术上要解决什么难关，其反映研究项目的难点所在。

2. 研究方法、研究技术路线、可行性分析　是根据选题，遵循科研设计基本内容、基本原则和基本要素进行合理安排的一个过程。

（1）研究方法：研究者可以根据自己的研究目的和可以利用的条件选择相应的研究方法。

（2）研究技术路线：在研究计划书中，研究者可以用文字、简单的线条或流程图的方式，将研究的过程、路线表述清楚。

（3）可行性分析：在可行性分析部分，应该写明申请者的研究背景、研究能力、申请者及其团队所具有的硬件或软件条件及研究现场的条件等，再次表明申请者对完成该项目的可行性。

3. 项目的创新之处　用简洁明了的语言说明项目的创新之处。

4. 预期研究成果　对本项目拟达到的目标及阶段性目标，拟取得的成果或产出给予描述。

5. 年度研究计划或预期进展　在这部分应该按照研究项目的研究期限来设定项目的年度计划，以及在研究过程中的预测进展情况。一般可以分为准备阶段、实施阶段、资料分析阶段和论文撰写阶段。有的项目本身就是科技成果的推广项目，它的研究期限将是年度推广计划或年度成果计划。

### （四）研究基础

研究基础主要指人员条件、物质条件和与所申请项目相关的研究工作基础三个方面。人员条件包括研究组成员的数量与质量，特别是科研工作经验、现有技术水平和能投入该项研究的时间，要求重点介绍课题负责人的主要情况。

1. 与本项目有关的研究工作积累和已取得的研究成绩　人员条件包括研究组成员的数量与质量，特别是科研工作经验、现有技术水平和能投入该项研究的时间，本项只要求重点介绍课题负责人的主要情况，如在医学科研方面曾做过哪些工作，在与本课题有关的方面都做过些什么等；其他一般情况，以及研究组的其他成员，可在另一项“组织与人员”中介绍。

2. 已具备的实验条件，尚缺少的实验条件和拟解决的途径　物质条件包括仪器、设备、材料、经济力量及研究对象（包括实验动物）等；其中最主要的是本项研究所需之仪器和设备是否齐全或基本具备，其性能如何，精确度有多高、可供使用的程度有多大等亦需做一说明。一些较大的研究课题，还要说明有无专门的实验室或其他实验措施。若为大样本的临床研究，必须清楚交代本单位现有床位数、年均住院患者数，以及病种构成指标概况等。如果是一项跨单位的协作研究，则协作单位的现有研究条件亦应一并提供。

3. 申请者和项目组成员的学历的研究简历，已发表的与本项目有关的论文论著，已获得的学术奖励情况及在本项目中承担的任务等。

### （五）研究经费预算

在计划中应明确经费的支出科目、金额、计算的根据及理由，包括科研业务费、仪器设备费、实验材料费、实验室改装费、协作费、项目实施费等。在分预算的基础上，写明总的申请金额。在某些经济效益较为明显的科研合同中，已经出现了关于如何偿还科研经费的条文，以社会效益为主的医学科研所需经费，究竟何种形式为最佳，人们也正在积极研究和探索之中。

1. 仪器设备费　按照规定科研经费不得用于购置大型精密仪器设备，只能用于该项课题所不可缺少的某些中、小型仪器设备的补充。就是说课题所需之主要设备原已具有，只需添置个别的一两件仪器、便可保证课题的顺利完成，或者是可以明显提高研究工作的质量。

拟购置的仪器设备，必须写明理由和用途，以及仪器的名称、型号、厂家、性能、金额等；同时要对供货渠道加以落实，以保证在科研经费下达后可以立即购得。有一些科研设计，只写仪器名称与金额，不注明型号、性能等。

2. 试剂材料费　科研工作往往需要一些特殊的试剂，此类试剂不仅价格昂贵，而且有时奇缺，因此亦需事先落实。实验材料除试剂以外，还有以下三类：①课题所需要的特殊材料，如各种气体、液体、血清、培养基、实验动物等；②低值易耗品，如各种瓶罐、试管、烧瓶、滴管、玻片、棉花、纱布、泡沫塑料、胶管、注射器等；③记录用材料，如各种表格、卡片、描记图纸、微机打印纸及某些声像记录材料等。上述所有材料和试剂，均应分别注明其用途、名称、规格、数量和金额。

3. 技术协作费　研究课题中的某些个别项目，研究组本身或本单位有时难以完成，需委托其他专业单位予以协助或聘请技术顾问等，此类开支属于技术协作费，包括①专项试制费，如特殊设计的用具、支架、器械等的制造与安装等；②特殊试验费，如某些医用材料的弹性试验、硬度试验、耐磨试验等；③单项检查费，如CT、磁共振、多普勒、超声、放射同位素检查等；④单项化验费，如某些专门的免疫学检验、内分泌学检验、病理组织学检验等；⑤单项技术费，如层析技术、微量测定、超速离心、超低温冷冻及电镜的使用等。

4. 其他费用　此中包括情报调研、图书资料、人员培训、经验交流、差旅交通、仪器维修、办公用品等所需各项费用。例如，误工补贴、志愿受试者的营养保健费、某些人员的伙食补助费、加班费、劳务费等。

（六）其他内容

在项目申请书的最后，还有一些其他的项目，包括申请者的承诺、专家推荐意见，以及申请者单位和合作单位审查意见等。当这些项目都写清楚或填写完成后，一份完整的医学科研计划书或项目申请书就完成了。

（易光辉）

## 第二节　硫化氢在阿尔茨海默病中的作用机制

**【实验目的】**

（1）掌握阿尔茨海默病的发病机制和临床表现。

（2）掌握建立阿尔茨海默动物模型的方法及Y迷宫的具体操作步骤。

（3）了解硫化氢对阿尔茨海默病的影响。

**【实验原理】**

阿尔茨海默病（Alzheimer's disease，AD）即老年性痴呆是一种神经退行性疾病，其主要临床表现为记忆、认知功能障碍，运动功能减退及语言能力受损等。其主要病理特征为：大脑皮质萎缩、胆碱能系统功能障碍、tan蛋白过度磷酸化形成老年斑，以及β淀粉样蛋白（amyloid β-protein，Aβ）沉淀。正常生理条件下，人体内的Aβ以纳摩尔级浓度存在，但在某些特定条件下，淀粉样前体蛋白和早老素基因等发生错义突变，导致Aβ大量产生并聚集，继而引发AD的一系列病变反应。铝是一种慢性神经毒物，在大脑受累及的神经元内可选择性地蓄积，导致神经原纤维缠结及老年斑的形成。以往的研究表明，通过给大鼠海马的特定部位注射一定量的Aβ淀粉样多肽，就可以建立大鼠的AD模型。D-半乳糖是一种二醛糖，体内注射D-半乳糖可引起系统功能减退、器官受损及脑老化。铝及D-半乳糖同时处理8周可建立较稳定的大鼠AD模型。对于AD模型大鼠的学习记忆的检测常用的行为学包括新颖物体识别实验、Y迷宫实验及水迷宫实验等。硫化氢（hydrogen sulfide，$H_2S$）是一种气体信号分子，在机体的组织及器官中广泛分布，$H_2S$对多种中枢神经系统疾病都具有保护作用。可调节突触可塑性、增加记忆。已有研究发现，AD患者脑内$H_2S$浓度降低，这表明$H_2S$对AD具有重要的作用。脑源性神经营养因子（brain-derived neurotrophic factor，BDNF）作为一种神经营养因子，可调控神经元的增殖、分化、细胞存活及突触可塑性，其受体为络氨酸激酶受体B（tyrosine kinase receptors B，TrkB），BDNF-TrkB通路在中枢神经系统内高表达，对学习记忆具有十分重要的作用。硫氢化钠（sodium sulfide，NaHS）为$H_2S$的供体。NAN-12为BDNF-TrkB通路信号抑制剂，已有研究表明，腹腔注射ANA-12可阻断BDNF-TrkB信号通路。通过Y迷宫测试可反映出大鼠的空间记忆能力，空间记忆能力越好的大鼠其交替率越高。

【实验材料】

1. 实验动物　成年雄性 SD 大鼠，体重 240～260g。

2. 药品与试剂　NaHS（硫氢化钠），ANA-12，$AlCl_3$（氯化铝），D-半乳糖，医用生理盐水，DMSO（二甲基亚砜）。

3. 仪器与器械　医用注射器，大鼠灌胃针，大鼠 Y 迷宫装置，大鼠常用手术器械等。

请参考以上实验原理和实验材料，设计一个实验方案，来探讨硫化氢对阿尔兹海默病学习和记忆功能的影响。

例如：

【步骤与方法】

1. AD 模型建立　用于 AD 建模的大鼠每日给予 20 mg/ml，2 ml $AlCl_3$ 灌胃处理，灌胃结束后腹腔注射 D-半乳糖（100 mg/kg），持续 8 周。

2. 药物处理　AD 模型建立结束后进行药物注射，AD 模型+生理盐水组注射无菌生理盐水，AD 模型+$H_2S$ 组腹腔注射 NaHS，AD 模型+$H_2S$+ANA-12 组腹腔注射 NaHS，并于 NaHS 注射前 0.5 h 腹腔注射 ANA-12。药物注射 24 后进行行为学检测。

3. Y 迷宫检测

（1）打开录像设备，将大鼠从一固定臂末端放入装置内，放入时大鼠的头部朝向支臂的末端，录像 6 min，保存录像并重命名。

（2）分析录像，分别算出入臂次数 n、最大交替次数 n–2、实际交替次数 x、交替率 x/（n–2）×100%，并填写在表 3-19-1 中。

【结果记录方法】

**表 3-19-1　实验结果**

| 动物分组 | 入臂次数 | 实际交替次数 | 最大交替次数 | 交替率（%） |
|---|---|---|---|---|
| AD 模型+生理盐水 | | | | |
| AD 模型+$H_2S$ | | | | |
| AD 模型+$H_2S$+ANA-12 | | | | |

【注意事项】

（1）Y 迷宫实验中，大鼠的四只脚完全进入一个支臂记为一次入臂。

（2）Y 迷宫实验一定要在安静的环境下进行。

（3）ANA-12 配制时，先用 1%的 DMSO 配成浓度较高的母液，随后用无菌生理盐水稀释至最终浓度。

【讨论内容】

（1）为什么记忆能力越好的大鼠交替率越高？

（2）AD 大鼠模型的建立还有没有其他方法？

【补充附录】

AD 大鼠模型的建立方法：

（1）Aβ1～40 孵育：用无菌生理盐水将 Aβ1～40 配成浓度 5 g/L，37℃孵育 48～72 h，

使其变成聚集状态的 Aβ，–20 ℃下保存。

（2）1%的戊巴比妥钠（45 mg/kg）麻醉大鼠。并于脑立体定位仪固定大鼠，使颅骨表面处于水平位置。

（3）头顶部被毛，医用酒精对皮肤消毒并沿矢状面切开，刮去颅骨表面组织，暴露颅骨。

（4）以前囟为原点用脑立体定位仪进行脑定位，常规备皮消毒，参照包新明等著《大鼠脑立体定向图谱》，选择右侧海马 CA1 区为注射靶区，前囟向后 3.8 mm，中线右侧旁开 2.0 mm，垂直颅骨表面向下 5 mm 即为海马区注射点。

（5）用大鼠颅骨钻钻开颅骨，暴露硬脑膜，微量进样器自颅骨表面垂直进针 5 mm，缓慢注入 2 μl（10 μg）Aβ1-40，注入时间控制在 2 min 左右，留针 5 min 保证溶液充分弥散，然后缓慢撤针。

（6）用自凝牙托水溶解自凝造牙粉，待溶液黏稠时均匀地涂于颅骨表面，用医用缝合针缝合皮肤并消毒，青霉素涂于缝合处。

（周寿红　戴婷婷）

## 第三节　缺血后处理对心肌缺血再灌注损伤的保护作用

近年来，冠心病已成为一个全球性的健康问题，在西方发达国家发病率和死亡率均处于首位，国内冠心病发病率也呈逐年上升趋势。冠心病一个严重且致命的后果就是由冠状动脉急性闭塞所致的急性心肌梗死。通过溶栓或直接及时恢复冠状动脉的血流是限制心肌梗死面积最好的方法。虽然溶栓和直接及时恢复冠状动脉的血流都是临床上常用的心肌再灌注手段，但急性心肌梗死的死亡率仍较高。

### 一、心肌缺血再灌注损伤

心肌的血液供阻断 30min 以上就会引起各细胞器超微结构的改变和功能障碍，导致心肌细胞不可逆的损伤乃至死亡。及时恢复心肌的血液供应被视为挽救这部分心肌的重要措施。然而，大量的动物试验和临床观察发现，在心肌血流恢复后，缺血心肌细胞的损伤会加重，甚至产生更大范围的损伤，出现进行性心功能下降，甚至发生致死性心律失常。这种缺血心肌在恢复血液灌注后，引起超微结构、功能、代谢及电生理方面的进一步损伤，是在缺血损伤的基础上再次引起的损伤，因此称为缺血再灌注损伤（IRI）。

1960 年，Jennings 等首次提出了心肌再灌注损伤的概念，指出心肌再灌注可以加速已发生不可逆损伤的心肌细胞的坏死。1977 年，Bulkley 研究发现，通过冠状动脉搭桥而成功再灌注的患者出现了心肌坏死，并指出这种心肌坏死与手术有关，原因可能是钙超载和心肌细胞水肿。目前，临床上对心肌梗死患者实施的再灌注手段包括溶栓、经皮冠状动脉介入治疗（PCI）、主动脉-冠状动脉旁路移植手术（CABG）等，在这些过程中都发现有再灌注损伤的存在。

## 二、心肌缺血再灌注损伤主要表现

心肌缺血再灌注损伤常见的表现主要包括心肌顿抑、再灌注心律失常、内皮功能失调、微血管功能失调和无复流、心肌细胞凋亡等。

### （一）心肌顿抑

心肌顿抑，又称缺血后心肌功能障碍，是常见的再灌注损伤，是缺血再灌注后亚致死性、可逆性心肌损伤的延迟恢复过程，其持续时间大于缺血时间，是缺血性心肌病发生发展中的重要诱发因素，其中多次心肌缺血再灌注可以导致心衰的加重。研究表明，犬心肌缺血 15min 后再灌注，心功能受抑制时间达 24h。全心缺血心脏外科手术中的心搏骤停后再灌注和心脏局部缺血再灌注（PCI、溶栓、不稳定型心绞痛、应激或运动诱发的心绞痛）后都发现有心肌顿抑现象发生。

### （二）再灌注心律失常

心肌缺血后的再灌注过程可导致致死性心律失常的发生。在人类，最常见的心律失常是加速性室性自主心律，而室性心动过速和心室颤动是恢复冠状动脉前向血流后猝死发生的最重要原因，其发生机制可能与氧自由基有关。

### （三）心肌细胞凋亡

再灌注早期，心肌细胞的挛缩和大量氧自由基的产生可造成心肌细胞的损伤，使心肌细胞发生凋亡。再灌注损伤引起的细胞凋亡多分布于短暂缺血后血管再通的相关部位和梗死灶的收缩带区域。

### （四）内皮功能失调

1982 年，Ku 首次阐述了心脏再灌注后冠状动脉的改变，发现缺血 90min 后冠状动脉内皮功能失调，直至再灌注后 1～2 小时。内皮功能失调主要指内皮依赖性血管舒张功能减退，而内皮依赖性血管收缩功能亢进。血管收缩物质如内皮素-1、氧自由基的产生增多，使冠状动脉收缩增强，血流减慢。

### （五）微血管功能失调和无复流

内皮功能失调、微血管阻塞、水肿和氧化应激共同导致了缺血再灌注后微血管功能失调，而微血管功能失调又可以导致细胞死亡和心律失常的发生。同时，严重的微血管功能失调可以限制再灌注后有效而充分的心肌灌注，即导致“无复流”现象。另外，微血管功能失调还可导致左室重构和破裂。

## 三、心肌缺血再灌注损伤的发生机制

缺血再灌注损伤的发生机制尚未完全阐明，氧自由基生成增多、细胞内钙超载和白细胞激活可能是其发生的主要机制。另外，有研究提示，肾素-血管紧张素系统、血小板的聚集与释放、补体系统也可能是再灌注损伤的机制之一。

### （一）氧自由基增多

自由基是外层轨道上有单个不配对电子的原子、原子团和分子的总称。由于不配对电子的存在，自由基性质极为活泼，易于失去电子氧化或夺取电子还原。正常细胞代谢过程中产生的自由基很少且通常被内源性清除系统灭活。在动物实验及人类急性心肌梗死再灌注早期，氧的大量供给导致氧自由基如超氧负离子、轻自由基、脂氧自由基等产生增多，它们可与各种细胞成分，如膜磷脂、蛋白质、核酸等发生反应，造成细胞结构损伤和功能代谢障碍。研究发现，再灌注后细胞内膜脂质过氧化增强，形成多种生物活性物质，如血栓素、前列腺素等。可见，再灌注能使自由基生成增多，自由基生成增多可加重细胞损伤，两者相互影响，促进再灌注损伤的发生、发展。

### （二）细胞内钙超载

细胞内钙稳态的改变在再灌注损伤发展中起着非常重要的作用。再灌注后，钙离子向线粒体转移，导致线粒体功能障碍。钙离子浓度过高，可激活多种酶，同时促使心肌纤维过度收缩，通过 $Na^{+}/Ca^{2+}$交换形成一过性内向电流，在心肌动作电位后形成触发活动，这是引起心律失常的原因之一。

### （三）白细胞的激活

再灌注早期，中性粒细胞激活并在损伤的心肌组织中聚集。中性粒细胞可释放自由基、蛋白酶和促炎介质，而这些物质反过来又可以促进中性粒细胞在受损伤心肌组织中的浸润。另外，中性粒细胞的血流动力学性质还可使白细胞被截留在毛细血管，导致微血管机械阻塞。

### （四）其他机制

研究发现，肾素-血管紧张素系统、血小板的聚集与释放、补体系统也可能参与了心肌缺血再灌注损伤的病理过程。

## 四、缺血预处理与后处理

1986 年，Murry 等首次提出缺血预处理（ischemic preconditioning，IPre），这种强大的内源性心脏保护机制的概念，即冠状动脉多次短暂的缺血可以增强心肌对随后长时间缺血的耐受性，减轻缺血再灌注损伤。大量的实验及临床研究已经肯定了其保护作用，其被认为是目前最强及最有效的心脏保护措施。可以减轻心肌缺血后心律失常的发生率和严重程度，促进心脏功能的恢复，缩小心肌梗死面积，减轻缺血心肌细胞凋亡。临床上，在经皮冠状动脉腔内成形术中（PTCA），实施两次球囊扩张，使患者对随后缺血产生耐受，提示第一次球囊扩张起到了缺血预处理的效应，使 PTCA 的安全性增大，并发症减少。

但是，临床医生在治疗心肌梗死的时候，心肌缺血早已发生。心肌缺血发生时间的不可预知性使得缺血预处理的临床应用受到很大的限制。如果有干预措施能减轻再灌注损伤，又是在心肌缺血后实施的，临床意义会大得多。而心肌缺血后进行再灌注的时机可以由医生掌握，所以在再灌注期间实施的心肌保护措施具有临床可行性。2003 年，Zhao 等报道了另外一种内源性心脏保护机制，即在较长心肌缺血后再灌注开始之前，立即给予 3 个周期的短暂停灌、复灌处理，即 30sec 再灌注-30sec 再阻断，反复 3 次，具有缩小心肌梗死面积、保护冠状动脉内皮功能及减轻缺血心肌炎症反应等与缺血预处理相似的心脏保护作用，并将这种现象称为"缺血后处理（IPost）"。

虽然心肌缺血预处理和后处理现象可以产生心脏保护作用，减轻心肌缺血再灌注损伤，但其本身是创伤性的，存在多种潜在危险性，从而降低了其临床可行性。远隔器官缺血预处理和后处理具有实施简单、易行及创伤小等特点，因此具有一定的临床可行性。故目前研究的重点放在了心脏外器官组织缺血预处理和后处理方面。

1993 年，Przyklenk 等研究发现冠状动脉回旋支缺血预处理不仅对回旋支供应的心肌有保护作用，而且也能增强未经缺血预处理的左前降支供应的心肌对随后长时间缺血损伤的耐受性，显著缩小因其缺血所致的心肌梗死面积。随后，McClanahan 等在兔缺血再灌注模型上发现，肾脏短暂缺血再灌注对远隔的心脏也有保护作用，并提出远隔预处理的概念。最近研究发现，心肌再灌注前短暂阻断肾动脉的血流可以显著缩小心肌梗死面积，这种远隔后处理心脏保护作用可能由缺血再灌注的肾脏释放的腺普及随后激活的腺营受体所介导。肢体缺血预处理手段简单，易操作，创伤性及不良反应小，通过机体不甚重要的器官缺血预处理来保护重要的生命器官，故对其进行深入研究将具有重要的临床价值。

## 五、缺血后处理的方式

随着缺血后处理的研究发展，人们对后处理认识也越来越深刻，同时后处理也发展出几个类型：有最开始的机械后处理，随之发现的远程后处理，伤害性较小的药物后处理和麻醉后处理，以及最近衍变的渐处理。

### （一）机械后处理

机械后处理（iuschemic postpreconditioning，IPost）即经典后处理，是最开始发展起来的缺血后处理方法，也就是缺血后再灌注前给予短暂多次的再灌注/缺血的简单处理，以达到心脏保护作用，此方法简单易操作，且保护作用已在多种器官及动物模型中被证实。

### （二）远程缺血后处理

远程缺血后处理（remote postconditioning，RPC）是指心脏缺血后，在再灌注前对四肢等远离心脏的器官进行短暂缺血处理，从而达到减少心肌梗死面积范围、降低心肌酶等保护作用。Andreka 等通过猪在体模型发现，下肢的远程后处理降低了肌酸激酶的释放，心肌梗死面积也减少 26%。Kerendi 等对大鼠心肌再灌注前进行肾动脉结扎 5min 至再灌注前 1min 放开，此操作可起到与缺血后处理类似的心肌保护作用。

### （三）药物后处理

药物后处理（pharmacological postconditioning，PPC）是指缺血后再灌注前给予一定

药物可达到心肌保护的作用。已发现具有后处理保护作用的药物有如腺苷、硝酸甘油、单磷脂 A 等。Chen 等通过大鼠离体缺血再灌注模型发现，吗啡后处理可激活阿片受体和促使线粒体钾通道开放，进而起到心肌保护作用。而 Mudalagiri 等学者在人右心耳缺氧-复氧模型中观察到，EPO 后处理能通过激活 PI3K/Akt 和 ERK1/2 信号通路产生心肌保护作用。

（四）麻醉后处理

麻醉后处理（anesthetic postconditioning，APC）是指心肌缺血后再灌注前立即给予的药物为挥发性麻醉剂。例如，地氟烷后处理和七氟醚后处理均能起到减少心肌梗死面积的心肌保护作用。

（五）渐再灌注

渐再灌注（gradual reperfusion，GR）是一种改良的后处理方式，指再灌注时冠脉血流从零开始慢慢增加，直至对其不再控制，即冠脉血流最大。范谦等学者对犬实施渐处理的实验结果显示，渐处理组再灌注心律失常的发生率和血心肌酶水平均明显低于对照组，且保护效果类似后处理。

## 六、心肌缺血后处理的保护作用机制

多年的研究结果显示，在多种物种缺血模型中缺血后处理均可以发挥减少梗死面积、减轻内皮功能损伤、抗心肌细胞凋亡、抗心律失常、改善心功能等缺血再灌注损伤的心肌保护作用。

（一）被动途径

1. 减轻机械性损伤　再灌注会将血管内压力猛然加大，引起内皮依赖性的血管扩张，增加血管对缩血管物质的反应性，加大对血管壁的剪切应力，从而过度牵拉血管内皮，增加液体渗出及组织水肿。缺血后处理将再灌注早期的灌注压缓慢的释放，从而减轻微血管损伤，降低梗死面积范围和组织水肿的发生率。Penna 等通过观察冠状动脉不同形式的灌流影响后处理对体外鼠心的保护作用，发现稳定流量的灌注组比稳定压力的灌注组的再灌注损伤小。

2. 抑制白细胞作用　中性粒细胞介导的再灌注损伤有微血管损伤和细胞损伤。微循环是组织血流灌注的最基本单位，而且是再灌注时最容易发生功能障碍的部位，发生损伤时会改变微血管内血液流变学，增大微血管口径及增加其通透性；缺血后处理可以显著改善肠系膜和胫前肌微循环，即减轻细血管过度收缩、减慢血流速度、抑制微血管通透性增加等，从而达到保护目的。激活的中性粒细胞和血管内皮细胞可释放如自由基、蛋白酶等大量的致炎物质，不仅可以改变自身的结构和功能，还可以使周围的组织细胞受到损伤，导致局部炎症反应。早期研究结果表明缺血后处理可以抑制中性粒细胞活化，减少其黏附于缺血后内皮和在缺血区聚集，保护血管内皮细胞功能，减轻组织水肿。

## （二）主动效应

1. 触发因子及介质

（1）一氧化氮（NO）：作为信息递质之一，是调节心脑血管系统功能重要的细胞信使分子。内源性 NO 是 L-精氨酸在一氧化氮合成酶（NOS）的催化作用下经过 NO 通道生成。NOS 有三个亚型，分别为内皮型一氧化氮合酶（eNOS），神经元型一氧化氮合酶（nNOS），诱导型一氧化氮合酶（iNOS）。iNOS 在细胞因子和 NF-κB 的作用下产生。NO 不仅可舒张血管调节微循环灌注，还有抗炎作用，包括抑制中性粒细胞的黏附和血小板聚集。eNOS 介导 cGMP 的产生，接着抑制 cAMP 水平，后期则通过激活 PKC，NF-κB，iNOS 促使一些蛋白的合成。NO 抑制细胞凋亡则是通过 caspase 活性，TNF-1，以及上调 BCL-2 的表达。

（2）氧自由基及钙超载：是引起缺血再灌注损伤的主要机制。氧自由基可以调节细胞内信号传导，是缺血缺氧所介导的心肌保护的第二信使；钙超载是缺血性心律失常发生的机制之一，减少钙超载可预防快速性心律失常的发生等。

缺血后处理在再灌注开始立即给予短暂多次干预，使得再灌注区氧自由基生成底物受限、氧自由基生成减少；同时防止了清除氧自由基酶被大量冲走，保持了氧自由基生成/清除的基本平衡。Sun 等在离体乳鼠心肌细胞中发现，低氧后处理减少了超氧阴离子的生成；而 Zhao 等研究发现后处理组丙二醛含量明显比对照组降低；Penna 等在体外大鼠心肌缺血再灌注模型中应用自由基清除 *N*-乙酰半胱氨酸，观察到后处理的心肌保护作用消失。这些研究说明缺血后处理可以抑制氧自由基的堆积并且氧自由基参与缺血后处理。

再灌注时会生成大量氧自由基，作用于细胞膜钙离子通道，导致钙离子通透性增加；反过来，细胞内钙离子浓度的升高又会激活磷脂酶，再产生氧自由基，最终组织细胞坏死、凋亡。Mykytenko、Fujita 等研究结果已证实缺血后处理可以抑制钙超载，但是后处理抑制自由基和钙超载的途径，以及两者是同时存在还是一种机制诱导另一种机制的发生仍不明确，有待于更进一步的研究明确。

（3）其他因子：除了上述物质，腺苷和阿片受体等也是目前研究较多的主要内源性物质。后处理能够促进内源性腺苷的释放，而血液中高浓度的腺苷通过激活 G 蛋白耦连受体活化一些信号转导通路从而达到心肌保护作用。阿片受体的介导参与后处理的保护作用；而阿片肽会通过 PI3K 和 MAPK 两种分子途径介导保护。

2. 信号转导通路

（1）灌注补救激酶（RISK）途径：正常细胞内会有一些激酶信号系统，如磷酸肌醇 3 激酶（PI3K），蛋白激酶 B（Akt），细胞外信号调节激酶 ERK、P38 及 JNK 等。当心肌组织细胞发生缺血再灌注损伤时，这些激酶信号系统会被激活，所以被称为再灌注损伤补救激酶（reperfusion injury salvage kinase，RISK）。研究证实磷脂酰肌醇 3 激酶（PI3K-Akt）途径和细胞外信号调节酶（ERK）途径共同组成 RISK 途径。Pagliaro 等提出后处理可激活信号转导通路。大量的临床数据也表明，以 RISK 为靶点的药物比单纯恢复供血更能保护缺血心肌。

Akt 是 PI3K 最主要的靶酶，PI3K 通过诱导其磷酸化而发挥抗凋亡、促进细胞生存等作用。研究结果显示，PI3K-γ 在大鼠缺血再灌注损伤中的心肌保护作用不依赖活化其激酶，且造血区 PI3K-γ 功能的缺失并不影响疾病的发展。一些学者通过离体心脏模型给予

PI3K-Akt 抑制剂、鸟苷酸环化酶抑制剂及核苷受体阻滞剂观察到缺血后处理的心肌保护作用消失，提示激活 PI3K-Akt 及其下游靶点 eNOS 和 P70S6K 可能为缺血后处理保护心肌的机制之一。ERK1/2 是丝裂素活化蛋白激酶（MAPK）家族的一员，是一种进化高度保守的蛋白，被认为是再灌注后细胞存活的调节因子。ERK1/2 对多种组织的重建、肿瘤细胞的基因表达、增殖、迁移和凋亡等起到重要作用；后处理会通过激活 ERK1/2 达到保护作用。Yang 和 Darling 等都通过 ERK1/2 抑制剂 PD298059 的使用说明，激活 ERK1/2 途径可能为缺血后处理心肌保护机制之一。据此提出 PI3K-Akt 和 ERK1/2 均参与后处理的保护作用。

（2）JAK/STAT 通路：JAK2-STAT3 通路主要由 JAKs 蛋白家族和 STATs 蛋白家族两部分组成，其中 JAK 是 STAT 的上游共有激酶；它与细胞生长、增殖、分化、应激和凋亡等多种生物学效应有关。研究结果[58]表明，缺血后处理可以激活 JAK2-STAT3 通路，通过上调 24 小时后某些保护性蛋白的表达，如诱导性 iNOS 等发挥延期的心肌保护作用。Boengler 等通过小鼠模型观察到，STAT3 参与缺血后处理的心肌保护并发挥重要作用。梗死心肌中白细胞介素-6 的表达水平显著高于正常心肌组织，这会引起 JAK2-STAT3 通路信号强度的增强，导致 iNOS 表达上调，而后者会减弱心肌细胞收缩性并增加 NO 的含量，NO 也会对血管内皮细胞起到保护作用。有学者在再灌注前 5min 给予酪氨酸磷酸化抑制剂 AG490，最终观察到缺血后处理的心肌保护作用几乎消失，由此可推测缺血后处理的心肌保护作用与 JAK2-STAT3 通路的激活有密切关系。

3. 终末效应器

（1）线粒体通透性转换孔（m PTP）：是位于线粒体内、外膜之间的非特异性孔，正常情况下保持关闭状态，维持着线粒体结构和功能的完整。异常情况下该孔参与细胞凋亡过程。目前研究认为线粒体通透性转换孔是缺血后处理保护机制中最主要也最重要的终末效应器。Argaud 等研究发现，缺血后处理能够抑制心肌危险区的线粒体通透性转换孔开放，减轻心肌损伤。近年来研究结果提示，m PTP 的关闭和激活 PI3K-Akt 有关，从而发挥保护作用。

（2）KATP 通道：心肌细胞中存在两种 KATP 通道，分别位于细胞表面的肌膜 KATP 通道（sKATP）和位于粒体的线粒体 KATP 通道（mKATP）。sKATP 通道开放可以缩短动作电位时程，减少钙离子内流；而 mKATP 通道开放，引起 $K^+$内流，减少钙超载，同样减少钙离子内流。Yang 和 Penna 等通过运用选择性与非选择性通道抑制剂，即 5-羟葵酸盐（5-HD）与格列本脲证明缺血后处理的心肌保护机制可能与 KATP 通道开放有关，而 Mykytenko 等研究则进一步提示是 mKATP 通道的开放参与缺血后处理保护。

综上所述，心机缺血后处理的的保护作用主要有：缩小心肌梗死面积、减轻心肌损伤、抗心律失常、改善心功能等。其可能的保护机制为：抑制自由基堆积、抑制心肌细胞钙超载、抑制心肌细胞凋亡、抑制线粒体通透性转化孔（mPTP）开放、激活再灌注损伤补救激酶途径（RISK）等。

（易光辉）

## 第四节　抗高血压药物靶点的筛选与优化

**【实验目的】**

（1）学习基础知识：包括高血压的发病机制及常用抗高血压药物的作用机制。

（2）提升综合能力，理解设计型实验，了解药物靶点的筛选和优化。

**【实验原理】**

（1）高血压是一种代谢、营养、炎症、应激、遗传、生活方式多重危险因子作用的综合征。它与社会环境、个人生活习惯有着密切关系，主要应该采取社会化的综合防治的方法，全面防控危险因子，首先是从健康的生活方式和饮食习惯做起，辅以个体化的联合药物治疗。

（2）药物治疗要以稳定血压和防止器官损伤为重点，科学用药、持续用药、联合用药、严控血压的波动和并发症的发生。

（3）高血压的发病是多基因、多因素、多靶点的，是一种多通路、多层次的生物网络性疾病。目前已经发现不少抗高血压的药物靶点，但高血压药物作用的新靶点还有很多，仍需对药物靶点进行筛选与优化，以利于高血压的整合治疗。

（4）自发性高血压大鼠（spontaneously hypertensive rats，SHR）是稳定的高血压遗传品系，出生后血压随鼠龄不断升高，3～4 个月时为高血压确立期，6 个月时血压升到最高水平，以后随血压升高进一步出现心血管并发症。

（5）Apelin 是一种小分子心血管活性多肽，APJ 是其受体。Apelin 在体内能发挥降低血压的作用，F13A 是 APJ 受体的阻断剂，能拮抗 Apelin 对 APJ 受体的激活作用。

**【实验材料】**

以下括号中的数字为每班同学的预备数量。

1. 实验动物　自发性高血压大鼠（21 只）和普通 SD 大鼠（7 只）。

2 .药品与溶液　Apelin-13（1 g），F13A （1 g），75%乙醇溶液，生理盐水。

3. 仪器与器械　RBP-1 型鼠尾血压测定仪（1），SPSS 统计分析软件，1ml 注射器。

**【步骤与方法】**

（1）采用 5 个月龄的自发性高血压大鼠，用普通 SD 大鼠作为对照。

（2）实验分组：分为四组。①普通 SD 大鼠组；②自发性高血压大鼠组；③自发性高血压大鼠组+Apelin 注射组；④自发性高血压大鼠组+F13A+Apelin 注射组。饲养条件分为 5 只/笼饲养，室温 20～24℃，控制昼夜光照，避免过多噪声及其他干扰。

（3）采用 RBP-1 型鼠尾血压测定仪，在大鼠清醒和安静条件下测量尾动脉收缩压（mmHg），连测 3 次取平均值，测量并记录实验前所有大鼠的血压。

（4）计算各组血压的均值与标准差。

（5）实验组给药，Apelin 和 F13A 均采用腹腔注射，注射剂量 Apelin 为 5mg/kg，F13A 为 20mg/kg，均持续给药 14 天。

（6）14 天后，再次采用大鼠尾动脉血压计测量并记录所有大鼠的血压。计算各组血压的均值与标准差，并采用 SPSS 统计分析实验前后血压是否有显著性差异。观察 Apelin 的降血压的作用，F13 阻断 Apelin 的降血压的作用。

【结果记录方法】

结果记录方法见表 3-19-2。

表 3-19-2　Apelin 影响自发性高血压大鼠血压的实验结果

| | 实验前血压（mmHg） | 实验后血压（mmHg） |
|---|---|---|
| SD 大鼠组 | | |
| SHR 组 | | |
| SHR + Apelin 组 | | |
| SHR + F13A + Apelin 组 | | |

【讨论内容】

（1）抗高血压药物靶点有哪些？

（2）治疗高血压药物的分类？

（3）自发性高血压大鼠的用途？

（4）自由讨论。

【注意事项】

（1）大鼠性情较温顺，易于捉取，但在腹腔注射及血压测定过程中仍需谨慎，避免被咬伤。

（2）腹腔注射药物均要求无菌，操作过程也必须是无菌操作，以避免感染。

（3）正确使用大鼠尾动脉血压计，确保测定结果稳定，能重复。

（4）实验数据统计分析，计算血压平均值与标准差，并比较各组间的血压差异。

**抗高血压药物靶点**

高血压是一种综合征，可由多重致病因素所引起，具有不同病因和不同病理过程。高血压的产生不仅与心肌收缩力，心排血量和外周血管阻力有关，而且与神经内分泌调节和肾脏水盐平衡密切相关。在高血压的发生过程中，又与代谢、炎症、免疫、应激、损伤、修复、再塑、细胞表型、增殖、迁移、凋亡、自噬有关，涉及心肌、平滑肌、内皮细胞、成纤维细胞、脂肪、血液等多种细胞和组织。在这些细胞和组织上又有各种受体、离子通道和信号传递通路，更有近百种基因转录和表达的改变。它们相互联系、彼此交织，形成一个复杂的网络系统。

肾素-血管紧张素系统（RAAS）在心血管的生理和病理调节中起着十分重要的作用。近年来对肾素及其受体、血管紧张素 1～7、mas 受体及 Apelin-APJ 的研究，丰富了 RAAS 的内容。此外，由于血管肽酶的作用，心钠素和缓激肽系统亦参与 RAAS。这些都是高血压药物作用的新靶点，并且开发出一系列高血压治疗的新药物，如肾素抑制剂、AT2R 激动剂、血管肽酶抑制剂、醛固酮合成和受体抑制剂和多种抗高血压的疫苗等。

内皮细胞在高血压的发生中具有重要作用。它具有多种内皮衍化收缩和舒张因子（ERCFs 和 EDRFs），包括内皮素、前列腺环素、ROS、NOS、HO 等，又是血液黏附、血小板凝聚和多种细胞因子和生长因子作用的靶细胞。它们在血管局部炎症、免疫、再塑和张力调控中起着重要作用。现在开发的新药有 ETAR 拮抗剂、ETBR 的激动剂、

NO的释放剂、SGC激活剂、环氧化酶抑制剂、心钠素受体激动剂、生长因子阻断剂和多种血小板抑制剂等。

细胞信号传导体系：在心血管细胞上有各种生长因子，细胞因子和生物活性多肽的受体，分属GPCR和TK相关的受体，具有AMPK、P13K/AKT、JAK/STAT、NF-KB、PKC、Wnt、Notch、Rac、TLR、SPAK-WNK等多重细胞信号传递通路，可以通过心肌和平滑肌细胞$Na^+$、$Ca^{2+}$通道，调节肌肉收缩反应；可以通过多种转录因子和基因表达，调节细胞增殖、迁移、肥厚和细胞外基质的代谢。它们在高血压的发生中起着中介和桥梁作用。它们是高血压药物治疗的重要靶点，包括各种激酶抑制剂和离子通道的拮抗剂和阻断剂等。

肾脏是控制血容量和水电解质的主要器官，其中肾小管上皮钠通道（ENac）、$Na^+$、$Cl^-$运载体（NCC）、$Na^+$-$H^+$交换体（NHE）和$Na^+$泵都是主要调节的靶分子。它们是醛固酮、加压素、心钠素、内源性洋地黄和各种利尿药主要作用的部位。此外，肾小动脉和致密斑还是循环血液中肾素、肾髓质降压肽、VitD、促红素等肾源性激素的主要来源。因此，肾脏不仅是各种利尿药主要靶器官，亦是高血压药物作用最主要靶器官。

血管周围脂肪组织和炎症在血压调节中有着重要作用，亦是高血压药物治疗的新靶点，并且开发出一系列抗炎症治疗高血压的新药，如Statin类药物、COX-2抑制剂、PPAR激动剂等。

基因转录表达调控：通过GWAS分析，现在证明参与高血压及其并发症的候选基因约有200多种，它们常受控于MicroRNA的调节，现已证明MiR-21、MiR-30、MiR-29、MiR133、MiR 143、MiR155等都可作用于相应的靶基因，参与心血管细胞增殖、分化和组织纤维化与再塑过程。它们是心血管药物治疗新的靶分子和潜在的新制剂。

（李兰芳）

# 第二十章 人类疾病动物模型

## 第一节 概 述

人类疾病动物模型是指医学科学研究中所建立的具有人类疾病模拟性表现的动物实验对象和动物相关材料，是现代生物医学研究中极为重要的实验方法和手段。人类疾病的发展十分复杂，由于以人本身为实验对象在时间、空间、道义和方法上存在局限性。通过对动物模型的研究，深入认识动物的生物特征和疾病特点及其与人类的相似性，以更准确地观察模型的实验结果，有助于更有效地认识人类疾病的发生、发展规律，研究防治措施。

### 一、动物模型在生物医学中的意义

1. 可以避免人体接受实验的风险 可在人为设计的特定实验条件下反复观察，甚至为了需要可以损伤动物组织、器官乃至处死动物。

2. 可以随时复制出在临床上不易见到的疾病 利用实验动物白血病模型来进行白血病的病因学、发病学和实验治疗方面的研究，是白血病研究的一个重要方面，通过比较研究为揭示人类白血病的病因、发病机制，以及指导临床治疗发挥了很大的作用。制作白血病动物模型的方法有很多。

3. 可以克服观察研究人类某些疾病潜伏期长、病程长和发病率低的困难 临床上如亨廷顿舞蹈症、慢性支气管炎、高血压和动脉粥样硬化等疾病，潜伏期长，病程也长，有的可能几年至几十年，甚至隔代发病，在人体很难开展工作。

4. 可以严格控制实验的条件，增强实验材料的可比性 人的多样性，如年龄、性别、体重、体质、遗传、心理社会因素等都可对疾病的发生发展产生影响。

5. 可以简化实验操作和样品收集 除了能近似地再现人类疾病的各种特征以外，还有利于研究者按实验目的需要随时收集各种与疾病相关的材料和样品，如模型动物的组织、器官、血液、尿液、细胞、染色体、基因等。

6. 可以更全面和更深入地认识人类疾病的本质 在临床上研究疾病的本质难免带有一定局限性。许多病原体除人以外也能引起多种动物的感染，其症状体征表现可能不完全相同。但是通过对人畜共患病的比较，则可以充分认识同一病原体给不同机体带来的各种危害，使研究工作上升到立体的水平来揭示某种疾病的本质。

### 二、人类疾病动物模型的分类

1. 诱发性动物疾病模型 是指用物理的、化学的或生物的致病因素作用于动物，造成动物组织、器官或全身一定的损害，出现某些类似人类疾病引起的功能、代谢或形态结构方面的病变，即人为地诱发动物产生类似人类某种疾病。

（1）优点：制作方法简便，实验条件比较简单，其他因素容易控制，在短时间内可以复制大量的动物模型。

（2）缺点：诱发动物模型与人类自然产生的疾病在某些方面存在差异。

2. 自发性动物模型　是指实验动物未经任何人工处置，在自然条件下所发生的疾病或由于基因突变的异常表现通过遗传育种保留下来的动物疾病模型。自发性动物模型以遗传疾病和肿瘤居多。

（1）优点：疾病的发生、发展与人类相应的疾病很相似，均是在自然条件下发生的疾病，应用价值很高。

（2）缺点：种类有限，饲养条件要求高，尚不能普遍应用。

3. 抗疾病型动物模型　是指特定的疾病不会在某种动物身上发生。因此可借以探讨为何该种动物对该疾病有天然的抵抗力。例如，哺乳类动物均感染血吸虫病，而洞庭湖流域的东方田鼠却不能复制血吸虫病，故可用于血吸虫感染和抗病的研究。

4. 生物医学动物模型　是指利用健康动物生物学特征来提供人类疾病相似表现的疾病模型。例如，沙鼠缺乏完整的基底动脉环，左右大脑供血相对独立，是研究脑卒中的理想模型。

## 三、动物模型的设计原则

1. 与人类疾病的相似性　动物模型应能尽可能再现所要研究的人类疾病。但动物与人毕竟不是同一种生物，在机体结构、生理、生化等方面存在差异。结构决定功能，使动物和人类对药物的敏感性也会出现差异。因此，为了尽量做到所复制的模型与人类疾病相似，复制动物模型前，还要注意对实验动物的选择。

2. 重复性　理想的人类疾病动物模型应该是可重复的，甚至是可标准化的，不能重复的动物模型是无法进行应用研究的。要求选择标准化的动物、标准化的实验设施内完成复制实验。

3. 可靠性　复制的动物模型应力求可靠地反映人类疾病，即可特异地反映该种疾病或某种机能、代谢、结构变化，同时应具备该种疾病的主要症状和体征，并经受一系列检测（如心电图、临床生理、生化指标检验、病理切片等）得以证实。

4. 适用性和可控性　设计复制人类疾病动物模型，应尽量考虑今后的临床应用和易于控制其疾病发展过程，以便于开展研究工作。有些动物对某致病因子特别敏感，极易死亡，不好控制也不适宜复制动物模型。

5. 易行性和经济性　复制动物模型的设计，应尽量做到方法容易执行和合乎经济原则。除了动物选择上要考虑易行性和经济性原则外，在选择模型复制方法和指标的检测观察上也要注意这一原则。

## 四、实验动物模型设计注意事项

1. 注意模型要尽可能再现所要求的人类疾病　从研究目的出发，充分了解所需动物模型的全部信息，分析是否得到预期的结果：诱发条件、宿主特征、疾病表现和发病机制。要避免选用与人类对应器官相似性很小的动物疾病作为模型材料。为了增加所复制动物疾病模型与人类疾病的相似性，应尽量选用各敏感动物与人类疾病相应的动物模型。

2. 注意所选用动物的实用价值　方便操作，容易复制，便于饲养，经济上和技术上容易得到保证；了解选用动物的生物学特性和对实验的影响。

3. 注意环境、营养因素对模型动物的影响　动物过于拥挤可造成氨气增多，引起呼吸道疾病、鼻炎、中耳炎等。光照过度可能会使动物机体生理现象发生改变。噪声可使产仔率降低，咬杀率增加，泌乳量下降，或听源性痉挛。营养因素对动物模型的复制，特别是长期实验，影响显著，应予以重视。饲料、饮水等符合国家相关标准和要求。应在相关的部门购买具有许可证的实验动物饲料。

4. 不能盲目地使用近交系动物，不然会导致不能控制的因素进入实验　近交系特点：遗传物质纯合度高，稳定性好。但也存在“有害”的隐形基因暴露、一些多基因控制性状平衡被破坏、近交衰退等问题。

5. 动物进化程度高并不意味着所有器官和功能接近于人的程度　复制动物模型时，在条件允许的情况下，应尽量考虑选用与人相似、进化程度高的动物作模型。但不能因此就认为进化程度越高等的动物其所有器官和功能越接近于人。例如，非人灵长类诱发动脉粥样硬化时，病变部位经常在小动脉、即使出现在大动脉也与人类分布不同。

6. 正确地评估动物疾病模型

（1）没有一种动物模型能完全复制人类疾病，动物毕竟不是人体的缩影。

（2）模型实验只是一种间接性研究，只可能在一个局部或几个方面与人类疾病相似。因此，实验结论的正确性只是相对的，最终必须在人体得到验证。

（3）复制过程中一旦出现与人类疾病不同的情况，必须分析其分歧范围和程度，找到相平行的共同点，正确评估哪些是有价值的。

（易光辉）

# 第二节　动脉粥样硬化模型

## 一、动脉粥样硬化动物实验模型

【实验目的】

动脉粥样硬化（atherosclerosis，As）研究领域中经常使用动物模型作为实验对象，获得大量实验结果，极大地促进了人们对 As 的认识。通过制备实验性动脉粥样硬化动物模型，掌握动脉粥样硬化的病因及其机制。

【实验材料】

1. 实验动物　新西兰家兔。

2. 药品或试剂　高脂饲料，油红 O。

3. 仪器与器械　家兔手术器械一套，注射器，照相机。

【实验原理】

新西兰大白兔对造病膳食的敏感性高，外源性胆固醇的吸收率高，可达 75%～95%，并且对高血脂的清除能力低，容易造成高胆固醇血症与动脉粥样硬化，并且不同的饮食结构可产生不同类型的动脉粥样硬化斑块，为复制动脉粥样硬化模型最常选用的动物。

【步骤与方法】

（单纯高脂饲料喂养法）

选用体重 2kg 左右的新西兰大白兔，喂饲高脂饲料的基本配方为：胆固醇+猪油或花生油+基础饲料（黄豆粉 10%、麦粉 38%、麸皮 50%，盐 1%及鱼粉 1%）。如每天喂服基础饲料加胆固醇0.3g，4个月后出现肉眼可见主动脉粥样硬化病变；若每天胆固醇剂量增至0.5g，3个月后可观察到病变；若增至每天1g，则2个月后即后可观察到病变。在基础饲料中加入15%蛋黄粉、0.5%胆固醇和5%猪油，经3周后，将饲料中胆固醇减去，再喂3周，主动脉病变发生率达100%。

促进病变形成的方法：

（1）在高脂饲料中还可加入甲基硫氧嘧啶、丙硫氧嘧啶、卡比马唑、苯丙胺、维生素D、烟碱或蔗糖等；其中丙硫氧嘧啶通过抑制甲状腺功能，从而降低兔的新陈代谢，减少胆固醇的代谢，升高血清总胆固醇，促进病变形成。

（2）采用经皮冠状动脉腔内成形术（PTCA）导丝引导插入球囊导管，从近心端缓慢回拉，反复3次，损伤内膜，再喂饲高脂。

（3）静脉滴注去甲肾上腺素引起血管壁中层弹性纤维拉长、劈裂或断裂。

（4）皮下注射同型半胱氨酸硫代内脂（dl-homocysteine thiolactone，HTL），HTL与血浆蛋白（包括LDL、白蛋白）的赖氨酸残基结合，引起蛋白质变性沉淀，易被巨噬细胞吞噬，形成泡沫细胞，促进动脉粥样硬化病变。

**【结果记录方法】**

处死动物，分离动脉，剪开剖面，苏丹Ⅳ或者油红O染色，病变部位呈现红色。根据病变面积百分比进行病变分级，判断粥样硬化病变的程度。按病变面积百分比分级标准见表3-20-1。

**表3-20-1 按病变面积百分比分级标准**

| 分级 | 病变面积（%） |
|---|---|
| Ⅰ | ＜5 |
| Ⅱ | 6～15 |
| Ⅲ | 16～33 |
| Ⅳ | 34～50 |
| Ⅴ | ＞50 |

## 二、泡沫细胞实验模型

**【实验目的】**

泡沫细胞尤其是巨噬细胞源性的泡沫细胞形成是动脉粥样硬化形成的早期事件，通过制备巨噬细胞源性的泡沫细胞模型，了解和掌握动脉粥样硬化的发病机制。

**【实验原理】**

巨噬细胞或平滑肌细胞表面存在有清道夫受体（scavenger receptor），能无反馈地摄取大量修饰变性的低密度脂蛋白（LDL），如氧化低密度脂蛋白（oxidized low density lipoprotein，oxLDL），使细胞内充满大量脂滴，形似泡沫状，称为泡沫细胞。泡沫细胞是动脉粥样硬化病变重要的特征性细胞，所以常用oxLDL与巨噬细胞或血管平滑细胞共孵育，形成泡沫细胞，作为动脉粥样硬化研究的实验模型。

**【实验材料】**

1. 细胞 巨噬细胞。

2. 药品与溶液 ox-LDL，RPMI1640培养液，胎牛血清，10%甲醛，油红O，蛋白含量试剂盒，总胆固醇测定试剂盒，游离胆固醇测定试剂盒。

3. 仪器与器械 小鼠手术器械一套，注射器，离心机，培养箱，超净台。

**【步骤与方法】**

1. 巨噬细胞的培养

（1）原代细胞培养：细胞培养是把从人体或动物体上取得的组织用机械或消化的方法分散成单个的细胞悬液，然后在模拟体内生理环境等特定的体外条件下，进行孵育培养，使之生存并生长。

通常多用小鼠腹腔巨噬细胞与 oxLDL 共孵育以培养泡沫细胞。步骤如下：选取 8 周龄、无感染的小鼠，眼球放血或颈椎脱位致死；用 70%乙醇消毒腹部皮肤，在无菌条件下，用镊子提起腹部皮肤剪去 3～5cm 长的皮肤，暴露去皮的腹壁；再用注射器将 3～4ml 无血清的 RPMI1640 培养液注入腹腔，轻揉片刻后抽出腹腔液；将其注入离心管，于 4℃，1000rpm/min 离心 10min，去上清液，加同样培养液调整细胞数为（1～5）$\times 10^6$/ml。若需要的细胞数多，可将数只小鼠的细胞收集在一起。而豚鼠、家兔腹腔巨噬细胞的取得，需在数日前于腹腔注射石蜡油诱发巨噬细胞在腹腔聚集。

巨噬细胞具有很强的黏附能力，最常用的分离方法是贴壁法，即将含有巨噬细胞的悬液加到盖玻片上、培养瓶或培养板内，于 37℃培养 30～60min，巨噬细胞开始贴壁，此时用 Hanks 液冲洗 5 次，以洗去未贴壁的其他细胞，最后得到较纯的巨噬细胞，加含 10%小牛血清的 RPMI1640 培养液，置 37℃培养箱。

（2）传代细胞培养：将 THP-1（人外周血的单核细胞系）160 nmol/L PMA（佛波酯）诱导 72h，PBS 洗 3 次，更换含 10%胎牛血清 RPMI1640 培养液，37 ℃、5%$CO_2$培养箱中培养。

2. oxLDL 处理加入终浓度为 80 mg/L oxLDL，共培养 48～72h。观察细胞形态的改变，及测定细胞内胆固醇及胆固醇酯的含量。

**【结果记录方法】**

1. 细胞形态学的观察　将贴壁于盖玻片的细胞取出，以 PBS 液冲洗 3 次，10%甲醛固定 24h，油红 O 染色，苏木苏复染，1%HCl 分色返蓝。光学显微镜下观察，细胞内脂质染为红色，细胞核染为蓝色，细胞内充满橘红色脂滴即为泡沫细胞。

2. 细胞内胆固醇（Ch）和胆固醇酯（ChE）的测定　PBS 洗 3 次，收集细胞（0.25%胰酶消化 1min 或细胞刮刀刮取细胞），以 1000 rpm/min 离心 10min，弃去上清液，用 PBS 液冲洗一次，加入异丙醇 0.5ml，冰浴中超声破碎 10s/min×3 次，再以 1000rpm/min 离心 15min。吸取上清液用 TC 试剂药盒及 FC 试剂药盒分别测定其总胆固醇（TC）和游离胆固醇（FC），Lowry 法测定蛋白含量。细胞内的胆固醇含量以 TC/g 细胞蛋白和 FC/g 细胞蛋白表示，两者之差即为胆固醇酯（CE）/g 细胞蛋白含量，CE/TC＞50%为泡沫细胞（表 3-20-2）。

**表 3-20-2　实验结果**

| | 总胆固醇（TC）/g 细胞蛋白 | 游离胆固醇（FC）/g 细胞蛋白 | 胆固醇酯（CE）/g 细胞蛋白 | CE/TC |
|---|---|---|---|---|
| 对照组 | | | | |
| oxLDL 处理组 | | | | |

**【讨论内容】**

（1）高脂血症促动脉粥样硬化形成的原因及其机制。

（2）泡沫细胞在动脉粥样硬化发生发展过程中的作用及其机制。

（3）动脉粥样硬化的防治策略。

**【注意事项】**

（1）在对兔主动脉进行油红 O 或苏丹Ⅳ染色时，要注意将血管周围的脂肪和纤维组织剥离干净。

（2）油红 O 染色时，油红 O 应新鲜配制，并在使用前过滤。

**动脉粥样硬化及其实验模型建立**

动脉粥样硬化（atherosclerosis，As）性疾病是目前危害人类健康的“头号杀手”，动脉粥样硬化斑块的形成最常见于大、中动脉。动脉粥样硬化斑块的发生发展过程大致如下：由于血浆脂质水平的升高或同时有其他危险因子的存在，动脉内膜受损，血浆脂质易于通过动脉内膜进入内膜下间隙并沉积。同时血流中的单核细胞易与内皮细胞发生黏附，并迁移至内皮下，摄取大量脂质转变为泡沫细胞，形成脂质条纹，随后血管平滑肌细胞向内膜方向迁移，并摄入脂质和合成大量细胞间质，导致动脉粥样硬化斑块形成。常用的复制方法有高胆固醇、高脂肪饲料喂养法，免疫学方法，儿茶酚胺类药物注射法，同型半胱氨酸注射法，幼乳大白鼠法及胆固醇-脂肪乳剂静脉注射法，机械损伤法等。

（危当恒）

# 第三节　糖尿病动物模型

糖尿病（diabetes mellitus）以持续高血糖为基本生化特征，其病因及发病机制仍未完全阐明。糖尿病不是单一原因与发病机制引起的疾病，而是由不同原因引起的体内胰岛素缺乏或胰岛素效应降低，临床以糖代谢紊乱为主的一组代谢性疾病的总称。

按 WHO（1999 年）的糖尿病病因学分型体系。糖尿病共分 4 大类，即 1 型糖尿病、2 型糖尿病、妊娠糖尿病和特殊类型的糖尿病。1 型糖尿病包括多种类型，均由胰岛 B 细胞破坏或原发性 B 细胞功能缺陷所致，常出现胰岛素完全缺乏，患者对胰岛素依赖。2 型糖尿病主要病理生理学特征为胰岛 B 细胞功能缺陷所导致的胰岛素分泌减少（或相对减少），或胰岛素抵抗所导致的胰岛素在机体内调控葡萄糖代谢能力的下降或两者共同存在。妊娠糖尿病是在妊娠期间被诊断的糖尿病，不包括被诊断糖尿病患者妊娠时的高血糖状态。特殊类型糖尿病是在不同水平上（从环境因素到遗传因素或两者间的相互作用）病因学相对明确的一些高血糖状态。

对糖尿病研究的重要方法之一是复制糖尿病动物模型，目前能够用来复制糖尿病模型的动物有地鼠（Carpenter，1970）、大鼠（Maner，1972）、小鼠（Butler，1972）、豚鼠（Munger，1973）、犬（Kramer，1980）、猫（Johnaon，1973）、兔（Roth，1980）、猪（Lang，1977）和灵长类（Howard，1980）。复制糖尿病动物模型有多种，按产生原因分为：①自发性动物模型（spontaneous animal model），指实验动物在自然条件下自然产生的、或由于基因突变而出现的类似人类疾病的动物疾病；②诱发性动物模型（experimental artificial or induced animal model），指通过物理、化学、生物等致病手段，人为造成动物组织、器官或全身形成类似人类的疾病，动物在功能、代谢、形态结构等方面有相应的改变。

## 一、自发性动物模型

### （一）自发性 1 型糖尿病模型

1. NOD 小鼠　是由日本 ICR（瑞士种）小鼠近亲交配而得到的非肥胖糖尿病近交品系。其特点是：该动物的发病是一个遗传学和免疫学相结合的自身免疫反应过程，直接特异性破坏胰岛 B 细胞而阻止胰岛素的分泌，这是研究 1 型糖尿病的主要动物模型。

2. Bio-Breeding（BB）大鼠 是 1974 年从加拿大的一个商业性鼠群中的 Wistar 大鼠远交系衍生的糖尿病倾向品系。其特点是：可自发糖尿病的封闭群大鼠，是一种遗传性和自身免疫性糖尿病动物，其发病特点是自身免疫性毁坏胰岛 B 细胞引发胰腺炎，从而导致胰岛素的分泌缺乏。

3. 新西兰家兔 美国退伍军人管理局医疗中心于 1969 年发现一只 6～12 个月龄的雌性新西兰白兔有烦渴和多尿现象，血糖和尿糖均明显增高，确诊为糖尿病。经连续几代近亲繁殖，遂形成具有自发性糖尿病的一个品系。其中 19%为显著高血糖及糖尿的显性糖尿病兔，另外 27%的兔空腹血糖正常但处理静脉注射葡萄糖能力异常。这两种兔的其他一些特征包括烦渴、多尿、贪食、胰岛素释放严重受损及胰岛 B 细胞颗粒增多。这些兔不肥胖，且有轻度酮症酸中毒。病理学发现，糖尿病兔的特殊损害局限在胰岛 B 细胞及肾脏。本动物模型与人类的 1 型糖尿病或青少年中成年发作型糖尿病极为相似。

### （二）自发性 2 型糖尿病模型

1. ob/ob 小鼠 是 Ingalls 在 1950 年培育的小鼠品系，在 6 号染色体上的 leptin 基因（*ob*）呈纯合子突变而导致 leptin 缺乏，该小鼠从断奶后开始肥胖，在 3～4 周龄发展为高胰岛素血症，7 个月龄水平最高，同时伴发胰岛素抵抗，最后发展成为严重的糖尿病。ob 小鼠被用作预防肥胖和轻度高血糖干预治疗的模型。

2. db / db 小鼠 在 1966 年由 Jackson 实验室发现。C57BLKS /J（BKS）小鼠品系自发出现突变，定位于 4 号染色体上 leptin 受体基因（*db*）发生单碱基对的突变，导致瘦素受体的转录异常。该小鼠出生后 10～14 天，出现高胰岛素血症，并且表现为“三多”症状，血糖 4～8 周开始增高；db 小鼠终身表现食欲旺盛；在 4～6 个月龄时，血胰岛素水平降低，表现为严重的胰岛素抵抗和胰岛素分泌不足。db 小鼠作为预防肥胖和轻度高血糖的干预治疗模型。

3. KK 小鼠 是在 1957 年由 K. Kondo 用日本的 Kasukabe 小鼠原种群培育而成的，KK 小鼠是由于位于 2 号染色体上 Agouti（A）基因座上的黄色基因显性突变所致。该小鼠随着年龄增长逐渐变得肥胖，6 周龄时开始出现高胰岛素血症，相继出现胰岛素抵抗，代偿性高胰岛素血症，继发 B 细胞的增生性肥大，表现出与人类糖尿病相似的症状。

此外，自发性 2 型糖尿病小鼠模型还有 NSY 小鼠、新西兰肥胖小鼠（NZO 小鼠）、TALLYHO 小鼠、肥胖糖尿病小鼠（TSOD 小鼠）等。

4. Goto-kakizaki（GK）大鼠 是 1975 年 Goto 等从远交系 Wistar 大鼠中选择出来的品种，在进行口服葡萄糖耐量实验时出现高血糖，第 6 代后所有大鼠都出现糖耐量受损，在第 9 代开始繁殖。其特点是 8 周龄时血糖和胰岛素水平均有轻微升高，在 4 月龄时胰岛 B 细胞减少，胰岛形态异常。GK 大鼠受损的胰岛素分泌反应可以得到恢复，是研究新的促胰岛素分泌药物的极好模型。GK 大鼠也用于营养和干预治疗研究。

5. Otsuka Long-Evans Tokushima fatty （OLETF）大鼠 品系来源于加拿大 Charles River 公司的 Long-Evans 鼠的远交系。其特点是多尿、烦渴和轻度肥胖，雄性更易发生糖尿病，从 16 周龄开始对葡萄糖刺激可分泌过量胰岛素，但在 65 周龄后则对葡萄糖刺激的胰岛素分泌出现缺陷。OLETF 大鼠模型主要用于研究药物治疗 2 型糖尿病及其相关并发症。

另外，自发性 2 型糖尿病大鼠疾病模型还有 Zucker 糖尿病肥胖大鼠、BHE / Cdb 大鼠、e SS 大鼠等。

6. 沙鼠（Psammomys obesus，PO） 是 2 型糖尿病的远交系模型，不同的实验模型群体有不同的疾病表现，遗传组成也很可能不同。表现有肥胖、糖耐量受损和高胰岛素血症，最后发展成高血糖。沙鼠在自然环境下不出现肥胖和糖尿病，若给予标准热量饲料 4 个月，部分沙鼠出现典型的代谢综合征，给予高能饲料 1 周，沙鼠出现高胰岛素血症，胰岛 B 细胞体积减为原来的 1 /3。沙鼠为药物干预治疗 2 型糖尿病的模型。

7. 中国地鼠（Chinese hamster） 亦称黑线仓鼠（cricetulus barabensis）。近交系中国地鼠（KDS）是日本东京医科大学动物实验中心培育的糖尿病模型动物，其自发性 2 型糖尿病主要发生于雄性地鼠，发病突然，2 月龄发病率为 50%，6 月龄发病率达 80%以上，表现为血糖轻、中度增高和胰岛病变较轻等特点，类似于人类 2 型糖尿病，因此其糖尿病模型被广泛应用于 2 型糖尿病的研究。

## 二、诱发性动物模型

诱发性糖尿病动物模型的复制方法有多种，包括手术、化学物质损伤、微生物感染、营养源性诱导等，既可复制 1 型也可复制 2 型糖尿病动物模型。使用的动物较多，包括小鼠、大鼠、仓鼠、犬、小型猪等。

### （一）手术

自从德国的 Von Mening 将犬做胰腺全切除术造成糖尿病后，陆续报道猫、大鼠、兔、猪、猴等切除 80%～90%胰腺并受到高糖饮食刺激后，出现 B 细胞退变衰竭而引起永久性糖尿病。

### （二）化学物质损伤

用化学物质损伤来复制糖尿病动物模型，可用的方法有：①注射致高血糖因子；②注射链脲佐菌素（streptozocin，STZ）；③注射环丙庚哌；④注射四氧嘧啶（alloxan）；⑤注射根皮苷。

### （三）微生物感染

脑炎心肌炎（EMC）病毒的 M 型变异株可在若干品系的成年小鼠中诱发糖尿病。在 DBA/2 品系小鼠中发病率大于 70%，而在 CD-1 小鼠中约为 40%，在 C3H、C57BL、BALB/CJ 与 A/J 小鼠中发病率少于 10%。雌雄均能感染 EMC 病毒，雄性的发病率明显大于雌性。皮下接种病毒 4～7 天后可出现明显的高血糖，伴有血中及胰腺组织中胰岛素含量降低。高血糖通常为短暂性，但许多小鼠在恢复期仍显示糖耐量异常。EMC 病毒感染小鼠后出现的疾病在生化方面与人类青少年发病的 IDDM 糖尿病极为相似。

### （四）营养源性

用含 10%氧化的长颌竹刀鱼油的饲料喂养鲤鱼 60 天，即能诱发鲤鱼营养源性糖尿病。本病的临床特征包括高血糖、糖尿、糖耐量降低与偶有酮尿。组织学研究表明其胰岛、肾小球等部位的损害与人类糖尿病中所见者极相似。该疾病模型与人类青少年发病的 IDDM 糖尿病极为相似。

有报道，用含 10%猪油、37%蔗糖的饲料喂养新西兰白兔也能诱发糖尿病，但该模型尚在研究中。单纯给实验动物饲喂高蛋白、高糖和高脂饲料，能够诱发小鼠、大鼠、仓鼠、犬和小型猪发生糖耐受减低和胰岛素抵抗综合征，这种模型近似于人类的发病情况，但往往需要较长的诱导时间。

### （五）转基因糖尿病动物模型

利用基因工程技术，可通过特定基因的过表达、基因敲除和基因敲入等方法建立动物模型，主要以小鼠模型为主。利用转基因和基因打靶技术，为 2 型糖尿病研究带来丰富的模型和大量的信息，用以寻找糖尿病相关基因的进化、功能、致病机制、胰腺胰岛进化发育，以及各种基因的表达、激素的分泌等。常见于 *GK/IRS-1* 双基因剔除小鼠、胰岛素受体/胰岛素受体底物-1 双基因剔除杂合体小鼠、IRS-2 小鼠等。美国国立卫生研究院于 2001 年建立 MKR 小鼠，这是一种胰岛素样生长因子（insulin like growth factor，IGF）和 IR 的双重功能缺失鼠，表现为显著的肌肉、肝脏、脂肪组织胰岛素抵抗，胰岛 B 细胞功能紊乱，脂代谢紊乱及高血糖等症状，可作为研究 2 型糖尿病的经典动物模型。

利用转基因的方法建立人类疾病动物模型和用其他方法相比具有许多优点。例如，遗传背景清楚，遗传物质改变简单，建立的模型更自然和更接近患者症状；建立过程操作简单，周期短，而且建立的转基因动物模型不需要特殊的饲养条件即可保持疾病症状，按照孟德尔规律代代相传，维持费相对较低等。但是由于转基因方法和技术上的原因，目前转基因糖尿病动物模型尚处于研究阶段，相信随着转基因技术的不断完善，人类疾病的转基因动物模型会不断涌现。

## 三、一次性注射链脲佐菌素诱导大鼠形成 1 型糖尿病模型

**【实验目的】**

（1）掌握注射链脲佐菌素造糖尿病大鼠动物模型的方法。

（2）了解注射链脲佐菌素造成糖尿病的机制。

（3）熟悉其他糖尿病动物疾病模型的复制方法。

**【实验原理】**

链脲佐菌素为一种广谱抗生素，具有抗菌、抗肿瘤的性能和致糖尿病的不良反应，对动物的胰岛 B 细胞具有高度选择性的毒性作用。其机制包括：①STZ 直接破坏胰岛 B 细胞；②STZ 损伤胰岛 B 细胞后，激活自身免疫过程，累及胰岛 B 细胞的生存。③通过一氧化氮和自由基两种途径损伤胰岛 B 细胞；④促使胰岛 B 细胞凋亡。

STZ 损伤胰岛 B 细胞的结果是使血糖明显升高，临床表现与人类 1 型糖尿病类似，利用 STZ 制备糖尿病动物模型已经广泛应用。

**【实验材料】**

Wistar 大鼠，链脲佐菌素，葡萄糖测定试剂盒，分光光度计，离心机，大鼠固定筒架，注射器，0.22μm 滤膜及配套的针头滤器，一次性注射器，抓大鼠手套，75%乙醇溶液，消毒棉签，天平，大鼠饲养笼、水瓶、普通大鼠饲料，手术器械，试管，胰岛素，25%葡萄糖溶液等。

**【实验方法】**

1. 分组　Wistar 大鼠 20 只，雄性，体重 250～280g，随机分成 2 组，即对照组、实验组。

2. 前期工作

（1）用天平给大鼠称重、记录、编号。

（2）配制柠檬酸缓冲液：将 2.10g 柠檬酸溶于 100ml 双蒸水中配成柠檬酸溶液，将 2.94g 柠檬酸三钠溶于 100ml 双蒸水中配成柠檬酸钠溶液，将上述两种液体按 1∶1.32 比例混合，配制成 0.1mol/L 柠檬酸缓冲液（pH 4.0）。

（3）配制 1%STZ 溶液：将 STZ 粉末溶于预冷的柠檬酸缓冲液中，新鲜配制成 10 mg/ml 浓度的 STZ 溶液，并用 0.22μm 滤菌器过滤除菌。

3. 方法

（1）禁食 12 h 后，对实验组的大鼠进行腹腔注射，用 1%STZ 溶液，按 STZ 60 mg/ kg 注射（按体重计算）。对照组大鼠注射柠檬酸缓冲溶液，用量同实验组。注射后的 24h 内要密切观察动物，有异常的情况可用皮下注射胰岛素或灌胃 25%葡萄糖治疗。

（2）两组动物相同条件饲养，自由饮食，充足饮水。

（3）两组动物在 0，24h，1 周，2 周剪尾取血 20μl，采血前至少空腹 12h 以上，不禁水，血糖测定采用葡萄糖测定试剂盒测定（葡萄糖氧化酶-过氧化物酶法）。

（4）注射后 24h 血糖持续升高，2 周后血糖稳定即可造成持续高血糖。

**【实验结果】**

1. 症状　对照组的大鼠皮毛干净，有光泽，生长良好，体重持续增加。实验组注射 STZ 后大鼠表现为多饮、多尿、多食、搔痒、毛失去光泽、脱毛、消瘦、活动减少和伤口易感染等。

2. 观察指标

（1）观察大鼠造模后的成活数量变化，大鼠的一般状况、饮水量及体重减轻状况。

（2）观察空腹血糖的变化：0 时间点约为 3.2±0. 61，24h 约为 12.2±0.63，1 周约为 22.6±0.61，2 周约为 27. 2±0. 33mmol/L，2 周后即为成功模型。

要求各组在 0，24h，1 周，2 周时间点分别绘制三线表，填写观察及测定的数据。三线表的式样可参考表 3-20-3。

**表 3-20-3　糖尿病动物疾病模型实验结果（…h）**

| 分组 | 体重（g） | 呼吸频率（次/分） | 食物量（g/d） | 饮水量（ml/d） | 尿量（ml/d） | 血糖（mmol/L） | 一般状况 |
|---|---|---|---|---|---|---|---|
| 对照组 | | | | | | | |
| 实验组 | | | | | | | |

**【讨论与分析】**

（1）STZ 造糖尿病动物模型的机制是什么？

（2）大鼠糖尿病的症状是什么？

（3）复制自发性糖尿病动物模型使用的动物有哪些？

（4）如何改良 STZ 造糖尿病动物模型的实验？

**【注意事项】**

（1）STZ 和柠檬酸缓冲溶液必须低温保存，新鲜配制。

（2）注射 STZ 后不宜早期采血监测血糖、胰岛素等，因采血量较大，增加了应激因素，影响结果。

（3）大鼠禁食 12h 后注射 STZ，注射后给予充足饮水及食物，每日换垫料 1～2 次，保持干燥。

（4）饲养室内通风良好，氨浓度小于 20 ppm，相对湿度为 40%～70%。室温保持在 18～25℃。

（5）采血部位涂以抗生素软膏，防止感染。

**【补充内容】**

STZ 是从无色素原链霉菌经培养 、生长后提取出的一种广谱抗生素，STZ 溶液制剂极不稳定，只有在 pH 为 4.0 时稳定性最大。自 1960 年开始利用链脲佐菌素诱发动物糖尿病模型，现已成为目前广泛采用的糖尿病动物模型化学诱导剂，它可使多种动物产生糖尿病，一般采用大鼠和小鼠制作糖尿病动物模型。

给猴、犬、大鼠和小鼠等注射 STZ 后，血糖水平的改变可分为 3 个时相：①早期高血糖相，持续 1～2h，乃此药抑制胰岛释放所致；②低血糖相，持续 6～10h，可能是由于胰岛 B 细胞破坏，大量胰岛素释放导致血糖显著降低；③24h 后出现稳定的高血糖相即糖尿病阶段，此时大部分胰岛 B 细胞已呈现不同程度的损伤和破坏。为了避免建模后大鼠在高血糖和低血糖期死亡，分别在其高血糖期皮下注射胰岛素，低血糖期应用 25%葡萄糖灌胃以调节血糖。实验中可采取如下方法处理：STZ 诱导 2h 后给予糖尿病组大鼠皮下注射胰岛素 4U/只，4h 后给予 25%葡萄糖 2ml 灌胃以调节血糖。

（袁中华）

## 第四节　心、脑缺血-再灌注损伤动物模型

心、脑缺血性疾病严重威胁人类健康，据统计，我国每年新发生的脑卒中有 150 万人，每年死于心血管疾病的在 200 万人以上。恢复缺血组织的血液灌注是治疗的目的，但在某些情况下，再灌注会加剧组织的损伤，其发病机制至今尚未完全阐明。因此，研究心、脑缺血-再灌注损伤的发病机制及其防治，具有重要的理论价值和实践意义。

### 一、在体心脏缺血-再灌注损伤模型

**【实验目的】**

复制心脏缺血-再灌注损伤动物模型，观察再灌注过程中心功能的变化及再灌注性心律失常的表现。

**【实验材料】**

1. 实验动物　200～300g 的雄性健康 SD/Wistar 大鼠。

2. 药品与溶液　20%乌拉坦，肝素生理盐水。

3. 仪器与器械　多功能生物信息采集仪（或二道生理记录仪）、小动物人工呼吸机、心电图机、小动物常规手术器械、气管插管、左心室导管、充气硅胶管（直径 3mm，长 2cm）、小圆针、5/0 号线。

**【步骤与方法】**

（1）动物称重后，腹腔内注射 12%水合氯醛（40mg/100g 体重）进行麻醉，并将其仰卧固定于手术台上。

（2）做颈部正中切口，分离气管并插入气管插管，分离右颈总动脉，结扎远心端，近心端用动脉夹夹闭，在靠近结扎线处剪口，插入左心室导管，用线轻扎固定后松开动脉夹，然后将导管缓慢插入左心室，双重结扎固定，并连接多功能生物信息采集仪或生理记录仪用于测定心功能，连接标准肢体Ⅱ导联记录心电图。

（3）胸骨左侧旁约 0.5cm 处、第 3～5 肋间做切口开胸，立即行呼气末正压呼吸（吸室内空气，通气量为 2ml/100g 体重，呼吸频率 50～60 次/min），剪开心包膜暴露心脏，以左冠状动脉为标志，在左心耳根部下方 2mm 处用穿好 5/0 号线的无创小圆针穿过左冠状

动脉下方的心肌表层，在肺动脉圆锥旁出针，将心脏放回原处。

（4）待心电图稳定10min后，记录心电图、左室舒张末期压（LVEDP）及左室内压变化最大速率（±dp/dtmax）。

（5）静脉注入肝素100～200U，在左冠状动脉穿线上方放置硅胶管并结扎动脉，使之压迫血管造成血管闭塞和左室壁缺血5～10min，每隔2min记录心电图及心功能指标，然后剪开结扎线，移去硅胶管，恢复血液灌流，继续观察30～60min。

（6）记录解除结扎即刻及随后动态的心电图和心功能指标变化。

## 二、脑的缺血-再灌注损伤模型

### （一）四血管阻断模型

**【实验目的】**

复制脑缺血-再灌注损伤的动物模型，观察动物脑再灌注损伤的表现，为研究脑缺血-再灌注-损伤的机制及其防治打下基础。

**【实验材料】**

1. 实验动物　350～500g的雄性健康Wistar大鼠。

2. 药品与溶液　12%水合氯醛。

3. 仪器与器械　多功能生物信息采集仪，小动物人工呼吸机，三棱针，不锈钢电极，小动物手术器械等。

**【步骤与方法】**

（1）动物称重后，用12%水合氯醛40mg/100g体重行腹腔麻醉。

（2）卧位固定，沿头顶部正中线切开皮肤，在右冠状缝后，中线旁开各约1mm处用三棱针钻透颅骨达骨膜外，将开口稍加扩大，安装不锈钢电极，作记录脑电图用。

（3）将动物改为仰卧位，做颈部正中切口，分离气管并插管固定；分离两侧颈总动脉，置套扣备用。

（4）将颈部切口稍往下延伸沿右侧颈总动脉向近心端分离，找到锁骨下动脉的起始段，分离锁骨下动脉并穿线备用；沿左颈总动脉向下分离，找到左锁骨下动脉的起始段，分离该动脉并穿线备用。

（5）使用小动物呼吸机进行人工呼吸（通气量为2ml/100g体重，呼吸频率48～50次/min）；将安装在头顶部的不锈钢电极与多功能生物信息采集仪的脑电图负极相连，再将参比电极插在同侧耳根皮下，然后连接标准肢体Ⅱ导联，同步记录脑电图和心电图。

（6）用小动脉夹夹闭双侧颈总动脉和锁骨下动脉，分别于夹闭后即刻、5min、10min和15min重复记录脑电图和心电图，并观察瞳孔和结膜颜色的变化。

（7）松开动脉夹，于松开后即刻、10min、20min、40min和60min记录脑电图和心电图，并密切观察瞳孔和结膜颜色的变化。

此模型可造成动物全脑缺血-再灌注损伤，成功率较高，稳定可靠，但对呼吸循环影响较大，必须使用人工呼吸机。

### （二）线栓大脑中动脉模型

本方法的特点是在不开颅的情况下，用尼龙线栓塞大脑中动脉造成局灶性脑缺血，抽出尼龙线形成再灌注。在实验操作上是分离出颈内、外动脉后，将颈外动脉的分支及其终末支，以及颈内动脉的颅外分支全部结扎，使颈内动脉成为颈总动脉在颅外的唯一分支，然后导入尼龙线。

**【实验材料】**

1. 实验动物　200～300g 的雄性健康 Wistar 大鼠。
2. 药品与溶液　12%水合氯醛。
3. 仪器与器械　0.3mm 的硅化的尼龙线，小动物手术器械。

**【步骤与方法】**

（1）用 12%水合氯醛（40mg/100g 体重）行腹腔麻醉，仰卧固定于手术台上。

（2）颈部正中切口，在一侧肩胛舌骨肌和胸锁乳突肌形成的暴露颈总动脉、颈外动脉和颈内动脉，然后分离颈外动脉的分支枕动脉、甲状腺上动脉、舌咽动脉及其终末分支，并结扎之。分离颈内动脉及其颅外分支，并将其颅外分支结扎。

（3）动脉夹夹闭颈总动脉和颈内动脉，用一线绕住颈外动脉的残余部并在结扎线的下方（近颈内、外动脉的分支处）剪一小口，由此插入预先硅化好的 3cm 长、0.3mm 粗的尼龙线，松开颈内动脉夹，小心地将尼龙线导入颈内动脉，并仔细观察辨认位置是否正确，然后继续向前推进至颈内动脉的颅内段（从插入前端到颈总动脉分支处长度约为 2cm），当有明显的阻力感时，即可阻断大脑中动脉。

本模型的优点是无须开颅，重复性好，与临床较为接近，适用于脑缺血-再灌注损伤的病理生理研究。缺点是手术方法较为烦琐。

（4）大鼠局灶性脑缺血评分方法：大鼠清醒后，根据其行为评分：

1）提鼠尾离地面约 33cm，有左肩内旋、左前肢内收者，记 4 分，否则为 0 分，正常鼠则两前肢对称地伸向地面。

2）将动物置平滑地板上，分别推左（或右）肩使其向对侧移动，检查抵抗推动的阻力，若发现推其右肩向左侧移动时阻力明显低于对侧者，根据其降低程度的不同，记 1～3 分，正常大鼠两侧阻力明显对称。

3）将动物两前肢置一金属网上，观察两前肢的肌张力，若左前肢肌张力低于对侧者，视其降低的程度，记 1～3 分，正常大鼠两前肢肌张力明显对称。以上评分满分为 10 分，记分越高，说明缺血-再灌注损伤越严重。还可将脑组织染色测定梗死面积，根据梗死面积大小判定损伤的程度。

（韦　星　冯大明）

## 第五节　原发性高血压动物模型

2005 年美国高血压学会提出，原发性高血压（primary hypertension）是一个由许多病因引起的处于不断进展状态的心血管综合征，可导致心脏和血管功能与结构的改变。我国 40 岁以上人群总死亡的第一危险因素是高血压，且随着经济、生活水平的提高，发病率逐年增长，严重危害人们的健康。建立与人类原发性高血压发病机制相似的动物模型，是筛选有效的降压药物的基础。有关原发性高血压的动物模型很多，如自发性高血压大鼠、神经原型高血压模型（犬、大鼠和家兔等）、肾外包扎型高血压大鼠、醋酸脱氧皮质酮（DOCA）盐性高血压大鼠、盐敏感性和盐抵抗性高血压大鼠等，但目前最为广泛应用的方法是两肾一夹高血压大鼠模型。因此，本小节详细阐述两肾一夹高血压大鼠模型的制作方法。

**【实验目的】**

根据人类原发性高血压的主要发病机制之一——肾素-血管紧张素-醛固酮系统的过度活化，复制高血压动物模型。

**【实验材料】**

1. 实验动物　健康雄性 Sprague-Dawldy（SD）大鼠，体重 140～160g。

2. 药品或试剂　0.5%戊巴比妥钠，青霉素粉针剂，碘伏，生理盐水。

3. 仪器与器械　常规小动物手术无菌包一套，大鼠尾动脉血压测量装置，脑外科银夹（图 3-20-1）若干并将银夹围成直径为 0.2mm 的小环（图 3-20-2）。

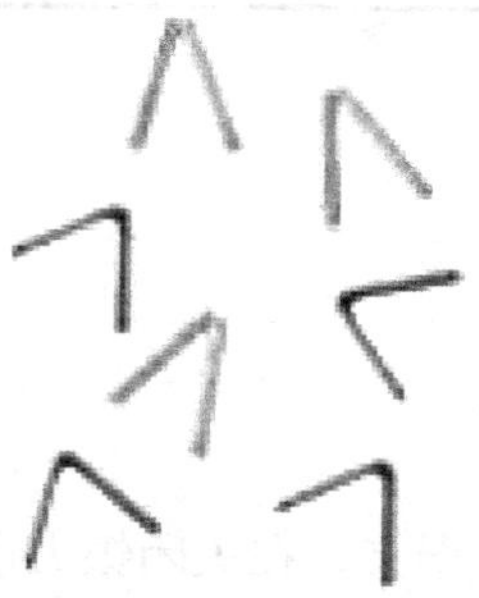

图 3-20-1　脑外科银夹

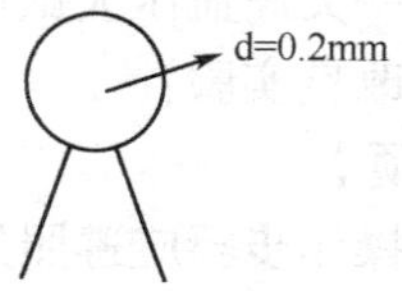


图 3-20-2　银夹围成直径为 0.2mm 的小环

**【实验原理】**

该动物模型血压升高的主要机制是一侧肾动脉缩窄，肾素-血管紧张素-醛固酮系统活化，血压升高。该模型具有造模简单，成功率高、同一性强等优点，与人类原发性高血压病理过程具有可比性，是目前最常用的经典的高血压动物模型。

**【步骤与方法】**

实验步骤可分为以下六步。

（1）分组：选用体重 140～160g 健康雄 SD 大鼠，随机分成手术组、假手术组和正常组（不手术）。

（2）用大鼠尾动脉血压测量装置测量术前血压。

（3）麻醉：用 0.5%戊巴比妥钠腹腔注射，30mg/kg。

（4）手术视野的准备

1）固定：将麻醉的大鼠仰卧在手术台上，固定四肢和头部。

2）备皮：以胸骨下 2.5～3cm 为中心，范围 4～6cm，用肥皂水浸湿绒毛后，用剃须刀剃净。

3）消毒：用碘伏在备皮部位行常规手术消毒 3 次，盖上孔巾，暴露手术部位。

（5）实施手术：在胸骨下约 0.7cm 处用刀尖刺破皮肤沿腹正中线依次切开皮肤、肌肉，切口长约 2cm；用止血钳钳住两侧肌肉，分置两侧；用沾有生理盐水的纱布推开肠组织，找到肾脏及肾动静脉；刺破腹膜，钝性分离肾动静脉周围的脂肪组织，用眼科镊小心分离肾动脉，放置银夹，用止血钳关闭银夹；去除纱布，复位肠组织，在腹腔内滴 2 滴青霉素溶液；用圆针缝合肌肉层，再滴 2 滴青霉素溶液，用角针缝合皮肤；用碘伏擦拭切口两次，除去孔巾，解除固定，将大鼠放回笼内，单笼单只，假手术组的手术操作步骤与手术组相同，只是不缩窄肾动脉。

（6）记录血压变化：用大鼠尾动脉血压测量装置，在术后 2 周、4 周、6 周、8 周记录三组大鼠尾部血压。

**【结果记录方法】**

要求各组分别绘制三线表，填写数据（表 3-20-4）。

**表 3-20-4　XXX 抢救酒精中毒实验结果**

| | 手术前 | 手术后 | | | |
|---|---|---|---|---|---|
| | | 2 周 | 4 周 | 6 周 | 8 周 |
| 对照 | | | | | |
| 中毒 | | | | | |
| 抢救 | | | | | |

**【讨论内容】**

（1）人类原发性高血压的病因和发病机制？

（2）两肾一夹高血压大鼠血压升高的可能机制？

（3）怎样改良实验？

**【注意事项】**

（1）实验操作步骤应遵照先后顺序逐次完成。为防止误夹，在关闭银夹前观察银夹是否有规律性波动，如有，说明夹在了肾动脉上。

（2）实验结果记录应根据实验动物分组分别记录，汇总各组实验结果。

（王　双）

## 第六节　心功能衰竭动物模型

参见《实验性急性心力衰竭及其抢救》实验。

## 第七节　呼吸功能衰竭动物模型

呼吸衰竭是由导致外呼吸功能发生严重障碍的疾病所引起的，也是这些疾病发生发展过程中导致患者死亡的重要原因。根据 $PaO_2$ 降低或 $PaCO_2$ 是否升高，可将呼吸衰竭分为低氧血症型（Ⅰ型）和高碳酸血症型（Ⅱ型）；按发病机制不同，可分为通气性和换气性呼吸衰竭；因原发病变部位不同，可分为中枢性和外周性呼吸衰竭；根据病情的急缓分为急性和慢性呼吸衰竭。呼吸窘迫综合征（respiratory distress syndrome，RDS）是临床上较常见的一型急性呼吸衰竭，于 1967 年由 Ashbaugh 首先提出，其临床特征为：进行性的呼吸困难和低氧血症，常继发于休克、创伤、烧伤、脓毒血症、氧中毒等多种病理过程。目前，利用实验动物复制 RDS 模型的方法有多种，如动物静脉注射油酸、三酰甘油、内毒素或吸高浓度氧、失血性休克等，本节主要介绍一种用动物异体骨髓提取液静脉注射的方法复制 RDS 模型。

**【实验动物】**

大鼠、家兔、家犬、猪等动物均可用于复制 RDS 模型，且不拘雌雄和品系，因大鼠和家兔体格小，提取骨髓较麻烦，而从家犬和猪提取骨髓较容易、故多先家犬或猪。

**【步骤与方法】**

1. 犬骨髓提取液的制备　取犬新鲜长骨，刮除骨膜外组织，75%乙醇消毒后劈开。将劈开的长骨放入乙醚中洗出骨髓腔的骨髓，然后，用普通滤纸过滤，清除碎骨和组织等有形成分。骨髓与乙醚混合物放于烧杯中，加盖滤纸防尘，在常温下乙醚经 48h 充分挥发后，得清亮微黄骨髓提取液，置冰箱备用。猪骨髓提取液制备方法与此相同。

2. 模型复制步骤

（1）选取健康杂种犬或小型猪，体重 4～8kg，雌雄不拘，以 3%戊巴比妥钠 1ml/kg 静脉麻醉。颈部手术，做气管插管，分离颈总动脉和颈外静脉。

（2）从右侧颈外静脉插入漂浮导管经右心房、右心室至肺动脉以备测肺动脉楔压（pulmonary artery wedge pressure，PAWP），从左侧颈总动脉插入普通导管至主动脉以备测主动脉压（aortic presure，AP）。

（3）从左侧颈外静脉注入加温至 38℃的骨髓提取液，注射量按 0.6ml/kg 计算。缓慢注射历时 1～2min。

（4）注射骨髓提取液前后，全程监测 AP 和 PAWP。每小时测一次主动脉血 pH、$PaO_2$，和 $PaCO_2$，并计算肺泡-动脉氧分压差（A-$aDO_2$）。

3. 模型复制结果判定

（1）呼吸变化：动物在静脉注入骨髓提取液后，10min 内均表现出呼吸加深加快，1h 后，呼吸频率可达正常频率的 3～4 倍，3h 后呼吸频率开始趋缓，可有明显的吸气性呼吸困难。

（2）血气和 A-$aDO_2$ 变化：静脉注入骨髓提取液后，$PaO_2$ 开始逐渐下降，1h 后 $PaO_2$ 可低于 60mmHg，而 pH 与 $PaCO_2$ 无明显变化，但可见 pH 稍偏高，$PaCO_2$ 稍偏低。A-$aDO_2$ 正常值在海平面呼吸空气的条件下为 10～30mmHg，差值增大说明肺泡氧弥散功能发生障碍，这是判定 RDS 的主要依据。RDS 时因肺水肿、充血、出血等病变使肺通气/血流比值改变，导致的严重低氧血症不能单纯用提高吸入氧分数（$FiO_2$）纠正。

A-$aDO_2$ 计算公式：

A-$aDO_2$ =［（大气压−水蒸气压）×吸入气氧浓度−（$PaCO_2$÷呼吸商）］−$PaO_2$

=［（760−47）×0.21−（40÷0.8）］−$PaO_2$=98−$PaO_2$

（3）PAWP 与 AP：静脉注入骨髓提取液后，PAWP 快速升高并持续稳定在较高水平，3h 后再次开始缓慢升高。AP 无明显变化。

（4）肺病理形态变化：肺体积和重量增加使肺系数增大［肺系数=肺重量（g）÷体重（kg）］。镜检可见肺水肿、肺出血、微血栓、肺间质炎性浸润和增厚、肺透明膜形成。部分肺泡萎陷，部分肺泡呈代偿性扩张。

骨髓提取液中含有软脂酸、硬脂酸、油酸、亚麻酸、豆冠酸、花生酸、蛋白质、氨基酸等成分，此外，还有一些未测成分。用骨髓提取液复制 RDS 模型，在发病原因上较单纯用油酸、三酰甘油更接近于严重挤压伤或骨折时机体大量释放脂质所致 RDS，其引起 RDS 发生发展的主要机制为骨髓栓塞肺毛细血管造成肺微循环障碍。

（韦　星）

## 第八节　多器官功能障碍综合征动物模型

多器官功能障碍综合征（multiple organ dysfunction syndrome，MODS）主要是指严重创伤、感染、休克期间或复苏后，同时或者相继出现两个或两个以上器官功能障碍。在

MODS 发病过程中还常出现失控的全身炎症、高代谢状态、高动力循环等全身炎症反应综合征（systemic inflammatory response syndromeme，SIRS）及免疫功能失调。MODS 可以逆转，并且可以不遗留器官损伤的痕迹，也不复发。迄今为止其发病机制仍不清楚，早期诊断较为困难，同时缺乏行之有效的防治手段，发病率和病死率居高不下。因此，阐明 MODS 的发病机制，找出早期诊断的指标和防治方法，具有重要的理论价值和实践意义。

## 一、单向速发型 MODS 动物模型

**【实验目的】**

模拟 MODS 的致病因素、发病过程和临床特征，研究 MODS 的发病机制及其防治措施。

**【实验动物】**

Wistar 大鼠，200～300g，性别不拘。

**【药品、试剂与器材】**

酵母多糖粉剂（zymosan A，Sigma 公司）、医用石蜡、3%戊巴比妥钠、无菌生理盐水、无菌生理盐水等。高频磁力搅拌器，注射器等。

含酵母多糖石蜡液的配制：将酵母多糖粉剂 1g 加入 20ml 医用石蜡中，用高频磁力搅拌器混匀制成悬液，置 100°C 水浴中消毒后备用。

**【实验步骤】**

动物分为三组，实验组、石蜡对照组和正常对照组。实验组动物腹腔注射含酵母多糖石蜡液 1.5～2ml /100g 体重，石蜡对照组动物腹腔注射医用石蜡液 1.5～2ml /100g 体重，正常对照组动物腹腔注射无菌生理盐水 1.5～2ml /100g 体重。实验组与石蜡对照组动物于实验第一天腹腔补充无菌生理盐水 10ml /100g 体重，第二天补充 5ml /100g 体重，第三天及第四天分别补充 2.5～1.25ml /100g 体重。分别于第二天和第五天放血或断头处死动物，处死前左心室取血检测动脉血氧分压（$PaO_2$）、谷丙转氨酶（GPT）、肌酐（Cr），处死后取主要器官做大体检查和常规石蜡切片做光镜检查，必要时做常规透射电镜制样，用作超微结构观察。

**【结果判定】**

注射酵母多糖动物第 2 天，平均动脉压明显降低，尿量显著减少，血肌酐及谷丙转氨酶显著升高，嗜睡、反应低下，门静脉和肝静脉血培养阳性率显著高于对照组；具有明显（SIRS）表现，病理改变主要为各器官组织水肿、出血和炎症细胞浸润，可见实质细胞变性、坏死、脱落，部分动物在 2 天内死亡。至第 5 天，上述病变有所减轻。

此模型较易复制，死亡率较低（33%左右），有明显的 SIRS 和多器官损害。其中以肺脏发生最早、最严重。但致病因素与临床表现的关联不明显。本模型适用于发病机制研究。

## 二、双相迟发型 MODS 动物模型

### （一）鼠双相迟发型 MODS 模型

**【实验目的】**

模拟 MODS 的致病因素、发病过程和临床特征，研究 MODS 的发病机制及其防治措施。

**【动物与分组】**

Wistar 大鼠，体重 200～300g，性别不拘。

**【药品、试剂与器材】**

大肠杆菌内毒素（E.Coli $O_{55}B_5$），3%戊巴比妥钠，无菌林格氏液，动、静脉插管，输血、输液器材，注射器等。

**【实验步骤】**

动物术前 12h 禁食，戊巴比妥钠 3mg/100g 体重腹腔麻醉。行一侧颈动、静脉分离与插管，动脉插管用于检测血压和放血。动物分为三组，首次打击组采用失血性休克和再灌流损伤。按 Wigger's 法在 3min 内快速放血，使平均动脉压迅速降至 4kPa （30mmHg），然后缓慢放血，使平均动脉压维持在 4～4.7kPa （30～35mmHg），持续 2h。之后将全部放出的血液及其 1 倍容量的林格氏液经颈静脉快速回输（15min 内完成），造成缺血-再灌注损伤。首次加第二次打击组在复苏后 6h 实施第二次打击。第二次打击组不做前述处理，仅从腹腔 1 次性注射 E.Coli $O_{55}B_5$ 2mg /100g 体重，造成腹膜炎和脓毒症。注射后 4h，经腹腔补充林格式液 5ml /100g 体重。整个实验观察 72h。

**【结果】**

动物有 SIRS 表现，首次加第二次打击组心、肝、肠等器官功能障碍发生率约为 50%，死亡率大于 30%，而首次打击组和第二次打击组基本不出现 MODS。

本模型损伤因素和发病过程均与临床接近，适合于 SIRS 或双相迟发型 MODS 机制及防治方面的研究。

### （二）标准化的 MODS 模型

**【实验动物】**

1 年龄的雄性山羊，体重 25kg 左右。

**【药品与溶液】**

大肠杆菌内毒素（$O_{26}B_6$），3%戊巴比妥钠，林格氏液，10%脂肪乳剂和葡萄糖液，复合氨基酸等。

**【动物 ICU 的建立】**

基本设备①心功能监护仪：能进行全套血流动力学监测。②多功能呼吸机：能监测呼吸频率、潮气量、气道阻力、肺顺应性、吸入氧浓度，并具备 PEEP 功能。③输液泵和注射器泵：用于循环治疗。④氧气管道用于氧疗。⑤负压吸引装置，用于吸痰和胃肠减压。⑥动物代谢笼和动物固定装置。⑦具有空调、净化和通风设备。

**【步骤与方法　】**

模型复制分为首次打击（手术创伤+失血性休克+复苏再灌流）、二次打击（门静脉内毒素血症）和器官支持三个阶段。动物分为首次打击组、二次打击组、首次+二次打击组。山羊用戊巴比妥钠 30mg/kg 体重腹腔麻醉，颈部手术行气管插管、颈总动脉、颈静脉和肺动脉插管。上腹正中切口，自肠系膜上静脉插管至门静脉，监测门静脉血流量（PVF），做胃和回肠造瘘置入胃肠黏膜张力计监测胃和小肠黏膜 pH（pHi）；首次打击组术后 20min 采用 Wiggers 法造成失血性休克，平均动脉压维持在 6.0～7.3kPa 1h。之后经静脉和门静脉快速输回放出的血液及其 2 倍容量的林格氏液。此时，MAP 和心脏指数（CI）均能恢复至休克前的 80%以上；第二次打击组于复苏后 24h 经门静脉持续输入大肠杆菌 $O_{26}B_6$ 内毒素 30ng/（kg·min），持续 5 天。

器官功能监护和支持：进行持续呼吸和循环功能监护，当心血管和（或）呼吸功能不全达到 1 分（表 3-20-6）时，施行机械通气和（或）输入多巴胺维持血压。整个实验过程进行代谢监测和标准代谢支持，热卡按 2 倍基础能量消耗[ 山羊实测为 85.8±3.9k/( kg· d )]，静脉输入复合氨基酸、10%脂肪乳剂和葡萄糖溶液补给。补充蛋白质 1.45g /（kg·d），热卡与氮的比例为 2180：1，常规补钾 1.5g/d，水 100～150ml/（kg·d）。

**【检测指标】**

（1）炎症介质：测定 TNF、IL-6、IL-8 等。

（2）器官功能：测定血气和心、肝、肾及血液酶学或生化指标；测定门静脉血二胺氧化酶（diamine oxidase，DAO）、小肠 pHi，以及尿中乳果糖与甘露醇排除量的比值作为评价肠屏障功能的参考。

（3）血细菌培养、内毒素测定和器官细菌定量。

（4）物质代谢：测定血葡萄糖、游离脂肪酸、尿三甲基组氨酸和全血乳酸的含量。

（5）血流动力学：用心功能监护仪测定并计算体循环、肺循环和门静脉血流动力学和氧代谢指标。

（6）病理形态学检查（表 3-20-5）。

本模型为标准化的 MODS 动物模型，可最大限度地模拟临床 MODS 的病因、发病过程和功能、代谢变化，是研究 MODS 发病机制及其防治的理想动物模型。

**表 3-20-5　动物 SIRS 的诊断依据**

| 指标 | 诊断依据 |
|---|---|
| 直肠温度 | ＞或＜对照值 1℃ |
| 呼吸频率 | ＞对照值×2 或 $PaO_2$＜对照值的 75% |
| 心率 | ＞对照值×1.5 |
| 白细胞 | 总数＞对照值×2 或＜对照值的 50%，分叶核总数＞10% |
| 血流动力学 | 高心排血量，低外周阻力 |
| 氧代谢 | 耗氧量和二氧化碳排出量增加 |
| 炎症介质 | 血浆急性期蛋白和炎症介质含量（主要为 TNF，IL-1，IL-6，$PLA_2$）增加 |
| 细菌、内毒素 | 血细菌培养阳性，血中内毒素含量增加 |
| 病理改变 | 多器官组织呈炎性改变 |

**表 3-20-6　动物 MODS 时器官功能障碍分期诊断及评分标准**

| 受累器官 | 功能障碍 | | |
|---|---|---|---|
| | Ⅰ期（1分） | Ⅱ期（2分） | Ⅲ期（3分） |
| 肺 | 呼吸窘迫，频率≥2 倍对照值；吸空气 $PaO_2$≤9.3kPa，＞7.98kPa；$PaO_2/FiO_2$≥39.9kPa；以上三项中具备两项 | 吸空气 $PaO_2$≤7.98kPa，＞6.60kPa；$PaO_2/FiO_2$≤39.9kPa，＞26.6kPa；（A-a）$O_2$（$FiO_2$1.0）＞13.3 kPa，≤26.6；以上三项中具备两项 | $PaO_2/FiO_2$≤26.6kPa；$PaCO_2$≥5.98kPa；P（A-a）$O_2$（$FiO_2$1.0）＞26.6 kPa；以上三项中具备两项 |
| 胃肠 | 腹部胀气，肠鸣音减弱，胃肠 pHi≤7.1，＞7.0；血 D-乳酸酸或 L/m≥1.5 倍对照值。以上四项具备两项 | 高度腹部胀气，肠鸣音消失，胃肠 pHi≤7.0 以上三项中具备两项 | 麻痹性肠梗阻，应激性溃疡出血 |
| 心血管 | 无血容量不足，心动过速≥2 倍对照值；MAP 持续≤9.3kPa，＞7.98kPa | 心动过速，CPK 或 LDH＞3 倍对照值；无血容量不足，MPA≤7.98kPa，＞6.65kPa；（需升压药维持血压） | 心律不齐，心率＜60/min； |

续表

| 受累器官 | 功能障碍 | | |
| --- | --- | --- | --- |
| | Ⅰ期（1分） | Ⅱ期（2分） | Ⅲ期（3分） |
| 肝 | 血 TB 或 GPT≥2 倍对照值，<3 倍对照值 | TB 或 GPT≥3 倍对照值； | MAP<6.65 kPa；对升压药失去反应 |
| 肾 | 血 Cr>2 倍对照值和（或）FENa>2.5 | 血 Cr>3 倍对照值和（或）FENa>4.0 | |
| 凝血 | 血小板≤80×10⁹/L，>50×10⁹/L，PT 及 TT 比对照延长≤3s | PT 或 TT 比对照值延长>3 秒，血小板≤50×10⁹/L | |
| 脑 | | 昏迷对疼痛刺激有反应 | 对疼痛刺激无反应 |

注：P（A-a）$O_2$：肺泡动脉氧分压差；pHi：黏膜内 pH；L/M：尿中乳果糖与甘露醇排出量的比值；FENa；滤过钠排泄分数；GPT：谷丙转氨酶；Cr：肌酐。

（屈顺林）

## 第九节　阿尔茨海默病动物模型

**【实验目的】**

（1）掌握阿尔兹海默病的发病机制及临床表现。

（2）掌握建立阿尔茨海默病模型的方法和 Y 迷宫的实验操作。

**【实验原理】**

阿尔茨海默病（Alzheimer's diease，AD）又称老年性痴呆是一种多发于老年人群的神经退行性疾病。该病由德国医生 Alois Alzheimer 于 1906 年首先记录和描述。该病早期表现为轻微记忆障碍。随着病情的发展，患者的认知能力（如学习、记忆等）逐渐衰退，理解力、智力减退，出现情感及语言障碍，最终神经系统功能遭到严重破坏，导致死亡。AD 的病因复杂，涉及遗传、环境等多种因素。目前学术界的主流观点认为导致 AD 发生的重要原因之一就是 β-淀粉样蛋白（β-amyloid，Aβ）。Aβ 具有神经毒性，并可诱发炎症反应，损伤神经系统。大量研究表明，Aβ 在 AD 患者脑部过度积累和沉淀，形成淀粉样蛋白斑（plaque）。除了由 Aβ 形成的淀粉样蛋白斑之外，AD 的另一个重要特征就是神经纤维缠结（neurofibrillary tangle，NFT）。NFT 也是 AD 患者发生记忆衰退、认知能力减退的关键因素，并且与 Aβ 的积聚有密切关系。NFT 由过度磷酸化的微管结合蛋白 tau 构成。tau 蛋白对微管的聚合及微管稳定性的维持具有重要作用。如果 tau 蛋白被过度磷酸化，神经元的轴突运输就受到阻碍，导致神经元功能缺陷甚至死亡。

Aβ 分子质量约为 4kDa，是其前体 β 淀粉样蛋白前体蛋白 APP 经由 β-分泌酶和 γ-分泌酶连续剪切后形成的长度在 39～43 个氨基酸的短肽。APP 的正常生理功能与细胞生长和黏附有关，并能够调节神经元之间的连接和可塑性。Aβ 则是各种细胞 APP 正常加工的产物。神经系统多种类型的细胞均表达 APP 并产生 Aβ，而正常的机体中 Aβ 的产生和降解处于一种平衡。当这种平衡被打破时，大量 Aβ 积累和沉降，形成淀粉样蛋白斑，这也被认为是 AD 发病的重要原因之一。目前 AD 的发病机制大致分为家族型和散发型两类，家族型 AD 是由 APP 及 γ-分泌酶的编码基因（主要为活性中心蛋白早老素 presenilin）突变引起 Aβ 产生过多和积累导致，一般发病较早；而散发型 AD 主要是由于环境和其他遗传因素导致 Aβ 产生过多或清除减少引发积累所致，发病年龄一般较晚。随着年龄的增加，人体对 Aβ 清理功能下降，从而导致 Aβ 积累，这也解释了老年人中 AD 多发的原因。研究表明通过大鼠海马内注射一定量的 Aβ 可以建立大鼠 AD 模型。AD 模型建立后，其行为学测试通常包括 Morris 水迷宫检测、Y 迷宫检测、新颖物体识别等，本实验以 Y 迷宫检测为检测手段。

**【实验材料】**

1. 实验动物　成年雄性 SD 大鼠，体重 250～275 g。

2. 药品、试剂与溶液　Amyloid β-protein，Fragment1-42（Sigma 公司，Lot59H49552），医用生理盐水，20%的乌拉坦，75%乙醇溶液，医用过氧化氢溶液，青霉素，自凝造牙粉，自凝牙托水。

3. 仪器与器械　脑立体定位仪，微量进样器，大鼠常用手术器械，医用缝合针线，医用棉棒，酒精棉球。

**【步骤与方法】**

1. AD 模型建立

（1）实验分组：选雄性 SD 大鼠 16 只，随机分成两组，AD 模型组（8 只），假手术组（8 只）。

（2）Aβ1～40 的孵育：Aβ1～40 用无菌生理盐水配制成 5 g/L，37℃孵育 48～72h，使其变成聚集状态的 Aβ，–20℃下保存。

（3）用 10%的水合氯醛（0.035 mL/kg）麻醉。然后用脑立体定位仪固定大鼠，使颅骨表面处于水平位置。

（4）头顶部去毛备皮，消毒大鼠皮肤，沿矢状面切开，刮去皮下组织，暴露颅骨。

（5）以前囟为原点用脑立体定位仪进行脑定位，常规备皮消毒，参照包新明等著《大鼠脑立体定向图谱》，选择右侧海马 CA1 区为注射靶区，前囟后 3.8 mm，中线右侧旁开 2.0 mm，垂直颅骨表面向下 5 mm 即为海马区注射点。

（6）用大鼠颅骨钻钻开颅骨，暴露硬脑膜，微量进样器自颅骨表面垂直进针 5 mm，缓慢注入 2μl（10 μg）Aβ1-40，注入时间控制在 2 min 左右，留针 5 min 保证溶液充分弥散，然后缓慢撤针。

（7）用自凝牙托水溶解自凝造牙粉，待溶液黏稠时均匀地涂于颅骨表面，用医用缝合针缝合皮肤并消毒，青霉素涂于缝合处。

（8）假手术组注射等量的无菌生理盐水，其他处理同模型组。单笼常规饲养两周后进行行为学检测。

2. Y 迷宫检测

（1）录像：打开录像设备，把大鼠从一固定支臂末端放入，放入支臂时大鼠的头部朝向支臂的末端，录像 8 min，保存录像并重命名。

（2）计算：分析录像，分别算出入臂次数 n、最大交替次数 n-2、实际交替次数 x、交替率 x/（n-2）×100%，并填写在下面表格中。

**【结果记录方法】**

结果记录方法见表 3-20-7。

表 3-20-7　实验结果

| 动物分组 | 编号 | 入臂次数 | 实际交替次数 | 最大交替次数 | 交替率（%） |
|---|---|---|---|---|---|
| AD 模型组 | 1 | | | | |
| | 2 | | | | |
| | n | | | | |
| 假手术组 | 1 | | | | |
| | 2 | | | | |
| | n | | | | |

【注意事项】

（1）在进行手术时应注意保持大鼠体温，避免麻醉后体温过低死亡。

（2）在针管埋入后，应检查是否有脑脊液流出。

（3）在牙科自凝塑料涂于颅骨表面前应注意干燥术野。

（4）Y 迷宫实验中，大鼠的四只脚完全进入一个支臂记为一次入臂。

【讨论内容】

（1）Aβ 导致 AD 的机制是什么？

（2）Y 迷宫检测的是什么类型的记忆？

（3）怎样改良实验？

（周寿红　祝文婷）

## 第十节　坐骨神经慢性压迫性损伤动物模型

【实验目的】

（1）掌握坐骨神经慢性压迫的发病机制及临床表现。

（2）掌握建立坐骨神经慢性压迫模型的方法，以及机械刺激逃避法的实验操作。

【实验原理】

坐骨神经由腰 4，5 和骶 1～3 神经根组成，为全身最粗大的神经，其起始处直径为 15mm 左右。经坐骨大孔穿出骨盆，坐骨神经一般自梨状肌下孔穿至臀部，亦有少数情况（36.21%）坐骨神经分成 2 股，一股穿梨状肌，一股出梨状肌下孔；也有分成多股出骨盆者。进入臀部后，位于闭孔内肌、上下孖肌和股方肌的表面，为臀大肌覆盖，此处为臀部坐骨神经最浅表部位，此段无较粗分支、周围组织疏松、紧邻髋关节，肌内注射、髋关节脱位、骨盆骨折等均易造成该处坐骨神经损伤。

药物注射性损伤特别是注射青霉素，是导致坐骨神经损伤的最常见的病因，又称医源性坐骨神经损伤，好发于儿童，其损伤原因与注射部位不当直接损伤或药物剂量太大刺激坐骨神经有关；锐器伤、髋臼骨折、骨盆骨折及髋关节脱位特别是后脱位亦是导致坐骨神经损伤的常见病见。其症状体征包括①运动：如损伤部位在坐骨大孔处或坐骨结节以上，则股后肌群，小腿前、外、后肌群及足部肌肉全部瘫痪。如在股部中下段损伤，因腘绳肌肌支已大部发出，只表现膝以下肌肉全部瘫痪。如为其分支损伤，则分别为腓总神经及胫神经支配区的肌肉瘫痪。②感觉：除小腿内侧及内踝处隐神经支配区外，膝以下区域感觉均消失。③营养：往往有严重营养改变，足底常有较深的溃疡。

在动物实验中，一般是对坐骨神经、脊神经或其他比较大的神经干，进行切断、松散结扎或紧密结扎、冷冻、钳夹或周围炎症，以此来模仿病理性的神经痛。1988 年由 Bennett 和谢益宽提出坐骨神经慢性压迫性损伤模型（the chronic constriction injury of the sciatic nerve，CCI），因该模型简单可靠，可重复性好，用于模拟临床慢性神经压迫性损伤，如椎间盘突出导致的神经根刺激症状，且不会引起动物的伤肢自噬现象，因此在疼痛学界有广泛的应用。

由于疼痛很难与某种客观指标联系起来，所以对疼痛的测量多基于动物对伤害性刺激的保护反应和保护性反射行为来推测它们的疼痛程度，如测量痛觉增敏和异常痛敏，痛觉增敏就是指动物对疼痛感受的能力更加敏感。常用冷热水刺激逃避法、机械刺激逃避法、热辐射抬足法来检测痛觉感受能力的变化。本实验以机械刺激逃避法来介绍痛敏反应。

**【实验材料】**

以下括号中的数字为每组同学的预备数量。

1. 实验动物　SD 雄性大鼠，体重 200～250 g。

2. 药品与溶液　3%戊巴比妥钠溶液，青霉素，生理盐水。

3. 仪器与器械　电子压痛仪（1），止血钳（2），剪刀（1），手术刀（1），手术镊（1），玻璃分针（1），4-0 吸收性羊肠线（1），蚕丝手术缝合线（1），缝合针（1），1 ml 注射器（1），5 号针头（1），止血纱布（2），固定用绳带（4 根），特制塑料固定筒（1）。

**【步骤与方法】**

1. 实验分组　数据共享。每个实验班分五组，其中第一、三、五组为 CCI 模型组，第二、四组为假手术对照组，每组负责 1 只大鼠的实验。

大鼠分两组：①CCI 模型组；②假手术对照组，只分离但不结扎坐骨神经。

2. 坐骨神经慢性压迫性损伤模型的制作

（1）大鼠称重后，吸取 3%戊巴比妥钠溶液 45 mg/kg，做腹腔注射、全身麻醉，待用止血钳夹大鼠尾中部，大鼠没有缩腿反射，之后，将其俯卧固定于手术台上。

（2）在大鼠左腿中部靠内侧边缘，剪掉毛，用乙醇消毒，再用手术刀切开表皮，用钝性分离法分离肌肉，再利用玻璃分针暴露出坐骨神经干，约长 7 mm，游离周围组织（图 3-20-3）。

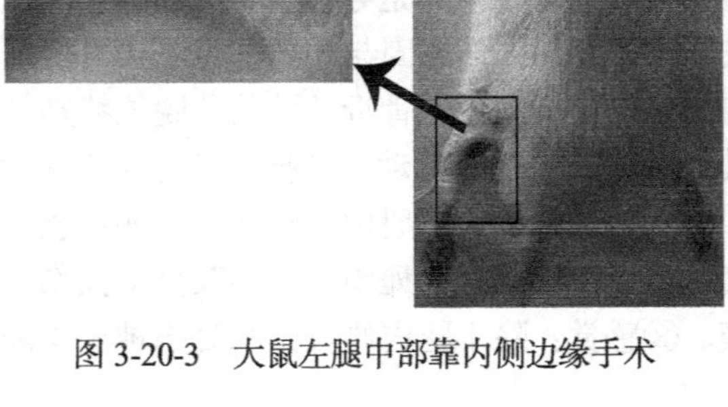

图 3-20-3　大鼠左腿中部靠内侧边缘手术

（3）在坐骨神经三叉分支的近端约 5 mm 处，用 4-0 铬制肠线环绕神经干分别做 4 个轻度结扎环，间距 1 mm，结扎强度以引起小腿肌肉轻度颤动反应，不影响神经外膜血液循环为宜。涂上青霉素消毒后，用普通蚕丝手术缝合线缝合伤口。

（4）术后 5～7 天开始出现痛反应，10～14 天达高峰，是检测痛觉增敏的最佳时机。持续 2 个月后痛反应表现逐渐消失，感觉变得迟钝，一般无伤肢自噬现象。

3. 假手术对照组制作

（1）1、2 步骤同 CCI 组。

（2）手术区涂上青霉素消毒后，用普通蚕丝手术缝合线缝合伤口。

4. 痛觉增敏的观察与测定

（1）先将大鼠放置于实验室 20 min，适应安静后，分别将大鼠置于特制塑料固定筒内。

（2）用电子压痛仪给大鼠后足跖部施加以恒定速率连续递增的压力。当其后足反射性缩回时，即停止加压并读出压力数值（g）。先测定三次压力-缩腿阈值（paw withdrawal threshold，PWT），每次测定间隔 5 min，取其平均值作为伤害性感受基础阈值，并以 150% 作为 PWT 升高的上限以免损伤局部组织。注意左右足趾要分别记录。

**【结果记录方法】**

结果记录方法见表 3-20-8。

**表 3-20-8　2 组大鼠压力值实验结果**

| 分组 | 动物编号 | 压力值（N） | |
|---|---|---|---|
| | | L | R |
| CCI 组 | 1 | | |
| | 2 | | |
| | 3 | | |
| 对照组 | 1 | | |
| | 2 | | |

**【统计分析】**

采用 t 检验，对 CCI 组、对照组的压力值进行统计学分析。

**【注意事项】**

（1）测量痛觉的过程中要注意保持实验室安静，室温合适。

（2）CCI 组和假手术对照组切口程度、范围大致一致，结扎神经时强度适中，防止神经断裂、神经外膜血液循环受阻等现象的发生。

（3）实验结果记录真实，根据实验动物分组分别记录、汇总各组实验结果。

（4）实验结论应包括 CCI 组及假手术对照组结论，以及其他重要结论。

**【讨论内容】**

（1）简述 CCI 模型的原理。

（2）怎么改良实验？

（周寿红　薛瑞瑞）

# 主要参考文献


陈世民，莫燕娜，赵善民. 2011. 实验生理科学. 第 2 版. 上海：上海科学技术出版社.
高兴亚，戚晓红，董榕，等. 2010. 机能实验学. 第 3 版. 北京：科学出版社.
龚永生，陈醒言.2011.医学机能实验学. 北京：高等教育出版社.
胡还忠. 2010. 医学机能学实验教程. 第 3 版. 北京：科技出版社.
蒋萍. 2006. 生理学与病理生理学实验指导. 北京：科学出版社.
金春华. 2006. 机能实验学. 北京：科学出版社.
金惠铭，王建枝.2008.病理生理学. 人民卫生出版社.
李联营. 2014. 试分析药物半衰期与合理用药.中国现代药物应用，8(7):247-248.
李涛，朱坤杰. 2011. 医学机能实验学. 北京：科学出版社.
林默君，倪秀雄. 2009. 医学机能学实验. 北京：科学出版社.
刘涛，王净净. 2012. 科研思路与方法. 北京：中国中医药出版社.
沈岳良. 2008. 现代生理学实验教程. 第 3 版. 北京：科学出版社.
孙艺平，邹原. 2009. 医学机能实验学. 第 3 版. 北京：科学出版社.
孙湛，张建龙. 2013. 机能实验学. 第 2 版. 北京：科学出版社.
王福彦. 2012. 医学科研方法. 北京：人民军医出版社.
王建枝，殷莲华. 2014. 病理生理学. 第 8 版. 北京：人民卫生出版社.
王金保，聂发传. 2007. 改良坐骨神经慢性压迫性损伤模型的建立. 华北国防医药，19（3）：1-4.
王俊亚，张冬梅. 2012. Morris 水迷宫实验测试方法介绍及注意事项. 现代医药卫生, 28(21):3289-3290.
吴端生，张健. 2007. 现代实验动物学技术. 北京：化学工业出版社.
闫剑群主编. 2015. 机能实验学. 第 3 版. 北京：高等教育出版社.
杨宝峰. 2014. 药理学. 第 8 版. 北京：人民卫生出版社.
杨芳炬. 2010. 机能实验学. 北京：高等教育出版社.
杨秀红，张连元. 2014. 机能实验学教程与强化训练. 北京：北京大学医学出版社.
于军，张晓，梅爱敏. 2013. 机能实验学. 武汉：华中科技大学出版社.
张建龙. 2010. 人体机能学. 北京：科学出版社.
张立华. 2014. 眼视光学杂志，6(2):129-131.
朱大年，王庭槐. 2014. 生理学. 第 8 版. 北京：人民卫生出版社.
Bennett GJ, Xie YK. 1998. A peripheral 9in rat that produces disorders of pain sensation like those seen in man. Pain，33（1）：87-107.

# 附　录

## 附录一　病 历 案 例

**【病例一】**

一般资料：患者男性，43 岁，工人（其他的一般资料略）。

主诉：心慌 14 年，心悸、气短 4 年，加重伴咳嗽、咳痰 10 天。

现病史：14 年前开始，常于劳累后心慌、咳嗽，但休息后可缓解。4 年前开始，一般体力活动即感心悸、气短，有时双下肢出现轻度水肿，咳嗽时咯出白色泡沫样痰，经“强心、利尿”治疗之后，症状缓解，但常反复发作。10 天前，因感冒着凉，开始出现流涕、咽痛、咳嗽、咯痰、寒战、发热、心悸、呼吸困难等症状，咯黄色痰，痰中带有血丝，并且心悸、呼吸困难逐日加重。入院前开始感觉胸闷、恶心、右上腹饱胀，夜间常被迫坐起，双下肢明显水肿，痰量逐日增多，高热不退，食欲不振，尿量减少，××××年 3 月 27 日来院就诊。

既往史：20 年前曾患“风湿病”。无结核、肝炎、肾炎病史。

体格检查：体温 38.9℃，呼吸 27 次/分，脉搏 110 次/分，血压 13.3/9.31kPa（100/70mmHg）。发育正常，营养中等，不能平卧。眼睑水肿，呼吸急促，口唇发绀，扁桃体肿大，咽部红肿，声音嘶哑。颈静脉怒张。两肺可闻及散在中小水泡音和痰鸣音。心尖搏动在左侧第 5 肋间锁骨中线外 1.5cm，心界向左侧扩大，心率 120 次/分，节律不齐，心音强弱不等，心尖部可闻及收缩期吹风样杂音和舒张期隆隆样杂音。肝在肋缘下 3.0cm、剑突下 4.4cm 可触及，质地中等，有触痛，肝颈静脉反流试验阳性。脾在肋缘下 2.0cm 可触及。腹部无明显移动性浊音。四肢末端轻度发绀，双下肢凹陷性水肿（++）。

实验室检查

（1）血常规：红细胞 500 万/$mm^3$，血红蛋白 12g%；白细胞 12 500/$mm^3$，中性粒细胞 81%，嗜酸粒细胞 2%，淋巴细胞 17%；血小板 80 000/$mm^3$。

（2）尿常规：尿蛋白（+），尿比重 1.025。

（3）血沉与抗“O”：血沉 25mm/h，抗“O”＞500U。

（4）血酸碱度、血气、血电解质：pH 7.22，$PaO_2$ 10.77kPa（81mmHg），$PaCO_2$ 8kPa（60mmHg），$CO_2CP$ 35vol%，$PtO_2$ 4kPa（30mmHg），BE −6mmol/L。

（5）血清钾和非蛋白氮：$K^+$ 6.5mmol/L，NPN 64mg%。

（6）X 线片：两肺纹理增粗，右下肺见片状阴影，心界向两侧扩大，肺动脉段突出。

住院经过：入院后，经强心、利尿、抗感染等处理，症状略有缓解。但于 30 日晚 7 点，病情突然加重，胸痛明显，呼吸极度困难，咯出大量粉红色泡沫样痰，听诊可闻及两肺中下部有中小水泡音，全肺有哮鸣音，心律呈奔马律，体温 37.5℃，血压 5.32/1.33kPa（40/10mmHg），立即进行抢救。4 小时后，患者皮下及注射部位出现片状紫斑和点状出血，恶心，呕吐，吐出少量带血食物，排尿 20ml，为肉眼观血尿，测得凝血酶原时间延长，血浆鱼精蛋白副凝试验阳性，血小板 40 000/$mm^3$。31 日凌晨 2 点，出现陈-施氏呼吸，患者处于深度昏迷状态。

【讨论内容】

（1）入院诊断及诊断依据（注：入院诊断不等于出院诊断，“住院经过”暂勿考虑）。

（2）《病理生理学》教材中，哪些章节的内容与该患者的病情密切相关?

（3）请制订患者入院时的治疗原则（如抗心衰、抗感染等）。

（谭健苗）

## 【病例二】

一般资料：患者男性，26 岁，汽车司机（其他的一般资料略）。

主诉：持续发热 7 天，少尿 2 天。

现病史：××××年 11 月 19 日开始畏寒、发烧、体温波动于 38.5～40.5℃。伴头痛、腰痛、全身酸痛。注射“复方氨基比林”无效。11 月 22 日眼结合膜充血，水肿。双腋下出现散在众多的出血点。23 日 11：30/ Pm 发现血压不稳定，最低为 10.64/9.31kPa（80/70mmHg），持续 6 小时，经输入大量“低分子右旋糖酐”等液体后，血压才恢复正常。24 日后开始使用“6-氨基己酸”和“止血敏”等药。25 日尿量＜400m1/d，当晚出现烦躁，谵妄，白天曾呕吐数次，腹泻十余次。26 日晨 1：30/Am 给予毛花苷丙 0.2mg 静脉注射。26 日 11：30 时，飞机转送入院。

既往史：既往体健。

体格检查：急性重病容、神志清楚、呼吸迫促、面肿、眼结膜充血、水肿、双瞳孔等大，对光反应良好。头面部、双腋下、右臀部众多出血点。颈软，双肺呼吸音粗糙，满布哮鸣音，双腋下还可闻湿啰音、心律齐，心音强。体温 37.1℃，脉搏 120 次/分，呼吸 44 次/分，血压 21.28/14.63kPa（160/110mmHg），腹平，满腹轻压痛，无反跳痛，肠鸣音（+）。

实验室检查

（1）当地医院检查资料：①血小板(Plt):11 月 21 日 90 000/$mm^3$,11 月 25 日 19 000/$mm^3$。②尿常规：蛋白（++）～（+++），有 RBC、WBC 和管型。③大便潜血试验（+）。④血清非蛋白氮：11 月 25 日为 83mg%（逐日增多）。

（2）本院血液检测：Plt 1～6 万/$mm^3$，WBC 21 910/$mm^3$，中性粒细胞 86%。3P 试验（–），凝血酶原时间 20min，纤维蛋白原 177mg%。$C0_2$CP 25．6vol%，血钾 3.2mmol/L，血钠 135mmol/L，血氯 93mmol/L，非蛋白氮 68.6mg%。

（3）本院心电图：ST 段下移，T 波低平。

入院诊断：流行性出血热?

入院治疗情况：入院后，经控制入水量，限制蛋白类食物，给予 50%GS、6-氨基己酸、酚磺乙胺、枸橼酸钾、辅酶 A、新型青霉素、呋塞米、人工肾 7 次透析等治疗，病情好转。尿量↑。12 月 9 日尿量 2000ml/d，12 月 20 日尿量 6000m1/d，此后逐渐减少。××年 1 月 9 日出院。出院时尿量 3000m1/d，尿常规正常，NpN25.5mg%，BP16.7/10.7kPa(125/80mHg)，心电图正常。

附：流行性出血热资料

本病系自然疫源性急性传染病，多有肾损害，临床特点为发热、出血、休克、急性肾衰竭。

（1）病因：病毒。

（2）传染源：鼠。

（3）每年10～12月发病率最高，4～6月次之，以男性青壮年居多。

（4）病理变化：全身广泛性小血管损害，由于小血管受损而脆性增高，小血管麻痹性扩张，通透性↑，导致皮肤、黏膜及其他器官组织广泛性充血、水肿、出血，血容量↓，血液浓缩，血压下降，休克，急性肾衰竭。DIC使Plt↓、纤维蛋白原↓、凝血因子Ⅴ、Ⅶ、Ⅻ因子缺乏。肾、肾上腺皮质、垂体及心肌凝固性坏死。

（5）临床表现：潜伏期2周左右，病程典型者分五期。

1）发热期：表现为“上感”、“胃肠炎”，发热38～40℃、头痛、眼眶痛、腰痛明显。一般3～5天，本期有三大特点。①有特殊中毒症状（酒醉样外貌）；②皮肤黏膜出血，以上胸、腋、肩、大腿等处多见，四肢少见；③退热后病情加重。

2）低血压及休克期：数小时至2日。

3）少尿期：肾缺血、坏死所致，尿量＜400ml/d；可出现心衰、肺水肿等、出血加重，呕吐，BP↑。

4）多尿期；尿量可达5～10L/d，1～4数周。

5）恢复期：1～3月。

（6）实验室检查：WBC先↑后↓，中性粒细胞↑，核左移，RBC↑。出血时间、凝血时间延长，Pt↓，纤维蛋白原↓，凝血因子Ⅴ、Ⅷ、Ⅻ等↓，NpN＞70mg%（↑），$CO_2CP$↓，$K^+$↓或↑，$Na^+$↓，$Ca^{2+}$↓，$Cl^-$↓。早期蛋白尿，后期血尿、管型尿，尿比重1.005～1.015。

（7）心电图：心肌损害。

（8）治疗：间歇滴注“低分子右旋糖酐”、“肝素”、透析等。

**【讨论内容】**

（1）本病例有哪些主要的病理过程？根据是什么？

（2）试就本病发病机制提出你的看法。

（3）联系发病机制讨论本病的治疗。

（谭健苗）

## 【病例三】

一般资料：患者男性，56岁（其他的一般资料略）。

主诉：咳嗽、咯痰20余年，心慌、气喘10余年，腹胀水肿半年，逐渐加重近20天。

现病史：患者于20余年前的秋天，因受凉出现咳嗽；咯少许白色泡样沫痰；但无咯血、胸痛、无发热盗汗，未服药而自行缓解。此后几乎每年均因受凉而复发，尤以冬春季明显，每次持续2～4个月。咯痰以白色黏痰为主，有时咯黄痰。10年前曾因上述症状加重住院治疗。一个月前再次加重，经强心、利尿、祛痰、抗菌治疗后，症状缓解；此次又因受凉，气喘加剧，双下肢水肿，时有尿少，精神委靡，再次入院。

既往史：无结核、肝炎病史，无风湿病史。

体格检查：体温37.2℃，呼吸26次/分，心率115次/2分，血压14.40/9.06kPa（108/68mmg），神志恍惚，呼之能应，眼睑水肿，巩膜轻度黄染，口唇轻度发绀，双侧颈静脉充盈，肝颈静脉反流征阳性。气管居中，桶状胸，语音减弱，呼吸运动受限，叩诊过清音，双肺底可闻及散在中细湿性啰音及少量哮鸣音，心律齐，腹平，肝于右肋缘下锁骨中线 4.5cm，剑突下 3cm，质中，轻触痛，腹水（–）。

实验室检查：WBC 12 000/mm$^3$，中性粒细胞 88%，淋巴细胞 12%。血钾 5.6mmol/L，血钠 136mmol/L，血氯 112mmol/L。pH 7.2，$PaCO_2$ 6.5kPa（48.8mmHg），$PaO_2$ 8.4kPa（63mmHg），［$HCO_3^-$］19.3mmol/L，BE –9.0mmol/L，SB 18.1mmol/L，动脉血氧饱和度 86.1%，$P_{50}$ 4.5kPa（33.4mmHg）。

心电图诊断：右心室肥大，心肌缺血。

**【讨论内容】**

（1）该患者的诊断是什么?有何根据?

（2）该病的发展经过说明什么?

（3）治疗方案?

（谭健苗）

## 【病例四】

一般资料：患者女性，19 岁（其他的一般资料略）。

主诉：精神不振、嗜睡 2 个月，呕吐、尿少、排尿灼热感、面部水肿 2 周。

现病史：患者曾于 9 年前出现尿频、尿急和排尿灼热感，持续 6 个月。以后上述症状虽消失，但体力逐渐下降，不能参加学校的正常活动。5 年前出现“贫血”，曾进行多种抗贫血治疗，但疗效不好。不久又出现多尿、烦渴。3 年前尿内发现“蛋白”，并经常发生鼻出血。2 年来，明显消瘦，疲乏无力加重。1 年前左腰部间歇性疼痛 6 小时，继后连续 3 天出现呕吐，吐出物为食物。但无发热和寒战，无血尿、尿内未见“结石”。为明确诊断，曾于 1 年前住院检查。当时 BP 18.7/10.7kPa（140/80mmHg），红细胞压积 23%，Hb 75g/L，血尿素氮 19.48mmol/L（117m%），NPN 102.09mmol/L（143mg%），肌酐 618.5μmol/L（7.6mg%），钙 2.47mmol/L（9.9mg%），磷 2.74mmol/L（8.58%），$CO_2CP$ 19mmol/L。尿比重固定在 1.006～1.010，肌酐清除率为 6.82ml/min，PSP 15 分，排出＜20%。X 线示全身骨质脱钙。拟诊为“晚期慢性肾盂肾炎”及“肾功能不全”。半年来又出现运动性气短。同时发现血压升高到 21.3/14.7kPa（160/110mmHg），X 线及心电图显示左心室肥大。两个月来食欲不振，并时有恶心、呕吐。此后精神日渐不支，嗜睡。一周来因患“感冒”，上述症状加重，每天呕吐 3～4 次，大便时干时稀，未见脓血。尽管进水量正常，但尿量减少并有排尿灼热感及面部水肿。

既往史：患者学龄前曾有反复发作的咽痛史，7 岁时患“风湿热”，同年做扁桃体切除。

体格检查：患者极度衰弱；苍白、消瘦、精神委靡，反应迟钝，但意识清楚。面部轻度水肿，皮肤、黏膜未见出血点，体温 37.2℃，血压 20/15.32kPa（150/115mmHg），脉搏 96 次/分，心界向左扩大，心前区可闻Ⅲ级吹风样收缩期杂音。肺（–），肝轻度增大，有触痛。腹软，左下腹有轻度压痛。双侧肾区轻度叩击痛。无病理反射。

眼底检查示血管反射增强，有交叉压迫现象，以及视网膜、视盘水肿。

实验室检查：

（1）血液检测：RBC $2.5\times10^{12}$/L，Hb72g/L，WBC $9.2\times10^9$，中性粒细胞 85%，血细胞压积 21%。NPN 191.3/mmol/L（268mg%），肌酐 1387.9μmol/L（15.7mg%），磷 3.07mmol/L（9.5mg%），钾 4.9mmol/L，$Cl^-$ 77mmol/L，$CO_2CP$ 17mmol/L，$Na^+$ 116mmol/L。

（2）肾功能检查：尿比重固定在 1.008～1.010，PSP 15min=0%，尿蛋白（++++），尿中有大量脓细胞、白细胞及管型。X 线示全身骨质脱钙。颅骨明显脱钙，骨板几乎消失。

多数骨呈骨膜下吸收现象。骨盆和两腿血管显示钙质沉着，未见病理性骨折。

住院经过：入院后，虽经积极治疗，但病情仍继续恶化，曾多次出现鼻出血。至 9 月 20 日，血压升至 33.3/17.3kPa（250/130mmHg），NPN 为 202.7mmol/L （284mg%），肌酐为 1405.1μmol/16.8mg%），$CO_2CP$ 下降为 8mmol/L，并有几次癫痫样痉挛发作，逐渐进入昏迷，9 月 30 日死亡。

尸检发现患者为晚期慢性肾盂肾炎并有急性发作改变。甲状旁腺增大，主细胞增生。全身骨质普遍脱钙。骨质变软，易用刀切开。全身小动脉变粗、变硬，中膜及内膜下有钙质沉着。左心室肥厚扩大。结肠黏膜有溃疡形成，右肺下叶呈支气管肺炎变化。

**【讨论内容】**

（1）简述该病例的发展经过。

（2）该病例有哪些主要表现？是怎样发生的？

（谭健苗）

**【病例五】**

一般资料：患者男性，52 岁（其他的一般资料略）。

主诉：上腹部不适 10 年，加重 4 年，进行性消瘦 4 月，恶心、呕吐、神志恍惚、烦躁不安 3 天。

现病史：10 年前，因上腹部不适，伴有隐痛及食欲不振，入住某医院。住院检查肝大，肋缘下 1cm，肝功能正常，经护肝治疗好转出院。4 年前，上述症状加重，并伴有皮肤、巩膜黄染，进食时上腹部不适感加剧，腹胀，有时伴恶心、呕吐，便稀，症状反复持续至今。近 4 个月来，患者呈进行性消瘦，四肢无力，面色憔悴，皮肤粗糙，皮肤、巩膜黄染加深，鼻和齿龈出血，时有血便。3 天前，因吃牛肉后出现恶心、呕吐、神志恍惚、烦躁不安，急诊入院。

既往史：患者自年轻时起，性喜饮酒，日饮酒量均在半斤以上，常年不断。既往无疟疾史，亦无血吸虫疫水接触史。

体格检查：神志恍惚，步履失衡，烦躁不安，皮肤、巩膜黄染，腹壁静脉怒张，面部及胸部有蜘蛛痣。腹稍隆，肝可触及，质硬，边缘较纯。脾大，在肋缘下 4～5cm，质较硬，有腹水征。心肺无特殊发现，食管吞钡 X 线显示食管下段静脉曲张。

实验室检查：黄疸指数 24U、谷丙转氨酶 120U、脑磷脂胆固醇絮状试验（++）、麝香草酚浊度试验 15U、血氨 88.08μmol/L（150μg/L）。

住院经过：入院后，经补液，静脉注入葡萄糖、谷氨酸钠，酸性溶液灌肠，限制蛋白饮食，补充维生素及大量抗生素等治疗措施抢救后，神志逐渐清楚，病情好转。5 天后，患者大便时突觉头晕、虚汗、乏力、继之昏厥厕所中。被发现时患者面色苍白，脉搏细速（112 次/分），血压降至 8.0/5.3kPa（60/40mmHg），经输血、补液抢救后，血压回升，病情似有好转。次日，患者再度出现神志恍惚，烦躁不安，谵妄。检查时发现双手有扑翼样震颤，大便呈柏油样。随后发生昏迷，血压 20.0/8.0kPa（150/60mmHg），瞳孔中度散大，对光反射减弱，皮肤、巩膜深度黄染，黄疸指数 60U，谷丙转氨酶 160U，血氨 105. 70μmol/L（180μg%）。经各种降氨治疗后，血氨降至 62.83μmmol/L（107μg%），但上述症状无明显改善，患者仍处于昏迷状态，随即静脉滴注左旋多巴。经过一周的降氨和静滴左旋多巴治疗，症状逐渐减轻，神志缓慢恢复，于住院后第 47 天，临床症状基本消失，患者出院休养。

**【讨论内容】**

（1）你对本病的初步印象是什么？有哪些诊断依据？

（2）患者主要临床症状产生的病理基础是什么？

（3）针对患者主要临床表现采用的治疗措施的理论依据何在？

（谭健苗）

# 附录二　研究设计案例

**【案例一】**

## 缬沙坦对大鼠心肌缺血再灌注 iNOS 和 UCP2 表达的影响

【摘要】目的：通过测定缺血再灌注心肌组织中 MDA（丙二醛）含量、SOD（超氧化物歧化物）活性、iNOS（诱导型一氧化氮合酶）和 UCP2（解偶联蛋白 2）蛋白和 mRNA 的表达，探讨缬沙坦对大鼠心肌缺血再灌注损伤保护的可能机制。方法：将 30 只大鼠分为假手术组（SH 组，*n*=10），缺血再灌注组（IR 组，*n*=10），干预组（X 组，*n*=10）。假手术组，只穿线不结扎，后两组均结扎冠状动脉左前降支 30min 后，再解除结扎，再灌注 120min。X 组给予缬沙坦（30mg/kg），1 次/天，灌胃治疗 4 周，其余两组给予等体积的生理盐水。4 周后，在 IR 组和 X 组从左心室取缺血再灌注区心肌组织，在 SH 组取相应的左心室区域，心肌组织匀浆利用试剂盒测定 SOD 的活性及 MDA 的含量，Western blot、RT-PCR 法测定各组心肌组织中 iNOS、UCP2 蛋白和 mRNA 的表达。结果：3 组中 iNOS、UCP2 蛋白和 mRNA 的表达差异有统计学意义（$F_{蛋白}$=115.285、103.211，$P_{均}$<0.001；$F_{mRNA}$=111.644、76.392，$P$<0.001）。与 SH 组比较，IR 组的 MDA 含量增加，SOD 活性降低，与 IR 组比较，X 组的 MDA 含量下降，SOD 活性增加。与 SH 组比较，IR 组和 X 组 iNOS、UCP2 蛋白和 mRNA 表达量升高（$P$<0.01）；X 组 iNOS、UCP2 蛋白和 mRNA 表达量高于 IR 组（$P$<0.01）。结论：缬沙坦可通过提高 iNOS、UCP2 的表达，减少和清除氧自由基起到保护心肌缺血再灌注损伤的作用。

【关键词】心肌缺血再灌注损伤；诱导型一氧化氮合酶；解偶联蛋白 2；缬沙坦。

## 一、材料与方法

### （一）主要材料

健康成年雄性 SD 大鼠 30 只，体重 200～250g，由河南省动物实验中心提供，小鼠抗大鼠 UCP2 抗体、羊抗大鼠 iNOS 抗体、GAPDH 抗体均有 Santa cruz 提供，二抗由 Zymed 公司提供，iNOS、UCP2 和 GAPDH（内参）引物均购自北京博大泰克公司。缬沙坦片，80mg/片（国药准字 J20070026，进口药品注册证号 BH20060395）。Hx-100E 小动物呼吸机购自成都。

### （二）大鼠 IR 模型制作及分组

SD 大鼠采用随机数字法分为假手术组（SH 组）10 只，缺血再灌注组（IR 组）10 只，缬沙坦预处理组（X组）10只，缬沙坦30mg/（kg·d）灌胃，余给予生理盐水2ml/d灌胃，灌胃4周后制作大鼠IR模型，假手术组只穿线不结扎。用3%戊巴比妥钠 50mg/kg 腹腔注射。麻醉成功后，将大鼠置于手术台上，头部及四肢固定于木板上，心电图连接于四肢皮下，记录心电图变化。气管切开插管，呼吸机辅助呼吸。分离大鼠胸骨左缘3～5肋间。扩胸器扩胸，暴露心脏，提取并剪开心包，轻轻挤出心脏上翻，于左心耳根部冠状动脉起始处，用6/0丝线穿过该动脉。假手术组只穿线不结扎，余两组用一带有凹槽的细乳胶管，垫于血管与结扎线之间，结扎30min，结扎线远端的缺血心肌变白，颜色变暗，心电图显示ST呈弓背向上抬高提示结扎成功。剪开结扎线，取出细乳胶管，再灌注后缺血部位心肌颜色恢复，ST段回落，证实结扎血管再灌注成功。关胸后再灌注120min.实验结束后摘取心脏，获取左室缺血区心肌组织，分为四份，用预冷的PBS盐水洗净残血，一份在液氮中迅速冷冻，四份均存放于−80℃冰箱保存备用。

### （三）各组心肌组织MDA含量和SOD活性的测定

取心肌组织匀浆，用试剂盒按说明方法测定SOD活性和MDA含量。试剂盒购自北京博大泰克公司。

### （四）心肌组织iNOS和UCP2 mRNA表达的检测

所取的心肌组织，加入Trizol 液 1ml 中研磨吹打成匀浆后提取心肌细胞RNA，反转录为cRNA(反转录试剂盒为Transgene公司产品)。采用SYBR Green Real-time PCR Master Mix进行扩增。扩增条件如下：94℃预变性2min，1个循环；94℃变性30s，55℃退火30s，72℃延伸2min，共35个循环；72℃总延伸6min。取5μl扩增产物与缓冲液混合后经2%琼脂糖凝胶，EB染色，在紫外线投射下观察电泳条带，用D-140图像记录分析系统进行分析，目的基因UCP2、iNOSmRNA 的表达量以UCP2、iNOS的DNA条带和GAPDH的DNA条带灰度值比值计算。

### （五）心肌组织iNOS和UCP2蛋白表达的Western blot检测

提取好的组织用组织细胞裂解液对组织进行裂解。裂解液按等蛋白量上样进行SDS-PAGE凝胶电泳并电转移到PVDF膜上，经封闭、洗膜后，加入一抗4℃孵育过夜，再加入二抗37℃孵育45min，漂洗后室温ECL显色，蒸馏水洗涤。观察并照相，进行图像分析。

### （六）统计学处理

采用SPSS19.0进行统计学分析。3组间MDA的含量，SOD活性，iNOS、UCP2蛋白和mRNA表达的比较采用单因素方差分析，两两比较采用LSD-t检验。各检验水准α=0.05。

## 二、结　　果

### （一）MDA含量和SOD测定结果

MDA含量和SOD测定结果见附表2-1。

附表 2-1 各组大鼠心肌组织 SOD 活性、MDA 含量（$\bar{x}\pm s$）

| 组别 | $n$ | SOD（u/mg） | MDA 含量（nmol/mg） |
|---|---|---|---|
| 假手术组 | 10 | 176.175±9.068 | 1.483±0.159 |
| 模型组 | 10 | 119.188±10.830$^{\#}$ | 2.676±0.280$^{\#}$ |
| 干预组 | 10 | 132.562±8.468$^{\#\Delta}$ | 2.148±0.194$^{\#\Delta}$ |

$\#P<0.01$，与假手术组相比；$\Delta P<0.01$，与模型组相比。

## （二）iNOS 和 UCP 蛋白的 RT-PCR 和 Western blot 结果

iNOS 和 UCP 蛋白的 RT-PCR 和 Western blot 结果见附表 2-2 及附图 2-1、2-2、2-3。

附表 2-2 各组大鼠心肌组织 iNOS 和 UCP2mRNA 相对表达量比较（$\bar{x}\pm s$）

| 组别 | $n$ | iNOS mRNA | UCP2 mRNA | iNOS 蛋白 | UCP2 蛋白 |
|---|---|---|---|---|---|
| 假手术组 | 10 | 0.327±0.030 | 0.177±0.034 | 0.169±0.016 | 0.115±0.023 |
| 模型组 | 10 | 0.529±0.060$^{\#}$ | 0.470±0.051$^{\#}$ | 0.333±0.069$^{\#}$ | 0.277±0.028$^{\#}$ |
| 干预组 | 10 | 0.938±0.128$^{\#\Delta}$ | 0.670±0.125$^{\#\Delta}$ | 0.578±0.062$^{\#\Delta}$ | 0.411±0.063$^{\#\Delta}$ |

$\#P<0.01$，与假手术组相比；$\Delta P<0.01$，与模型组相比。

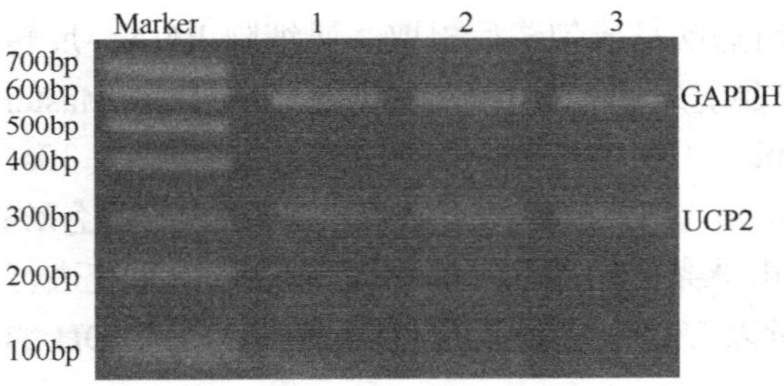


附图 2-1 UCP2mRNA 电泳结果

1. 假手术组；2. 模型组；3. 药物干预组

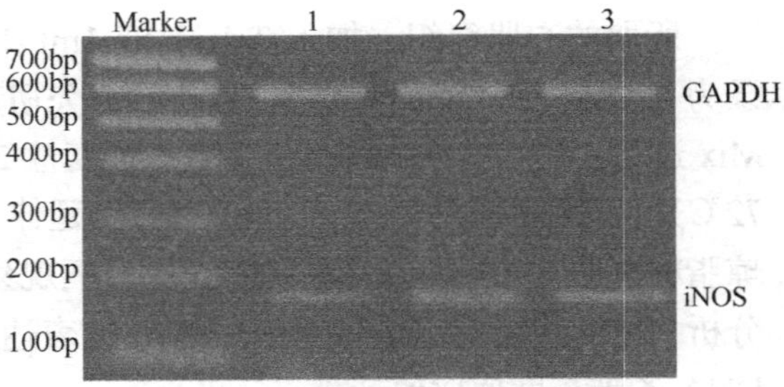


附图 2-2 iNOS mRNA 电泳结果

1. 假手术组；2. 模型组；3. 药物干预组

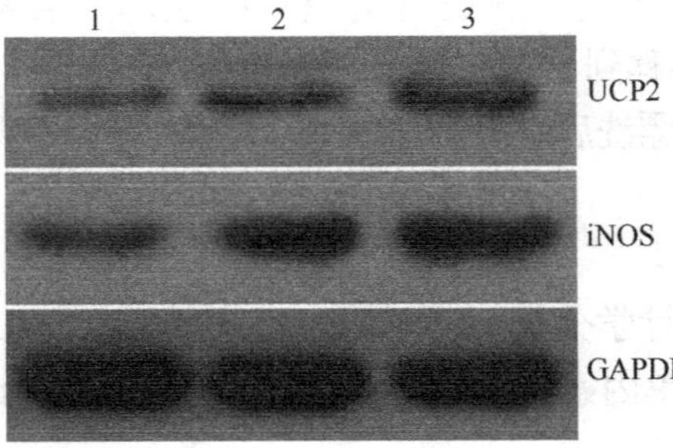


附图 2-3 UCP2 和 iNOS 的蛋白表达结果

1. 假手术组；2. 模型组；3. 药物干预组

# 三、讨　论

（略）

## 思 考 题

（1）缺血再灌注损伤的机制有哪些？
（2）使用的实验动物是否合适？
（3）实验动物的使用是否符合相关规范？
（4）动物模型是否符合本文研究目的？
（5）实验设计分组是否合理？
（6）实验数据的处理是否存在问题？
（7）实验结果是否具有可解释性？
（8）如何设计减轻缺血再灌注损伤的研究方案。

（易光辉）

**【案例二】**

## 肾素-血管紧张素系统药物的设计

肾素-血管紧张素系统（renin-angiotension system，RAS）是一个激素系统，该系统在大量失血或血压下降的情况下激活，协助调节体内的长期血压和细胞外液量的平衡。然而该系统在原发性高血压和多数肾性高血压中发挥重要作用。在该系统中，肝脏分泌的血管紧张素原在肾素的酶催化作用下生成几乎没有生物学活性的血管紧张素Ⅰ；血管紧张素Ⅰ经过血管紧张素转化酶（angiotension converting emzyme，ACE）剪切羧基末端残基后形成血管紧张素Ⅱ。血管紧张素Ⅱ与血管紧张素受体 AT1（angiotension Ⅱ subtype 1 receptors，AT1receptors）结合，引起血管收缩和血压升高，肾小球、肾小管功能改变，肾炎和肾纤维化，心肌肥大、纤维化及血管收缩；同时血管紧张素Ⅱ也能通过刺激肾上腺皮质分泌醛固酮，促进肾脏对水和钠离子重吸收、增加体液容量的方式升高血压。请根据合理药物设计的原理，探讨 RAS 系统中可能的抗高血压药物靶点，并分析其代表性药物及其优缺点。

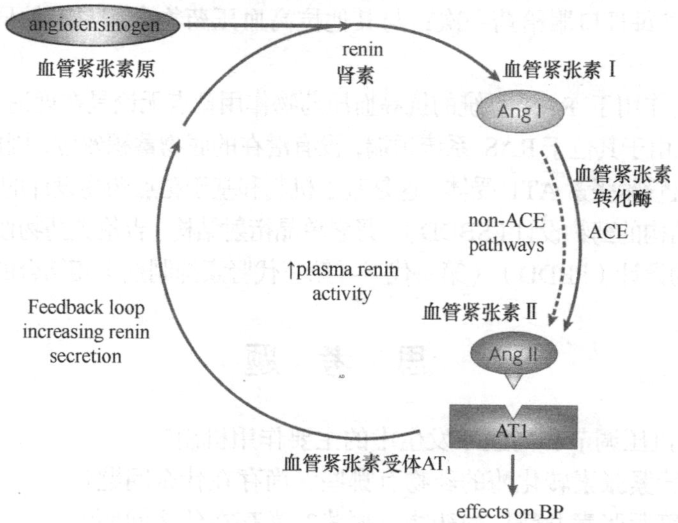


案例分析提要：

通过阻断 RAS 系统抗高血压，可以存在许多潜在的药物靶点，如血管紧张素原合成酶（抑制剂）、肾素（抑制剂）、血管紧张素Ⅰ（中和抗体）、血管紧张素转化酶（抑制剂）、血管紧张素Ⅱ（中和抗体）、AT1 受体（拮抗剂）和 AT1 受体下游信号传导通路（阻断剂）等。目前，已经成药的靶点（按照上市时间先后）有①血管紧张素转化酶抑制剂：普利类（-pril）药物，20 世纪 70～80 年代上市；②血管紧张素受体 AT1 拮抗剂：沙坦类（-sartan）药物，20 世纪 90 年代上市；③肾素抑制剂：吉伦类（-kiren）药物，21 世纪初上市。

选择肾素作为作用于 RAS 系统的抗高血压药物作用靶点无论是在理论上还是在实践中都证实是成功的，且由于其位于 RAS 系统顶端，没有潜在的底物蓄积效应，因此该靶点优于血管紧张素转化酶和血管紧张素 AT1 受体，这是基于机制和基于靶点药物设计的成功经验。阿里吉伦的发现是基于结构的药物设计（SBDD）（肾素单晶衍射结构、吉伦类药物候选物的研究经验）和基于性质的药物设计（PBDD）（第一代——第三代肾素抑制剂）相结合的典型案例，对于药物设计学课程的学习具有重要的启发意义。

血管紧张素转化酶Ⅱ抑制剂（ACEIs）（代表性药物：卡托普利、伊拉普利）存在的主要问题：①导致肾素和血管紧张素Ⅰ蓄积，血液浓度增加（风险）；②cathepsin G 和 elastase 等酶类也能够通过代偿途径将血管紧张素Ⅰ直接转化成为血管紧张素Ⅱ，使 ACE 抑制剂的疗效下降（耐药）；③抑制其他信号通路引起血管性水肿和干咳等不良反应（不良反应）。

血管紧张素受体（AT1）拮抗剂（代表性药物：络沙坦、缬沙坦）存在的主要问题：①导致肾素和血管紧张素Ⅰ蓄积，而使其血液中浓度增加；②血液中 PRA（plasma renin activity）水平升高可导致心脏病死亡率升高 4～6 倍，并恶化肾衰竭。

肾素抑制剂的研究：第一代肾素抑制剂，肽类（代表性药物：H-142），主要问题为活性弱、代谢稳定性差；第二代肾素抑制剂，拟肽类（代表性药物：瑞米吉伦（Remikiren）），主要问题为生物利用度差、作用时间短、降压效果有限；第三代肾素抑制剂，阿利吉伦（Aliskiren）——美国 FDA 2007 年批准上市的第一个肾素抑制剂。

阿利吉伦的设计策略：①改造肽类骨架，提高药物的口服生物利用度和代谢稳定性；②肾素 S3sp 亚口袋（新结合位点）结合，提高活性；③改进合成工艺，降低成本。

阿利吉伦：无上述作用于 RAS 系统药物的不良反应，不会引起血液肾素活性的升高；半衰期合理，只需每日口服给药一次；与其他抗高血压药物合用具有协同作用。

小结：

选择肾素作为作用于 RAS 系统的抗高血压药物作用靶点无论是在理论上还是在实践中都证实是成功的，且由于其位于 RAS 系统顶端，没有潜在的底物蓄积效应，因此该靶点优于血管紧张素转化酶和血管紧张素 AT1 受体，这是基于机制和基于靶点药物设计的成功经验。阿里吉伦的发现是基于结构的药物设计（SBDD）（肾素单晶衍射结构、吉伦类药物候选物的研究经验）和基于性质的药物设计（PBDD）（第一代——第三代肾素抑制剂）相结合的典型案例。

## 思 考 题

（1）RAS 在血压调节和高血压发生中的主要作用机制？

（2）针对血管紧张素转化酶的药物有哪些？尚存在什么问题？

（3）针对血管紧张素Ⅱ受体的药物有哪些？尚存在什么问题？

（4）针对肾素的药物有哪些？可能存在什么问题？

（5）基于筛选途径、性质、结构和靶点的药物发现（设计）分别有哪些？

（6）如何进行基于RAS的药物设计？最优方案是什么？

（易光辉）

# 附录三　人体生理生化指标参考值

## 人体生理生化指标参考值

| 序号 | 测定指标 | 正常参考值 |
|---|---|---|
| 1 | 腋温 | 36～37℃ |
| 2 | 心率 | 60～100次/分 |
| 3 | 血压 | 收缩压12.0～18.7kPa或90～140mmHg<br>舒张压8.0～12.0kPa或60～90mmHg |
| 4 | 红细胞数 | 男性4.0～5.5×$10^{12}$/L或4.0～5.5×$10^{6}$/μl<br>女性3.5～5.0×$10^{12}$/L或3.5～5.0×$10^{6}$/μl |
| 5 | 血红蛋白 | 男性120～160g/L或12～16g/dl<br>女性110～150g/L或11～15g/dl |
| 6 | 红细胞压积 | 男性0.40～0.50或40～50 Vol%<br>女性0.37～0.48或37～48 Vol% |
| 7 | 白细胞数 | 4～10×$10^{9}$/L或4000～10000/ μl |
| 8 | 中性粒细胞比例 | 0.5～0.7或50%～70% |
| 9 | 嗜酸粒细胞比例 | 0.005～0.03或0.5%～3% |
| 10 | 嗜碱粒细胞比例 | 0.00～0.0075或0～0.75% |
| 11 | 淋巴细胞比例 | 0.2～0.4或20%～40% |
| 12 | 单核细胞比例 | 0.01～0.08或1%～8% |
| 13 | 血小板数 | 100～300×$10^{9}$/L或10万～30万/μl |
| 14 | 出血时间 | Duke法1～3min，lvy法0.5～6min |
| 15 | 凝血时间 | 毛细管法3～7min，玻片法2～8min，试管法4～12min |
| 16 | 凝血酶原时间 | ＞20sec |
| 17 | 部分凝血活酶时间 | 35～45sec |
| 18 | 凝血酶时间 | 13～17sec |
| 19 | 全血葡萄糖 | 3.9～5.6mmol/L或70～100mg/dl |
| 20 | 全血尿素 | 3.2～7.0mmol/L或19～42mg/dl |
| 21 | 全血尿素氮 | 3.2～7.0mmol/L或9～20mg/dl |
| 22 | 全血非蛋白氮 | 14.3～25.0mmol/L或20～35mg/dl |
| 23 | 尿酸 | 119～238μmol/L或2～4mg/dl |
| 24 | 全血肌酐 | 88～177μmol/L或1～2mg/dl |
| 25 | 全血肌酸 | 230～530μmol/L或3～7mg/dl |
| 26 | 全血丙酮酸 | 45～140μmol/L或0.4～1.23mg/dl |
| 27 | 动脉血氧分压$PaO_2$ | 13.33 kPa或100 mmHg |
| 28 | 组织氧分压$PtO_2$ | 5.32 kPa或40 mmHg |
| 29 | 动脉血二氧化碳分压$PaCO_2$ | 4.67～6.00 kPa 或35～45 mmHg |

续表

| 序号 | 测定指标 | 正常参考值 |
| --- | --- | --- |
| 30 | 二氧化碳结合力 $CO_2CP$ | 22～31mmol/L 或 50～70 Vol% |
| 31 | 血酸碱度 pH | 7.35～7.45 |
| 32 | 标准碳酸氢盐 SB | 22～27 mmol/L |
| 33 | 实际碳酸氢盐 AB | 22～27 mmol/L |
| 34 | 缓冲碱 BB | 45～52 mmol/L |
| 35 | 碱剩余 BE | –3～+3 mmol/L |
| 36 | 阴离子间隙 AG | 10～14 mmol/L |
| 37 | 血清钠 | 130～150 mmol/L |
| 38 | 血清钾 | 3.5～5.5 mmol/L |
| 39 | 血沉 ESR（魏氏法） | 儿童：0～10mm/h<br>＜50 岁：男性 0～15mm/h，女性 0～20mm/h<br>＞50 岁：男性 0～20mm/h，女性 0～30mm/h<br>＞85 岁：男性 0～30mm/h，女性 0～42mm/h |
| 40 | 抗链球菌溶血素 O 试验 ASO | ＜400U |
| 41 | 鱼精蛋白副凝试验（3P 试验） | 阴性 |

（易光辉）